Altersdepression

Andreas Fellgiebel
Martin Hautzinger
Hrsg.

Altersdepression

Ein interdisziplinäres Handbuch

Mit 42 Abbildungen

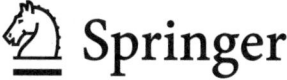

Herausgeber
Andreas Fellgiebel
Abteilung für Gerontopsychiatrie
Rheinhessen-Fachklinik
Landeskrankenhaus (AöR),
Alzey
Deutschland

Martin Hautzinger
Fachbereich Psychologie
Eberhard-Karls-Universität Tübingen
Tübingen
Deutschland

ISBN 978-3-662-53696-4   ISBN 978-3-662-53697-1   (eBook)
DOI 10.1007/978-3-662-53697-1

Die Deutsche Nationalbibliothek verzeichnet diese Publikation in der Deutschen Nationalbibliografie; detaillierte bibliografische Daten sind im Internet über http://dnb.d-nb.de abrufbar.

© Springer-Verlag GmbH Deutschland 2017
Das Werk einschließlich aller seiner Teile ist urheberrechtlich geschützt. Jede Verwertung, die nicht ausdrücklich vom Urheberrechtsgesetz zugelassen ist, bedarf der vorherigen Zustimmung des Verlags. Das gilt insbesondere für Vervielfältigungen, Bearbeitungen, Übersetzungen, Mikroverfilmungen und die Einspeicherung und Verarbeitung in elektronischen Systemen.
Die Wiedergabe von Gebrauchsnamen, Handelsnamen, Warenbezeichnungen usw. in diesem Werk berechtigt auch ohne besondere Kennzeichnung nicht zu der Annahme, dass solche Namen im Sinne der Warenzeichen- und Markenschutz-Gesetzgebung als frei zu betrachten wären und daher von jedermann benutzt werden dürften.
Der Verlag, die Autoren und die Herausgeber gehen davon aus, dass die Angaben und Informationen in diesem Werk zum Zeitpunkt der Veröffentlichung vollständig und korrekt sind. Weder der Verlag, noch die Autoren oder die Herausgeber übernehmen, ausdrücklich oder implizit, Gewähr für den Inhalt des Werkes, etwaige Fehler oder Äußerungen. Der Verlag bleibt im Hinblick auf geografische Zuordnungen und Gebietsbezeichnungen in veröffentlichten Karten und Institutionsadressen neutral.

Gedruckt auf säurefreiem und chlorfrei gebleichtem Papier

Umschlaggestaltung: deblik Berlin
Fotonachweis Umschlag: © Stockbyte / Thinkstock

Springer ist Teil von Springer Nature
Die eingetragene Gesellschaft ist Springer-Verlag GmbH Deutschland
Die Anschrift der Gesellschaft ist: Heidelberger Platz 3, 14197 Berlin, Germany

Für Moira, Maëlle und Philipp

Vorwort

Der Begriff Altersdepression findet sich nicht in den gängigen Diagnosemanualen (ICD, DSM) oder in den aktuellen Leitlinien (S3-Leitlinie Unipolare Depression 2015). Wir halten es dennoch für angemessen, durch den Begriff der Altersdepression das hier im Fokus stehende Störungsbild zu identifizieren und konzeptuell von der Depression jüngerer Erwachsener abzugrenzen. 1.) Die Altersdepression zeichnet sich durch altersspezifische ätiologische Faktoren aus: altersassoziierte, psychosoziale Bedingungen, reduzierte kognitive Fähigkeiten bei alten Patienten und altersassoziierte hirnorganische Faktoren. 2.) Die klinische Präsentation unterscheidet sich häufig von der typischen depressiven Episode bei jüngeren Erwachsenen: Patienten klagen z. T. ausschließlich über somatische Symptome, die Kernsymptome der Depression stehen oft nicht im Vordergrund.

In der wissenschaftlichen Literatur haben sich die Begriffe der Late-Onset-Depression (LOD) und Late-Life-Depression (LLD) etabliert. Dabei bezeichnet die LOD eine erstmalig mit dem 60. Lebensjahr oder später auftretende Depression, womit auch auf die spezifischen Entstehungsbedingungen eingegangen wird (z. B. deutlich geringere genetische Belastung bei LOD). Das Konzept der LLD umfasst alle Depressionen bei Patienten ab dem 65. Lebensjahr, ungeachtet des Alters bei Erstmanifestation. Der Begriff Altersdepression im vorliegenden Handbuch entspricht konzeptuell der LLD: alle depressiven Episoden ab dem 65. Lebensjahr. Bezüglich der Klassifikation (unipolare Depression ICD-10 F32, F33) sei noch erwähnt, dass die Altersdepression (LLD) explizit und notwendigerweise auch organisch bedingte Depressionen einschließt (ICD-10: F06.32 oder DSM-5: Major Depression aufgrund eines medizinischen Faktors).

Neben demenziellen Erkrankungen stellt die Altersdepression die häufigste psychische Störung bei Älteren dar. Sie ist eine ernst zu nehmende Erkrankung, die neben dem Verlust von Lebensqualität mit einem hohen Suizidrisiko einhergeht. Es ist davon auszugehen, dass viele Fälle von Altersdepression nicht erkannt oder nicht diagnostiziert werden. Evidenzbasiert wirksame Therapien erhalten ebenfalls nur eine Minderheit der Betroffenen.

Dabei existieren seit Jahren gute empirische Evidenzen, dass sowohl die an die Bedingungen des Alterns angepasste medikamentöse antidepressive Therapie als auch die Psychotherapie effektiv sind in Akuttherapie, Erhaltungstherapie und Rückfallprophylaxe. Bei der Auswahl von Psychopharmaka müssen wir aber noch stärker als bisher den Patienten ins Boot holen. Ein gut ausgewähltes Antidepressivum muss auch regelmäßig und in der ausreichenden Dosis eingenommen werden, um seine Wirksamkeit zu entfalten. Daher sind Psychoedukation und Adhärenztherapie unverzichtbare Elemente des modernen klinischen Managements (▶ Kap. 9). Bei der Auswahl der Substanzen ist primär auf potenzielle Nebenwirkungen und Interaktionen zu achten, hierbei spielen neben der veränderten Pharmakokinetik und Pharmakodynamik im Alter auch die somatischen Komorbiditäten und die häufige Polypharmazie eine wichtige Rolle (▶ Kap. 2, ▶ Kap. 11, ▶ Kap. 12).

Einen Schwerpunkt legen wir auf spezifische, an die psychosozialen Umstände und die z. T. reduzierten kognitiven Fähigkeiten des Alters adaptierte Psychotherapie. Die guten Effektstärken unterschiedlicher psychotherapeutischer Behandlungsprogramme für Patienten mit

Altersdepression sind längst evidenzbasiert. Psychotherapie bei Altersdepression (▶ Kap. 10, ▶ Kap. 23, ▶ Kap. 28) ist jedoch, wenn auch zunehmend üblich, längst noch nicht selbstverständlich. Verfolgt man den Veränderungsprozess in der Praxis und die immer wieder auflebende Diskussion über die psychotherapeutische Behandlungsmöglichkeit älterer Menschen, dann ist die Frage angebracht, ob wir nicht das berechtigte Therapieanliegen einer artikulationsungewohnten Gruppe so lange übersehen haben, bis aus der Minderheit inzwischen eine sozial- und gesundheitspolitisch unübersehbare Größe geworden ist. Es ist unverändert eine Tatsache, dass eine Art „Indikationszensur"[1] hinsichtlich psychotherapeutischer Behandlungen älterer und alter Menschen herrscht. Nur etwa ein Prozent aller ambulanten Psychotherapiepatienten im Rahmen der GKV ist 65 Jahre alt oder älter. Dabei hat diese Altersgruppe einen Anteil von über 20 % an der Gesamtbevölkerung, und die Depressionsprävalenz – damit auch der Anteil der Psychotherapiebedürftigen – unterscheidet sich nicht signifikant zwischen Jung und Alt. Auch in den Kliniken mangelt es an psychotherapeutischen Angeboten.

Wichtig erscheint uns ebenfalls die Betonung des multiprofessionellen Ansatzes bei der Therapie der Altersdepression. Mit Ergotherapie, Bewegungstherapie, Musik- und Kunsttherapie stehen wichtige komplementäre Behandlungsmöglichkeiten zur Verfügung, die speziell für ältere Patienten wirksame Behandlungskonzepte bieten, deren Spektrum, Indikationen, Wirkfaktoren und Stand der wissenschaftlichen Evidenzbasierung abgehandelt werden (▶ Kap. 14, ▶ Kap. 15, ▶ Kap. 16, ▶ Kap. 17).

Die Komorbidität von (multiplen) körperlichen Erkrankungen und Altersdepression bestimmt die alltägliche klinische Arbeit. Es war daher unser Anliegen, alterstypische Erkrankungen, in deren Begleitung Depression häufig sind, mit getrennten Beiträgen (▶ Kap. 18, ▶ Kap. 19, ▶ Kap. 20, ▶ Kap. 21, ▶ Kap. 22) aufzunehmen. Dabei nehmen neben der Psychopharmakotherapie v. a. Psychotherapie und psychologische Trainings einen zentralen Platz ein.

Last not least war es uns wichtig, auf neue, bzgl. der Behandlungsrahmen innovative Therapiekonzepte hinzuweisen. Hierzu gehören Ansätze der sog. Collaborative Care, bei denen der Hausarzt in Zusammenarbeit mit Care Managern und ggf. Fachärzten eine ambulante Behandlung der Altersdepression durchführt (▶ Kap. 25, ▶ Kap. 26, ▶ Kap. 27). Aufgrund der bisherigen positiven Studienergebnisse bzgl. der Effektivität von Collaborative Care und insb. der Tatsache, dass aufgrund des Beschwerdebildes die weitaus meisten Patienten mit Altersdepression von Hausärzten gesehen werden, jedoch nur wenige von Fachärzten oder Psychotherapeuten, halten wir eine Weiterentwicklung dieser Ansätze für notwendig. Ziel ist eine flächendeckende Implementierung in die Regelversorgung, damit möglichst viele Patienten die Möglichkeit einer Behandlung erhalten.

Vor diesem Hintergrund wurde in dem vorliegenden Handbuch der aktuelle Kenntnisstand über Epidemiologie, Entstehungsbedingungen, Diagnostik, Therapie, Multiprofessionalität und innovative Behandlungsrahmen der Altersdepression zusammenzufasst.

Unsere Intention war ein ausdrücklich praxisorientiertes Buch für den Alltagsgebrauch von Psychiatern, Psychotherapeuten, Allgemeinmedizinern, Geriatern, Ergotherapeuten, Musik-

---

1   Heuft G (1993) Psychoanalytische Psychotherapie funktioneller Somatisierungen bei älteren Menschen. In: Möller HJ, Rohde A (Hrsg) Psychische Krankheiten im Alter. Springer, Heidelberg, S. 399–407

therapeuten, Kunsttherapeuten, Physio-, Bewegungs- und Sporttherapeuten. Darüber hinaus sollen mit dem Handbuch die „sektorenübergreifende" Interdisziplinarität und Multiprofessionalität hervorgehoben und unterstützt werden, durch welche eine professionelle Versorgung von Patienten mit Altersdepression gekennzeichnet ist.

Möge das Handbuch Altersdepression neben der Bereitstellung aktueller, pragmatischer Sachinformationen zur Reflexion und Weiterentwicklung bestehender Versorgungsstrukturen und Therapieangebote in der Regelversorgung anregen.

Wir bedanken uns bei den Autoren für ihre hochqualifizierten Beiträge und die gute Zusammenarbeit und bei Frau Teresa Weber (Rheinhessen-Fachklinik Alzey) für die technische Unterstützung.

Nicht zuletzt danken wir den Mitarbeiterinnen des Springer-Verlags, Renate Scheddin (Buchplanung) und Renate Schulz (Projektmanagement), sowie der externen Lektorin, Dr. med. Brigitte Dahmen-Roscher, für ihre sorgfältige und professionelle Bearbeitung.

Andreas Fellgiebel und Martin Hautzinger
Alzey und Tübingen, im März 2017

Inhaltsverzeichnis

I   Epidemiologie, Diagnostik und Ätiologie

1   Epidemiologie der Altersdepression 3
Siegfried Weyerer
1.1   Einleitung 4
1.2   Gemeindestudien 4
1.3   Studien in Einrichtungen der stationären Altenhilfe 7
1.4   Verlauf und Ausgang 8
1.5   Versorgungssituation 8
1.6   Zusammenfassung und Folgerungen 9
       Literatur 10

2   Somatische Kofaktoren 13
Siegfried Weyerer
2.1   Multimorbidität 14
2.2   Objektive und subjektive Gesundheit 14
2.3   Depression und körperliche Erkrankungen 15
2.4   Depression und Einschränkungen der Alltagsaktivitäten 15
2.5   Depression und Mortalität 16
2.6   Zusammenfassung und Folgerungen 17
       Literatur 17

3   Diagnostik der Altersdepression 19
Georg Adler
3.1   Operationale Diagnostik 20
3.2   Der organische Faktor 20
3.3   Besonderheiten der Psychopathologie 22
3.4   Alter zum Zeitpunkt des Erkrankungsbeginns 23
3.5   Standardisierte Untersuchungsverfahren 24
3.6   Alltagspraxis der Diagnostik von Depressionen im Alter 24
       Literatur 25

4   Strukturierte Fragebögen 27
Irma Borovac
4.1   Einführung 28
4.2   Geriatrische Depressionsskala (GDS) 28
4.3   Hamilton Depression Rating Scale (HAMD) 29
4.4   Montgomery-Åsberg Depression Rating Scale (MADRS) 30
4.5   Quick Inventory of Depressive Symptomatology (QIDS) 30
4.6   Beck's Depression Inventory (BDI-II) 30
4.7   Allgemeine Depressionsskala (ADS) 31
4.8   Zusammenfassung 32
       Literatur 32

5 Kognitive Störungen 33
Armin Scheurich

5.1 Einführung 34
5.2 Einflussfaktoren auf den kognitiven Status 34
5.3 Krankheitsspezifische Einflussfaktoren 34
5.4 Exemplarische neuropsychologische Studien 35
5.5 Zusammenhänge mit strukturellen und funktionellen Beeinträchtigungen der Hirnanatomie 36
5.6 Metamodell der Zusammenhänge 37
5.7 Erfassung und Therapie der kognitiven Defizite 38
5.8 Aufgaben der neuropsychologischen Untersuchung 38
5.9 Zusammenfassung 41
Literatur 42

6 Hirnstrukturelle und funktionelle Bildgebung 43
Dominik Wolf

6.1 Rolle der Bildgebung bei Altersdepression 44
6.2 Bildgebung in der klinischen Grundlagenforschung 44
6.3 Bildgebung bei Altersdepression in der klinischen Praxis 47
6.4 Zusammenfassung 48
Literatur 48

7 „Pseudodemenz": Abgrenzung Altersdepression – Demenz 51
Andreas Fellgiebel

7.1 Differenzialdiagnosche Aspekte 52
7.2 Altersdepression mit reversibler Demenz 53
7.3 Neurobiologische Zusammenhänge von Depression und Demenz 54
7.4 Zusammenfassung und Fazit 54
Literatur 55

8 Suizidalität im Alter 57
Manfred Wolfersdorf, Michael Schüler, Christian Mauerer

8.1 Einführung 58
8.2 Suizidalität –Besonderheiten im Alter 58
8.3 Zur Epidemiologie von Suizid im Alter 61
8.4 Risikofaktoren für Suizidalität im Alter 62
8.5 Suizidprävention 63
Literatur 64

II Behandlungsmöglichkeiten und spezifische Therapien

9 Klinisches Management 69
Hans Gutzmann, Anne Berghöfer

9.1 Therapeutische Bindung und „Kommunikation" 70
9.2 Unterstützung und Aktivierung 74
9.3 Multimorbidität und Polypharmazie 75

9.4	Brückenschlag in die Praxis	76
	Literatur	78

10 Psychotherapie ... 81
Martin Hautzinger

10.1	Einführung	82
10.2	Grundprinzipien erfolgreicher Psychotherapie	82
10.3	Entwicklungspsychologische Grundlagen	83
10.4	Anwendung psychologischer Konzepte	87
10.5	Ziele einer Psychotherapie mit Älteren	88
10.6	Kognitive Verhaltenstherapie	90
10.7	Lebensrückblick (Reminszenz, Life Review)	91
10.8	Wirksamkeit und Wirkkomponenten von Psychotherapie	92
10.9	Psychotherapie zur Rückfallprophylaxe	92
10.10	Psychotherapie nach Verlust der Sehfähigkeit	93
10.11	Psychotherapie bei kognitiven Einschränkungen	93
10.12	Metaanalysen zur Psychotherapie	94
	Literatur	95

11 Medikamentöse Therapie ... 97
Gerd Laux

11.1	Einleitung	99
11.2	Psychoedukation	99
11.3	Arzneiverbrauch, Polypharmazie	99
11.4	Gerontopharmakologie	99
11.5	Antidepressiva	100
11.6	Behandlungsablauf	104
11.7	Unerwünschte Wirkungen von Antidepressiva	107
11.8	Multimorbidität	113
11.9	„Therapieresistenz", Chronifizierung	114
11.10	Langzeittherapie, Erhaltungstherapie, Rezidivprophylaxe	114
11.11	Entzugs-/Absetzsyndrome	116
11.12	Kombination Pharmakotherapie – Psychotherapie	116
11.13	Fazit	116
	Literatur	117

12 Pharmakotherapie bei Alterspatienten ... 121
Christoph Hiemke, Gudrun Hefner

12.1	Pharmakokinetische Besonderheiten im Alter	122
12.2	Pharmakodynamische Besonderheiten im Alter	125
12.3	Multimorbidität	128
12.4	Frailty-Syndrom	130
12.5	Polypharmazie und Arzneimittelwechselwirkungen	130
12.6	Vermeidung von inadäquater Medikation	132
12.7	Therapeutisches Drug Monitoring von Antidepressiva	132
12.8	Fazit	137
	Literatur	137

13	**Sonstige somatische Therapien**	141
	Sarah Kayser, Martin Kloß	
13.1	Elektrokonvulsionstherapie	143
13.2	Repetitive transkranielle Magnetstimulation	147
13.3	Magnetkonvulsionstherapie	148
13.4	Lichttherapie	149
13.5	Wachtherapie (Schlafentzugstherapie)	150
13.6	Transkranielle Gleichstromstimulation	151
13.7	Vagusnervstimulation	151
13.8	Tiefe Hirnstimulation	151
	Literatur	152
14	**Ergotherapie bei Altersdepression**	155
	Sebastian Voigt-Radloff, Cordula Prinz, Juliane Eßwein, Bettina Wittfoth, Susan Lewin	
14.1	Was ist Ergotherapie?	156
14.2	Ergotherapie bei Altersdepression	156
14.3	Ergotherapie in psychiatrischen Akutkrankenhäusern und Tageskliniken	160
14.4	Ergotherapie in Rehabilitationskliniken	161
14.5	Ambulante Ergotherapie	163
14.6	Ausblick	165
	Literatur	165
15	**Kunsttherapie**	167
	Kathrin Seifert	
15.1	Einführung	168
15.2	Wirkfaktoren der Kunsttherapie	169
15.3	Methoden der Kunsttherapie bei Altersdepressionen	169
15.4	Zusammenfassung	174
	Literatur	175
16	**Musiktherapie**	177
	Jasmin Eickholt	
16.1	Einführung	178
16.2	Methoden	179
16.3	Phasenmodell	180
	Literaturverzeichnis	185
17	**Sport und Bewegung zur Therapie und Prävention**	187
	Nils Haller, Perikles Simon	
17.1	Einführung	188
17.2	Theoretischer Hintergrund und Wirkungsweisen	188
17.3	Studienlage Sport und Altersdepression	190
17.4	Sport zur Prävention?	191
17.5	Guidelines und unsere Empfehlungen bei Altersdepression	191
17.6	Methodisch-didaktische Überlegungen für die Praxis	192
17.7	Praktische Umsetzung Sport bei Altersdepression	193

17.8	Was ist gesichert? Ausblick	194
	Literatur	195

18 Depression bei pflegenden Angehörigen 197
Klaus Pfeiffer

18.1	Einleitung	198
18.2	Übernahme von Pflegeaufgaben	198
18.3	Belastungsfaktoren und Ressourcen	198
18.4	Pflegebelastung und Depressivität	199
18.5	Diagnostik	200
18.6	Therapie und Beratung	202
	Literatur	206

19 Diabetes mellitus und Altersdepression 209
Frank Petrak

19.1	Einleitung	210
19.2	Diabetes mellitus und Depression	210
19.3	Forschungsstand zur Therapie	212
19.4	Praxisbeispiel – Verhaltenstherapie	213
19.5	Schlussfolgerung	217
	Literatur	217

20 Depression nach Schlaganfall 219
Klaus Pfeiffer

20.1	Definition und Epidemiologie des Schlaganfalls	220
20.2	Prävalenz der Depression nach Schlaganfall („Poststroke Depression")	220
20.3	Risikofaktoren, Ätiopathogenese und Folgen	220
20.4	Diagnostik	221
20.5	Therapie	225
	Literatur	227

21 Depression bei Parkinson-Krankheit 229
Richard Dodel, Tilo Kircher

21.1	Einführung	230
21.2	Diagnostik depressiver Symptome bei PK	230
21.3	Erhebungsinstrumente	232
21.4	Behandlung	232
	Literatur	236

22 Depression bei Demenz 237
Katja Werheid

22.1	Demenzsyndrome	238
22.2	Komorbidität von Depression und Demenz	239
22.3	Depressionsdiagnostik bei Demenz	240
22.4	Behandlung depressiver Störungen bei Demenz	240
22.5	Zusammenfassung	242
	Literatur	242

III Therapieprogramme und Behandlungsrahmen

23 Ambulante Einzel- und Gruppenpsychotherapie ... 247
Martin Hautzinger
23.1 Psychotherapieprogramme ... 249
23.2 Einzelpsychotherapie ... 249
23.3 Psychoedukation und Krankheitsinformation ... 255
23.4 Verständnis für Psychotherapie erarbeiten ... 258
23.5 Verhaltensaktivierung ... 260
23.6 Depressives Denken verändern ... 264
23.7 Problemlösen ... 269
23.8 Situationsanalyse ... 270
23.9 Kompetenzen erwerben ... 271
23.10 Genusstraining ... 274
23.11 Fortschritte erhalten – Rückschläge vermeiden ... 274
23.12 Gruppenpsychotherapie ... 275
Literatur ... 279

24 VEDIA – Verhaltens-Einzelpsychotherapie für Depressionen im Alter ... 281
Georg Adler
24.1 Kurzdarstellung des Programms ... 282
24.2 Grundlagen ... 282
24.3 Verhaltenstherapie bei älteren depressiven Patienten ... 283
24.4 Struktur und Durchführung von VEDIA ... 285
24.5 Hinweise für die Anwendung ... 286
Literatur ... 288

25 Multiprofessionelle sektorenübergreifende Behandlungsstrategien ... 291
Vjera Holthoff-Detto
25.1 Einführung ... 292
25.2 Früherkennung und Frühintervention ... 293
25.3 Telemedizin ... 297
25.4 Zusammenfassung ... 298
Literatur ... 299

26 IMPACT: kooperative Behandlungsmodelle der Depression ... 301
Michael Hüll, Lars P. Hölzel
26.1 Altersdepression und hausärztliche Versorgung ... 302
26.2 Inanspruchnahme medizinischer Angebote ... 302
26.3 Kooperative Versorgungsmodelle ... 303
26.4 „Improving Mood – Promoting Access to Collaborative Treatment" (IMPACT) ... 304
26.5 GermanIMPACT ... 306
26.6 Effekte von IMPACT und verwandter Modelle ... 308
26.7 Fazit für die Versorgungspraxis ... 308
Literatur ... 308

27	**Case Management für Patienten mit Depression** 311
	Juliana J. Petersen, Jochen Gensichen
27.1	Einführung 312
27.2	PRoMPT-Studie 313
27.3	Bedeutung für die Patientenversorgung 317
	Literatur 317

28	**Stationäre multiprofessionelle Therapie** 319
	Nicole Cabanel, Bernd T. Kundermann, Matthias J. Müller
28.1	Multiprofessionalität der stationären Behandlung 320
28.2	Entwicklung eines multiprofessionellen Therapieprogramms 321
28.3	Die Module und ihre Umsetzung 322
28.4	Qualitätssicherung und Mehrebenenevaluation 329
	Literatur 330

Serviceteil 331
Stichwortverzeichnis 332

Autorenverzeichnis

Adler, Georg, Prof. Dr.
Institut für Studien zur Psychischen Gesundheit (ISPG)
Richard-Wagner-Str. 2
68165 Mannheim
adler@ispg-mannheim.de

Berghöfer, Anne, PD Dr.
Charité - Universitätsmedizin Berlin
Institut für Sozialmedizin, Epidemiologie und Gesundheitsökonomie
Luisenstr. 57
10117 Berlin
anne.berghoefer@charite.de

Borovac, Irma
Rheinhessen-Fachklinik Alzey
Gerontopsychiatrie
Dautenheimer Landstraße 66
55232 Alzey
i.borovac@rfk.landeskrankenhaus.de

Cabanel, Nicole, Dr.
Vitos Gießen-Marburg gGmbH
Vitos Klinik für Psychiatrie und Psychotherapie
Gießen
Licher Str. 106
35394 Gießen
nicole.cabanel@vitos-giessen-marburg.de

Dodel, Richard, Prof. Dr.
Geriatrie-Zentrum Haus Berge
Klinik für Geriatrie
Germaniastr. 1–3
45356 Essen
r.dodel@contilia.de

Eickholt, Jasmin
Hochschule für angewandte Wissenschaften Würzburg-Schweinfurt
Fakultät Angewandte Sozialwissenschaften
Tiepolostr. 6
97070 Würzburg
jasmin.eickholt@music-for-my-life.de

Eßwein, Juliane
Alzheimer Therapiezentrum Ratzeburg
Schmilauer Str. 108
23909 Ratzeburg
therapie@atzrz.de

Fellgiebel, Andreas, Prof. Dr.
Abteilung fur Gerontopsychiatrie
Rheinhessen-Fachklinik
Landeskrankenhaus (AöR),
Dautenheimer Landstr. 66
55232 Alzey
andreas.fellgiebel@unimedizin-mainz.de

Gensichen, Jochen, Prof. Dr.
Klinikum der Ludwig-Maximilians-Universität München
Institut für Allgemeinmedizin
Pettenkoferstr. 10
80336 München
jochen.gensichen@med.uni-muenchen.de

Gutzmann, Hans, Prof. Dr.
Deutsche Gesellschaft für Gerontopsychiatrie und -psychotherapie
Retzdorffpromenade 3
12161 Berlin
hgutzmann@posteo.de

Haller, Nils
Johannes Gutenberg-Universität Mainz
Abteilung Sportmedizin, Prävention und Rehabilitation
Johann-Joachim-Becher-Weg 31
55128 Mainz
nhaller@uni-mainz.de

Hautzinger, Martin, Prof. Dr.
Universität Tübingen
Klinische Psychologie und Psychotherapie
Schleichstr. 4
72076 Tübingen
hautzinger@uni-tuebingen.de

Autorenverzeichnis

Hefner, Gudrun, Dr.
Berndesallee 66
55262 Heidesheim
gudrun_hefner@web.de

Hiemke, Christoph, Prof. Dr.
Universitätsmedizin Mainz
Klinik für Psychiatrie und Psychotherapie
Untere Zahlbacher Str. 8
55131 Mainz
hiemke@uni-mainz.de

Hölzel, LarsP., Dr.
Parkklinik Wiesbaden Schlangenbad
Rheingauer Str. 47
65388 Schlangenbad
hoelzel@parkklinik-schlangenbad.de

Holthoff-Detto, Vjera, Prof. Dr. habil.
St. Hedwig Kliniken, Krankenhaus Hedwigshöhe
Klinik für Psychiatrie, Psychotherapie und Psychosomatik
Höhensteig 1
12526 Berlin
v.holthoff-detto@alexianer.de

Technische Universität Dresden
Medizinische Fakultät
Fetscherstr. 74
1307 Dresden

Hüll, Michael, Prof. Dr.
Zentrum für Psychiatrie Emmendingen
Klinik für Alterspsychiatrie und Psychotherapie
Neubronnstr. 25
79312 Emmendingen
m.huell@zfp-emmendingen.de

Kayser, Sarah, Dr.
Universitätsmedizin Mainz
Klinik für Psychiatrie und Psychotherapie
Untere Zahlbacher Str. 8
55131 Mainz
sarah.kayser@unimedizin-mainz.de

Kircher, Tilo, Prof. Dr.
Philipps-Universität Marburg - UKGM
Klinik für Psychiatrie und Psychotherapie
Rudolf-Bultmann-Str. 8
35039 Marburg
kircher@med.uni-marburg.de

Kloß, Martin, Dr.
Universitätsmedizin Mainz
Klinik für Psychiatrie und Psychotherapie
Untere Zahlbacher Str. 8
55131 Mainz
martin.kloss@unimedizin-mainz.de

Kundermann, BerndT., Dr.
Vitos Gießen-Marburg gGmbH
Vitos Klinik für Psychiatrie und Psychotherapie
Gießen
Licher Str. 106
35394 Gießen
bernd.kundermann@vitos-giessen-marburg.de

Laux, Gerd, Prof. Dr.
Institut für Psychologische Medizin
Nußbaumstr. 9
83564 Soyen
ipm@ipm-laux.de

Lewin, Susan
Sentio Fachpraxis für Ergotherapie und Psychologische Beratung
Werderstr. 53
19055 Schwerin
info@ergo-lewin.de

Mauerer, Christian, Dr.
Bezirkskrankenhaus Bayreuth
Klinik für Psychiatrie, Psychotherapie und Psychosomatik
Nordring 2
95445 Bayreuth
christian.mauerer@gebo-med.de

Müller, MatthiasJ., Prof. Dr. Dr.
Oberberg GmbH
Charlottenstr. 60
10117 Berlin
matthias.mueller@oberberggruppe.de

Petersen, Juliana J., Dr.
Goethe-Universität Frankfurt am Main
Institut für Allgemeinmedizin
Theodor-Stern-Kai 7
60590 Frankfurt am Main
petersen@allgemeinmedizin.uni-frankfurt.de

Petrak, Frank, Prof. Dr.
LWL-Universitätsklinikum der Ruhr-Universität Bochum
Klinik für Psychosomatische Medizin und Psychotherapie
Alexandrinenstr. 1–3
44791 Bochum

Zentrum für Psychotherapie Wiesbaden
Sonnenberger Str. 20
65193 Wiesbaden
mail@dr-frank-petrak.de

Pfeiffer, Klaus, Dr.
Robert-Bosch-Krankenhaus
Klinik für Geriatrische Rehabilitation
Auerbachstraße 110
70376 Stuttgart
klaus.pfeiffer@rbk.de

Prinz, Cordula
LVR-Klinikum Düsseldorf
Kliniken der Heinrich-Heine-Universität Düsseldorf, Abteilung Ergotherapie
Bergische Landstr. 2
40629 Düsseldorf
cordula.prinz@lvr.de

Scheurich, Armin, Dr.
Universitätsmedizin Mainz
Klinik für Psychiatrie und Psychotherapie
Untere Zahlbacher Straße 8
55131 Mainz
armin.scheurich@unimedizin-mainz.de

Schüler, Michael, Dr.
Bezirkskrankenhaus Bayreuth
Klinik für Psychiatrie, Psychotherapie und Psychosomatik
Nordring 2
95445 Bayreuth
michael.schueler@gebo-med.de

Seifert, Kathrin, Dr.
Universitätsklinikum Bonn
Klinik für Psychiatrie und Psychotherapie
Sigmund-Freud-Str. 25
53105 Bonn
kathrin.seifert@ukb.uni-bonn.de

Simon, Perikles, Prof. Dr. Dr.
Johannes Gutenberg-Universität Mainz
Abteilung Sportmedizin, Prävention und Rehabilitation
Johann-Joachim-Becher-Weg 31
55128 Mainz
simonpe@uni-mainz.de

Voigt-Radloff, Sebastian, Dr.
Cochrane Deutschland und Zentrum für Geriatrie und Gerontologie Freiburg
Universitätsklinikum Freiburg
Breisacher Str. 153
79110 Freiburg

Werheid, Katja, Prof. Dr.
Humboldt-Universität zu Berlin
Institut für Psychologie
Unter den Linden 6
10099 Berlin
katja.werheid@hu-berlin.de

Weyerer, Siegfried, Prof. Dr.
Universität Heidelberg
Zentralinstitut für Seelische Gesundheit
J5 Postfach 122120
68159 Mannheim
info@siegfried-weyerer.de

Wittfoth, Bettina
Alzheimer Therapiezentrum Ratzeburg
Schmilauer Straße 108
23909 Ratzeburg
therapie@atzrz.de

Wolf, Dominik, Dr.
Universitätsmedizin Mainz
Klinik für Psychiatrie und Psychotherapie
Untere Zahlbacher Straße 8
55131 Mainz
dominik.wolf@unimedizin-mainz.de

Wolfersdorf, Manfred, Prof. Dr. Dr.
Am Weiherer Weg 9
96142 Hollfeld
MWolfersdorf@t-online.de

Epidemiologie, Diagnostik und Ätiologie

Kapitel 1   Epidemiologie der Altersdepression – 3
Siegfried Weyerer

Kapitel 2   Somatische Kofaktoren – 13
Siegfried Weyerer

Kapitel 3   Diagnostik der Altersdepression – 19
Georg Adler

Kapitel 4   Strukturierte Fragebögen – 27
Irma Borovac

Kapitel 5   Kognitive Störungen – 33
Armin Scheurich

Kapitel 6   Hirnstrukturelle und funktionelle Bildgebung – 43
Dominik Wolf

Kapitel 7   „Pseudodemenz": Abgrenzung Altersdepression – Demenz – 51
Andreas Fellgiebel

Kapitel 8   Suizidalität im Alter – 57
Manfred Wolfersdorf, Michael Schüler, Christian Mauerer

Epidemiologie der Altersdepression

Siegfried Weyerer

1.1 Einleitung – 4

1.2 Gemeindestudien – 4

1.3 Studien in Einrichtungen der stationären Altenhilfe – 7

1.4 Verlauf und Ausgang – 8

1.5 Versorgungssituation – 8

1.6 Zusammenfassung und Folgerungen – 9

Literatur – 10

© Springer-Verlag GmbH Deutschland 2017
A. Fellgiebel, M. Hautzinger (Hrsg.), *Altersdepression*,
DOI 10.1007/978-3-662-53697-1_1

1.1 Einleitung

Das höhere Alter ist ein Lebensabschnitt, der gekennzeichnet ist durch vermehrte gesundheitliche Beschwerden, nachlassende Vitalität, Verluste von Verwandten und Freunden sowie die Beendigung gewohnter Abläufe wie der Arbeitstätigkeit. Stehen für diese Belastungen keine geeigneten Bewältigungsstrategien zur Verfügung, so können Gefühle der Ohnmacht, der Sinnlosigkeit und des Kontrollverlusts ausgelöst werden. Aufgrund dieser Ausgangslage ist es nicht überraschend, dass Depressionen zu den häufigsten psychischen Störungen im höheren Alter gehören. Leitsymptom ist eine anhaltende depressive Verstimmung mit Verminderung von Interesse und Freudfähigkeit. Darüber hinaus bestehen Veränderungen in der Psychomotorik, der Kognition, des Schlafes, des Appetits und des sexuellen Verlangens, ein allgemeines körperliches Unwohlsein und eine leichte Erschöpfbarkeit (► Kap. 3).

Lange Zeit wurden in der europäischen und amerikanischen Psychiatrie Depressionen, die erstmals im höheren Alter auftreten, als eigenständige Krankheitsbilder angesehen. In den letzten Jahrzehnten setzte sich aber die Auffassung durch, dass sich das klinische Bild der Depression zwar nicht kategorial, wohl aber graduell von Depressionen in früheren Lebensabschnitten unterscheidet.

Untersuchungen von depressiven Patienten in verschiedenen Altersgruppen haben ergeben, dass bei älteren Patienten im Vergleich zu jüngeren Patienten weniger depressionstypische Symptome, wie z. B. Niedergeschlagenheit, sondern eher vegetative Störungen, hypochondrische Befürchtungen, Konzentrations- und Aufmerksamkeitsstörungen, Schlafstörungen und körperliche Angstsymptome das klinische Bild bestimmen. Trotz dieser Unterschiede orientiert sich die Diagnostik der Altersdepression an den gleichen Standards wie bei jüngeren Kranken.

Es gibt eine Vielzahl von Instrumenten, mit denen in epidemiologischen Studien depressive Erkrankungen erfasst werden: Fragebögen, klinische Interviews und Beobachtungsverfahren (► Kap. 4). Einige Instrumente, wie beispielsweise die Brief Assessment Scale oder die Geriatric Depression Scale, wurden speziell auf die Situation älterer Menschen abgestimmt und liegen zum Teil auch in besonders kurzen Versionen vor (Weyerer et al. 1999; Burke et al. 1991). Vor allem bei hochaltrigen Menschen mit kognitiven Beeinträchtigungen ist man bei der Erfassung einer Depression auf die Beobachtung durch Bezugspersonen (Angehörige, Pflegepersonal) angewiesen.

Aufgrund des besonderen Erscheinungsbildes der Depression im höheren Alter mit einer eher wenig ausgeprägten emotionalen Symptomatik, aber gehäuften somatischen Beschwerden ist die Ermittlung ihrer Prävalenz erschwert. Die Höhe der Prävalenz wird stark beeinflusst von den verwendeten Untersuchungsinstrumenten und Klassifikationssystemen. Werden Depressionsskalen eingesetzt, die viele somatische Items enthalten, so ist bei älteren Menschen eine höhere Prävalenzrate zu erwarten, als wenn die emotionale depressive Symptomatik im Vordergrund steht.

1.2 Gemeindestudien

Da Depressionen ein Kontinuum bilden, das von leichten Verstimmungen bis zu schwersten Störungen reicht, sind die Angaben zur Prävalenz sehr stark von den verwendeten Fallkriterien abhängig. Dies spiegelt sich auch in der Übersichtsarbeit von Beekmann et al. (1999) wieder, in die insgesamt 34 Feldstudien eingingen, bei denen 55-Jährige und Ältere berücksichtigt wurden. Werden alle Schweregrade einbezogen, so waren im Durchschnitt 13,5 % von einer Depression betroffen, wobei die Schwankungsbreite (0,4–34 %) erheblich war. Unterscheidet man nach dem Schweregrad der depressiven Erkrankung, dann litten im Durchschnitt 9,8 % an einer leichteren Depression (Minor Depression) und 1,8 % an einer schweren Depression (Major Depression).

Bezogen auf über 75-Jährige in der Allgemeinbevölkerung ergab eine neuere Metaanalyse von Luppa et al. (2012) eine Prävalenz von 7,2 % für eine Depression (Major Depression nach DSM-IV-Kriterien) und von 17,1 % für depressive Symptome, die mit Depressionsskalen ermittelt wurden.

In Deutschland liegen zur Prävalenz depressiver Erkrankungen im höheren Alter folgende Ergebnisse vor: Eine Ende der 1970er Jahre bei über 65-Jährigen in Mannheim durchgeführte Untersuchung ergab Prävalenzen von 2,1 % für schwere Depressionen und 7,9 % für depressive Störungen insgesamt

1.2 · Gemeindestudien

(Cooper und Sosna 1983). Die entsprechenden Prävalenzraten bei den über 70-Jährigen in der Berliner Altersstudie (Linden et al. 1999) betragen 4,8 % für schwere Depressionen und 9,1 % für alle Schweregrade der Depression.

Die aktuellsten Daten zur Häufigkeit von depressiver Symptomatik und diagnostizierter Depression in Deutschland wurden im Rahmen der „Studie zur Gesundheit in Deutschland" (DEGS) erhoben, wobei die Bevölkerung von 18–79 Jahren eingeschlossen wurde (Busch et al. 2013).

Die aktuell bestehende Symptomatik wurde mit Hilfe des Depressionsmoduls der deutschen Version des „Patient Health Questionnaire" (PHQ) erfasst (Kroenke et al. 2001; Löwe et al. 2002). Mit diesem Selbstbeurteilungsinstrument wird die Häufigkeit (0: überhaupt nicht; 1: an einzelnen Tagen; 2: an mehr als der Hälfte der Tage; 3: beinahe jeden Tag) von 9 depressiven Symptomen innerhalb der letzten 2 Wochen gemäß der diagnostischen Kriterien einer Major Depression nach DSM-IV erfragt:
- vermindertes Interesse oder verminderte Freude,
- depressive Verstimmung,
- Schlafstörungen,
- Müdigkeit oder Energieverlust,
- Appetitstörung,
- Gefühle von Wertlosigkeit oder Schuld,
- Konzentrationsstörung,
- psychomotorische Verlangsamung oder Unruhe,
- Suizidgedanken.

Die Summe der Punktwerte aller 9 Symptome schwankt von 0–27 Punkten, wobei ein Punktwert von 10 und mehr Punkten als Vorliegen einer depressiven Symptomatik definiert wird.

Vollständige Daten konnten für 7.524 Befragte (3.940 Frauen und 3.584 Männer) im Alter von 18–79 Jahren erhoben werden. 8,1 % aller Erwachsenen zeigten eine depressive Symptomatik (PHQ-9 Score: 10 und mehr Punkte), wobei die Prävalenzrate bei den Frauen (10,2 %) signifikant höher war als bei den Männern (6,1 %). Dieses geschlechtsspezifische Muster fand sich in allen Altersgruppen. In der Altersgruppe der 18- bis 29-Jährigen war sowohl bei den Frauen (11,8 %) als auch bei den Männern (8,0 %) die Prävalenzrate am höchsten. Am niedrigsten war die Depressionsrate bei den 70 bis 79-Jährigen (Frauen: 7,7 %; Männer: 4,2 %) (◘ Tab. 1.1).

Die Häufigkeit von Depressionen scheint somit im höheren Alter nicht anzusteigen. Dafür können verschiedene Gründe verantwortlich sein: Depressive Verstimmungen werden in Anbetracht der im Alter zunehmenden klinisch untypischen Präsentationen (somatische Beschwerden im Vordergrund, Kernsymptome der Depression oft weniger ausgeprägt) oder aufgrund der mit dem Alter häufigeren Komorbidität mit einer Demenz oft nicht erkannt. Auch könnte eine selektive Mortalität zu einer Verminderung des Anteils Depressiver in hohem Alter führen. Altersdepressionen sind häufig mit schweren körperlichen Erkrankungen und mit einem erhöhten Suizidrisiko verknüpft und vermutlich deshalb ein Prädiktor verminderter Überlebenszeit (Stoppe 2008). Eine weitere Erklärung für den Rückgang von Depressionsraten bei Älteren könnte darin bestehen, dass im höheren Alter kritische Lebensereignisse abnehmen. Henderson et al. (1993) konnten zeigen, dass die durchschnittliche jährliche Anzahl von Lebensereignissen mit 7,7 bei den 15- bis 24-Jährigen wesentlich höher war als bei den 65-Jährigen und Älteren mit nur 1,9 Ereignissen. Weiterhin fanden die Autoren, dass ältere Menschen zwar über weniger soziale Unterstützung verfügten, aber mit

◘ Tab. 1.1 Prävalenz (Angaben in %) von aktuell bestehender depressiver Symptomatik (PHQ-9 > 10 Punkte) nach Geschlecht und Alter; n = 7.524. (Adapt. nach Busch et al. 2013)

Alter	18–29	30–39	40–49	50–59	60–69	70–79	Gesamt
Frauen	11,8	10,5	9,9	10,4	9,8	7,7	10,2
Männer	8,0	5,3	7,0	6,1	4,5	4,2	6,1
Gesamt	9,9	7,9	8,4	8,2	7,2	6,1	8,1

den vorhandenen Ressourcen zufriedener waren. Schließlich könnte auch die Tatsache eine Rolle spielen, dass ältere Menschen in ihrem Leben eine Vielzahl von negativen Erfahrungen gemacht haben und dadurch eine höhere Widerstandsfähigkeit gegenüber Depressionen entwickelt haben.

Neben der schriftlichen Befragung mit Hilfe des PHQ-9 führten in der bundesweiten Erhebung Studienärzte ein persönliches Interview durch, um mit folgender Frage eine jemals diagnostizierte Depression zu erfassen: Wurde bei Ihnen jemals von einem Arzt oder einem Psychotherapeuten eine Depression festgestellt? Bei Bejahung dieser Frage wurde zusätzlich zur Erfassung einer diagnostizierten Depression in den letzten 12 Monaten die Frage gestellt: Ist die Depression auch in den letzten 12 Monaten aufgetreten?

Insgesamt gaben 11,6 % aller Befragten an, dass bei ihnen jemals in ihrem Leben eine Depression diagnostiziert wurde. Auch hier fanden sich deutliche geschlechtsspezifische Unterschiede (Frauen: 15,4 %; Männer: 7,8 %). Erwartungsgemäß ist die Lebenszeitprävalenz in den jüngeren Altersgruppen niedriger als bei den älteren Menschen. Bei den 18- bis 29-Jährigen lagen die Werte bei 8,5 % (Frauen) bzw. 4,2 % (Männer). Die höchste Lebenszeitprävalenz wurde sowohl bei den Frauen (22,9 %) als auch bei den Männern (11,6 %) in der Altersgruppe 60–69 Jahre festgestellt (◘ Tab. 1.2).

Die 12-Monats-Prävalenz einer diagnostizierten Depression beträgt insgesamt 6,0 %, wobei auch hier der Wert bei den Frauen mit 8,1 % etwa doppelt so hoch ist wie bei den Männern (3,8 %). Überdurchschnittlich hohe Werte finden sich bei den 60- bis 69-Jährigen (Frauen: 10,7 %; Männer: 5,0 %). Bei den 70- bis 79-Jährigen sinkt die 12-Monats-Prävalenz jedoch auf 5,9 % bei den Frauen und 2,7 % bei den Männern (◘ Tab. 1.3).

Bislang liegen nur wenige Informationen über das Auftreten von Depressionen bei Hochbetagten in der Allgemeinbevölkerung vor. Das liegt zum Teil daran, dass in den Feldstudien, die auf Zufallsstichproben basieren, diese Altersgruppe zahlenmäßig nur schwach vertreten ist und häufig keine altersgeschichteten Stichproben gezogen wurden.

Eine von Meller et al. (1993) durchgeführte Feldstudie an 358 über 85-Jährigen in München zeigte, dass auch in dieser Altersgruppe ein beträchtlicher Anteil (23,6 %) entsprechend den Agecat-Kriterien (Copeland et al. 1976) an einer depressiven Erkrankung litt.

Die Leipziger Langzeitstudie in der Altenbevölkerung (75 Jahre und älter), bei der die deutsche Version der Center for Epidemiologic Studies Depression Scale (CES-D) (Hautzinger et al. 2012) verwendet wurde, ergab eine Prävalenz von 14 % (Luppa et al. 2012).

◘ Tab. 1.2 Lebenszeitprävalenz (Angaben in %) von diagnostizierter Depression nach Geschlecht und Alter; n = 7.912. (Adapt. nach Busch et al. 2013)

Alter	18–29	30–39	40–49	50–59	60–69	70–79	Gesamt
Frauen	8,5	12,4	16,0	19,4	22,9	14,0	15,4
Männer	4,2	7,5	6,8	10,1	11,6	7,9	7,8
Gesamt	6,3	9,9	11,3	14,7	17,3	11,2	11,6

◘ Tab. 1.3 12-Monats-Prävalenz (Angaben in %) von diagnostizierter Depression nach Geschlecht und Alter; n=7900. (Adapt. nach Busch et al. 2013)

Alter	18–29	30–39	40–49	50–59	60–69	70–79	Gesamt
Frauen	5,1	7,3	8,5	10,9	10,7	5,9	8,1
Männer	2,1	3,4	3,6	6,0	5,0	2,7	3,8
Gesamt	3,5	5,3	6,0	8,4	7,9	4,5	6,0

1.3 · Studien in Einrichtungen der stationären Altenhilfe

◘ **Tab. 1.4** Prävalenz der Depression (GDS-15; Cut-off: 6+) bei 75-jährigen und älteren Hausarztpatienten in 6 großstädtischen Regionen Deutschlands (Bonn, Düsseldorf, Hamburg, Leipzig, Mannheim, München) nach Geschlecht und Alter. (Adapt. nach Weyerer et al. 2008)

Hausarztpatienten			N	Prävalenz	95 % CI	p-Wert
				%	%	Chi²
Gesamt			3.242	9,7	8,68-10,72	
Nach Geschlecht		Männer	1.115	6,8	5,32-8,28	<.0.001
		Frauen	2.127	11,1	9,76-12,44	
Nach Alter		75-79	1.725	8,6	7,28-9,92	<0.01
		80-84	1.210	10,1	8,40-11,80	
		85 und älter	307	13,7	9,85-17,55	

In einer neueren Studie (Weyerer et al. 2008) wurde für über 3.000 Hausarztpatienten im Alter von 75 und mehr Jahren in 6 großstädtischen Regionen Deutschlands auch die Prävalenz depressiver Störungen ermittelt. Etwa jeder zehnte Patient litt an einer Depression, d. h. er gab auf einem Fragebogen (Geriatric Depression Scale; GDS-15; Sheikh et al. 1986) mit 15 Symptomen 6 und mehr Beschwerden an. Die Prävalenz depressiver Störungen war bei den Frauen und bei den älteren Hausarztpatienten signifikant erhöht. Nach Kontrolle anderer soziodemografischer und gesundheitlicher Variablen waren jedoch die geschlechtsspezifischen Unterschiede (Frauen: OR 1,3; 95 % CI: 0,90-1,76) nicht mehr signifikant (◘ Tab. 1.4).

Des Weiteren ergab die bundesweite Hausarztstudie, dass im multivariaten Modell jenseits des 75. Lebensjahrs kein signifikanter Anstieg von Depressionen (80-84: OR 0,9; 95 % CI: 0,70-1,21; 85 und älter: OR 1,2; 95 % CI: 0,79-1,75) festzustellen war.

Im multivariaten Modell fand sich ein sehr starker Zusammenhang zwischen dem Auftreten von Depressionen und Mobilitätseinschränkungen (OR = 2,9), leichten kognitiven Störungen (OR = 2,1), Sehbeeinträchtigungen (OR = 1,7), Hörbeeinträchtigungen (OR = 1,4) und Rauchen (OR = 1,6).

1.3 Studien in Einrichtungen der stationären Altenhilfe

Besonders aufschlussreich sind epidemiologische Studien, in denen mit identischen Instrumenten die Häufigkeit psychischer Erkrankungen älterer Menschen untersucht wird, die in Privathaushalten und in Heimen leben. Erwartungsgemäß ist die Prävalenz demenzieller Erkrankungen bei Heimbewohnern um ein Vielfaches höher als bei älteren Menschen in Privathaushalten (Weyerer et al. 1995). Demenzen sind der mit Abstand wichtigste Grund für eine Aufnahme in ein Pflegeheim. Derzeit leiden etwa zwei Drittel aller Heimbewohner in Deutschland an dieser Erkrankung (Schäufele et al. 2009).

Wenngleich die Unterschiede nicht so deutlich sind wie bei der Demenz: Zahlreiche Untersuchungen belegen eindeutig ein erhöhtes Depressionsrisiko bei Heimbewohnern. Bezogen auf 65-Jährige und Ältere traten beispielsweise in der Studie von Livingston et al. (1990) depressive Störungen bei Heimbewohnern (35,0 %) mehr als zweimal so häufig auf wie bei Personen, die in Privathaushalten lebten (17,0 %).

Eine von Rovner und Katz (1993) veröffentlichte Übersicht zur Häufigkeit von Depressionen in Einrichtungen der stationären Altenhilfe zeigt, dass etwa ein Drittel der Heimbewohner an depressiven Symptomen (11 Studien: Median: 34 %; Schwankungsbreite: 21-56 %) und ein Fünftel an einer Major Depression (10 Studien: Median: 22 %; Schwankungsbreite: 6-26 %) leidet. Zu berücksichtigen ist hierbei, dass sich diese Raten nur auf solche Heimbewohner beziehen, die interviewt werden konnten. Es handelt sich somit mit hoher Wahrscheinlichkeit um eine Unterschätzung der Depression, wenn man die häufig atypische klinische

Präsentation der Altersdepression bedenkt und dass depressive Erkrankungen überdurchschnittlich häufig bei Dementen auftreten (Stoppe 2008).

Eine neuere Metaanalyse von Seitz et al. (2010), die auf 26 Heimstudien basiert, ergab folgendes Ergebnis: Der Median für die Major Depression lag bei 10 % (Schwankungsbreite: 5–25 %) und für depressive Symptome bei 29 % (Schwankungsbreite: 14–82 %).

Im Rahmen einer deutsch-englischen Kooperation wurden über 65-jährige Bewohner von jeweils 12 Altenheimen in Mannheim und dem Londoner Stadtteil Camden mit Hilfe der Brief Assessment Scale (Mann et al. 1989) untersucht. Danach traten Depressionen (Score: 0–24; Cut-off: 7+) bei etwa einem Drittel der Heimbewohner auf (Mannheim: 34,6 %; Camden: 33,5 %). In beiden Regionen fand sich ein enger Zusammenhang zwischen Depression und Einschränkung der Alltagsaktivitäten: Deutlich erhöht war der Anteil der in ihrer Selbständigkeit eingeschränkten Bewohner dann, wenn eine Depression vorlag; der Wert stieg bei den Dementen weiter an und war dann besonders hoch, wenn Heimbewohner gleichzeitig von einer Depression und Demenz betroffen waren (Weyerer et al. 1995).

1.4 Verlauf und Ausgang

Es gibt gute Gründe für die Annahme, dass der Verlauf depressiver Erkrankungen stark altersabhängig ist. Risikofaktoren wie körperliche Erkrankungen, kognitive Beeinträchtigung und Mangel an sozialer Unterstützung steigen mit zunehmendem Alter an und können den Ausgang der Depression negativ beeinflussen. Cole et al. (1999) haben eine Übersicht über Verlaufsstudien von depressiven älteren Menschen zusammengestellt, die im Rahmen von Bevölkerungserhebungen rekrutiert wurden. Es handelt sich um insgesamt 12 Untersuchungen, die die Kriterien der evidenzbasierten Medizin weitgehend erfüllen. Eine Analyse des Ausgangs der Erkrankung ergab, dass nach einem Beobachtungszeitraum von 2 Jahren 33,1 % der depressiven älteren Menschen nicht mehr depressiv war; die Schwankungsbreite war mit Werten von 5–46 % beträchtlich. Etwa ein weiteres Drittel (32,7 %; Schwankungsbreite: 17–47 %) der älteren Menschen litt nach wie vor an einer Depression. 20,6 % waren verstorben, und 11,9 % hatten einen anderen Outcome (wie z. B. demenzielle Erkrankung oder nur teilweise Remission der Depression).

Eine finnische Verlaufsstudie (Kivelä et al. 1992) bei über 60-Jährigen ist besonders aufschlussreich, weil hier nach leichteren depressiven Erkrankungen (Dysthymie) und schwereren Depressionen (Major Depression) unterschieden wurde: Von den 199 Probanden, die zum Zeitpunkt der Erstuntersuchung an einer Dysthymie litten, waren ein Jahr später 40 % gesund, 4 % hatten einen Rückfall, 42 % waren chronisch krank, 14 % waren verstorben, dement oder konnten nicht nachuntersucht werden. Von den Probanden mit einer Major Depression waren nach einem Jahr 45 % gesund, 12 % erlitten einen Rückfall, 14 % waren chronisch krank, 14 % wurden dement und weitere 14 % waren zwischenzeitlich verstorben.

1.5 Versorgungssituation

Da ältere Menschen, v. a. auch solche mit einer depressiven Erkrankung, Hausärzte überdurchschnittlich häufig konsultieren, kommt den Hausärzten in der Versorgung dieser Patienten eine Schlüsselrolle zu. Von Hausärzten werden jedoch depressive Erkrankungen häufig nicht oder zu spät erkannt und als Folge davon zu selten behandelt. Die möglichen Gründe für diese niedrigen Erkennens- und Behandlungsraten sind komplex und können folgenden Bereichen zugeordnet werden:

- Vonseiten der Patienten spielen dabei Art und Schwere der Depression und das gleichzeitige Vorhandensein anderer Erkrankungen ebenso eine Rolle wie ihr Wissen, Krankheits- und Gesundheitsverhalten sowie ihre Einstellungen. Die Patienten stammen aus einer Generation, in der psychische Krankheit immer noch in besonderer Weise als Stigma betrachtet wird. Die Bereitschaft, psychische Probleme zuzugeben, ist eher gering.
- Vonseiten des Arztes hängt die Erkennens- und Behandlungsrate ab von seinem Wissen, seiner Kompetenz und seinen Einstellungen hinsichtlich der Depression sowie der verfügbaren Zeit für Diagnostik und Therapie. Vielen Ärzten sind die Besonderheiten der

Altersdepression nicht bekannt. Auch sind sie häufig der Meinung, dass Depressionen im Alter schwer zu behandeln seien. Sie scheuen das Risiko von Nebenwirkungen einer medikamentösen Behandlung und schätzen den Nutzen einer Behandlung eher gering ein. Diese Skepsis vieler Ärzte gegenüber einer Behandlung von Altersdepressionen ist jedoch heute nicht mehr gerechtfertigt. Ältere Menschen können ebenso erfolgreich behandelt werden wie jüngere (▶ Kap. 11).

— Des Weiteren sind die Behandlungsraten abhängig von systembezogenen und gesundheitspolitischen Rahmenbedingungen (z. B. Kassenregelung, Abrechenbarkeit) sowie dem sozialen Umfeld des Patienten (z. B. Unterstützung und Ermutigung des Partners zur Therapie).

Die Tatsache, dass depressive Erkrankungen bei älteren Menschen nicht erkannt werden, führt zu einer erheblichen Unterversorgung. In der Berliner Altersstudie zeigte sich beispielsweise, dass nur 40 % der depressiv Erkrankten (nach DSM-III) psychopharmakologisch behandelt wurden, wobei Antidepressiva mit 6 % nur eine untergeordnete Rolle spielten. Am häufigsten wurden bei Depressiven Benzodiazepine verordnet, was darauf schließen lässt, dass die Hausärzte eher Einzelsymptome wie Ängstlichkeit, Schlaflosigkeit oder Unruhe symptomatisch behandeln (Helmchen et al. 1996). Diese Verordnungspraxis der Hausärzte lässt auf unzureichende Kenntnisse und Erfahrungen in der Psychopharmakotherapie schließen. Inzwischen dürfte jedoch in Deutschland der Anteil depressiver älterer Menschen, die mit Antidepressiva behandelt werden, angestiegen sein. Aus dem jährlich erscheinenden Arzneiverordnungsreport geht hervor, dass seit Anfang der 1990er Jahre die verordneten Tagesdosen der chemisch definierten Antidepressiva um mehr als das 4-Fache zugenommen haben (Fritze 2011).

Eine Analyse der direkten Krankheitskosten hat ergeben, dass depressive Erkrankungen einen eigenständigen Beitrag leisten, der nicht durch die erhöhte somatische Komorbidität verursacht ist. Nach Luppa et al. (2008) erhöhen sich mit jedem zusätzlichen Punkt auf der Geriatrischen Depressionsskala die Kosten um 336 Euro. Außerdem zeigte sich, dass die Kosten der Hausarztpatienten, deren Depression dem Arzt unbekannt war, höher sind als die Kosten der Patienten, deren Depression der Hausarzt erkannt hatte. Insgesamt sind die erhöhten Kosten bei depressiven Patienten auf folgende Faktoren zurückzuführen: erhöhte Inanspruchnahme von Medikamenten, Hilfsmittelverordnungen und Leistungen der gesetzlichen Pflegeversicherung. 18 % der depressiven Patienten erhielten die Pflegestufe 1 gegenüber nur 4 % der nicht depressiven Patienten (Riedel-Heller et al. 2012).

1.6 Zusammenfassung und Folgerungen

Depressionen gehören zu den häufigsten psychischen Störungen im höheren Lebensalter. Das Spektrum reicht von leichten Störungen bis zu sehr schweren Erkrankungen, die mit den gängigen diagnostischen Klassifikationssystemen erfasst werden. Im Vergleich zu älteren Menschen, die in Privathaushalten leben, ist die Häufigkeit depressiver Erkrankungen bei Heimbewohnern überdurchschnittlich hoch. Wichtige Risikofaktoren für die Entwicklung von Depressionen im höheren Alter sind: weibliches Geschlecht, funktionelle Einschränkungen aufgrund verschiedener somatischer Erkrankungen und ein eingeschränktes soziales Netzwerk.

Ältere depressive Menschen nehmen das Gesundheitssystem besonders häufig in Anspruch, wobei allerdings eine depressionsspezifische Behandlung nur eine sehr untergeordnete Rolle spielt. Depressionen sind auch im höheren Alter gut behandelbar. Da jedoch depressive Erkrankungen bei älteren Menschen häufig nicht erkannt werden und sowohl spezifische Therapieprogramme wie Psychotherapie als auch geeignete Behandlungsrahmen nur sehr punktuell zur Verfügung stehen, kommt es zu einer erheblichen Unterversorgung. Einfache Trainingsprogramme zur Erhöhung der Erkennungs- und Behandlungsraten haben sich jedoch als nicht besonders effektiv erwiesen (Sikorski et al. 2012). Internationale Studien zeigen, dass komplexere Interventionskonzepte erforderlich sind, die fachspezifische Expertise in das hausärztliche Setting anbinden, um eine substanzielle Verbesserung der Erkennungs- und Behandlungsraten zu erreichen (Skultety und Rodriguez 2008).

Im Zuge des demografischen Wandels und des kontinuierlichen Anstiegs der Lebenserwartung wird sich die Anzahl älterer Menschen stark erhöhen. Das bedeutet, dass die Herausforderungen für eine sachgerechte Versorgung von Altersdepressionen ebenfalls zunehmen werden.

Literatur

Beekmann ATF, Copeland JRM, Prince M (1999) Review of community prevalence of depression in later life. Br J Psychiatry 174:307–311

Burke WJ, Roccaforte WH, Wengel SP (1991) The short form of the Geriatric Depression Scale: a comparison with the 30-item form. J Geriatr Psychiatry Neurol 4:173–178

Busch MA, Maske UE, Ryl L, Schlack R, Hapke U (2013) Prävalenz von depressiver Symptomatik und diagnostizierter Depression bei Erwachsenen in Deutschland. Ergebnisse der Studie zur Gesundheit Erwachsener in Deutschland (DEGS1). Bundesgesundheitsblatt 56:733–739

Cole MG, Bellavance F, Mansour A (1999) Prognosis of depression in elderly community and primary care populations: a systematic review and meta-analysis. Am J Psychiatry 156:1182–1189

Cooper B, Sosna U (1983) Psychische Erkrankungen in der Altenbevölkerung. Eine epidemiologische Feldstudie in Mannheim. Nervenarzt 54:239–249

Copeland JRM, Kelleher MJ, Kellett JM, Gourlay AJ, Gurland BJ, Fleiss JL, Sharpe L (1976) A semi-structured clinical interview for the assessment of diagnosis and mental state in the elderly: The Geriatric Mental Status schedule. I. Development and reliability. Psychol Med 6:439–449

Fritze J (2011) Psychopharmaka-Verordnungen: Ergebnisse und Kommentare zum Arzneiverordnungsreport 2011. Psychopharmakotherap 18:245–256

Hautzinger M, Bailer M, Hofmeister D. Keller F (2012). Allgemeine Depressionsskala: Manual. Hogrefe, Göttingen

Helmchen H, Baltes MM, Geiselmann B, Kanowski S, Linden M, Reischies FM, Wagner M, Wilms HU (1996) Psychische Erkrankungen im Alter. In: Mayer KU, Baltes PB (Hrsg) Die Berliner Altersstudie. Akademie Verlag, Berlin, S 185–219

Henderson AS, Jorm AF, Mackkinnon A (1993) The prevalence of depressive disorders and the distribution of depression in late life. Psychol Med 23:719–723

Kivelä SL, Pahkala K, Laippala P (1992) A one-year prognosis of dystymic disorder and major depression in old age. Int J Geriatr Psychiatry 6:81–87

Kroenke K, Spitzer RL, Williams JB (2001) The PHQ-9: validity of a brief depression severity measure. J Gen Intern Med 16:606–613

Linden M, Kurtz G, Baltes MM, Geiselmann B, Lang FR, Reischies FM, Helmchen H (1999) Depression bei Hochbetagten. Ergebnisse der Berliner Altersstudie. Nervenarzt 69:27–37

Livingston G, Hawkins A, Graham N, Blizard B, Mann A (1990) The Gospel Oak Study: Prevalence rates of dementia, depression and activity limitation among elderly residents in Inner London. Psychol Med 20:137–146

Löwe B, Spitzer RL, Zipfel S, Herzog W (2002) Gesundheitsfragebogen für Patienten (PHQ-D). Komplettversion und Kurzform. Testmappe mit Manual, Fragebogen, Schablonen. 2. Aufl. Pfizer, Karlsruhe

Luppa M, Heinrich S, Angermeyer MC, König HH, Riedel-Heller SG (2008). Healthcare costs associated with recognized and unrecognized depression in old age. Int Psychogeriatr 20:1219–1229

Luppa M, Sikorski C, Luck T, Ehreke L, Konnopka A, Wiese B, Weyerer S, König HH, Riedel-Heller SG (2012) Age- and gender-specific prevalence of depression in latest-life: systematic review and meta-analysis. J Affect Disord 136:212–221

Mann AH, Ames D, Graham N, Weyerer S, Eichhorn S, Platz S, Snowdon J, Hughes F, Ticehurst S (1989) The reliability of the Brief Assessment Schedule. Int J Geriatr Psychiatry 4:221–225

Meller I, Fichter M, Schröppel H, Beck-Eichinger M (1993) Mental and somatic health and need for care in octo- and nonagenerians. An epidemiological community study. Eur Arch of Psychiatry Clin Neurosci 242:286–292

Riedel-Heller SG, Weyerer S, König HH, Luppa M (2012). Depression im Alter. Herausforderung für eine Gesellschaft der Langlebigen. Nervenarzt 83:1373–1378

Rovner BW, Katz IR (1993) Psychiatric disorders in the nursing home: A selective review of studies related to clinical care. Int J Geriatr Psychiatry 8:75–87

Schäufele M, Köhler L, Lode S, Weyerer S (2009) Menschen mit Demenz in stationären Pflegeeinrichtungen: aktuelle Lebens- und Versorgungssituation. In: Schneekloth U, Wahl HW (Hrsg) Möglichkeiten und Grenzen selbständiger Lebensführung in stationären Einrichtungen (MuG IV). Demenz, Angehörige und Freiwillige, Versorgungssituation sowie Beispielen für „Good Practice". Kohlhammer, Stuttgart, S 159–221

Seitz D, Purandare N, Conn D (2010) Prevalence of psychiatric disorders among older adults in long-term care homes: asystematic review. Int Psychogeriatr 22:1025–1039

Sheikh JI, Yesavage JA (1986) Geriatric Depression Scale (GDS). Recent evidence and development of a shorter version. Clin Gerontol 5:165–173

Sikorski C, Luppa M, König HH, van den Bussche H, Riedel-Heller SG (2012). Does GP training in depression care affect patient outcome? A systematic review and meta-analysis. BMC Health Serv Res 12:10

Skultety KM, Rodriguez RL (2008) Treating geriatric depression in primary care. Curr Psychiatry Rep 10:44–50

Stoppe G (2008) Depressionen im Alter. Bundesgesundheitsblatt-Gesundheitsforschung-Gesundheitsschutz 51:406–410

Weyerer S, Mann AH, Ames D (1995) Prävalenz von Depression und Demenz bei Altenheimbewohnern in Mannheim und Camden (London). Z Gerontol Geriatr 28:169–178

Weyerer S, Killmann U, Ames D, Allen N (1999) The Even Briefer Assessment Scale for Depression (EBAS DEP): its suitability for the elderly in geriatric care in English- and German-speaking countries. Int J Geriatr Psychiatry 14:473–480

Weyerer S, Eifflaender-Gorfer S, Köhler L, Jessen F, Maier W, Fuchs A, Pentzek M, Kaduszkiewicz H, Bachmann C, Angermeyer MC, Luppa M, Wiese B, Mösch E, Bickel H for the German AgeCoDe Study group (German Study on Ageing, Cognition and Dementia in Primary Care Patients) (2008) Prevalence and risk factors for depression in non-demented primary care attenders aged 75 years and older. J Affect Disord 111:153–163

Somatische Kofaktoren

Siegfried Weyerer

2.1 Multimorbidität – 14

2.2 Objektive und subjektive Gesundheit – 14

2.3 Depression und körperliche Erkrankungen – 15

2.4 Depression und Einschränkungen der Alltagsaktivitäten – 15

2.5 Depression und Mortalität – 16

2.6 Zusammenfassung und Folgerungen – 17

Literatur – 17

© Springer-Verlag GmbH Deutschland 2017
A. Fellgiebel, M. Hautzinger (Hrsg.), *Altersdepression*,
DOI 10.1007/978-3-662-53697-1_2

Mit der gestiegenen Lebenserwartung hat sich das Spektrum der körperlichen Erkrankungen quantitativ von den akuten zu den chronischen Krankheiten verschoben. Bestimmten früher Infektionskrankheiten die Lebenserwartung und das Krankheitsmuster, so stehen heute die Zivilisationskrankheiten im Vordergrund: Herz-Kreislauf-Erkrankungen sind die häufigste Todesursache, Erkrankungen des Bewegungsapparats und Diabetes mellitus haben an Bedeutung gewonnen, Krankheiten, deren Verlauf man durchaus beeinflussen kann durch präventive Maßnahmen. Alte Menschen sind jedoch nicht nur stärker als andere Altersgruppen von chronischen Erkrankungen betroffen, sie leiden darüber hinaus häufig an mehreren Krankheiten gleichzeitig.

2.1 Multimorbidität

Unter Multimorbidität versteht man zumeist das gleichzeitige Auftreten von 3 oder mehr chronischen Erkrankungen. Dabei kann es sich um Komorbiditäten handeln
- innerhalb des Spektrums somatischer Erkrankungen (z. B. Diabetes und Bluthochdruck);
- innerhalb des Spektrums psychischer Erkrankungen (z. B. Depression und Demenz;
  ▶ Kap. 22);
- zwischen psychischen und somatischen Erkrankungen (▶ Kap. 19, ▶ Kap. 20, ▶ Kap. 21).

Psychische Erkrankungen können auf verschiedene Weise das Risiko für körperliche Erkrankungen erhöhen. Bei bestimmten Erkrankungen kann ein direkter Zusammenhang bestehen. Das gilt beispielsweise für körperliche Folgeerkrankungen wie Leberzirrhose bei Alkoholmissbrauch oder das erhöhte Suizidrisiko bei Depressiven.

Eine indirekte Beziehung besteht dann, wenn psychische Erkrankungen mit einem bestimmten gesundheitsschädigenden Verhalten (wie Nikotinsucht) verknüpft sind, die das Auftreten körperlicher Erkrankungen begünstigen.

Der Zusammenhang zwischen körperlichen und psychischen Erkrankungen kann ein Hinweis auf gemeinsame Krankheitsursachen sein: Eine koronare Herzerkrankung in Verbindung mit einer vaskulären Demenz weist auf eine Arteriosklerose als gemeinsame Grunderkrankung hin und diese wiederum auf Risikofaktoren wie z. B. Bluthochdruck.

Die komplexe Wechselwirkung zwischen verschiedenen Risikofaktoren (wie Bewegungsmangel und Überernährung) und körperlichen Erkrankungen wie beispielsweise Diabetes sowie psychiatrischen Erkrankungen wie Depression und Demenz hat Häfner (1986) an folgendem Beispiel deutlich gemacht: Ein passiver Lebensstil begünstigt Bewegungsmangel und Überernährung. In deren Folge kann sich ein Diabetes mellitus entwickeln, der nach langjährigem Bestehen das Auftreten einer Depression und die Entwicklung eines zerebralen Gefäßprozesses begünstigt. Die depressive Krankheit hat eine Vernachlässigung diätetischer Regeln und medizinischer Verordnungen zur Folge, die zur Dekompensation des Diabetes und, im Zusammenhang damit, zu einem Hirninfarkt führt. Als Folge des Hirninfarkts verbleibt eine Demenz mit Pflegebedürftigkeit.

2.2 Objektive und subjektive Gesundheit

Chronische körperliche Erkrankungen führen häufig zu funktionellen Einschränkungen und haben dabei einen starken Einfluss auf die subjektive Gesundheit. Die objektive und subjektive Bedeutung von Krankheit muss sehr differenziert und individuell betrachtet werden. Neben den klinisch objektivierbaren Sachverhalten spielt das subjektive Erleben eine wichtige Rolle. Objektive Gesundheitsprobleme umfassen medizinische Diagnosen und durch Tests, Befragung oder Beobachtung gewonnene Daten zu Funktionseinschränkungen. Diese müssen sich nicht zwingend negativ auf die Lebenszufriedenheit auswirken. In epidemiologischen Studien zeigte sich, dass objektive Beschwerden im Alter zwar zunehmen, die Zufriedenheit der Menschen aber deshalb nicht unbedingt schlechter wird. Eine „gute Gesundheit" im Alter bedeutet häufig nicht Abwesenheit von Krankheit oder Behinderung, sondern sie bedeutet vielmehr Abwesenheit von quälenden und dauernden Beschwerden, z. B. Schmerzen. Als ein weiterer Aspekt bei der Betrachtung der subjektiven und objektiven Gesundheit muss berücksichtigt werden: Die subjektive Bedeutung einer chronischen Erkrankung im Alter wird am Anfang stärker wahrgenommen als im Verlauf, wobei die Bewältigung dieser Situation durch Anpassungsleistungen eine wichtige Rolle spielt.

2.3 Depression und körperliche Erkrankungen

Ein diagnostisches Problem, das in besonderer Weise ältere Menschen betrifft, ist die Abgrenzung bzw. der Zusammenhang von Depression und einzelnen körperlichen Erkrankungen. Diese Erkrankungen können sowohl als Ursache wie auch als Folge der Depression diskutiert werden.

Bei der Diagnostik depressiver Erkrankungen älterer Menschen ist es häufig schwierig abzuklären, ob Klagen über somatische Beschwerden depressiver Personen Symptome einer körperlichen Erkrankung oder Ausdruck einer depressiven Symptomatik sind. Das Vorherrschen von körperlichen Beschwerden und das häufige Fehlen der emotionalen depressiven Symptomatik erschweren die Diagnostik einer depressiven Erkrankung bei älteren Menschen.

Keine Hinweise fanden Ernst und Angst (1995) für die Annahme, dass im höheren Alter Depression verdeckt wird durch somatische Symptome. Im höheren Alter ist eine Zunahme somatischer Symptome weniger auf eine Somatisierung der Depression, sondern auf das häufigere Auftreten somatischer Erkrankungen zurückzuführen.

In einer bundesweit repräsentativen Stichprobe von 51.000 Patienten aus der primärärztlichen Versorgung ergaben sich signifikant erhöhte Depressionsraten für nahezu alle untersuchten Krankheitsgruppen (Pieper et al. 2008):
- Ko- und Multimorbidität somatischer wie auch somatischer mit depressiven Störungen sind die Regel. „Reine" (nicht komorbide) Depressionen sind ebenso die Ausnahme wie reine somatische Erkrankungen.
- Das Depressionsrisiko steigt kontinuierlich mit der Anzahl komorbider Krankheiten. Die Punktprävalenz der Depression betrug bei Personen ohne komorbide Erkrankung 4,6 % und stieg bei Personen mit 6 und mehr Erkrankungen auf 13,3 % an.
- Besonders ausgeprägte Assoziationen fanden sich für schwere Herzinsuffizienzen (Odds Ratio: 5,8), zerebrale Insulte (OR: 2,5) diabetische Folgekomplikationen (OR: 1,7–2,0), koronare Herzerkrankungen (OR: 1,7), und muskuloskelettäre Erkrankungen (OR: 1,5). Im Vergleich dazu waren die Depressionsraten bei Hyperlipidämie nur leicht erhöht (OR: 1,1).
- Komorbide Depression und steigende Multimorbidität waren mit zunehmender Arbeitsunfähigkeit und niedriger Lebensqualität assoziiert.

Es gibt zahlreiche Befunde, die dafür sprechen, dass körperliche Erkrankungen und Behinderungen eine wesentliche Rolle bei der Entwicklung einer Depression spielen können. Beispielsweise konnte auch im Rahmen der Stirling County Studie (Murphy et al. 1992), einer prospektiven Bevölkerungsstudie, gezeigt werden: Liegt zum Zeitpunkt der Erstuntersuchung eine somatische Erkrankung vor, so ist die Wahrscheinlichkeit für das erstmalige Auftreten einer Depression mehr als 2-mal so hoch wie bei den körperlich Gesunden. Umgekehrt kann eine Depression den körperlichen Gesundheitszustand beeinflussen: Sie kann zur Vernachlässigung in der Selbstpflege, zu inadäquater Ernährung oder zu Veränderungen in der Immunabwehr und dadurch zu einer Verschlechterung der körperlichen Gesundheit führen.

Ein weiteres Beispiel für die Bedeutung somatischer Kofaktoren ist der Zusammenhang zwischen Schmerz und Depression. Schmerzen führen zu einer Beeinträchtigung der körperlichen Leistungsfähigkeit. Bei Vorliegen einer Depression werden Schmerzen intensiver wahrgenommen, und es kommt zu einer zusätzlichen Einschränkung von körperlichen Aktivitäten. Mossey et al. (2000) untersuchten über 60-jährige Männer und Frauen mit selbstständiger Lebensführung und konnten einen signifikanten Zusammenhang nachweisen zwischen dem Vorliegen von depressiven Symptomen und gesteigertem Schmerzerleben.

2.4 Depression und Einschränkungen der Alltagsaktivitäten

Die alleinige Verwendung von Krankheitsdiagnosen mag innerhalb der Medizin für die Betrachtung von akut erkrankten jüngeren Patienten ausreichend sein, sie ist jedoch untauglich für ältere Menschen. Gerade bei chronischen Alterserkrankungen steht nicht der kurative Aspekt im Vordergrund, sondern die therapeutische Intervention bezieht sich hier auf eine Langzeitbehandlung und einen dauerhaften Umgang mit zumeist mehreren Erkrankungen. Die eigentlichen Konsequenzen der chronischen Erkrankung bei älteren Patienten, wie z. B. die funktionellen Einschränkungen, werden in den Klassifikationen der Krankheitsdiagnosen nicht erfasst. Die funktionellen Defizite sind aber entscheidend für das alltägliche Leben eines älteren Patienten und haben eine große Bedeutung für deren Lebensqualität.

Aus zahlreichen Untersuchungen wissen wir, dass das Risiko für eine Depression deutlich erhöht ist, wenn ältere Menschen aufgrund einer körperlichen Erkrankung in ihren Alltagsaktivitäten eingeschränkt sind. Bereits Anfang der 1980er Jahre konnte in einer Bevölkerungsstudie in Mannheim gezeigt werden, dass das psychiatrische Erkrankungsrisiko mit zunehmender Einschränkung in der Hausarbeit und in der Selbstversorgung sehr stark ansteigt (Cooper und Sosna 1983). Die durch Immobilität bedingte Hilfsbedürftigkeit stellt offensichtlich eine besondere Risikokonstellation für psychische Erkrankungen im höheren Alter dar, wobei Depressionen quantitativ die größte Rolle spielen. Von den psychisch Kranken wies nahezu jeder zweite, von den psychisch Gesunden dagegen nur jeder fünfte eine Einschränkung in der Beweglichkeit auf.

Im Rahmen der Berliner Altersstudie konnten diese Ergebnisse bestätigt werden (Linden et al. 1999): Depressionen traten wesentlich häufiger bei hilfsbedürftigen, multimorbiden, immobilen und multimedikamentös behandelten älteren Menschen auf.

Im Rahmen der AgeCoDe Studie, die in 6 großstädtischen Regionen Deutschlands durchgeführt wurde, konnte der Zusammenhang zwischen Depression und Einschränkung der Alltagsaktivitäten eindrucksvoll bestätigt werden (Weyerer et al. 2008). Nach Kontrolle soziodemografischer Merkmale (Geschlecht, Alter, Bildung, Lebenssituation) und gesundheitlicher Faktoren (körperliche Erkrankungen, leichte Gedächtnisstörungen, Alkoholkonsum) fand sich ein sehr starker Zusammenhang zwischen dem Auftreten von Depressionen und Einschränkungen der Mobilität: Das Depressionsrisiko war bei Patienten mit Mobilitätseinschränkungen fast 3-mal so hoch wie bei unbeeinträchtigten Patienten. Weitere deutliche Beziehungen fanden sich bei Patienten mit Einschränkungen des Seh- und Hörvermögens, wobei das Depressionsrisiko um das 1, 5-Fache erhöht war.

2.5 Depression und Mortalität

Es besteht kein Zweifel, dass das Mortalitätsrisiko bei depressiven Patienten signifikant erhöht ist. Unterschiede in den Ergebnissen können jedoch auch darauf zurückzuführen sein, dass wichtige sozioökonomische Merkmale und der Gesundheitszustand nicht kontrolliert wurden. Da an einer Depression Erkrankte häufiger den unteren sozialen Schichten angehören, mehr gesundheitliche Risiken (Rauchen, Alkoholmissbrauch, körperliche Inaktivität) und häufiger einen schlechteren körperlichen Gesundheitszustand aufweisen, kann dadurch das erhöhte Mortalitätsrisiko bei depressiven älteren Menschen mitverursacht werden. Penninx et al. (1999) kamen nach Kontrolle konfundierender sozioökonomischer und gesundheitsbezogener Variablen zu folgendem Ergebnis: Sowohl für schwere Depressionen (Major Depression) als auch für leichtere Depressionen (Minor Depression) fand sich ein signifikant ca. 1,8-fach erhöhtes Mortalitätsrisiko.

Einer neueren Metaanalyse – basierend auf 22 Studien – zufolge (Cuijpers et al. 2013) war das relative Risiko mit 1,58 (95 % CI: 1,31–1,89) besonders hoch bei Probanden mit einer schweren Depression (Major Depression). Aber auch bei leichteren Krankheitsformen (Subthreshold Depression) war das relative Mortalitätsrisiko mit 1,33 (95 % CI: 1,11–1,61) etwas niedriger, aber immer noch signifikant erhöht.

Einen großen Einfluss auf das Mortalitätsrisiko hat die Dauer der Depression. Dies konnte in einer großen britischen Langzeitstudie gezeigt werden, in der 9.560 ältere Menschen 4-mal im Studienverlauf ihre depressiven Symptome einschätzten (White et al. 2016). Mit der Dauer der Depression nahm nach Kontrolle von Geschlecht und Alter die Sterberate von 41 % auf 148 % zu. Depressionen, die weniger als ein Jahr angedauert hatten, hatten dagegen keinen signifikanten Einfluss auf die Sterberate.

Insgesamt war – nach Kontrolle von Geschlecht und Alter – das Mortalitätsrisiko bei depressiven

Personen im Vergleich zu nicht Depressiven signifikant um 26 % erhöht (Hazard Ratio: 1,26; 95 % CI: 1,19–1,32). Nach zusätzlicher Kontrolle aller chronischen Erkrankungen reduzierte sich das Mortalitätsrisiko (HR: 1,20; 95 % CI: 1,13–1,26). Nach Kontrolle soziodemografischer Merkmale (Geschlecht, Alter, sozioökonomischer Status, alleinlebend), von Lebensstilfaktoren (Rauchen, Alkoholkonsum, körperliche Inaktivität), von Behandlung mit Antidepressiva, von kognitivem Status und von chronischen Erkrankungen und Einschränkungen der Alltagsaktivitäten war das Mortalitätsrisiko bei Depressiven im Vergleich zu nicht Depressiven nur noch um 6 % erhöht (HR: 1,06; 95 % CI: 0,99–1,12).

Aktuelle depressive Erkrankungen, frühere depressive Phasen und Suizidversuche zählen zu den wichtigsten Ursachen für Suizide. Auf der Grundlage von anamnestischen Angaben liegen nach Lonnqvist (2000) bei 36–90 % aller Suizidenten depressive Störungen vor. Als weitere Risikofaktoren für suizidales Verhalten im höheren Alter werden häufig folgende somatische Kofaktoren genannt: Abnahme körperlicher Leistungsfähigkeit, chronische Erkrankungen mit tödlichem Ausgang und Erkrankungen mit Schmerzen.

Suizide treten bei älteren Menschen wesentlich häufiger auf als bei jüngeren (▶ Kap. 8). Wegen spezifischer Schwierigkeiten bei der Ermittlung der Todesursachen im höheren Alter dürfte die tatsächliche Suizidrate bei älteren Menschen noch höher sein. Aufgrund der erhöhten Multimorbidität werden suizidale Handlungen bei älteren Menschen nicht immer dokumentiert. Auch sind latente suizidale Handlungen wie das Einstellen der Nahrungszufuhr, mit der Absicht zu sterben, haufig schwer zu erkennen.

Auslöser einer Depression. Andererseits zeigen viele depressive Patienten ein Krankheitsverhalten, das die körperliche Gesundheit schädigen kann. Verminderter Antrieb und körperliche Inaktivität können die Entwicklung von somatischen Erkrankungen und funktionellen Einschränkungen begünstigen. Das gleichzeitige Auftreten verschiedener Erkrankungen bei einer Person ist in Forschung und Klinik ein Thema von wachsender Bedeutung. Die Komorbidität von Depressionen und somatischen Erkrankungen kann Diagnose und Therapie – z. B. wegen möglicher Medikamenteninteraktionen – erschweren. Außerdem kann sich die durchschnittliche Verweildauer in Krankenhäusern erhöhen.

Die Situation alter, chronisch erkrankter und oft auch multimorbider Patienten erfordert ein über akutmedizinische Modelle hinausgehendes Verständnis von Krankheit. Da die Erkrankungen in vielen Fällen nicht kurativ behandelt werden können, müssen neben den Diagnosen auch andere Aspekte in die Betrachtung einbezogen werden: die Auswirkungen der Krankheit auf den Alltag und die Lebensqualität der Betroffenen sowie die Möglichkeiten, mit dauerhaften Einschränkungen umzugehen.

Auf der Grundlage epidemiologischer Ergebnisse ist es möglich, Personen zu identifizieren, die als Hochrisikogruppe für depressive Erkrankungen betrachtet werden müssen. Darauf lassen sich Interventionen aufbauen, bei denen Risikofaktoren, wie Beeinträchtigung in den Alltagsfunktionen, potenziell veränderbar sind. Beispielsweise könnten mit Hilfe körperlicher Aktivierungsmaßnahmen funktionelle Beeinträchtigungen gebessert werden, und eine solche Verbesserung könnte das Auftreten depressiver Störungen reduzieren.

2.6 Zusammenfassung und Folgerungen

Zwischen körperlichen Erkrankungen und Depressionen können zahlreiche Wechselwirkungen bestehen. So können depressive Symptome von einer somatischen Grunderkrankung verursacht werden wie etwa Depressivität bei Hyperthyreose. Körperliche Erkrankungen und ihre Folgen können die psychische Gesundheit beeinträchtigen, z. B. als

Literatur

Cooper B, Sosna U (1983) Psychische Erkrankungen in der Altenbevölkerung. Eine epidemiologische Feldstudie in Mannheim. Nervenarzt 54:239–249

Cuijpers P, Vogelzangs N, Twisk J, Kleiboer A, Li J, Penninx BW (2013) Differential mortality rates in major depression and subthreshold depression: meta-analysis of studies that measured both. Br J Psychiatry 202:22–27

Ernst C, Angst J (1995) Depression in old age. Is there a real decrease in prevalence? A review. Eur Arch of Psychiatry Clin Neurosci 245:272–287

Häfner H (1986) Psychische Gesundheit im Alter. Fischer, Stuttgart

Linden M, Kurtz G, Baltes MM, Geiselmann B, Lang FR, Reischies FM, Helmchen H (1999) Depression bei Hochbetagten. Ergebnisse der Berliner Altersstudie. Nervenarzt 69:27–37

Lonnqvist JK (2000) Epidemiology and causes of suicide. In: Gelder MG, Lopez-Ibor JJJ, Andreasen NC (Hrsg) New Oxford Textbook of Psychiatry. Oxford University Press, New York, S 1033–1039

Mossey JM, Gallagher RM, Tirumalasetti F (2000) The effects of pain and depression on physical functioning in elderly residents of a continuing care retirement community. Pain Med 1:340–350

Murphy JM, Monson RR, Olivier DC, Zahner GEP, Sobol AM, Leighton AH (1992) Relations over time between psychiatric and somatic disorders: The Stirling County Study. Am J Epidemiol 136:95–105

Penninx BWJH, Geerlings SW, Deeg DJH, van Eijk JTM, van Tillburg W, Beekman ATF (1999) Minor and major depression and the risk of death in older persons. Arch Gen Psychiatry 56:889–895

Pieper L, Schulz H, Klotsche J, Eicler T, Wittchen HU (2008) Depression als komorbide Störung in der primär-ärztlichen Versorgung. Bundesgesundheitsblatt-Gesundheitsforschung-Gesundheitsschutz 4:411–421

Weyerer S, Eifflaender-Gorfer S, Köhler L, Jessen F, Maier W, Fuchs A, Pentzek M, Kaduszkiewicz H, Bachmann C, Angermeyer MC, Luppa M, Wiese B, Mösch E, Bickel H for the German AgeCoDe Study group (German Study on Ageing, Cognition and Dementia in Primary Care Patients) (2008) Prevalence and risk factors for depression in non-demented primary care attenders aged 75 years and older. J Affect Disord 111:153–163

White J, Zaninotto P, Walters K, Kivimäki M, Demakakos P, Biddulph J, Kuman M, De Oliveira C, Gallacher J, Batty GD (2016) Duration of depressive symptoms and mortality risk: the English Longitudinal Study of Ageing (ELSA). Br J Psychiatry. doi: 10.1192/bjp.114.155333

Diagnostik der Altersdepression

Georg Adler

3.1 Operationale Diagnostik – 20

3.2 Der organische Faktor – 20

3.3 Besonderheiten der Psychopathologie – 22
3.3.1 Subsyndromale Depressionen – 22
3.3.2 Somatische Symptome – 22
3.3.3 Kognitive Einschränkungen – 22
3.3.4 Angst – 23
3.3.5 Apathie – 23

3.4 Alter zum Zeitpunkt des Erkrankungsbeginns – 23

3.5 Standardisierte Untersuchungsverfahren – 24

3.6 Alltagspraxis der Diagnostik von Depressionen im Alter – 24

Literatur – 25

© Springer-Verlag GmbH Deutschland 2017
A. Fellgiebel, M. Hautzinger (Hrsg.), *Altersdepression*,
DOI 10.1007/978-3-662-53697-1_3

3.1 Operationale Diagnostik

Die Diagnostik der Altersdepression ist ein anspruchsvolles Thema, das deutlich über das Abarbeiten diagnostischer Algorithmen, wie sie z. B. in der ICD-10 oder dem DSM-V ausgeführt sind, hinausgeht. Das klinische Bild der Patienten wird durch zahlreiche Faktoren gefärbt und kontrastiert: durch die Symptome der häufig gleichzeitig vorhandenen körperlichen Erkrankungen, durch mehr oder weniger ausgeprägte altersgemäße oder das Altersgemäße überschreitende kognitive Veränderungen, durch über die Jahrzehnte stattgehabte Reifungsprozesse, Persönlichkeitsentwicklungen und Traumatisierungen sowie durch Kohorteneffekte in Folge von Sozialisierungsprozessen unter historischen sozialen, kulturellen und politischen Rahmenbedingungen. All diesen Aspekten soll die Diagnostik depressiver Störungen im Alter Rechnung tragen und darüber hinaus auch eine Einschätzung der Prognose erlauben sowie die Auswahl angemessener Behandlungs- und Versorgungsnotwendigkeiten leiten.

Zunächst folgt die Diagnostik einer depressiven Störung bei älteren Patienten grundsätzlich den gleichen Algorithmen wie bei jüngeren Erwachsenen. Die aktuellen diagnostischen Klassifikationen wie die ICD-10 sehen keine für das höhere Lebensalter spezifische Form der depressiven Störung vor (◘ Abb. 3.1). Auf syndromaler Ebene werden unipolare depressive Störungen unterschieden von bipolaren Störungen und der Zyklothymie, bei denen auch Phasen gehobener, euphorischer oder gereizter Stimmungslage vorkommen. Nach ihrem Schweregrad werden leichte, mittelgradige und schwere depressive Episoden unterschieden.

Das Bestehen bestimmter depressiver Symptome bedeutet aber nach den Kriterien der ICD-10 nicht automatisch das Vorliegen einer depressiven Störung. Es müssen **Differenzialdiagnosen** in Erwägung gezogen werden. Das sind insbesondere

- depressive Symptome im Rahmen einer anderen psychischen Störung, z. B. einer Anpassungsstörung, Schizophrenie oder einer Demenz;
- depressive Symptome wie Schlafstörungen oder verminderter Appetit, die auch durch eine gleichzeitig bestehende körperliche Erkrankung verursacht sein können;
- die depressive Störung als direkte Folge oder Symptom einer spezifischen organischen Erkrankung, z. B. eines Hirninfarkts oder einer Hypothyreose.

Der letzteren Situation entspricht nach der ICD-10 die Diagnose „organisch bedingte depressive Störung" (F06.32), die bei älteren Personen häufiger als bei jüngeren gestellt wird.

3.2 Der organische Faktor

Die Unterscheidung zwischen den beiden letzten eben dargestellten Fällen, nämlich depressive Symptome, die durch eine körperliche Erkrankung (mit-)verursacht werden, und eine unmittelbare neurobiologische Kausalität einer körperlichen Erkrankung für die Depression, ist gelegentlich schwierig zu treffen. Es kann grundsätzlich davon ausgegangen werden, dass bei älteren Patienten häufig gegenläufige Wechselbeziehungen zwischen körperlichen Erkrankungen und depressiver Symptomatik wirksam sind. Körperliche Beschwerden, die bei älteren Patienten häufig bestehen, können sich im Zusammenwirken mit depressiven Symptomen im Sinne einer positiven Rückkopplung verstärken (Drayer et al. 2005).

Es entspricht der Operationalisierung der Depressionsdiagnostik durch die ICD-10, dass die Diagnose „organisch bedingte depressive Störung" für die (insgesamt eher seltenen) Fälle reserviert ist, bei denen ein neurobiologisch belegter und zeitlich plausibler Zusammenhang zwischen körperlicher Erkrankung oder Medikation und dem Auftreten der depressiven Symptomatik besteht. Erkrankungen und Medikamente, für die eine derartige Wirksamkeit gut belegt erscheinen, sind in den folgenden beiden Übersichten zusammengefasst.

> **Körperliche Erkrankungen als Ursache depressiver Störungen**
> - Virale Infekte
> - Endokrine Erkrankungen, z. B. Hypothyreose, Hyperthyreose, Hypoparathyreodismus, Hyperparathyreodismus, Nebenniereninsuffizienz, Morbus Cushing

3.2 · Der organische Faktor

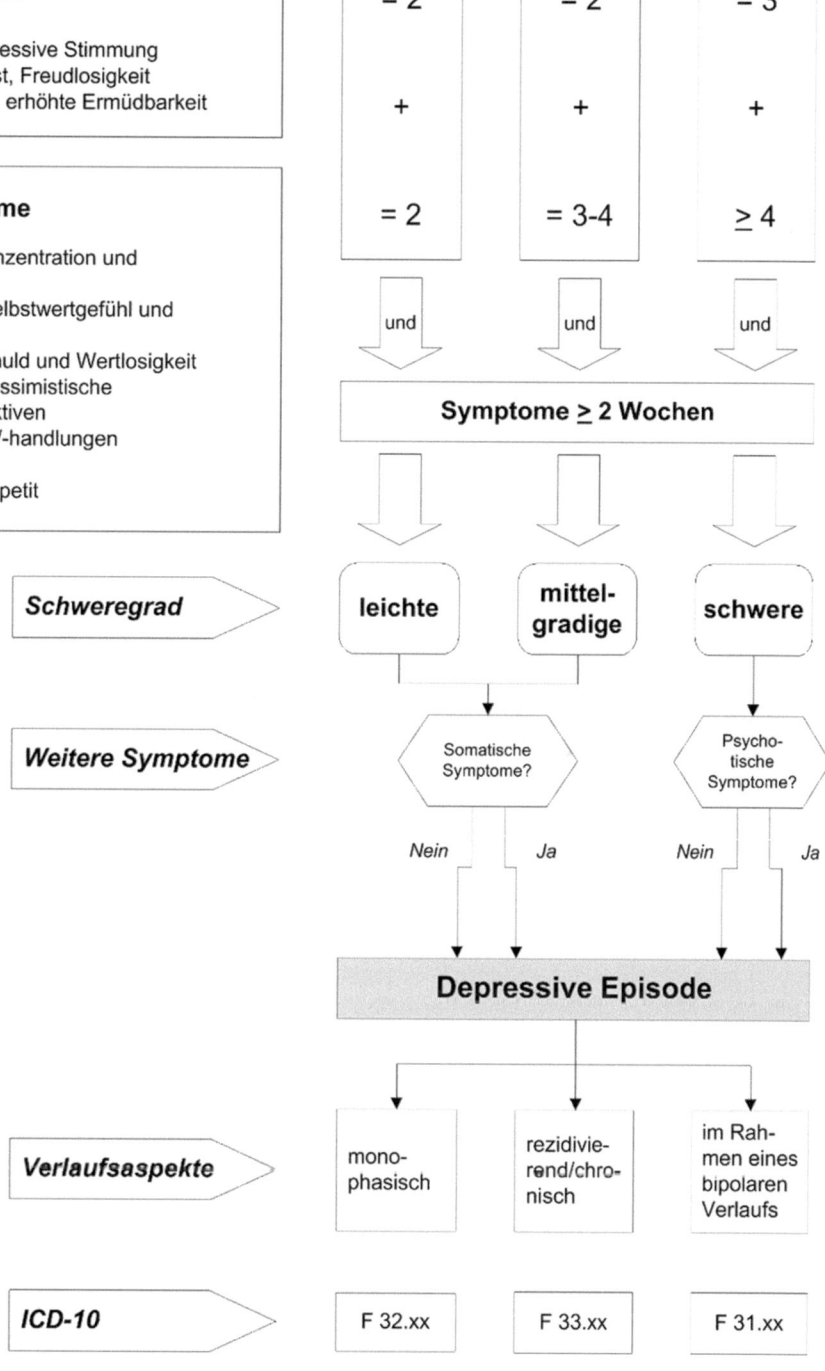

Abb. 3.1 Diagnose depressiver Episoden nach ICD-10 Kriterien. Die Zahlen (= 2 oder = 3–4) beziehen sich auf das Vorhandensein von mind. 2 Hauptsymptomen und mind. 3–4 Zusatzsymptomen. (Nach DGPPN et al. 2015, S. 33; mit freundl. Genehmigung)

- Maligne Erkrankungen, z. B. Leukämien, Lymphome, Pankreaskarzinom
- Zerebrovaskuläre Erkrankungen
- Morbus Parkinson
- Herzinfarkte
- Stoffwechselstörungen, z. B. Vitamin B_{12}-Mangel, Malnutritionssyndrome

Medikamente als Ursache depressiver Störungen
- Parkinsonmedikamente, z. B. Methyldopa
- Antihypertonika wie Betablocker, Clonidin, Reserpin, Hydralazin
- Antibiotika und Virustatika, z. B. Ciprofloxacin
- Antihistaminika, z. B. Cimetidin
- Neuroleptika, z. B. Haloperidol, Metoclopramid
- Hormone und hormonartig wirkende Medikamente, z. B. Kortikosteroide, Östrogene, Progesteron, Tamoxifen
- Immunsuppressiva, z. B. Interferon, Azathioprin, Vinblastin, Vincristin

Einen Zusammenhang zwischen körperlicher Morbidität und Depressivität beschreibt auch das Konzept der „Frailty" (Gebrechlichkeit), das in der Geriatrie seit längerem etabliert ist (Fried et al. 2001). Man versteht darunter einen Zustand erhöhter Vulnerabilität gegenüber Stressoren, der auf einer Abnahme der Funktionsreserven und Kompensationsmöglichkeiten des Organismus beruht und der mit ungünstigen Erkrankungsverläufen und erhöhter Sterblichkeit verbunden ist. In diesem Kontext, der insbesondere bei hoch- und höchstbetagten Patienten relevant ist, kann auch Depressivität als eine Art psychosozialer Gebrechlichkeit verstanden werden, als Mangel an psychischen und sozialen Copingfertigkeiten („psychosocial frailty"; de Jonge et al. 2004). Die Indikatoren von „Frailty" wie Gewichtsabnahme, Inaktivität, Kraftlosigkeit und Müdigkeit überlappen sich mit den Symptomen des depressiven Syndroms im Alter, sodass sich eine hohe Korrelation beider Syndrome zeigt (Lohman et al. 2016), die sich bei einem großen Teil der Patienten am ehesten auf gemeinsame pathogenetische Mechanismen, z. B. vaskuläre Erkrankungen, zurückführen lässt.

3.3 Besonderheiten der Psychopathologie

3.3.1 Subsyndromale Depressionen

Hinsichtlich depressiver Symptome wird von der Mehrzahl der Autoren eine Zunahme mit höherem Lebensalter berichtet (Glaesmer et al. 2011). Im Gegensatz dazu nimmt allerdings die Häufigkeit der Depressionsdiagnosen im Laufe des höheren Erwachsenenalters ab (Kessler et al. 2010; Meeks et al. 2011). Das hat damit zu tun, dass häufig „subsyndromale" Depressionen auftreten, bei denen zwar depressive Symptome bestehen, die diagnostischen Kriterien für eine depressive Störung jedoch noch nicht erfüllt sind. Bei diesen Personen besteht allerdings im weiteren Verlauf ein hohes Risiko für die Entwicklung einer dann auch standardisierten diagnostischen Kriterien genügenden depressiven Störung oder Angststörung (Lyness et al. 2006).

3.3.2 Somatische Symptome

Es gibt zahlreiche Hinweise dafür, dass sich die Symptomstruktur der Depression mit zunehmendem Lebensalter ändert (Balsis und Cully 2008; Hybels et al. 2011; Estabrook et al. 2015). Im Vordergrund stehen häufig körperliche Beschwerden (Hegeman et al. 2015) und Apathie (Groeneweg-Koolhoven et al. 2015), hingegen treten affektive Symptome und Schuldgefühle seltener auf (Hegeman et al. 2012). Inwieweit somatische Symptome auf die depressive Störung oder aber auf eine Komorbidität mit somatischen Erkrankungen zurückzuführen sind (Hegeman et al. 2015) ist schwierig zu beurteilen, da den Quantifizierungsmöglichkeiten und daher der Untersuchung korrelativer Zusammenhänge für diese Bereiche Grenzen gesetzt sind.

3.3.3 Kognitive Einschränkungen

Bei zahlreichen älteren Patienten werden während einer depressiven Episode kognitive Beeinträchtigungen festgestellt. Auf diesen Gesichtspunkt wird in ▶ Kap. 5 und ▶ Kap. 7 eingehender eingegangen. Längsschnittuntersuchungen zeigen, dass stärkere kognitive Beeinträchtigungen bei älteren Patienten auch nach einer Remission der depressiven Symptomatik mit hoher Wahrscheinlichkeit fortbestehen (Adler et al. 2004).

Bei manchen älteren Patienten entwickelt sich im Rahmen einer depressiven Episode sogar ein Demenzsyndrom, das sich nach dem Abklingen der Depression wieder zurückbildet („depressive Pseudodemenz"). Längsschnittuntersuchungen zeigen, dass sich bei etwa 40 % dieser Patienten im weiteren Verlauf innerhalb von 3 Jahren eine irreversible Demenz entwickelt (Alexopoulos et al. 1993). Daher lässt sich das passagere Auftreten eines Demenzsyndroms im Rahmen einer depressiven Episode häufig als Frühsymptom einer Demenzerkrankung verstehen und sollte eine entsprechende diagnostische Aufarbeitung und Nachuntersuchungen der kognitiven Leistungsfähigkeit auslösen.

Eine für die Symptomatik und den Verlauf einer Depression im Alter besonders bedeutsame kognitive Einschränkung ist das „dysexekutive Syndrom". Es äußert sich als Mangel an Zielstrebigkeit und Flexibilität bei der Planung, Initiierung und Durchführung von Handlungen. Bei depressiven Patienten ist ein solches dysexekutives Syndrom mit psychomotorischer Verlangsamung, mangelndem Antrieb, Beeinträchtigungen bei den Alltagsaktivitäten, verminderter Introspektionsfähigkeit und einer ungünstigen Prognose der Depression verbunden (Alexopoulos et al. 2002).

3.3.4 Angst

Angst als Begleitsymptom der Depression oder als Symptom einer zusätzlich bestehenden Angsterkrankung ist bei älteren Personen häufig. In größeren klinischen Stichproben älterer depressiver Patienten werden bei über 80 % Angstsymptome (Braam et al. 2014) und bei etwa bei einem Drittel eine komorbide Angststörung diagnostiziert (z. B. van der Veen et al. 2015).

Bei älteren depressiven Patienten hat das Symptom Angst mit oder ohne zusätzliche Diagnose einer Angststörung in vieler Hinsicht eine ungünstige prognostische Bedeutung, z. B. hinsichtlich der Lebensqualität, des Behandlungsbedarfs (Adler et al. 2000; Schoevers et al. 2008), des Behandlungserfolgs (Greenlee et al. 2010) und des Suizidrisikos (Oude Voshaar et al. 2016).

3.3.5 Apathie

Apathie, ein ausgeprägter Mangel an Antrieb und Motivation mit resultierender Beeinträchtigung in den Alltagsaktivitäten, findet sich bei der Mehrzahl der älteren depressiven Patienten (Groeneweg-Koolhoven et al. 2015). Apathie ist auch ein Bestandteil des dysexekutiven Syndroms und korreliert mit zerebrovaskulärer Pathologie (Alexopoulos 2005).

Bei älteren depressiven Patienten hat Apathie eine ungünstige prognostische Bedeutung und ist verbunden mit einer schlechten Rückbildung der depressiven Störung, einer geringen Lebensqualität (Groeneweg-Koolhoven et al. 2014) und einer hohen Sterblichkeit (Lavretsky et al. 2010).

3.4 Alter zum Zeitpunkt des Erkrankungsbeginns

Eine sinnvolle diagnostische Unterscheidung bei älteren depressiven Patienten erfolgt nach dem Lebensalter bei Erkrankungsbeginn. Hier wird im Allgemeinen die Trennung bei einem Ersterkrankungsalter von 60 Jahren vorgenommen. Patienten mit einer früh beginnenden Depression (Early Onset Depression; EOD) werden von solchen mit einer spät beginnenden Depression (Late Onset Depression; LOD) unterschieden (Baldwin und Tomenson 1995).

Bei den im höheren Alter erstmals depressiv Erkrankten spielen häufig körperliche Morbidität und kognitive Leistungsminderung als auslösende Faktoren eine entscheidende Rolle. Entsprechend finden sich bei diesen Patienten häufiger vaskuläre Läsionen (Paranthaman et al. 2012) und Minderungen der kognitiven Leistungsfähigkeit, die insbesondere Konzentrationsfähigkeit, kognitive Verarbeitungsgeschwindigkeit und exekutive Funktionen betreffen (Herrmann et al. 2007).

3.5 Standardisierte Untersuchungsverfahren

Standardisierte Untersuchungsverfahren können bei Screening, Schweregrad- und Verlaufsdiagnostik depressiver Störungen im Alter eine wertvolle Hilfe darstellen. Diese Verfahren sind in ▶ Kap. 4 eingehend dargestellt. Für das Screening auf eine depressive Störung erscheint insbesondere die Geriatrische Depressionsskala (GDS) in der kurzen Version mit 15 Fragen gut geeignet. Die GDS ist ein gut validierter Selbstbeurteilungsfragebogen, dessen Items auch Ansätze für eine weitergehende Exploration des Patienten geben können. Ein Vorzug dieses Verfahrens im Vergleich zu anderen Selbstbeurteilungsinstrumenten wie dem Beck's Depression Inventory (BDI-II) ist die vergleichsweise stärkere Berücksichtigung psychischer zuungunsten somatischer Symptome.

Für die Beurteilung der Schwere und des Verlaufs einer depressiven Störung sind Fremdbeurteilungsverfahren besser geeignet, bei älteren Patienten insbesondere die Montgomery-Åsberg Depression Rating Scale (MADRS). Ihr Vorzug gegenüber der häufiger verwendeten Hamilton Depression Rating Scale (HAMD) liegt – wie bei der GDS – im stärkeren Gewicht der psychischen Symptome gegenüber den somatischen Symptomen.

3.6 Alltagspraxis der Diagnostik von Depressionen im Alter

In Anbetracht der epidemiologischen Daten zur Häufigkeit von Depressionen im Alter (Helmchen et al. 1996; Djernes 2006) wird diese Diagnose zu selten gestellt (Mulsant und Ganguli 1999). Das hat vermutlich verschiedene Ursachen. Einerseits denken Hausärzte bei älteren Patienten seltener als bei jüngeren an eine Depression (Mitchell et al. 2010). Andererseits wird die Diagnosestellung sicherlich durch die stärker somatisch und weniger affektiv gefärbte Beschwerdeschilderung der älteren Patienten erschwert (Hegeman et al. 2015).

Vor dem Hintergrund der oben beschriebenen syndromalen Besonderheiten depressiver Störungen im Alter mit körperlichen Beschwerden, vaskulärer Komorbidität und kognitiven Einschränkungen wurden im Lauf der Jahre immer wieder für das Alter typische Depressionsformen beschrieben. Das reicht von der „Depression ohne Traurigkeit" (Gallo et al. 1997) über die „mutlose Depression" (Despondent Depression; Mezuk und Kendler 2012) bis zur „vaskulären Depression mit dysexekutiver Funktionsstörung" (Alexopoulos 2005). Diese Syndrombeschreibungen haben sich im allgemeinen Gebrauch nicht durchgesetzt, könnten aber durch ihre Vignettenhaftigkeit und ihren Schlagwortcharakter das Bewusstsein für die besonderen Gestaltungen der Depression im Alter schärfen und damit die Diagnosestellung erleichtern.

Ein pragmatisches Prozedere bei der Diagnostik depressiver Störungen kann als Ausgangspunkt mit der Anwendung eines Screeningverfahrens wie der GDS beginnen. Von den Patienten bejahte Items können Anlass zur weiteren Exploration geben und ggf. zur Diagnose eines depressiven Syndroms führen. Daran schließt sich die Erhebung des Schweregrads der depressiven Symptomatik an, möglicherweise unter Zuhilfenahme eines standardisierten Erhebungsinstruments wie der MADRS. Unter den die Depression auslösenden und erhaltenden Faktoren spielen bei älteren depressiven Patienten – neben psychosozialen Belastungen wie erlittenen Verlusten oder Einsamkeit – sensorische und kognitive Defizite sowie körperliche Begleiterkrankungen häufig eine wichtige Rolle.

Bei der Altersdepression sollte immer an eine mögliche organische (Mit-)Verursachung gedacht und die entsprechende Zusatzdiagnostik erwogen werden. Es empfiehlt sich insbesondere, auf die in den Übersichten (▶ Abschn. 3.2) aufgelisteten Krankheitsbilder und Medikationen zu achten, beispielsweise im Hinblick auf zeitliche Zusammenhänge zwischen Krankheitsbeginn bzw. -verschlechterung oder Ansetzen bzw. Dosisänderung eines Medikaments und Entwicklung oder Verschlechterung der depressiven Symptomatik.

Tritt eine Depression insbesondere erstmalig nach dem 60. Lebensjahr auf im Sinne einer Late Onset Depression (LOD) mit entsprechend geringer genetischer Vulnerabilität, sollte neben den altersspezifischen psychosozialen Belastungsfaktoren an eine organische Ursache gedacht und entsprechende

Zusatzdiagnostik durchgeführt werden, insb. strukturelle kranielle Bildgebung und Labor (Blutbild, C-reaktives Protein, Blutzucker, Leber- und Nierenwerte, Serumelektrolyte, Vitamin B_{12}).

Depressivität und sozialer Rückzug sind häufig Vorläufersymptome einer beginnenden Demenzerkrankung (Jost und Grossberg 1996). Andererseits kann auch die Depression per se zu einer Minderung der kognitiven Leistungsfähigkeit führen, wie es in ► Kap. 5 eingehend ausgeführt ist. Als erste Orientierung kann hier dienen, dass demenztypische kognitive Einschränkungen in standardisierten, wenig sensitiven Untersuchungsverfahren wie Mini Mental State Examination (MMSE) oder SIDAM (Zaudig et al. 1991) eher für eine komorbide Demenzerkrankung als für eine reversible kognitive Begleitsymptomatik der Depression sprechen. Bei auffälligen Befunden sind in jedem Fall eine Verlaufskontrolle der kognitiven Leistungsfähigkeit nach dem Abklingen der depressiven Symptomatik und möglicherweise auch eine bildgebende kranielle Untersuchung angebracht.

Hinsichtlich der körperlichen Komorbidität können krankheitsbedingte Schmerzen, Leistungs- und Funktionseinschränkungen, soziale Isolation und Verkürzung der Lebenswartung eine Rolle für die Entstehung einer depressiven Störung spielen. Die Konsequenz der Feststellung einer Mitbedingung oder gar Verursachung der depressiven Störung durch eine sensorische oder kognitive Beeinträchtigung oder durch eine körperliche Erkrankung bedeutet nicht, dass die Behandlung der Depression zugunsten einer „ursächlichen" Behandlung vernachlässigt werden darf. Die komorbide Störung sollte zusätzlich zur Depression behandelt werden – unter besonderer Berücksichtigung der Depression, z. B. im Hinblick auf die medikamentöse Behandlung.

Literatur

Adler G et al (2000) Angst als Begleitsymptom der Altersdepression. Fortschr Neurol Psychiat 68:12–16
Adler G et al (2004) Six-month course of mild cognitive impairment and affective symptoms in late-life depression. Eur Psychiatry 19:502–505
Alexopoulos GS (2005) Depression in the elderly. The Lancet 365:1961–1970
Alexopoulos GS et al (1993) The course of geriatric depression with „reversible dementia": a controlled study. Am J Psychiatry 150:1693–1699
Alexopoulos GS et al (2002) Clinical presentation of the „depression-executive dysfunction syndrome" of late life. Am J Geriatr Psychiatry 10:98–102
Baldwin RC, Tomenson B (1995) Depression in later life: a comparison of symptoms and risk factors in early and late onset cases. Br J Psychiatry 167:649–652
Balsis S, Cully JA (2008) Comparing depression diagnostic symptoms across younger and older adults. Aging Ment Health 12:800–806
Braam AW et al (2014) Depression, subthreshold depression and comorbid anxiety symptoms in older Euroeans: results from the EURODEP concerted action. J Affect Disord 155:266–272
de Jonge P et al (2004) Depressive symptoms in elderly patients predict poor adjustment after somatic events. Am J Geriatr Psychiatry 12:57–64
Djernes JK (2006) Prevalence and predictors of depression in populations of elderly: a review. Acta Psychiatr Scand 113:372–387
Drayer RA et al (2005) Somatic symptoms of depression in elderly patients with medical comorbidities. Int J Geriatr Psychiatry 20:973–982
Estabrook R et al (2015) Differential item functioning in the Cambridge Mental Disorders in the Elderly (CAMDEX) Depression Scale across middle age and late life. Psychol Assess 27:1219–1233
Fried LP et al (2001) Frailty in older adults: evidence for a phenotype. J Gerontol A Biol Sci Med Sci 56:146–156
Gallo JJ et al (1997) Depression without sadness: functional outcomes of nondysphoric depression in later life. J Am Geriatr Soc 45:570–578
Glaesmer H et al (2011) Age- and gender-specific prevalence and risk factors for depressive symptoms in the elderly: a population-based study. Int Psychogeriatr 23:1294–1300
Greenlee A et al (2010) Anxiety impairs depression remission in partial responders during extended treatment in late-life. Depress Anxiety 27:451–456
Groeneweg-Koolhoven I et al (2014) Quality of life in community-dwelling older persons with apathy. Am J Geriatr Psychiatry 22:186–194
Groeneweg-Koolhoven I et al (2015) Presence and correlates of apathy in non-demented depressed and non-depressed older persons. Eur J Psychiat 29:119–130
Hegeman JM et al (2012) Phenomenology of depression in older compared with younger adults: meta-analysis. wBr J Psychiatry 200:275–281
Hegeman JM et al (2015) Depression in later life: a more somatic presentation. J Affect Disord 170:196–202
Helmchen H et al (1996) Psychiatrische Morbidität bei Hochbetagten: Ergebnisse aus der Berliner Altersstudie. Nervenarzt 67:739–750
Herrmann LL et al (2007) The cognitive neuropsychology of depression in the elderly. Psychol Med 37:1693–1702

Hybels CF et al (2011) Heterogeneity in symptom profiles among older adults diagnosed with major depression. Int Psychogeriatr 23:906–922

Jost BC, Grossberg GT (1996) The evolution of psychiatric symptoms in Alzheimer's disease: a natural history study. J Am Geriatr Soc 44:1078–1081

Kessler RC et al (2010) Age differences in the prevalence and co-morbidity of DSM-IV major depressive episodes: results from the WHO World Mental Health Survey Initiative. Depress Anxiety 27:351–364

Lavretsky H et al (2010) Association of depressed mood and mortality in older adults with and without cognitive impairment in a prospective naturalistic study. Am J Psychiatry 167:589–597

Lohman M et al (2016) Depression and frailty in late life: evidence for a common vulnerability. J Gerontol B Psychol Sci Soc Sci 72:630–640

Lyness JM et al (2006) Outcomes of minor and subsyndromal depression among elderly patients in primary care settings. Ann Intern Med 144:496–504

Meeks TW et al (2011) A tune in „a minor" can be „b major": a review of epidemiology, illness course, and public health implications of subthreshold depression in older adults. J Affect Disord 129:126–142

Mezuk B, Kendler KS (2012) Examining variation of depressive symptoms over the life course: a latent class analysis. Psychol Med 42:2037–2046

Mitchell AJ, Rao S, Vaze A (2010) Do primary care physicians have particular difficulty identifying late-life depression? A meta-analysis stratified by age. Psychother Psychosom 79:285–294

Mulsant BH, Ganguli M (1999) Epidemiology and diagnosis of depression in late life. J Clin Psychiatry 60 (Suppl. 20):9–15

Oude Voshaar RC et al (2016) Suicide in late-life depression with and without comorbid anxiety disorders. Int J Geriatr Psychiatry 31:146–152

Paranthaman R et al (2012) Age at onset and vascular pathology in late-life depression. Am J Geriatr Psychiatry 20:524–532

Schoevers RA et al (2008) Managing the patient with co-morbid depression and anxiety disorder. Drugs 68:1621–1634

van der Veen DC et al (2015) Comorbid anxiety disorders in late-life depression: results of a cohort study. Int Psychogeriatr 27:1157–1165

Zaudig M et al (1991) SIDAM – a structured interview for the diagnosis of dementia of the Alzheimer type, multi-infarct dementia and dementias of other aetiology according to ICD-10 and DSM-III-R. Psychol Med 21:225–236

Strukturierte Fragebögen

Irma Borovac

4.1 Einführung – 28

4.2 Geriatrische Depressionsskala (GDS) – 28

4.3 Hamilton Depression Rating Scale (HAMD) – 29

4.4 Montgomery-Åsberg Depression Rating Scale (MADRS) – 30

4.5 Quick Inventory of Depressive Symptomatology (QIDS) – 30

4.6 Beck's Depression Inventory (BDI-II) – 30

4.7 Allgemeine Depressionsskala (ADS) – 31

4.8 Zusammenfassung – 32

Literatur – 32

© Springer-Verlag GmbH Deutschland 2017
A. Fellgiebel, M. Hautzinger (Hrsg.), *Altersdepression*,
DOI 10.1007/978-3-662-53697-1_4

4.1 Einführung

Die Diagnose einer Altersdepression zu stellen und deren Verlauf zu beobachten, kann aufgrund des heterogenen Krankheitsbildes eine Herausforderung darstellen. So klagen die Patienten vordergründig z. T. nicht über affektive Symptome und suchen ärztlichen Rat aufgrund somatischer Symptome. Bei der Einschätzung der Depressivität können sich ebenfalls komorbide kognitive Defizite problematisch zeigen, da beide Komponenten in dieser Altersgruppe nicht selten gemeinsam auftreten. Kurze strukturierte Fragebögen können hierbei im klinischen Alltag wertvolle Unterstützung bei zahlreichen Fragestellungen bieten. Dies beginnt bereits beim Einsatz als Screeningverfahren, um schnell Hinweise zu generieren, ob eine Altersdepression mit hoher Wahrscheinlichkeit vorliegen könnte. Besonders unter dem oben genannten Aspekt, dass bei der Schilderung der Patienten affektive Symptome nicht zwangsläufig beschrieben werden, ist ein standardisiertes, strukturiertes Verfahren, das diesen Bereich zuverlässig erfragt, sehr hilfreich. Zudem führt dies zu einer Quantifizierung der Symptome, d. h., ihnen wird eine objektive Wertigkeit zugeordnet, was transparentere und vergleichbarere diagnostische Hinweise liefert. Ist die Diagnose gesichert, können im weiteren Vorgehen kurze Fragebögen eingesetzt werden, um effizient erste Einschätzungen zum vorliegenden Schweregrad der depressiven Symptomatik zu ermöglichen. Auch bei der Beobachtung des Behandlungsverlaufs liefern sie schnelle Erkenntnisse darüber, ob die Therapie erfolgreich ist oder evtl. angepasst werden sollte. Damit einher geht auch die strukturierte Erhebung des Behandlungsergebnisses, das am Ende der Therapie eine objektivierte und standardisierte Abschätzung des Therapieerfolges erlaubt. Bei der Verwendung der Fragebögen ist allerdings zu beachten, dass nicht alle depressionsspezifischen Fragebögen für alle Fragestellungen gleich gut geeignet sind. Zudem ist zu berücksichtigen, dass die meisten in der Praxis eingesetzten Fragebögen nicht speziell für die Altersdepression entwickelt wurden. Damit können die Ergebnisse verzerrt werden, beispielsweise durch eine starke Fokussierung der älteren Patienten auf somatische Symptome oder eine eingeschränkte Fähigkeit zur Selbstbeurteilung durch möglicherweise vorhandene kognitive Defizite. Um dem klinischen Praktiker eine gute Grundlage zu bieten, auf der er sich für ein strukturiertes Fragebogenverfahren entscheiden kann, sollen im folgenden Kapitel die gebräuchlichsten Verfahren zur Erfassung depressiver Symptome, insbesondere hinsichtlich der Anwendung bei Altersdepressionen, gegenübergestellt werden.

4.2 Geriatrische Depressionsskala (GDS)

Ein besonderer Fokus soll hierbei auf dem einzigen Selbstbeurteilungsfragebogen liegen, das speziell zur Depressionserfassung bei Älteren entwickelt wurde, der Geriatrischen Depressionsskala (GDS). Sie wurde in Anbetracht möglicher Konfundierungen ohne Fragen nach körperlichen Symptomen entwickelt und besteht in den gebräuchlichsten Formen aus 15 oder 30 Fragen. Weitergehend enthält sie ein einfaches Ja-/Nein-Antwortformat und ist damit äußerst zeitsparend. Sie wurde nicht in Anlehnung an ein gängiges Klassifikationssystem entwickelt, sondern basiert auf dem Expertenurteil vieler Praktiker aus dem geriatrischen Bereich. Insbesondere in Bezug auf die Screeningeigenschaften zeigt die GDS in vielen Studien gute bis sehr gute Ergebnisse, auch in Hinblick auf die ICD-10- und DSM-IV-Diagnosekriterien für Depression (Almeida und Almeida 1999; Jongenelis et al. 2005). Interessanterweise unterscheidet sich hierbei die kurze Version mit 15 Fragen in ihrer Performanz als Screeninginstrument nicht deutlich von der 30-Fragen-Version. Die ökonomischere Variante der GDS ergibt demnach ähnliche gute Ergebnisse. In diesem Sinne wurde eine Vielzahl noch kürzerer GDS-Versionen entwickelt, wie z. B. die GDS-10, GDS-8 oder die GDS-4, die wiederum deutlich weniger Zeit für die Durchführung und Auswertung beanspruchen. Hinsichtlich der Sensitivität, also der Wahrscheinlichkeit, eine Altersdepression zu entdecken, zeigen diese Verfahren ebenfalls gute Werte. Allerdings sinkt mit der Fragenanzahl auch die Spezifität. Somit sind diese Kurzvarianten sehr hilfreich, um potenziell depressive Patienten zu entdecken, allerdings mit dem Nachteil, dass bei näherer Diagnostik eine hohe Rate an falsch positiven Verdachtsfällen auftreten kann (Smalbrugge et al. 2008; Jongenelis et al. 2005).

Die Einschätzung des Schweregrades der Symptomatik gelingt mit der GDS nicht immer zufriedenstellend. So gibt es Hinweise darauf, dass sie nicht immer gut zwischen milder und moderater Ausprägung unterscheidet (Almeida und Almeida 1999; Smalbrugge et al. 2008). Die Verlaufsbeobachtung ist mit der GDS zwar möglich, allerdings ist sie durchgehend deutlich weniger sensitiv für Veränderungen als die Fremdbeurteilungsbögen Hamilton Depression Rating Scale (HAMD) oder Montgomery-Åsberg Depression Rating Scale (MADRS) und erlaubt keinen direkten Rückschluss darauf, welche Symptome sich verändert haben (Smalbrugge et al. 2008). Trotzdem wird die GDS, ähnlich wie das Beck's Depression Inventory II (BDI-II), als Instrument zur Ergebnisobjektivierung bei Psychotherapieverläufen genutzt. Allerdings zeigt sie geringere Therapieeffekte als das BDI-II, wobei die Gründe hierfür unklar sind. Hinsichtlich des Einsatzes bei Patienten mit kognitiven Defiziten ist die GDS von allen Depressionsfragebögen am besten untersucht (Lyketsos und Lee 2003). Hierbei gibt es Hinweise darauf, dass die GDS-30 eine Faktorstruktur der Depression abbildet, die einen prädiktiven Zusammenhang zwischen bestimmten Depressionssymptomgruppen, wie z. B. „Apathie" oder „Dysphorie", und neuropsychologischen Einschränkungen darstellt. Somit besteht die Möglichkeit, dass aus der GDS-30 in Zukunft spezifische Hinweise bzgl. der Früherkennung neurodegenerativer Erkrankungen abgeleitet werden könnten (Hall et al. 2011). Ansonsten zeigte sich, dass die GDS bis zu einem Mini Mental Status Test (MMST) von 15 als Depressionsscreening gut einsetzbar ist (Jongenelis et al. 2005). Allerdings gibt es ebenfalls Daten, die Hinweise darauf geben, dass die GDS bereits ab einem MMST von < 25 stark an Sensitivität verliert, sodass von einem Gebrauch bei mittelgradiger Demenz eher abgeraten wird (Gilley und Wilson 1997).

Wird demnach ein möglichst sensitives Screeninginstrument für Altersdepressionen gesucht, welches zeitsparend, einfach und auch bei beginnenden kognitiven Einschränkungen gut durchzuführen ist, sollte die GDS verwendet werden. Liegt das Augenmerk hingegen eher auf der Schweregradeinschätzung, Erfolgsmessung oder Beobachtung von Behandlungsverläufen, sollte ein anderes Instrument gewählt werden, auch wenn es nicht speziell für Ältere entwickelt wurde.

4.3 Hamilton Depression Rating Scale (HAMD)

Die Hamilton Depression Rating Scale (HAMD) ist seit 1960 im Gebrauch und gilt heute noch als Goldstandard, wenn es um die Schweregradeinschätzung und Verlaufsbeurteilung von Depressionen und deren Behandlung geht (Bagby et al. 2004). Es handelt sich hierbei um einen Fremdbeurteilungsfragebogen, der vom Kliniker ausgefüllt wird und 17 Fragen zur Symptomatik umfasst. Obwohl ursprünglich zur Schweregradeinschätzung entwickelt, zeigt sie auch als Screeninginstrument bei Älteren mit Parkinson gute Leistungen (Leentjens et al. 2000). Bei körperlich stark beeinträchtigten älteren Patienten ist die Schweregradeinschätzung allerdings deutlich eingeschränkt, da die HAMD eher das Konstrukt Angst statt Depression abzubilden scheint. Die Vermutung liegt nahe, dass dies auf die undurchsichtige, multidimensionale Faktorstruktur zurückzuführen sein könnte; die HAMD erfasst also eine Vielzahl verschiedener Dimensionen, je nach untersuchter Stichprobe. Bei der Verlaufsbeobachtung zeigt die Studienlage ein gemischtes Bild. So gibt es einerseits Hinweise darauf, dass keine gute Verlaufseinschätzung beziehungsweise differenzierte Rückschlüsse auf die einzelnen Symptomkomponenten möglich sind. Andere Studienergebnisse schreiben der HAMD sowohl allgemein, als auch speziell bei Älteren, eine gute Abbildung von Symptomveränderungen zu (Bagby et al. 2004). Bezüglich der Ergebnisbeurteilung scheint die Leistung der HAMD bei älteren Patienten wiederum negativ von schweren somatischen Beschwerden beeinflusst zu werden. Da es sich um eine Fremdbeurteilung handelt, ist der Aufwand des Fragebogens höher als bei einem Selbstbeurteilungsbogen. Zudem scheint die Güte des Gesamtscores positiv davon beeinflusst zu werden, wenn ein halbstrukturierter Interviewleitfaden benutzt wird (Bagby et al. 2004). Was den Einsatz der HAMD bei Patienten mit bestehenden kognitiven Defiziten betrifft, so zeigen Studienergebnisse eine reduzierte Einsetzbarkeit an, da es eine deutliche Überschneidung von Symptomen der Depression und der Demenz gibt und die Fähigkeit der Patienten, Symptome zu erinnern, eingeschränkt ist (Lyketsos und Lee 2003). Dennoch wird die HAMD standardmäßig in sehr vielen Medikamentenstudien als Depressionsmaß verwendet und definiert damit nicht selten den Behandlungserfolg. Das führt dazu, dass keine äquivalente Übertragung von erwarteten Medikamenteneffekten auf andere Fragebögen möglich ist (Bagby et al. 2004).

4.4 Montgomery-Åsberg Depression Rating Scale (MADRS)

Ein weiterer Fremdbeurteilungsbogen, der sehr geläufig ist, ist die Montgomery-Åsberg Depression Rating Scale (MADRS). Diese wurde vor dem Hintergrund entwickelt, den symptomatischen Verlauf einer Depression möglichst genau abzubilden und besteht aus 10 Fragen, die durch den Kliniker nach Schweregrad und Auftretenshäufigkeit eingeschätzt werden. Die MADRS zeigt, obwohl nicht speziell dafür entwickelt, bei älteren Patienten eine gute Eignung als Screeninginstrument (Leentjens et al. 2000; Doraiswamy et al. 2010). Auch die Einschätzung des Schweregrades der Symptome gelingt bei Älteren gut, selbst wenn schwere körperliche Erkrankungen vorliegen (Smalbrugge et al. 2008). Bei der Verlaufsbeobachtung zeigt sich die MADRS durch ihren klaren Aufbau, der sehr distinkt das Konstrukt Depression erfasst, auch bei älteren Menschen äußerst sensitiv für Veränderung; zudem ermöglicht sie eine gute Ergebniseinschätzung (Smalbrugge et al. 2008). Obwohl es sich ebenfalls um einen Fremdbeurteilungsbogen handelt, ist bei der MADRS ein Interviewleitfaden nicht unbedingt notwendig. Bei Patienten mit Mild Cognitive Impairment (MCI) zeigt die MADRS nicht dieselbe Faktorstruktur wie bei kognitiv intakten Personen, allerdings gelingt ihr eine Unterscheidung zwischen Major und Minor Depression bei dieser Patientengruppe (Gabryelewicz et al. 2004). Kognitive Defizite wirken sich demnach auch auf die MADRS aus, die genauen Wirkfaktoren sind jedoch noch nicht hinreichend geklärt (Doraiswamy et al. 2010).

4.5 Quick Inventory of Depressive Symptomatology (QIDS)

Ein weiterer strukturierter Fragebogen, der sowohl als Selbst- als auch als Fremdbeurteilung verfügbar ist, ist das Quick Inventory of Depressive Symptomatology (QIDS). Da die Selbstbeurteilungsversion (QIDS-SR) wesentlich besser untersucht ist, soll im Folgenden der Fokus auf diese gelegt werden. Sie besteht aus 16 Fragen, deren Antworten der Patient selbstständig auf einer 4-stufigen Skala einschätzt, und bezieht sich auf die DSM-IV-Kriterien für Depression. Als Screeninginstrument zeigt das QIDS eine gute Leistung, sowohl bei Älteren als auch bei allgemeinen Stichproben (Doraiswamy et al. 2010). Zur Leistung bei der Schweregradeinschätzung gibt es für das QIDS zur Zeit keine Datengrundlage, die speziell Ältere betrifft, aber allgemein zeigt sich, dass es den Schweregrad der depressiven Symptomatik im Vergleich mit dem HAMD tendenziell eher überschätzt. Auch bei der Veränderungsmessung und der Ergebniseinschätzung gibt es keine spezifischen Daten für ältere Patienten. Bei der allgemeinen Stichprobe zeigen sich allerdings vergleichbare Leistungen des QIDS mit denen der HAMD. Da es sich um einen Selbstbeurteilungsbogen handelt, ist der Aufwand für den Behandler eher gering. Kognitiv eingeschränkte Personen zeigen beim QIDS tendenziell eine umso schwerere depressive Symptomatik, je schwerer auch die kognitive Beeinträchtigung ist. Welche Effekte dahinter stecken und ob der Gesamtscore trotzdem interpretiert werden kann, ist noch unklar (Doraiswamy et al. 2010).

4.6 Beck's Depression Inventory (BDI-II)

Einer der bekanntesten Selbstbeurteilungsbögen für Depressionen ist das Beck's Depression Inventory (BDI-II) (Hautzinger et al. 2006). Das BDI-II liegt in der aktuellen Version mit 21 Fragen vor und ist speziell darauf ausgelegt, den Schweregrad der depressiven Symptomatik zu erfassen. Als Screeninginstrument zeigt es bei Älteren ein gemischtes Bild. Während es Studien gibt, die die Screeningeigenschaften speziell für ältere Patienten positiv bewerten, halten andere die starke Betonung somatischer Symptome im BDI-II für ungünstig (Trentini et al. 2005). Gleichzeitig ist der Fokus auf der körperlichen Symptomatik allerdings ein wichtiger Aspekt der Altersdepression. Auch bei der Schweregradeinschätzung werden die diversen somatisch orientierten Fragen kritisch gesehen, sodass es zu einer Überschätzung des Schweregrades bei Älteren kommen könnte (Trentini et al. 2005). Insgesamt zeigt das BDI-II in dieser Kategorie aber eine robuste Leistung. Die Güte der Verlaufsbeurteilung durch das BDI-II ist, speziell für Ältere, noch unklar, bei der allgemeinen Stichprobe zeigt es aber auch hier gute Ergebnisse. Zur Überprüfung des Therapieergebnisses wird das BDI-II, v. a. in der Psychotherapieforschung, auch bei älteren Patienten genutzt. Dabei ist die Eignung des BDI-II für diese Zwecke nur unzureichend untersucht. So weiß man, dass es stärkere Therapieeffekte anzeigt als andere Selbstbeurteilungsbögen, aber immer signifikant unter den Effekten von Fremdbeurteilungen bleibt. Der Arbeitsaufwand für das BDI-II ist gering. Der Nutzen dieses Fragebogens bei Patienten mit kognitiven Einschränkungen wird kontrovers diskutiert. Es gibt jedoch Studien, die deutlich zeigen, dass das BDI-II, besonders als Screening, umso schlechter abschneidet, je beeinträchtigter die Patienten kognitiv sind (Lyketsos und Lee 2003).

4.7 Allgemeine Depressionsskala (ADS)

Unabhängig von der Verwendung als Altersdepressionsskala soll an dieser Stelle kurz das Augenmerk auf die allgemeine Depressionsskala (ADS) von Hautzinger et al. (2012) gelegt werden, da diese zur Status- und Prozessdiagnostik besonders in epidemiologischen Studien häufig verwendet wird. Es handelt sich hierbei um ein Selbstbeurteilungsinstrument, das aus 20 Fragen besteht und sowohl emotionale, motivationale, kognitive, somatische als auch interaktionale Faktoren erhebt. Was die Testgüte betrifft, so ist die ADS hinsichtlich ihrer Zuverlässigkeit bei der Datenerhebung sehr gut aufgestellt und zeigt auch bei der Validität eine gute Konvergenz mit der GDS. Die Normierung ist umfassend und deckt eine Altersspanne von 18–91 Jahren ab. Als Cut-Off-Wert für das Vorliegen einer depressiven Symptomatik wird für eine deutsche Stichprobe ein Summenwert von ≥ 23 verwendet.

Tab. 4.1 Die Fragebögen im Vergleich

	Screening (Cut-Off)	Schweregrad	Verlauf	Behandlungsergebnis	Aufwand	MCI
HAMD	+ (≥ 12)	–	+–	–	– (ca. 12 min)	–
BDI-II	+– (≥ 9)	+–	+–	+–	+ (ca. 5 min)	+–
MADRS	+ (≥ 8)	+	++	++	+– (ca. 5–10 min)	+–
QIDS-SR	++ (≥ 6)	+–	+–	+–	+ (ca. 5 min)	+–
GDS 4/10 15/30	++[a] (≥ 1/≥ 3) (≥ 5/≥ 11)	–	–	+–	++ (ca. 2 min)	+

[a] eingeschränkt gültig für die Kurzversionen GDS4 und GDS10
HAMD Hamilton Depression Rating Scale; *BDI-II* Beck's Depression Inventory II; *MADRS* Montgomery-Åsberg Depression Rating Scale; *QIDS-SR* Quick Inventory of depressive Symptomatology Self Rating; *GDS* Geriatrische Depressionsskala; *MCI* Mild Cognitive Impairment
—— ungeeignet beim Thema Altersdepression; – eher ungeeignet beim Thema Altersdepression; +– weder gut geeignet noch ungeeignet (entweder durch fehlende oder widersprüchliche Daten); + gut geeignet beim Thema Altersdepression; ++ sehr gut geeignet beim Thema Altersdepression (Alle Cut-Off-Werte orientieren sich an möglichst hoher Sensitivität bei akzeptabler Spezifität)

4.8 Zusammenfassung

Insgesamt zeigt sich also, dass kein strukturierter Fragebogen das Konstrukt der Altersdepression bei allen Fragestellungen perfekt erfasst. Während sich allerdings die GDS besonders durch eine hohe Ökonomie und elaborierte Studienlage bzgl. der Screeningeigenschaften qualifiziert, zeigt der MADRS im Vergleich über alle Kategorien hinweg die ausgewogenste Leistung. Soll also ein Depressionsscreening älterer Patienten, auch mit kognitiven Defiziten, durchgeführt werden, steht die GDS an erster Stelle, bei allen zusätzlichen Fragestellungen ist der MADRS zu empfehlen (◘ Tab. 4.1).

Literatur

Almeida O, Almeida S (1999) Short versions of the geriatric depression scale: a study of their validity for the diagnosis of a major depressive episode according to ICD-10 and DSM-IV. Int J Geriat Psychiatry 14:858–865

Bagby R, Ryder A, Schuller D, Marshall M (2004) The Hamilton Depression Rating Scale: Has the gold standard become a lead weight? Am J Psychiatry 161:2163–2177

Doraiswamy P, Bernstein I, Rush A et al (2010) Diagnostic utility of the Quick Inventory of Depressive Symptomatology (QIDS-C16 and QIDS-SR16) in the elderly. Acta Psychiatr Scand 122:226–234

Gabryelewicz T, Styczynska M, Pfeffer A et al (2004) Prevalence of major and minor depression in elderly persons with mild cognitive impairment? MADRS factor analysis. Int J Geriat Psychiatry 19:1168–117

Gilley D, Wilson R (1997) Criterion-related validity of the geriatric depression scale in Alzheimer's disease. J Clin Exp Neuropsychol 19:489–499

Hall J, O'Bryant S, Johnson L, Barber R (2011) Depressive symptom clusters and neuropsychological performance in mild Alzheimer's and cognitively normal elderly. Depress Res Treat 2011:1–6

Hautzinger M, Keller F, Kühner C (2006) Beck Depression Inventar II (BDI 2). Pearson Test Service, Frankfurt

Hautzinger M, Bailer M, Hofmeister D et al (2012) ADS – Allgemeine Depressionsskala. Tests Info. Hogrefe, Göttingen

Jongenelis K, Pot A, Eisses A et al (2005) Diagnostic accuracy of the original 30-item and shortened versions of the Geriatric Depression Scale in nursing home patients. Int J Geriat Psychiatry 20:1067–1074

Leentjens A, Verhey F, Lousberg R et al (2000) The validity of the Hamilton and Montgomery-Asberg depression rating scales as screening and diagnostic tools for depression in Parkinson's disease. Int J Geriat Psychiatry 15:644–649

Lyketsos C, Lee H (2003) Diagnosis and Treatment of Depression in Alzheimer's Disease. Dement Geriatr Cogn Disord 17:55–64

Pocklington C, Gilbody S, Manea L et al (2016) The diagnostic accuracy of brief versions of the Geriatric Depression Scale: a systematic review and meta-analysis. Int J Geriatr Psychiatry 31:837–857

Smalbrugge M, Jongenelis L, Pot A et al (2008) Screening for depression and assessing change in severity of depression. Is the Geriatric Depression Scale (30-, 15- and 8-item versions) useful for both purposes in nursing home patients? Aging Ment Health 12:244–248

Trentini C, Xavier F, Chachamovich E et al (2005) The influence of somatic symptoms on the performance of elders in the Beck Depression Inventory (BDI). Rev Bras Psiquiatr 27:119–123

Kognitive Störungen

Armin Scheurich

5.1 Einführung – 34

5.2 Einflussfaktoren auf den kognitiven Status – 34

5.3 Krankheitsspezifische Einflussfaktoren – 34

5.4 Exemplarische neuropsychologische Studien – 35

5.5 Zusammenhänge mit strukturellen und funktionellen Beeinträchtigungen der Hirnanatomie – 36

5.6 Metamodell der Zusammenhänge – 37

5.7 Erfassung und Therapie der kognitiven Defizite – 38

5.8 Aufgaben der neuropsychologischen Untersuchung – 38

5.9 Zusammenfassung – 41

Literatur – 42

5.1 Einführung

Für kognitive Defizite bei Altersdepression ergibt sich für die wissenschaftliche Erforschung und sogar noch deutlicher für die klinische Diagnostik und Therapie eine hohe Heterogenität. Die Heterogenität betrifft die Qualität und die Quantität der kognitiven Defizite, die vielen Einflussfaktoren auf den kognitiven und affektiven Status der Patienten und die Verlaufsformen (z. B. kognitive Defizite vor, parallel zu oder nach affektiven Symptomen oder vor oder parallel zu neurodegenerativen Entwicklungen).

Für die wissenschaftliche Erforschung, die hauptsächlich Grundlage der Beschreibung sein muss, können in der Regel viele Einflussfaktoren kontrolliert oder ausgeschlossen werden. Der Ausschluss der altersassoziiert häufigen Erkrankungen wie Schlaganfall, Hirnblutung, Epilepsie, Schilddrüsenunter- oder -überfunktion, aber auch Lebererkrankungen (hepatische Enzephalopathie), Nierenerkrankungen, Tumorerkrankungen, Entzündungen und komorbide psychiatrische Erkrankungen wie Alkohol- und Medikamentenmissbrauch ist für wissenschaftliche Studien notwendig, um nicht nur Fehlervarianz (Effekte dieser Einflussfaktoren) im kognitiven Status der Patienten zu erfassen.

Für die klinische Diagnostik und Therapie sind der Umgang mit diesen Einflussfaktoren und ihre Einordnung dagegen immer zu berücksichtigen. Es gibt kaum einen älteren Patienten, der neben der affektiven Störung keine weiteren dieser Einflussfaktoren aufweisen würde.

5.2 Einflussfaktoren auf den kognitiven Status

Beim Großteil der klinisch-diagnostischen Entscheidungen handelt es sich um graduelle Unterschiede im kognitiven Status zwischen kognitiv beeinträchtigten und unbeeinträchtigten Patienten, die in der Regel in wissenschaftlichen Studien als signifikante Gruppenunterschiede beschrieben werden. Zudem liegt in fast allen Fällen keine Voruntersuchung aus der Zeit vor dem Einsetzen der Depression vor. Für die fachlich richtige Interpretation der Testergebnisse bzw. des kognitiven Profils sind deshalb auch allgemeine Einflussfaktoren in der Anamnese zu erheben, die den kognitiven Status beeinflussen: Alter, Geschlecht, Schulbildung, Berufstätigkeit, sozioökonomischer Status (z. B. Einkommen).

5.3 Krankheitsspezifische Einflussfaktoren

Grundsätzlich gelten für kognitive Störungen bei Altersdepression dieselben Zusammenhänge wie bei allen erwachsenen depressiven Patienten (Beblo und Lautenbacher 2006). So leiden nicht alle depressiven Patienten unter kognitiven Störungen. In unterschiedlichen Stichproben variierte die Häufigkeit klinisch kognitiv beeinträchtigter depressiver Patienten von 40–60 %. Interessanterweise weisen jedoch auch 20–30 % der gesunden Kontrollgruppen klinisch relevante kognitive Defizite auf. Ein korrelativer Zusammenhang mit der Schwere der depressiven Symptomatik konnte häufig nicht belegt werden. Dieser Zusammenhang scheint sich eher bei älteren Patienten zu finden. Für die Gesamtgruppe der depressiven Patienten wurde dagegen wiederholt beschrieben, dass die neuropsychologische Beeinträchtigung mit zunehmender psychopathologischer Symptomatik steigt. So sind die Defizite bei Depression größer als bei dysthymer Störung, sie steigen mit zusätzlichen melancholischen Symptomen und noch mehr mit zusätzlichen psychotischen Symptomen an. Für die pharmakotherapeutische Behandlung mit selektiven Serotonin-Wiederaufnahmehemmern (SSRIs) wurde wiederholt ein förderlicher Effekt auf die Kognition gefunden. Die trizyklischen Antidepressiva haben anticholinerge Nebenwirkungen, die v. a. bei den älteren Patienten kognitive Defizite bis hin zu Delirien auslösen können (Peretti et al. 2000).

Bei Remission der affektiven Symptome können bis zu einem Prozentsatz von 50 % kognitive Residuen bestehen bleiben. Die lange und häufig vertretene Sicht, dass die kognitiven Defizite nur während der depressiven Phasen aufträten, wurde teilweise für jüngere Patienten bestätigt, und es wurde gezeigt, dass das Ausmaß der kognitiven Defizite mit dem Alter ansteigt.

Damit könnte einerseits geschlussfolgert werden, dass im Jugend- und mittleren Lebensalter die kognitiven Defizite hauptsächlich mit dem Ausmaß der psychopathologischen Belastung einhergehen und bei Besserung dieses „Störfaktors" häufig wieder nachlassen. Im höheren Lebensalter vergrößern sich die kognitiven Defizite, und sie bleiben auch nach Abklingen der affektiven Symptomatik zu einem höheren Prozentsatz bestehen. Dennoch wurde deutlich, dass es in beiden Altersgruppen Einflussfaktoren gibt, die eine vollständige Remission nach Abklingen der affektiven Episode verhindern, dass es bei älteren depressiven Patienten entweder mehr solche Faktoren gibt oder dass diese Faktoren häufiger zum Tragen kommen und damit die Remission der Defizite häufiger verhindern. Der zuvor bestehende Ansatz zur Unterscheidung neurodegenerativ oder depressiv bedingter kognitiver Defizite, Abwarten bis die Depression gebessert ist, wurde durch diese Befunde jedoch ausgehöhlt.

5.4 Exemplarische neuropsychologische Studien

In der Studie von Butters et al. (2004) wurden 100 Patienten älter als 60 Jahre mit Diagnose einer unipolaren Major Depression ohne psychotische Symptome und ohne Demenz (nach DSM-IV) gegenüber einer Kontrollgruppe von 40 nichtdepressiven, alters- und bildungsgleichen Teilnehmern ohne psychiatrische und neurologische Vorerkrankungen untersucht. Über die Hälfte aller Patienten (61 %) und 32,5 % der gesunden Kontrollpersonen zeigten klinisch relevante kognitive Defizite (Leistungen unter dem Prozentrang 10 der Kontrollgruppe in mindestens einem Bereich). Es zeigte sich aber auch, dass viele Patienten keine messbaren Defizite aufwiesen, während andere in allen kognitiven Domänen beeinträchtigt waren. Die größten Gruppenunterschiede zeigten sich im Bereich Informationsverarbeitungsgeschwindigkeit (◘ Abb. 5.1).

Sowohl im kombinierten z-Score als auch in allen 3 Einzelmassen (Zahlen-Symbol-Test, Trail Making Test A und Grooved Pegboard Test) unterschieden sich die Patienten und Kontrollpersonen signifikant. Die Variablen Ausbildung, Depressionsschwere (HSDRS-Score) und Alter prädizierten die Leistungsfähigkeit in der Informationsverarbeitungsgeschwindigkeit, und die Informationsverarbeitungsgeschwindigkeit sagte die Leistung in den anderen kognitiven Domänen voraus. Das kognitive Profil mit führenden Beeinträchtigungen in der Informationsverarbeitungsgeschwindigkeit ist mit dem Model der subkortikal-frontalen Dysfunktion im Einklang. Elderkin-Thompson et al. (2011) untersuchten 112

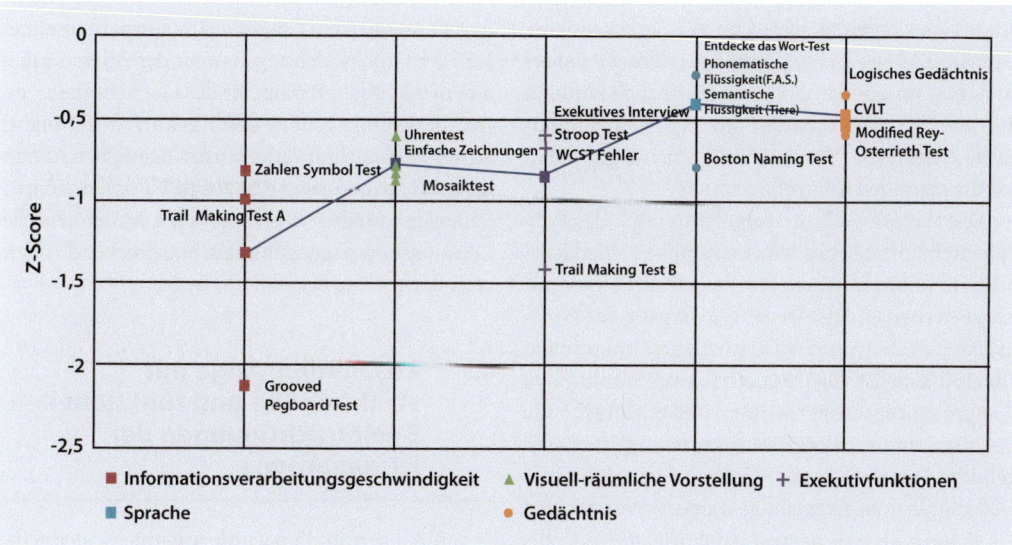

◘ Abb. 5.1 Kognitive Leistungen der Gruppe depressiver Patienten. Ergebnisse der t-Test-Vergleiche zwischen Patienten mit Altersdepression (LLD) und einer Kontrollgruppe mit 5 neuropsychologischen Domänen und den Einzeltests. *LLD* Late Life Depression. (Nach Butters et al. 2004)

Patienten mit Altersdepression (LLD) und 138 Kontrollpersonen. In der ausführlichen neuropsychologischen Untersuchung zeigte sich erneut der größte Unterschied in der Informationsverarbeitungsgeschwindigkeit (Trail Making A, Zahlen-Symbol-Test und Stroop Test Durchgänge 1 und 2). Deutliche Unterschiede ergaben sich auch für die Exekutivfunktionen (WCST; Stroop Test Durchgang 3; Mosaiktest; Letter-Number Sequences; Trail Making B und Matrix Reasoning) und das Lernen und die freie Wiedergabe einer Wortliste mit und ohne zeitlicher Verzögerung. Für das nonverbale, figurale Lernen (unmittelbare visuelle Reproduktion und Rey-Osterrieth-Kopierdurchgang) zeigte sich kein signifikanter Unterschied, während der verzögerte Abruf für beide Tests bei den Patienten wieder signifikant schlechter war. Wie in der Studie von Butters et al. (2004) zeigten sich keine signifikanten Defizite in der semantischen (Tiere) und in der phonematischen Flüssigkeit (F-, A- und S-Wörter). Darüber hinaus arbeiteten die Autoren heraus, dass die Patienten einmal abgespeicherte Information mit einem vergleichbaren Prozentsatz wieder erinnern wie gesunde Kontrollpersonen. Der Unterschied (angegeben als Prozentsatz) zwischen der Anzahl richtig wiedergegebener Wörter im letzten Lerndurchgang und der Anzahl richtiger Wörter in der verzögerten Wiedergabe war bei Patienten und Kontrollpersonen gleich groß. Ebenso zeigte sich kein Unterschied im Wiedererkennens-Diskriminations-Index (Verhältnis richtig bejahter zu richtig verneinten Wörtern). Zusätzlich konnten die Autoren zeigen, dass die Patienten in einer impliziten Lernaufgabe (Weather Task) genauso gut waren wie die gesunden Kontrollpersonen.

Die Autoren schlussfolgern daraus, dass die Patienten normale explizite und implizite Gedächtnisfunktionen aufwiesen und dass die Probleme mit dem Erlernen und der freien Wiedergabe der Wortliste den exekutiven Defiziten zuzurechnen seien. Hier müssten die Wörter durch Exekutivfunktionen Kategorien zugeordnet werden, und entsprechende Speicher- und Wiedergabestrukturen müssten ausgebildet werden. Da die Patienten im impliziten Gedächtnis unbeeinträchtigt waren, schlussfolgern die Autoren, dass sie normale subkortikale Gedächtnisstrukturen aufweisen. Sie führen den Befund an, dass Parkinsonpatienten mit der subkortikalen Schädigung ausgehend von der Substantia nigra gut in Tests des expliziten Gedächtnisses und schlecht in Tests des impliziten Gedächtnisses abschnitten.

In der Studie von Dybedal et al. (2013) dominierten bei den Patienten die exekutiven Defizite (TMT-B; D-KEFS Tower Test; Color Word Interference Test 3,4). Es zeigten sich jedoch auch Defizite in der Informationsverarbeitungsgeschwindigkeit (TMT-A; Color Word Interference Test 1,2). Dagegen fanden sich keine signifikanten Defizite im visuoräumlichen Gedächtnis (Brief Visuo Spatial Memory Test-revised), im verbalen Gedächtnis (Hopkins Verbal Learning Test Revised; HVLT-R) und in der verbalen Flüssigkeit (F-, A-, S-Wörter und Tiere). In dieser Studie konnten die kognitiven Beeinträchtigungen bzw. die exekutiven Defizite nicht durch die verlangsamte Informationsverarbeitungsgeschwindigkeit prädiziert werden. Fazit: Die gruppenstatistische Auswertung der neuropsychologischen Studien ergibt kein typisches kognitives Leistungsprofil für den einzelnen Patienten. Aber immerhin zeigen sich übereinstimmend die größten Defizite in den Bereichen der Informationsverarbeitungsgeschwindigkeit und in den exekutiven Funktionen. Hinsichtlich des Schweregrades der kognitiven Beeinträchtigungen reicht das Spektrum von unbeeinträchtigt bis hin zu deutlichen Beeinträchtigungen in allen neuropsychologischen Domänen. Dabei können durch die Altersdepression auch die Kriterien für den Risikostatus für Neurodegeneration, Mild Cognitive Impairment (mehr als 1,5 Standardabweichungen unter der Altersnorm in einem wichtigen Parameter des Gedächtnisses, der Aufmerksamkeit oder den Exekutivfunktionen), erfüllt werden. Sind Patienten mit deutlichen Alltagsbeeinträchtigungen nicht ausgeschlossen, können Patienten mit Altersdepression auch ein demenzielles Leistungsbild zeigen, ohne ein entsprechendes hirnorganisches Korrelat aufzuweisen.

5.5 Zusammenhänge mit strukturellen und funktionellen Beeinträchtigungen der Hirnanatomie

In zahlreichen Studien wurde mit unterschiedlichen Methoden aufgezeigt, dass die Altersdepression mit strukturellen und funktionellen Beeinträchtigungen der Frontallappen und deren Verbindungen mit striatalen und limbischen Systemen einhergeht (Alexopoulos et al. 2008; Taylor et al. 2013; ▶ Kap. 6). Vor allem Beeinträchtigungen des kognitiven Kontrollnetzwerkes (Morimoto et al. 2015), bestehend aus dem dorsolateralen präfrontalen Kortex, den dorsalen und rostralen Bereichen des anterioren Zingulums und parietalen Bereichen der Assoziationskortizes, sind häufig beobachtet worden. Hier ist bedeutsam, dass die strukturellen und funktionellen Beeinträchtigungen mit den neuropsychologischen Defiziten bei Altersdepression korrelieren und sich beide Beobachtungen damit stützen bzw. validieren. Eine Sonderrolle nimmt das Volumen des Hippocampus ein, da hier einerseits Korrelationen mit Gedächtnisleistungen oder der verbalen Flüssigkeit gefunden wurden. Andererseits könnte die Reduktion des Hippocampusvolumens bei Remission der affektiven Störung reversibel sein. Einige Studien konnten Hinweise auf parallele Erholung des Hippocampusvolumens und Verbesserungen in Exekutivfunktionen, Informationsverarbeitungsgeschwindigkeit und Aufmerksamkeit sichern (Hou et al. 2012).

Ferner ermöglichte die Bestimmung dieser strukturellen und funktionellen Faktoren weitere Hypothesen über kausale Mechanismen. So kann vermutet werden, dass sich vaskuläre Risikofaktoren, wie z. B. Bluthochdruck und eingeschränkte körperliche Aktivität, entweder direkt oder verstärkt durch frühere depressive Episoden auf die Ausbildung der vaskulären hirnanatomischen Beeinträchtigung auswirken können.

Darüber hinaus wurde in zahlreichen Studien gesichert, dass eine depressive Erkrankung häufig eine andauernde Stressreaktion der HPA-Achse (Hypothalamus-Hypophysen-Nebennierenrinden-Achse) bewirkt und sich chronisch erhöhte Level adrenalen Glukokortikoids und Cortisols einstellen. Dauerhaft erhöhte Cortisolspiegel führen zu Zellfunktionsstörungen im Hippocampus und hippocampaler Atrophie. In der Folge entstehen Gedächtnisdefizite und andere kognitive Beeinträchtigungen.

5.6 Metamodell der Zusammenhänge

Butters et al. (2008) brachten die vielfältigen Zusammenhänge und Wechselwirkungen in ein gemeinsames Modell. Demgemäß führt die Depression zu frontostriatalen Beeinträchtigungen oder umgekehrt führen frontostriatale Beeinträchtigungen (wie z. B. bei beginnender neurodegenerativer Erkrankung) zur Depression, und beide Entwicklungen gehen mit neuropsychologischen Defiziten einher. Darüber hinaus führt die beschriebene chronische Stressreaktion zu hippokampaler Atrophie und kognitiven Defiziten. Wie stark sich die Defizite zeigen, hänge allerdings zusätzlich von der kognitiven Reserve bzw. von der „zerebralen Reserve" (Baltes et al. 1992; Stern 2002) ab. Dieser Faktor wurde einbezogen, weil postmortem wiederholt nachgewiesen werden konnte, dass bei hirnstrukturell deutlich (z. B. durch Amyloidablagerungen) vorgeschädigten Patienten teilweise keine kognitiven Beeinträchtigungen vorlagen, während zugleich bei Patienten mit geringeren strukturellen Schäden deutliche kognitive Störungen oder gar Demenz vorlag. Es wird eine höhere kognitive Plastizität und Reservekapazität bei Personen vermutet, die trotz deutlicher Hirnschädigung keine funktionellen Defizite zeigen. Diese Reserve bestehe sowohl aus besseren hirnanatomischen Voraussetzungen (zerebraler Reserve) – hier wurde für Variablen wie Größe, Neuronenanzahl und synaptische Dichte des Gehirns Evidenz gefunden – als auch aus besserer Effizienz, Kapazität und Flexibilität von Gehirnnetzwerken. Letzteres wurde über den protektiven Einfluss eines höheren Bildungsstandes, eines höheren sozioökonomischen Status, höherer kognitiver, sportlicher und sozialer Aktivität mit wissenschaftlicher Evidenz untermauert. Je nach kognitiver Reserve führt Depression im Zusammenspiel mit stressbedingten Beeinträchtigungen des Hippocampus und/oder vaskulär oder durch Alzheimerpathologie bedingten Beeinträchtigungen des frontostriatalen Kontrollnetzwerkes zu kognitiven Defiziten oder gar Beeinträchtigungen der Alltagsbewältigung und damit zur Demenz. Mit diesem Modell sind einerseits die unterschiedlichen Startbedingungen affektiver Symptome und kognitiver Defizite (z. B. kognitive Defizite als Prädiktor einer Depression oder Depression als Prodrom oder Risikofaktor einer Demenz) und Verlaufsformen integriert, andererseits kann auch abgebildet werden, dass bei jüngeren depressiven Patienten die höhere kognitive Reserve und die geringere

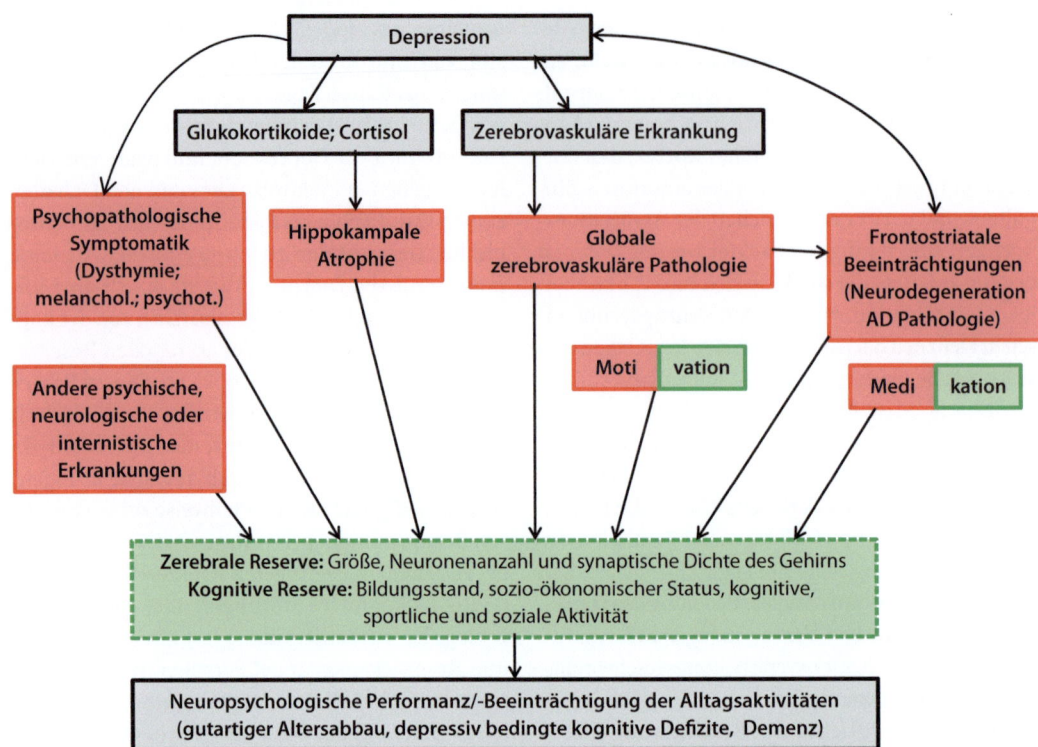

Abb. 5.2 Metamodell der Einflüsse auf die Kognition bei Altersdepression.). *Schraffiert* schädlich oder abträglich, *gepunktet* förderlich oder protektiv für die neuropsychologische Performanz. (Nach Butters et al 2008, Fig 1; © Les Laboratoires Servier, Suresnes, France; mit freundl. Genehmigung)

neurodegenerative oder vaskuläre Last zu weniger, leichteren und häufiger reversiblen kognitiven Defiziten führen (Abb. 5.2).

5.7 Erfassung und Therapie der kognitiven Defizite

Gemäß S3-Leitlinie Demenzen der Fachgesellschaften für Neurologie und Psychiatrie ist es sinnvoll, ein zweistufiges Verfahren zu befolgen. In einem ersten Schritt sollen Screeningverfahren eingesetzt werden, um entscheiden zu können, ob eine ausführliche neuropsychologische Untersuchung sinnvoll bzw. notwendig ist. Geeignete Screeningverfahren sind gemäß Leitlinie der MMST der Uhrentest und der DemTect. Zusätzlich weisen auch der Moca-Test und der ACE-R ausreichende psychometrische Qualität für die Voruntersuchung auf kognitive Defizite auf.

5.8 Aufgaben der neuropsychologischen Untersuchung

Die erste Aufgabe besteht in der Abgrenzung von gutartigem altersbedingtem Abbau. Diese Differenzierung gelingt über die Normen der Testverfahren. Die Qualität und Quantität des gutartigen Altersabbaus ist in den Alters- und Bildungsnormen der verwendeten Testverfahren abgebildet. Damit sind gute Normstichproben bis zum 90. Lebensjahr ein unabdingbares Qualitätsmerkmal neuropsychologischer Testverfahren, die bei Altersdepression eingesetzt werden sollen. Wie bedeutsam die gemessenen Defizite sind, muss vor dem Hintergrund der ausführlichen Anamnese beurteilt werden. Hier sind das Bildungs- und berufliche Funktionsniveau zu berücksichtigen. Beispielsweise sind bei einem Mathematik- oder Physikprofessor durchschnittliche Leistungen im nonverbalen Denkvermögen als

Hinweise auf Reduktion der Leistungsfähigkeit zu werten. Ferner sind neurologische, internistische und psychiatrische Vorerkrankungen in die Interpretation der Ergebnisse einzubeziehen.

Ebenso gelingt die Beurteilung, ob die Defizite ein erhöhtes Risiko für die Entwicklung einer neurodegenerativen Erkrankung anzeigen. Sobald die Defizite in einem Parameter des Gedächtnisses, der Aufmerksamkeit oder der Exekutivfunktionen mehr als 1,5 Standardabweichungen unter der Altersnorm liegen, liegt Mild Cognitive Impairment mit dem erhöhten Risiko für Neurodegeneration vor.

Die nächste Aufgabe besteht in der Abgrenzung von Altersdepression gegenüber demenziellen Erkrankungen mit und ohne komorbide Depression. Leider gibt es nicht viele Studien, die diese Gruppen gemeinsam in einem relevanten klinischen Setting untersuchten. Studien, die nur künstliche Situationen abbilden, führen zu überhöhten Massen der diagnostischen Trennschärfe: z. B. demente Patienten gegen gesunde Kontrollpersonen (ohne Beschwerden und nicht Klientel einer Gedächtnisambulanz). Die klinische Aufgabe besteht darin, Patienten mit Depression und/oder Demenz und Patienten mit subjektiven Klagen über kognitive Beeinträchtigungen zu unterscheiden. In der Studie von Dillon et al. (2014) sind immerhin 118 Patienten einer Gedächtnisambulanz mit folgenden Diagnosen untersucht worden: 31 Patienten mit Altersdepression, 31 Patienten mit dysthymer Störung, 29 Patienten mit subsyndromaler Depression und 27 Patienten mit leichter Alzheimer-Demenz (Clinical Dementia Rating Scale < 2) und komorbider Depression.

Wie aus ◘ Tab. 5.1 ersichtlich, unterschieden sich alle depressiven Gruppen fast immer signifikant von der Leistung einer gesunden Kontrollgruppe (n = 40; keine Patienten).

Zudem sind die Leistungen der leicht dementen Patienten mit Depression signifikant schlechter als die Leistungen der depressiven Patienten ohne Neurodegeneration. Auffällig ist, dass alle depressiven Patientengruppen ohne Neurodegeneration im Wiedererkennen nicht von den Kontrollpersonen zu unterscheiden waren. Ebenso war der Unterschied zwischen depressiven Patienten ohne Neurodegeneration und den Kontrollpersonen im Cued Recall geringer ausgeprägt als in den anderen kognitiven Parametern. Hier war aber nur für die dysthymen Patienten der Gleichstand mit den Kontrollpersonen festzustellen. Ebenso war der Unterschied im Boston Naming Test geringer, und für die Patienten mit subsyndromaler Depression zeigten sich keine signifikanten Defizite. Die leicht dementen Patienten waren dagegen in allen Testverfahren von den depressiven Gruppen signifikant zu unterscheiden. Lediglich in der semantischen Flüssigkeit zeigte sich einmal kein signifikanter Unterschied zu den Patienten mit subsyndromaler Depression.

Für die klinisch-neuropsychologische Untersuchung bedeutet dies, dass Patienten mit leichter Demenz häufig durch deutlich schlechtere Testergebnisse erkennbar sind. Hier hilft oft (aber nicht immer) auch ein Störungsprofil der depressiven Patienten mit deutlich besseren Leistungen bei Unterstützung des Gedächtnisses durch Cues oder durch Wiedererkennen (vgl. die Studie von Elderkin-Thompson 2011; ▶ Abschn. 5.4). Bei Demenz zeigt sich eher ein kortikales Störungsprofil mit einem durchgängig schlechten Gedächtnis. Ebenso erreichen die depressiven Patienten in dem relativ leichten Benenntest (Boston Naming Test) häufig unauffällige Ergebnisse, während Patienten mit leichter Demenz schon Schwierigkeiten haben können. Dennoch können die Testleistungen depressiver Patienten, von Patienten mit MCI und Patienten mit leichter Demenz sehr ähnlich ausfallen. Der entscheidende Unterschied für die Diagnose der Demenz kommt den Einschränkungen der Alltagsaktivitäten zu. Bei MCI sind per Definition die Alltagsaktivitäten erhalten, bei depressiven Patienten sind sie häufig erhalten, bei Demenz liegen per Definition bedeutsame Beeinträchtigungen vor. Die Alltagsaktivitäten sind vornehmlich durch Angaben der Angehörigen zu erfassen. Nützliche Instrumente sind die Bayer ADL oder Nürnberger-Alters-Beobachtungsskala (NAB). Sind kognitiv deutlich beeinträchtigte Patienten mit Einschränkungen der Alltagsaktivitäten depressiv, kann das neuropsychologische Ergebnis allein häufig nicht weiter zwischen Depression und Demenz unterscheiden. Hier müssen die Ergebnisse der klinisch-neurologischen Untersuchung, der bildgebenden Verfahren und der Liquordiagnostik mit berücksichtigt werden. Zeigen sich aber auch hier keine Hinweise auf eine neurodegenerative oder vaskuläre Erkrankung, kann querschnittlich nicht weiter unterschieden werden. Es besteht der

Tab. 5.1 Ergebnisse der neuropsychologischen Untersuchung depressiver und dementer Patienten einer Gedächtnisambulanz. (Adapt. nach Dillon et al. 2014)

	Major Depression	Dysthymie	Subsyndromale Depression	Leichte Demenz und Depression	Kontrollgruppe	P (<0.5)
	(MD; N = 31)	(DD; N = 31)	(SSD; N = 29)	(DdD; N = 27)	(N = 40)	
Alter	64.9 ± 6.9	66.6 ± 9.7	66.2 ± 9.7	70.7 ± 7.7	66.0 ± 6.7	ns
Beck-Depressions-Inventar	23.4 ± 9.0	22.2 ± 9.5	14.2 ± 7.5	22.1 ± 10.4	4.4 ± 3.1	Kontrollgruppe vs. alle Depr.-Gruppen p < 0.05 SSD vs. (MDD,.DD, DdD) p < 0.05
Mini-Mental-Status-Test	27.2 ± 3.1	26.9 ± 3.3	27.1 ± 2.1	21.8 ± 4.4	29.0 ± 0.9	DdD vs. Kontrollgruppe < 0.0001 DdD vs. MDD < 0.0001 DdD vs. DD = 0.001 DdD vs. SSD < 0.0001
Verzögertes logisches Gedächtnis	5.3 ± 3.0	4.6 ± 2.0	4.9 ± 2.2	1.9 ± 1.8	7.4 ± 2.1	Kontrollgruppe vs. alle Depr.-Gruppen p < 0.05 DdD vs. (MDD,DD,SSD) p < 0.05
Wortlistenlernen (12 Wörter)	7.5 ± 2.3	7.5 ± 2.1	7.4 ± 2.1	4.9 ± 1.7	9.4 ± 1.4	Kontrollgruppe vs. alle Depr.-Gruppen p < 0.05 DdD vs. (MDD,DD,SSD) p < 0.05
Verzögerter Abruf Wortliste	6.1 ± 2.5	5.6 ± 2.8	5.2 ± 2.5	2.3 ± 2.4	8.1 ± 1.5	Kontrollgruppe vs. alle Depr.-Gruppen p < 0.05 DdD vs. (MDD,DD,SSD) p < 0.05
Cued Recall	8.4 ± 3.2	8.8 ± 3.1	8.5 ± 3.5	5.5 ± 3.1	11.1 ± 1.0	Kontrollgruppe vs. (MDD, SSD, DdD) p < 0.05 DdD vs. (MDD,DD,SSD) p < 0.05
Wiedererkennen	10.5 ± 2.1	10.6 ± 2.3	10.8 ± 1.5	8.2 ± 3.3	11.7 ± 0.4	Kontrollgruppe vs. DdD p < 0.05 DdD vs. (MDD,DD,SSD) p < 0.05
Sprache Boston Naming Test	45.8 ± 6.8	46.2 ± 7.7	44.5 ± 7.2	37.4 ± 10.1	51.6 ± 4	Kontrollgruppe vs. (SSD, DdD) p < 0.05 DdD vs. (MDD,DD,SSD) p < 0.05
Semantische Sprachflüssigkeit	14.4 ± 4	14.6 ± 5.3	13.7 ± 4	9.7 ± 3.5	19.6 ± 6	Kontrollgruppe vs. alle Depr.-Gruppen p < 0.05 DdD vs. (MDD and DD) p < 0.05

Verdacht auf eine neurodegenerative Entwicklung, deren organisches Korrelat noch nicht nachweisbar ist. Gleichfalls kann eine Depression mit deutlichen kognitiven Defiziten vorliegen, die mit Abklingen der Depression besser werden können. Hier sind Verlaufskontrolluntersuchungen nach mindestens 6 Monaten sinnvoll. Vielversprechende experimentelle Ansätze versuchen in dieser Situation die neuropsychologische diagnostische Power zu erhöhen, indem sie über unterschiedliche Lernstrategien (wie „testing the limits") die kognitive Reserve zu erfassen versuchen, die bei rein depressiven Patienten besser erhalten ist als bei Patienten mit Neurodegeneration (Sowarka et al. 2000; Schreiber und Schneider 2007; Scheurich et al. 2008).

Da die kognitiven Defizite bei Altersdepression mit schlechterem Verlauf und schlechterem Therapieansprechen verknüpft sind, die Alltagskompetenz beeinträchtigen und häufig auch nach affektiver Besserung in euthymen Phasen anhalten, sind therapeutische Optionen sehr wichtig. Wiederholt konnte gezeigt werden, dass neuropsychologische und psychotherapeutische Therapieverfahren hilfreich sind. Alexopoulos et al. (2011) konnten zeigen, dass das Problemlösetraining bei Patienten mit Altersdepression mit jeweils milden bis mittelstarken depressiven Symptomen, exekutiven Beeinträchtigungen und Alltagsbeeinträchtigungen zu größeren Verbesserungen in der depressiven Symptomatik und den Alltagsbeeinträchtigungen führt als eine supportive Psychotherapie. Bedeutungsvoll ist, dass die Verbesserung der Stimmung auf die Reduktion der Alltagsbeeinträchtigung zurückzuführen war. Für jüngere depressive Patienten (Durchschnittsalter 50 Jahre) wurde gezeigt, dass ein computerisiertes kognitives Training über 10 Wochen in nahezu allen neuropsychologischen Domänen (Aufmerksamkeit, verbales Lernen und Gedächtnis, psychomotorische Geschwindigkeit und Exekutivfunktionen) zu signifikanten Leistungszuwächsen führt (Elgamal et al. 2007). Morimoto et al. (2014) konnten zeigen, dass ein vierwöchiges neuropsychologisches Trainingsprogramm exekutiver Funktionen in behandlungsresistenten Patienten mit Altersdepression einen vergleichbaren antidepressiven Therapieerfolg in 4 Wochen wie Pharmakotherapie nach 12 Wochen erreicht. Zusätzlich wurden die Exekutivfunktionen signifikant stärker verbessert als in der Pharmakotherapiegruppe. Naismith et al. (2011) trainierten eine Gruppe älterer Patienten (Durchschnittsalter (64,8 Jahre) mit mindestens einer depressiven Episode in der Vorgeschichte. 28 % erfüllten die Kriterien für MCI. Nach 10 Wochen computerisiertem Training zeigten sich mittlere bis große Effektstärken (-0,74 bis -0,82) in den Bereichen visuelles und verbales Lernen und Gedächtnis. Da das kognitive Training die depressiv bedingten Defizite bessert, sich nachgewiesenermaßen protektiv gegenüber Neurodegeneration auswirkt und den Abbau bei beginnender Neurodegeneration verlangsamt, ist kognitives Training in jedem Fall zu empfehlen bzw. vorteilhaft.

5.9 Zusammenfassung

Kognitive Defizite bei Altersdepression sind häufig (ca. 50 %) und reichen von milden Beeinträchtigungen über Mild Cognitive Impairment bis zu demenziellen Symptombildern. Im Vordergrund stehen häufig Defizite der Informationsverarbeitungsgeschwindigkeit und exekutive Defizite. Diese kognitiven Defizite bei älteren depressiven Patienten korrelieren mit hirnstrukturellen und funktionellen frontostriatalen Beeinträchtigungen und bleiben auch in euthymen Phasen noch häufiger als bei jüngeren Patienten bestehen. Sie gehen mit einem schlechteren Verlauf und schlechterem Therapieansprechen einher, beeinträchtigen häufig die Alltagskompetenz und können einen Risikofaktor oder gar ein Prodrom einer neurodegenerativen Erkrankung darstellen. Dennoch soll nicht jeder Patient mit Altersdepression neuropsychologisch untersucht werden. Hier ist eine Fixierung auf subjektive Defizite und deren Katastrophisierung zu vermeiden. Wie in ▶ Kap. 7 ausgeführt, sollte während der Akutphase der Altersdepression primär die Depression leitliniengerecht und entsprechend den Präferenzen des Patienten behandelt werden. Ist im Verlauf eine Abklärung kognitiver Defizite indiziert, ist gemäß der aktuellen Leitlinie ein zweistufiges Verfahren sinnvoll. Zuerst werden Screeningverfahren eingesetzt, um den Bedarf einer ausführlichen neuropsychologischen Untersuchung abzuklären. Die neuropsychologische Untersuchung kann schließlich kognitive Defizite von altersgemäßem kognitivem Abbau unterscheiden, abklären, ob der Risikostatus für Neurodegeneration (Mild Cognitive Impairment) vorliegt und häufig den Unterschied zu demenziellen Syndromen aufzeigen. Hierbei zeigen Patienten mit leichter Demenz in der Regel deutlich schlechtere Leistungsprofile. Bei depressiven Patienten findet sich ein Störungsprofil, das mit besseren Leistungen bei Unterstützung des Gedächtnisses durch Cues oder durch Wiedererkennen einhergehen kann. Andererseits gilt für die Altersdepression, dass die kognitiven Defizite mit neuropsychologischen Therapieverfahren gebessert werden können und sollten, um die Remission der affektiven Symptomatik zu unterstützen und vor Neurodegeneration zu schützen.

Literatur

Alexopoulos GS et al (2008) Anterior cingulate dysfunction in geriatric depression. Int J Geriatr Psychiatry 23:347–355

Alexopoulos GS, Raue PJ, Kiosses DN, Mackin RS, Kanellopoulos D, McCulloch C, Areán PA (2011) Problem-solving therapy and supportive therapy in older adults with major depression and executive dysfunction: effect on disability. Arch Gen Psychiatry 68(1):33–41

Baltes MM, Kühl P, Sowarka D (1992) Testing for limits of cognitive reservecapacity: a promising strategy for early diagnosis of dementia? J Gerontol 47:165–167

Beblo T, Lautenbacher S (2006) Neuropsychologie der Depression. Hogrefe, Göttingen

Butters MA, Whyte EM, Nebes RD, Begley AE, Dew MA, Mulsant BH, Zmuda MD, Bhalla R, Meltzer CC, Pollock BG, Reynolds CF 3rd, Becker JT (2004). The nature and determinants of neuropsychological functioning in late-life depression. Arch Gen Psychiatry 61(6):587–595

Butters MA, Young JB, Lopez O, Aizenstein HJ, Mulsant BH, Reynolds CF 3rd, DeKosky ST, Becker JT (2008) Pathways linking late-life depression to persistent cognitive impairment and dementia. Dialogues Clin Neurosci 10(3):345–357

Dillon C, Tartaglini MF, Stefani D, Salgado P, Taragano FE, Allegri RF (2014) Geriatric depression and its relation with cognitive impairment and dementia. Arch Gerontol Geriatr 59(2):450–456

Dybedal GS, Tanum L, Sundet K, Gaarden TL, Bjølseth TM (2013) Neuropsychological functioning in late-life depression. Front Psychol 4:381

Elderkin-Thompson V, Moody T, Knowlton B, Hellemann G, Kumar A (2011) Explicit and implicit memory in late-life depression. Am J Geriatr Psychiatry 19(4):249–255

Elgamal S, McKinnon MC, Ramakrishnan K, Joffe RT, MacQueen G (2007) Successful computer-assisted cognitive remediation therapy in patients with unipolar depression: a proof of principle study. Psychol Med 37(9):1229–1238

Hou Z, Yuan Y, Zhang Z, Bai F, Hou G, You J (2012) Longitudinal changes in hippocampal volumes and cognition in remitted geriatric depressive disorder. Behav Brain Res 227:30–35

Morimoto SS, Wexler BE, Liu J, Hu W, Seirup J, Alexopoulos GS (2014) Neuroplasticity-based computerized cognitive remediation for treatment-resistant geriatric depression. Nat Commun 5:4579

Morimoto SS, Kanellopoulos D, Manning KJ, Alexopoulos GS (2015) Diagnosis and treatment of depression and cognitive impairment in late life. Ann N Y Acad Sci 1345:36–46

Naismith SL, Diamond K, Carter PE, Norrie LM, RedobladoHodge MA, Lewis SJ, Hickie IB (2011) Enhancing memory in late-life depression: the effects of a combined psychoeducation and cognitive training program. Am J Geriatr Psychiatry 19(3):240–248

Peretti S, Judge R, Hindmarch I (2000) Safety and tolerability considerations: tricyclic antidepressants vs. selective serotonin reuptake inhibitors. Acta Psychiatr Scand Suppl 403:17–25

Scheurich A, Fellgiebel A, Schermuly I, Bauer S, Wölfges R, Müller MJ (2008) Experimental evidence for a motivational origin of cognitive impairment in major depression. Psychol Med 38(2):237–246

Schreiber M, Schneider R (2007) Cognitive plasticity in people at risk for dementia: optimising the testing-the-limits-approach. Aging Ment Health 11(1):75–81

Sowarka D, Neher KM, Gutzmann H, Kühl KP, Baltes MM (2000) Kognitive Plastizität als Diagnostikum zur Früherkennung pathologischen Alterns. Z Diff Diagn Psychol 21:125–137

Stern Y (2002) What is cognitive reserve? Theory and research application of the reserve concept. J Int Neuropsychol Soc 8:448–460

Taylor WD, Aizenstein HJ, Alexopoulos GS (2013) The vascular depression hypothesis: mechanisms linking vascular disease with depression. Mol Psychiatry 18(9):963–974

Hirnstrukturelle und funktionelle Bildgebung

Dominik Wolf

6.1 Rolle der Bildgebung bei Altersdepression – 44

6.2 Bildgebung in der klinischen Grundlagenforschung – 44
6.2.1 Bildgebungskorrelate der Altersdepression: ein Überblick – 44
6.2.2 Bildgebungskorrelate der Altersdepression im Detail – 45
6.2.3 Klinisch-neuropsychologische Korrelate der Bildgebungsbefunde – 46
6.2.4 Bildgebung als Biomarker für den Behandlungserfolg – 47

6.3 Bildgebung bei Altersdepression in der klinischen Praxis – 47
6.3.1 Bildgebung im Rahmen der Differenzialdiagnostik – 47
6.3.2 Bildgebung im Rahmen der Sicherheitsdiagnostik bei Hirnstimulationsmethoden – 48

6.4 Zusammenfassung – 48

Literatur – 48

© Springer-Verlag GmbH Deutschland 2017
A. Fellgiebel, M. Hautzinger (Hrsg.), *Altersdepression*,
DOI 10.1007/978-3-662-53697-1_6

6.1 Rolle der Bildgebung bei Altersdepression

Die strukturelle und funktionelle Bildgebung des Gehirns gewann innerhalb der letzten 10 Jahre in der klinisch-psychiatrischen Forschung und Diagnostik zunehmend an Bedeutung. Die stetige technische Weiterentwicklung der modernen Bildgebungsverfahren in den letzten Jahren führte zu einer kontinuierlichen Zunahme der Anwendung und Genauigkeit der strukturellen und funktionellen Bildgebung. Die Magnetresonanztomografie (MRT) stellt dabei die meistgenutzte Bildgebungsmodalität dar. Neben der MRT fanden die Positronenemissionstomografie (PET) sowie die sowie die Einzelphotonenemissionscomputertomografie (SPECT) wiederholt Anwendung.

Im Rahmen der Altersdepression dienten die strukturelle und funktionelle Bildgebung bisher primär der Erforschung der neurobiologischen Korrelate der Erkrankung und lieferten wichtige Erkenntnisse zum besseren Verständnis der zugrundeliegenden pathophysiologischen Mechanismen. Neuere Studien verdeutlichen darüber hinaus einen potenziellen Nutzen der strukturellen und funktionellen Bildgebung zur Prädiktion des Erfolgs einer Pharmako- und Psychotherapie und damit zur Auswahl der passenden therapeutischen Intervention (Agudelo et al. 2015). In der klinischen Praxis findet die Bildgebung im Rahmen der Differenzial- und Ausschlussdiagnostik neurodegenerativer und anderer hirnpathologischer Erkrankungen sowie im Rahmen der Sicherheitsdiagnostik für den Einsatz nichtpharmakologischer somatischer Interventionen, wie beispielsweise der Elektrokonvulsionstherapie, Anwendung.

Im Folgenden stellt dieses Kapitel zunächst den Stand der klinischen Grundlagenforschung der strukturellen und funktionellen Bildgebung bei Altersdepression dar. Neben neurobiologischen Bildgebungskorrelaten werden klinisch-neuropsychologische Korrelate sowie der potenzielle Nutzen der Bildgebung als Biomarker für den Behandlungserfolg bei Altersdepression aufgezeigt. Im darauf folgenden Teil des Kapitels wird der aktuelle Nutzen der Bildgebung in der klinischen Praxis bei Altersdepression dargestellt.

6.2 Bildgebung in der klinischen Grundlagenforschung

Aufgrund der Dominanz der MRT hinsichtlich der Anwendungshäufigkeit in Bildgebungsstudien zur Altersdepression fokussiert der vorliegende Abschnitt auf MRT-basierte strukturelle und funktionelle Befunde.

6.2.1 Bildgebungskorrelate der Altersdepression: ein Überblick

Die Depression im höheren Lebensalter hat viele Gesichter. Die phänomenologische Ausprägung reicht vom primären Symptom der Apathie über die Melancholie im Sinne einer Depression mit somatischen Symptomen bis hin zur Anhedonie als dominierendes Symptom. Ähnlich dem heterogenen klinischen Bild der Altersdepression werden verschiedene zugrundeliegende biologische Mechanismen diskutiert. Neben einer Hyperkortisolämie und einem Mangel an monoaminergen Neurotransmittern im Gehirn, die als zentrale zugrundeliegende Mechanismen der Depression im Allgemeinen angesehen werden, zählen im Rahmen der Altersdepression zerebrovaskuläre Faktoren zu den Pathomechanismen der Erkrankung (Taylor et al. 2013). Entsprechend dem heterogenen klinischen Bild und der Vielfalt an pathomechanistisch-biologischen Hypothesen der Altersdepression zeigen Bildgebungsstudien im Rahmen der Erkrankung vielfältige strukturelle und funktionelle Veränderungen des Gehirns.

Strukturelle Veränderungen des Gehirns, gemessen mit der MRT, lassen sich grob in Veränderungen der grauen und weißen Substanz einteilen. Untersuchungen zur grauen Substanz bei Altersdepression konzentrierten sich meist auf volumetrische Unterschiede im Vergleich zu altersgematchten, gesunden Kontrollstichproben. Dabei zeigten sich wiederholt kleinere Volumina in frontostriatalen Regionen, im limbischen System sowie in Bereichen des Thalamus bei Patienten mit Altersdepression (Agudelo et al. 2015; Du et al. 2014). Strukturelle Untersuchungen zur weißen Substanz konzentrierten sich primär auf die Erfassung von zerebralen Läsionen, die als Folge altersassoziierter zerebrovaskulärer Belastungsfaktoren wie Bluthochdruck, Diabetes und Ischämie auftreten können. Generell zeigte sich bei Patienten mit Altersdepression eine deutlich höhere Anzahl an Läsionen der weißen Substanz verglichen mit gesunden Kontrollprobanden. Ähnlich den strukturellen Veränderungen der grauen Substanz zeigten sich diese Läsionen primär in frontostriatal-limbischen Regionen des Gehirns. Neben der Betrachtung von Läsionen der weißen Substanz fand die direkte Untersuchung der Integrität einzelner Faserbahnen bei Altersdepression Anwendung. Dabei zeigte sich eine verminderte Integrität erneut vorwiegend in frontal-subkortikalen und frontal-limbischen Faserbahnen (Agudelo et al. 2015; Herrmann et al. 2008; Wen et al. 2014).

Funktionelle Messungen des Gehirns, erfasst mit der funktionellen MRT (fMRT), lassen sich in aufgabenbezogene Messungen und Messungen in Ruhe einteilen. fMRT-Aufnahmen in Ruhe zeigten Veränderungen in verschiedenen funktionellen Netzwerken bei Patienten mit Altersdepression. So zeigte sich eine Reduktion der synchronen Aktivierung (sog. funktionelle Konnektivität) im kognitiven Kontrollnetzwerk. Demgegenüber fand sich eine erhöhte funktionelle Konnektivität im Ruhezustandsnetzwerk. Aufgabenbasierte fMRT-Studien ergänzten die Ergebnisse der Ruhe-fMRT-Aufnahmen und zeigten eine Reduktion der Aktivität und funktionellen Konnektivität frontaler Hirnregionen bei Aufgaben zu Exekutivfunktionen und Verarbeitung emotionaler Reize (Agudelo et al. 2015; Tadayonnejad und Ajilore 2014).

6.2.2 Bildgebungskorrelate der Altersdepression im Detail

Strukturelle Veränderungen der grauen Substanz bei Altersdepression wurden primär anhand der T1-gewichteten MRT untersucht. Reduzierte Volumina in frontalen Regionen der grauen Substanz wurden im orbitofrontalen Kortex, im anterioren zingulären Kortex sowie im dorsolateralen präfrontalen Kortex berichtet (Andreescu et al. 2008; Disabato et al. 2014). Innerhalb limbischer Strukturen zeigte sich eine Volumenreduktion vorwiegend im Hippocampus sowie in der Amygdala (Andreescu et al. 2008; Ballmaier et al. 2008; Burke et al. 2011; Disabato et al. 2014). Neben Veränderungen in frontalen und limbischen Regionen des Gehirns wurden Volumenreduktionen in den Basalganglien berichtet, einschließlich des Caudatums, Putamens und Pallidums (Andreescu et al. 2008; Smith et al. 2009).

Strukturelle Veränderungen der weißen Substanz bei Altersdepression wurden meist anhand der T2-gewichteten MRT und der Diffusions-Tensor-Bildgebung (Diffusion Tensor Imaging; DTI) untersucht. Die T2-gewichtete MRT diente dabei der Erfassung von Läsionen der weißen Substanz. Solche Läsionen wurden im Rahmen der Altersdepression sowohl in periventrikulären als auch in tiefen Regionen der weißen Substanz berichtet (Herrmann et al. 2008). Neuere Studien zeigten zudem Läsionen in spezifischen Faserbahnen, die frontale Regionen, limbische Regionen und die Basalganglien miteinander verbinden. Dazu zählten das Zingulum, der Fasciculus uncinatus sowie der Fasciculus longitudinalis (Dalby et al. 2010a; Sheline et al. 2008; Taylor et al. 2011). DTI wird zur Quantifizierung der Integrität von Faserbahnen genutzt. DTI-Studien zeigten eine reduzierte Integrität frontosubkortikaler und frontolimbischer Faserbahnen, einschließlich des Fasciculus uncinatus, der anterioren thalamischen Radiation, des superioren longitudinalen Fasciculus, des anterioren Corpus callosum sowie des posterioren Zingulum (Alves et al. 2012; Dalby et al. 2010b; Sexton et al. 2012b).

Funktionelle Ruhe-fMRT-Untersuchungen des kognitiven Kontrollnetzwerks bei Altersdepression zeigten eine reduzierte funktionelle Konnektivität zwischen dem dorsalen anterioren zingulären Kortex und dem dorsolateralen präfrontalen Kortex. Veränderungen in der funktionellen Konnektivität im Ruhenetzwerk umfassten eine erhöhte funktionelle Konnektivität zwischen Precuneus, subgenualem anteriorem zingulärem Kortex sowie dem ventromedialen präfrontalen Kortex (Alexopoulos et al. 2012). Vergleichbar mit den Ergebnissen der Ruhe-fMRT-Untersuchungen zeigte eine aufgabenbezogene fMRT Untersuchung zum kognitiven Kontrollnetzwerk bei Altersdepression eine reduzierte Aktivität im dorsolateralen präfrontalen Kortex, im anterioren und posterioren zingulären Kortex sowie eine reduzierte funktionelle Konnektivität zwischen dem dorsolateralen präfrontalen Kortex und dem dorsolateralen anterioren zingulären Kortex (Aizenstein et al. 2009; Wang et al. 2008).

Die verbreiteten hirnstrukturellen und funktionellen Veränderungen, die im Rahmen der Altersdepression berichtet wurden, führten verstärkt zu der Annahme, dass der Altersdepression Dysfunktionen in neuronalen Netzwerken zugrunde liegen. Dabei scheinen verschiedene Netzwerke im Rahmen der Erkrankung verändert zu sein, einschließlich des frontolimbischen Netzwerks, des kortikostriatalen Netzwerks, des Ruhenetzwerks sowie des kognitiven Kontrollnetzwerks (Tadayonnejad and Ajilore 2014). Nicht eindeutig geklärt ist jedoch die Frage, ob diese Netzwerkveränderungen der Depression vorausgehen oder folgen. Ätiopathologisch könnten die genannten Netzwerkveränderungen im Sinne des Vulnerabilitäts-Stress-Modells die Widerstandsfähigkeit gegenüber äußeren Stressoren verringern und somit die Anfälligkeit gegenüber einer Altersdepression im Allgemeinen sowie gegenüber spezifischen altersdepressionstypischen kognitiven Defiziten erhöhen.

6.2.3 Klinisch-neuropsychologische Korrelate der Bildgebungsbefunde

Neben der reinen Charakterisierung struktureller und funktioneller Veränderungen des Gehirns bei Altersdepression zur Verbesserung des Verständnisses der neurobiologischen Mechanismen der Erkrankung stand zunehmend die Betrachtung des Zusammenhangs dieser Veränderungen mit klinisch-neuropsychologischen Symptomen im Fokus der Forschung. Bezüglich der strukturellen Veränderungen der grauen Substanz wurde ein Zusammenhang zwischen einem reduzierten Hippocampusvolumen und Defiziten im episodischen Gedächtnis berichtet (Sexton et al. 2012a). Darüber hinaus wurde längsschnittlich eine Zunahme der depressiven Symptomatik, gemessen mit der Montgomery-Åsberg-Depressionsskala, bei Abnahme des Hippocampusvolumens bei Altersdepression gezeigt (Taylor et al. 2014). Verglichen mit strukturellen Veränderungen der grauen Substanz zeigten sich Veränderungen der weißen Substanz häufiger mit klinisch-neuropsychologischen Symptomen assoziiert. So gingen größere Läsionen der weißen Substanz mit stärkeren Beeinträchtigungen verschiedener kognitiver Domänen einher, allen voran Exekutivfunktionen, Aufmerksamkeitsfunktionen sowie Informationsverarbeitungsgeschwindigkeit (Lesser et al. 1996; Murata et al. 2001). Darüber hinaus zeigte sich das Ausmaß der Läsionen mit der Schwere der depressiven Symptomatik assoziiert (Murata et al. 2001). Neben Läsionen der weißen Substanz zeigten Veränderungen der Integrität verschiedener Faserbahnen Zusammenhänge mit verschiedenen kognitiven Defiziten bei Altersdepression. Eine reduzierte Integrität in der anterioren thalamischen Radiation sowie im Fasciculus uncinatus ging mit schlechteren Exekutivfunktionsleistungen, eine reduzierte Integrität im Genu des Corpus callosum mit einer reduzierten Informationsverarbeitungsgeschwindigkeit einher. Schließlich zeigte sich die Integrität der anterioren thalamischen Radiation und des Corpus callosum mit Defiziten im episodischen Gedächtnis assoziiert (Sexton et al. 2012a; Shimony et al. 2009).

Untersuchungen zum Zusammenhang zwischen funktionellen Veränderungen des Gehirns und klinisch-neuropsychologischen Symptomen bei Altersdepression zeigten einen stärkeren Pessimismus bei einer erhöhten funktionellen Konnektivität im Ruhenetzwerk. Des Weiteren wurden eine erhöhte funktionelle Konnektivität im Ruhenetzwerk mit einer verstärkten internalen Attribution negativer Ereignisse und eine reduzierte funktionelle Konnektivität im kognitiven Kontrollnetzwerk mit reduziertem zielgerichteten Verhalten sowie einem stärkeren negativen Interpretationsbias in Verbindung gebracht (Alexopoulos et al. 2012).

Insgesamt ist die Anzahl an Studien zum Zusammenhang zwischen strukturellen und funktionellen Veränderungen des Gehirns mit klinisch-neuropsychologischen Symptomen bei Altersdepression begrenzt. Darüber hinaus zeigen manche Studien heterogene Ergebnisse, sodass weitere Untersuchungen in dem Feld notwendig sind.

6.2.4 Bildgebung als Biomarker für den Behandlungserfolg

Einige der strukturellen und funktionellen Veränderungen des Gehirns bei Altersdepression wurden mit dem Behandlungserfolg der Erkrankung in Verbindung gebracht. Bezüglich struktureller Veränderungen der grauen Substanz zeigten sich geringere Hippocampusvolumen mit einer geringeren Remissionsrate nach einer 12-wöchigen antidepressiv-pharmakologischen Behandlung assoziiert (Hsieh et al. 2002). Darüber hinaus gingen geringere Volumen im dorsalen und rostralen anterioren zingulären Kortex vor Behandlungsbeginn mit einem schlechteren Ansprechen auf eine 12-wöchige Behandlung mit einem selektiven Serotonin-Wiederaufnahmehemmer (SSRI) einher (Gunning et al. 2009). Eine reduzierte kortikale Dicke zeigte sich mit einem schlechteren Ansprechen auf eine psychotherapeutische Behandlung assoziiert (Mackin et al. 2013). Veränderungen der weißen Substanz zeigten sich häufiger mit dem Therapieansprechen assoziiert. Eine größere Gesamtmenge an Läsionen, an periventrikulären Läsionen und an tiefen Läsionen der weißen Substanz standen wiederholt mit einer schlechteren Remission nach 12-wöchiger antidepressiver Pharmakotherapie in Zusammenhang (Bella et al. 2010; Gunning-Dixon et al. 2010; Sneed et al. 2011). Auch eine verminderte strukturelle Integrität im Genu des Corpus callosum, in der parahippokampalen weißen Substanz, im posterioren Zingulum sowie in der Insula vor Beginn einer 12-wöchigen SSRI-Behandlung zeigte sich mit einem schlechteren Therapieansprechen assoziiert (Alexopoulos et al. 2002; Alexopoulos et al. 2008). Es wird jedoch diskutiert, ob Assoziationen zwischen der Integrität der weißen Substanz und dem Behandlungserfolg auf die Integrität beeinflussende Läsionen der weißen Substanz zurückzuführen sind (Taylor et al. 2008).

Studien zum Zusammenhang zwischen funktionellen Veränderungen des Gehirns im Rahmen der Altersdepression und dem Behandlungserfolg sind rar. Erste Ruhe-fMRT-Untersuchungen zeigten, dass eine reduzierte funktionelle Konnektivität im kognitiven Kontrollnetzwerk eine Resistenz gegenüber einer 12-wöchigen SSRI-Behandlung prädiziert (Alexopoulos et al. 2012).

6.3 Bildgebung bei Altersdepression in der klinischen Praxis

6.3.1 Bildgebung im Rahmen der Differenzialdiagnostik

Obwohl sich depressive Störungen im Alter nicht grundsätzlich von denen junger Patienten unterscheiden, zeigen ältere depressive Patienten vermehrt neuropsychologische Symptome (z. B. Gedächtnisstörungen), körperliche Beschwerden (z. B. Appetitmangel, Schmerzen), somatoforme Störungen sowie Ängste. Darüber hinaus steigt im Alter insbesondere die Häufigkeit neurologischer Erkrankungen, deren symptomatische Erscheinungsbilder häufig mit denen der Depression überlappen und somit die differenzialdiagnostische Einordung der Symptomatik erschweren.

Gemäß der S3-Leitlinie unipolare Depression der Fachgesellschaften für Neurologie und Psychiatrie (DGPPN et al. 2015) sollten im Rahmen der Diagnostik nach Abklärung der Hauptsymptome im Zuge der Differenzialdiagnostik somatische, insbesondere hirnorganische, Faktoren als Ursache der Symptomatik ausgeschlossen werden. Vor dem Hintergrund der zunehmenden Häufigkeit neurologischer Erkrankungen im Alter findet die Bildgebung bei Altersdepression in der klinischen Praxis somit im Rahmen der Differenzial- und Ausschlussdiagnostik neurodegenerativer und anderer hirnpathologischer Erkrankungen Anwendung. Gerade bei erstmaligem Auftreten oder atypischem Verlauf einer klinisch relevanten Depression im Alter sollte eine strukturelle kraniale Bildgebung (kraniale Computertomografie, cCT oder kraniale MRT, cMRT) durchgeführt werden, um mögliche zerebrale ätiologische Faktoren auszuschließen oder eine symptomatische Depression im Rahmen einer organischen Hirnerkrankung (z. B. Tumor, vaskulärer oder entzündlicher Prozess, Begleitdepression im Rahmen einer neurologischen Systemerkrankung) zu bestätigen. Apathisch-depressive Zustandsbilder können beispielsweise die klinische Manifestation eines frontalen Hirntumors oder einer Schädigung der Hypophysen-Nebennierenrinden-Achse darstellen. Darüber hinaus kann eine depressive Symptomatik bei der Erstmanifestation einer degenerativen oder vaskulären Demenz im Vordergrund stehen (▶ Kap. 7). Neben dem erstmaligen Auftreten oder atypischen Verläufen einer Altersdepression kann die Durchführung einer cCT/cMRT auch im Falle einer Therapieresistenz bei Standardbehandlung sinnvoll sein.

6.3.2 Bildgebung im Rahmen der Sicherheitsdiagnostik bei Hirnstimulationsmethoden

Eine cCT/cMRT findet in der klinischen Praxis bei Altersdepression auch im Rahmen der Sicherheitsdiagnostik für den Einsatz von Hirnstimulationsmethoden als nichtpharmakologische somatische Interventionen, insbesondere bei der Elektrokonvulsionstherapie (EKT), Anwendung. Absolute Kontraindikationen für die Durchführung einer EKT sind Herz- oder Hirninfarkte sowie ein erhöhter Hirndruck oder ein akuter Glaukomanfall. Relative Kontraindikationen sind zerebrale Aneurysmen oder Angiome. Als Voruntersuchung sollte daher neben dem Routinelabor, einem EKG sowie einem Röntgenbild des Thorax auch eine cCT/cMRT vorliegen.

6.4 Zusammenfassung

Im Rahmen der Erforschung der neurobiologischen Korrelate der Altersdepression zeigten sich vielfältige charakteristische strukturelle und funktionelle Veränderungen in verschiedenen, primär frontal lokalisierten Netzwerken des Gehirns, einschließlich des frontolimbischen Netzwerks, des kortikostriatalen Netzwerks, des Ruhenetzwerks sowie des kognitiven Kontrollnetzwerks. Gerade Läsionen der weißen Substanz, die häufig Folge zerebrovaskulärer Belastungsfaktoren sind, wurden im Rahmen der Altersdepression wiederholt berichtet. Viele der strukturellen und funktionellen Veränderungen zeigten sich mit klinisch-neuropsychologischen Symptomen der Erkrankung assoziiert. Darüber hinaus prädizierten insbesonders zerebrovaskuläre Läsionen ein schlechteres Therapieansprechen einer antidepressiv-pharmakologischen Behandlung.

In der klinischen Praxis findet die Bildgebung bei Altersdepression im Rahmen der Differenzial- und Ausschlussdiagnostik neurodegenerativer und anderer hirnpathologischer Erkrankungen Anwendung. Eine cCT oder cMRT sollte bei erstmaligem Auftreten oder atypischem Verlauf einer klinisch relevanten Depression im Alter durchgeführt werden, um mögliche zerebrale ätiologische Faktoren der klinischen Symptomatik zu erfassen. Darüber hinaus kann eine cCT/cMRT auch im Falle einer Therapieresistenz bei Standardbehandlung sinnvoll sein. Neben der Differenzialdiagnostik sollte eine cCT/cMRT auch im Rahmen der Sicherheitsdiagnostik bei Hirnstimulationsmethoden, insbesondere der EKT, durchgeführt werden.

Literatur

Agudelo C, Aizenstein HJ, Karp JF, Reynolds III CF (2015) Applications of magnetic resonance imaging for treatment-resistant late-life depression. Dialogues Clin Neurosci 17(2):151–169

Aizenstein HJ, Butters MA, Wu M, Mazurkewicz LM, Stenger VA, Gianaros PJ, Becker JT, Reynolds CF, Carter CS (2009) Altered functioning of the executive control circuit in late-life depression: episodic and persistent phenomena. Am J Geriat Psychiatry 17(1):30–42

Alexopoulos GS, Kiosses DN, Choi SJ, Murphy CF, Lim KO (2002) Frontal white matter microstructure and treatment response of late-life depression: a preliminary study. Am J Psychiatry 159(11):1929–1932

Alexopoulos GS, Murphy CF, Gunning-Dixon FM, Latoussakis V, Kanellopoulos D, Klimstra S, Lim KO, Hoptman MJ (2008) Microstructural white matter abnormalities and remission of geriatric depression. Am J Psychiatry 165(2):238–244

Alexopoulos GS, Hoptman MJ, Kanellopoulos D, Murphy CF, Lim KO, Gunning FM (2012) Functional connectivity in the cognitive control network and the default mode network in late-life depression. J Affect Disord 139(1):56–65

Alves GS, Karakaya T, Fußer F, Kordulla M, O'Dwyer L, Christl J, Magerkurth J, Oertel-Knöchel V, Knöchel C, Prvulovic D (2012) Association of microstructural white matter abnormalities with cognitive dysfunction in geriatric patients with major depression. Psychiat Res Neuroim 203(2):194–200

Andreescu C, Butters MA, Begley A, Rajji T, Wu M, Meltzer CC, Reynolds CF, Aizenstein H (2008) Gray matter changes in late life depression – a structural MRI analysis. Neuropsychopharmacology 33(11):2566–2572

Ballmaier M, Narr KL, Toga AW, Elderkin-Thompson V, Thompson PM, Hamilton L, Haroon E, Pham D, Heinz A, Kumar A (2008) Hippocampal morphology and distinguishing late-onset from early-onset elderly depression. Am J Psychiatry 165(2):229–237

Bella R, Pennisi G, Cantone M, Palermo F, Pennisi M, Lanza G, Zappia M, Paolucci S (2010) Clinical presentation and

Literatur

outcome of geriatric depression in subcortical ischemic vascular disease. Gerontology 56(3):298–302

Burke J, McQuoid DR, Payne ME, Steffens DC, Krishnan RR, Taylor WD (2011) Amygdala volume in late-life depression: relationship with age of onset. Am J Geriatr Psychiatry 19(9):771–776

Dalby R, Chakravarty M, Ahdidan J, Sørensen L, Frandsen J, Jonsdottir K, Tehrani E, Rosenberg R, Østergaard L, Videbech P (2010a) Localization of white-matter lesions and effect of vascular risk factors in late-onset major depression. Psychol Med 40(08):1389–1399

Dalby RB, Frandsen J, Chakravarty MM, Ahdidan J, Sørensen L, Rosenberg R, Videbech P, Østergaard L (2010b) Depression severity is correlated to the integrity of white matter fiber tracts in late-onset major depression. Psychiat Res Neuroim 184(1):38–48

DGPPN, BÄK, KBV, AWMF, AkdÄ, BPtK, BApK, DAGSHG, DEGAM, DGPM, DGPs, DGRW (Hrsg) für die Leitliniengruppe Unipolare Depression* (2015) S3-Leitlinie/Nationale VersorgungsLeitlinie Unipolare Depression – Langfassung, 2. Aufl, Vers 2, Nov 2015. (*Organisationen, die in der Leitliniengruppe kooperierten: DGPPN, BÄK, KBV, AWMF, ACKPA, AkdÄ, BPtK, BApK, DAGSHG, DEGAM, DGPM, DGPs, DGRW, BDK, BDP, BPM, BVDN, BVDP, BVVP, CPKA, DÄVT, DFT, DGGPP, DGPT, DGVT, DPG, DPV, DPtV, DVT, GwG, Stiftung Deutsche Depressionshilfe). doi:10.6101/AZQ/000266. http//:www.depression.versorgungsleitlinien.de. Zugegriffen: 14. Feb 2017

Disabato BM, Morris C, Hranilovich J, D'Angelo GM, Zhou G, Wu N, Doraiswamy PM, Sheline YI. (2014) Comparison of brain structural variables, neuropsychological factors, and treatment outcome in early-onset versus late-onset late-life depression. Am J Geriatr Psychiatry 22(10):1039–1046

Du M, Liu J, Chen Z, Li J, Kuang W, Yang Y, Zhang W, Zhou D, Bi F (2014) Brain grey matter volume alterations in late-life depression. J Psychiatry Neurosci 39(6):397

Gunning-Dixon FM, Walton M, Cheng J, Acuna J, Klimstra S, Zimmerman ME, Brickman AM, Hoptman MJ, Young RC, Alexopoulos GS (2010) MRI signal hyperintensities and treatment remission of geriatric depression. J Affect Disord 126(3):395–401

Gunning FM, Cheng J, Murphy CF, Kanellopoulos D, Acuna J, Hoptman MJ, Klimstra S, Morimoto S, Weinberg J, Alexopoulos GS (2009) Anterior cingulate cortical volumes and treatment remission of geriatric depression. Int J Geriatric Psychiatry 24(8):829–836

Herrmann LL, Le Masurier M, Ebmeier KP (2008) White matter hyperintensities in late life depression: a systematic review. J Neurol Neurosurg Psychiatry 79(6):619–624

Hsieh MH, McQuoid DR, Levy RM, Payne ME, MacFall JR, Steffens DC (2002) Hippocampal volume and antidepressant response in geriatric depression. J Geriatr Psychiatry 17(6):519–525

Lesser IM, Boone KB, Mehringer CM, Wohl MA (1996) Cognition and white matter hyperintensities in older depressed patients. Am J Psychiatry 153(10):1280

Mackin RS, Tosun D, Mueller SG, Lee J-Y, Insel P, Schuff N, Truran-Sacrey D, Arean P, Nelson JC, Weiner MW (2013) Patterns of reduced cortical thickness in late-life depression and relationship to psychotherapeutic response. Am J Geriatr Psychiatry 21(8):794–802

Murata T, Kimura H, Omori M, Kado H, Kosaka H, Iidaka T, Itoh H, Wada Y (2001) MRI white matter hyperintensities, 1H-MR spectroscopy and cognitive function in geriatric depression: a comparison of early-and late-onset cases. Int J Geriatr Psychiatry 16(12):1129–1135

Sexton C, McDermott L, Kalu U, Herrmann L, Bradley K, Allan C, Le Masurier M, Mackay C, Ebmeier K (2012a) Exploring the pattern and neural correlates of neuropsychological impairment in late-life depression. Psychol Med 42(06):1195–1202

Sexton CE, Allan CL, Le Masurier M, McDermott LM, Kalu UG, Herrmann LL, Mäurer M, Bradley KM, Mackay CE, Ebmeier KP (2012b) Magnetic resonance imaging in late-life depression: multimodal examination of network disruption. Arch Gen Psychiatry 69(7):680–689

Sheline YI, Price JL, S Neil Vaishnavi B, Mintun MA, Barch DM, Epstein AA, Wilkins CH, Snyder AZ, Couture L, Schechtman K (2008) Regional white matter hyperintensity burden in automated segmentation distinguishes late-life depressed subjects from comparison subjects matched for vascular risk factors. Am J Psychiatry 165(4):524–532

Shimony JS, Sheline YI, D'Angelo G, Epstein AA, Benzinger TL, Mintun MA, McKinstry RC, Snyder AZ (2009) Diffuse microstructural abnormalities of normal-appearing white matter in late life depression: a diffusion tensor imaging study. Biol Psychiatry 66(3):245–252

Smith GS, Kramer E, Ma Y, Kingsley P, Dhawan V, Chaly T, Eidelberg D (2009) The functional neuroanatomy of geriatric depression. Int J Geriatr Psychiatry 24(8):798–808

Sneed JR, Culang-Reinlieb ME, Brickman AM, Gunning-Dixon FM, Johnert L, Garcon E, Roose SP (2011) MRI signal hyperintensities and failure to remit following antidepressant treatment. J Affect Disord 135(1):315–320

Tadayonnejad R, Ajilore O (2014) Brain network dysfunction in late-life depression. A literature review. J Geriatr Psychiatry Neurol 27(1):5–12

Taylor WD, Kuchibhatla M, Payne ME, MacFall JR, Sheline YI, Krishnan KR, Doraiswamy PM (2008) Frontal white matter anisotropy and antidepressant remission in late-life depression. PloS one 3(9):e3267

Taylor WD, MacFall JR, Boyd B, Payne ME, Sheline YI, Krishnan RR, Doraiswamy PM (2011) One-year change in anterior cingulate cortex white matter microstructure: relationship with late-life depression outcomes. Am J Geriatr Psychiatry 19(1):43–52

Taylor WD, Aizenstein HJ, Alexopoulos GS (2013) The vascular depression hypothesis: mechanisms linking vascular disease with depression. Mol Psychiatry 18(9):963–974

Taylor WD, McQuoid DR, Payne ME, Zannas AS, MacFall JR, Steffens DC (2014) Hippocampus atrophy and the longitudinal course of late-life depression. Am J Geriatr Psychiatry 22(12):1504–1512

Wang L, K Ranga Krishnan M, Steffens DC, Potter GG, Dolcos F, McCarthy G (2008) Depressive state-and disease-related alterations in neural responses to affective and executive challenges in geriatric depression. Am J Psychiatry 165(7):863–871

Wen MC, Steffens DC, Chen MK, Zainal NH (2014) Diffusion tensor imaging studies in late-life depression: systematic review and meta-analysis. Int J Geriatr Psychiatry 29(12):1173–1184

„Pseudodemenz": Abgrenzung Altersdepression – Demenz

Andreas Fellgiebel

7.1 Differenzialdiagnosche Aspekte – 52

7.2 Altersdepression mit reversibler Demenz – 53

7.3 Neurobiologische Zusammenhänge von Depression und Demenz – 54

7.4 Zusammenfassung und Fazit – 54

Literatur – 55

© Springer-Verlag GmbH Deutschland 2017
A. Fellgiebel, M. Hautzinger (Hrsg.), *Altersdepression*,
DOI 10.1007/978-3-662-53697-1_7

7.1 Differenzialdiagnosche Aspekte

Eine beginnende demenzielle Entwicklung – bzw. eine klinische Manifestation einer neurodegenerativen oder zerebrovaskulären Erkrankung – stellt eine häufige Differenzialdiagnose der Altersdepression dar. Häufig stellt sich diese Frage in der Praxis deshalb, weil die Kernsymptome der Depression (gedrückte Stimmung, Freud- und Interesselosigkeit) bei der Altersdepression oft nicht im Vordergrund stehen und die Patienten nicht selten primär über Gedächtnis- und Konzentrationsstörungen klagen – und nicht selten selbst Befürchtungen über eine herannahende Demenz äußern. Auf der anderen Seite können Apathie (reduzierte eigeninitiativ generierte Aktivität) und „sozialer Rückzug", frühe klinische Symptome bei der Alzheimer-Demenz oder der frontotemporalen Demenz, mit einer depressionstypischen Motivationsschwäche verwechselt werden. Auch kann bei dem gleichzeitigen Auftreten typischer depressiver und kognitiver Symptome klinisch nicht sicher die Grenze zwischen affektiver Genese, d. h. die kognitiven Defizite sind funktionell durch die Depression bedingt, und hirnorganischer Genese im Rahmen einer demenziellen Entwicklung unterschieden werden.

Der Begriff der Pseudodemenz wird in diesem Zusammenhang im klinischen Fachjargon verwendet und bezeichnet die durch eine Depression bedingte kognitive Störung in Abgrenzung zu einer „echten", organisch bedingten kognitiven Störung im Rahmen einer Demenz oder demenziellen Entwicklung. Das Ausmaß der kognitiven Störung ist bei der Differenzialdiagnose einer Pseudodemenz allerdings i. d. R. nicht so ausgeprägt, dass man von einem demenziellen Syndrom sprechen könnte. Die eigentliche Fragestellung lautet daher oft Depression bzw. Altersdepression versus klinische Manifestation einer neurodegenerativen Erkrankung, in unserem Fallbeispiel Alzheimer-Erkrankung.

- **Fallbeispiel: Alzheimer-Erkrankung**

Die 65-jährige Patientin stellt sich ohne Begleitung in der Gedächtnisambulanz vor. Die alleinstehende, berentete Sekretärin berichtet über seit etwa 6 Monaten bestehende Gedächtnisstörungen. Namen von ihr bekannten Personen würden ihr oft spontan nicht mehr einfallen. Auch sei sie bestürzt darüber, dass ihr als Hobbygärtnerin immer öfter die lateinischen Pflanzennamen nicht mehr einfielen. Eine Freundin habe ihr eine Episode aus einem gemeinsamen Restaurantbesuch während eines vergangenen Urlaubs erzählt, woran sie sich nicht mehr hätte erinnern können – was ihr sehr peinlich gewesen wäre. Wenige Tage vor der ambulanten Vorstellung in der Gedächtnisambulanz habe sie an der Supermarktkasse bezahlen wollen, und als sie an der Reihe gewesen sei, habe sie plötzlich „gar nichts mehr" gewusst. Sie sei auch häufiger als früher müde oder reizbar. Ihre Mutter hätte an einer Demenz gelitten und sei im letzten Jahr in einem Zustand völliger Verwirrung im Pflegeheim verstorben. Jetzt befürchtet die Patienten, dass es auch bei ihr selbst so weit sein könnte. Auf Nachfragen berichtet sie ebenfalls von Konzentrationsschwierigkeiten, sie sei vermehrt unruhig und schlafe schlecht. Die Beschwerden seien wechselnd, Familie, Freunde oder Bekannte hätten sie bisher noch nicht auf ihre Defizite angesprochen, „wahrscheinlich aus Rücksichtnahme". Die Stimmung sei momentan natürlich nicht gut, der Antrieb wird als ungestört beschrieben. Keine Suizidalität, kein Lebensüberdruss, allerdings sei sie sehr besorgt über ihre Zukunft, habe Angst, ihre Selbstständigkeit zu verlieren, und wisse nicht, wer sie versorgen werde. Keine Depression oder sonstige psychische Störungen in der Vorgeschichte. Außer einer medikamentös mit einem ACE-Hemmer eingestellten arteriellen Hypertonie keine vaskulären Risikofaktoren, keine relevanten Vorerkrankungen. Selbstmedikation mit Baldrian bei Bedarf und Ginkgo biloba 120 mg/d. Kognitives Screening: Minimental Status Test (MMST) mit 29 von 30 Punkten unauffällig, im DemTect 14 von 18 Punkten, ein Grenzbefund, der auf eine unterdurchschnittliche Leistung beim Untertest freier verzögerter Wiederabruf zurückzuführen ist (die Patientin erinnert 4 von 10 Wörtern). Geriatric Depression Scale (GDS-15) mit 8 von 15 Punkten Hinweis auf Depression. Sämtliche Routinelaborparameter inkl. der Schilddrüsenwerte befinden sich im Normbereich. In der kranialen Computertomografie Zeichen einer leichten Mikroangiopathie, sonst altersentsprechend.

- **Diskussion des Fallbeispiels**

Eine Reihe klinischer Aspekte sprechen in diesem Fallbeispiel für eine „affektive Genese" und eher gegen eine neurodegenerative Verursachung der

Tab. 7.1 Klinische Unterscheidungsmerkmale (degenerative) Demenz – Pseudodemenz. (Adapt. nach Fellgiebel 2013)

	Demenz[a]	Pseudodemenz[b]
Beschreibung der Ausfälle	Vage, teilweise dissimulierend	Präzise, auch generalisierend
Defizitbewusstsein	Eher herabgesetzt	Eher übersteigert
Leistungsfähigkeit	Konstant schlecht	Fluktuierend
Beginn	Schleichend über Monate	Rasch über Tage, Wochen
Alltagsaktivitäten	Leicht gestört	Eher erhalten
Primäre kognitive Defizite	Gedächtnis	Problemlösen, Konzentration

[a] hier: beginnende Alzheimer-Demenz und Mild Cognitive Impairment (MCI) bei Alzheimer-Erkrankung
[b] hier: kognitive Störung bei Altersdepression

Beschwerden, etwa im Rahmen einer prodromalen Alzheimer-Erkrankung. Eine systematische Gegenüberstellung der klinischen Kriterien zur Unterscheidung depressiver vs. degenerativer Merkmale (klinische Manifestation einer Alzheimer-Erkrankung) findet sich in ◘ Tab. 7.1.

Depressive Patienten schildern präzise, was sie in der letzten Zeit alles vergessen haben („Sie merken sich alles, was sie vergessen"). Das „Vergessen" wird als traumatisch erlebt. Häufig wird generalisiert („Es geht gar nichts mehr"), situativ werden „filmrissartige" Erlebnisse geschildert („Ich wusste in diesem Moment gar nichts mehr").

Der Patient mit einer prodromalen Alzheimer-Erkrankung/beginnenden Alzheimer-Demenz bleibt eher vage, muss über die Frage: „Was vergessen Sie?" häufig erst einmal nachdenken. Häufig berichten Alzheimer-Patienten dann das, was sie von ihrer Umgebung oft zu hören bekommen („Wenn ich in den Keller gehe und etwas holen will/soll, weiß ich unten nicht mehr, was ich wollte/sollte."). Es besteht die Neigung zur „Bagatellisierung" oder Rationalisierung („ist doch nicht schlimm", „ist dem Alter geschuldet", „Wie das heutige Datum lautet? Da kümmert sich meine Frau drum.").

Die aus der Sicht des Patienten gravierenden kognitiven Defizite entwickeln sich bei der Depression schnell, d. h. innerhalb von Tagen oder Wochen und im engen zeitlichen Zusammenhang mit den affektiven Symptomen, während sich die kognitiven Veränderungen bei der Alzheimer-Erkrankung oft über Monate entwickeln, bis sie als „pathologisch" wahrgenommen werden oder „auffallen". Wichtig ist in diesen Zusammenhang, dass die kognitiven Beeinträchtigungen bei der Altersdepression auch nach Abklingen der affektiven Symptome noch bestehen können und sich dann erst im weiteren Verlauf, z. T. auch nur unvollständig, zurückbilden (▶ Kap. 5).

Das Profil und Ausmaß der kognitiven Störung bei Depression und Altersdepression im Vergleich zur Neurodegeneration wird ausführlich in ▶ Kap. 5 dargestellt. Im Vordergrund stehen Konzentrationsstörungen und exekutive Funktionsstörungen. Typischerweise kann beim verbalen Gedächtnis auch der freie verzögerte Wiederabruf gestört sein (s. Fallbeispiel), während die Wiedererkennungsaufgaben (Unterstützung der Erinnerung durch Hinweisreize) i. d. R. deutlich besser bewältigt werden, was in der Zusammenschau eher auf eine Abrufstörung als auf eine Speicherfunktionsstörung (wie sie für Alzheimer-Demenz typisch wäre) hinweist.

7.2 Altersdepression mit reversibler Demenz

Neben der bisher beschriebenen Differenzialdiagnostik der beginnenden Alzheimer-Demenz und der depressiv bedingten kognitiven Störung gibt es auch Patienten mit Altersdepression, die im Rahmen der Depression stärkere kognitive Defizite zeigen, die das Ausmaß eines echten demenziellen Syndroms erreichen.

Alexopoulos et al. (1993) führten Verlaufsuntersuchungen bei Patienten mit Altersdepression (mittleres Alter 74 Jahre) über mehrere Jahre durch. Dabei unterschieden sie die Patienten, die im Rahmen der Depression (DSM-III-R-Kriterien für Major Depression) ein demenzielles Syndrom entwickelt hatten (DSM-III-R-Kriterien für Demenz plus Mini Mental Status Test, MMST, < 24 Punkte), und Patienten, die diese Kriterien nicht erfüllten. Nach naturalistischer antidepressiver Therapie unterschieden sich die beiden Gruppen weder in der Depressionsschwere noch im MMST signifikant. Die Demenzen waren also unter antidepressiver Therapie „reversibel". Dennoch entwickelten in der Gruppe der Patienten mit „reversibler Demenz" 43 % innerhalb eines Beobachtungszeitraumes von ca. 4 Jahren eine („irreversible") Demenz, während nur 12 % der Patienten ohne reversible Demenz in diesem Zeitraum eine demenzielle Entwicklung zeigten.

Eine Erklärung für diese Ergebnisse, die auch von anderen Untersuchungen bestätigt wurden, könnte sein, dass sich die Patienten mit der reversiblen Demenz in einem Prodromalstadium der Alzheimer-Demenz befanden, dass bei (degenerativ) vorgeschädigtem Gehirn die Kompensationsfähigkeit/„kognitive Reserve" im Rahmen der depressiven Episode zusammenbrach und sich ein demenzielles Syndrom zeigte. Unter der antidepressiven Therapie „rekompensierten" die Patienten, die Kognition besserte sich, im weiteren Verlauf wurde die Alzheimer-Erkrankung dann jedoch klinisch manifest.

7.3 Neurobiologische Zusammenhänge von Depression und Demenz

Für diesen Erklärungsversuch sprechen auch neurobiologische Befunde, die das erhöhte Demenzrisiko bei Depression und das erhöhte Risiko für die kognitiven Veränderungen im Rahmen der Altersdepression auf eine erhöhte Vulnerabilität des Gehirns zurückführen. So stellen früh im Erwachsenenalter und rezidivierend auftretende Depressionen einen Risikofaktor sowohl für eine spätere Demenzentwicklung als auch für die Entwicklung ausgeprägterer kognitiver Defizite im Rahmen einer späteren Altersdepression dar. Als Mechanismen werden die Aktivierung der biologischen Stressachse (HPA-Achse) (Burke et al. 2005) und ein negativer neutropiner Effekt (u. a. Verminderung von BNDF) diskutiert mit Reduktion der Neurogenese im Hippocampus mit konsekutiver hippocampaler Volumenreduktion.

Einen weiteren relevanten Faktor für die erhöhte Vulnerabilität stellen die zerebrovaskulären Veränderungen dar, besonders in frontostriatalen Arealen, die auch zur Erklärung des typischen kognitiven Profils der Altersdepression beitragen könnten (▶ Kap. 5; s. dazu auch Butters et al. 2008).

Interessanterweise konnte wiederholt sowohl mit In-vivo-Biomarkern als auch durch neuropathologische Postmortembefunde gezeigt werden, dass Patienten mit Alzheimer-Demenz, die zu Beginn oder während der klinischen Manifestation der Alzheimer-Demenz eine Depression erlitten, ein höheres Maß an alzheimertypischen pathologischen Befunden aufwiesen (Übersichtsarbeit s. Rapp et al. 2011). Hier könnte spekuliert werden, ob der Mechanismus der Depression einen besonderen Katalysator für die Akkumulation pathologischer Substrate der Alzheimer-Demenz zu Beginn darstellen kann (z. B. über den Serotoninstoffwechsel), oder ob Alzheimer-Patienten mit vermehrter Pathologie eher zu einer komorbiden Depression neigen.

7.4 Zusammenfassung und Fazit

Im Einzelfall ist die Differenzialdiagnose „Demenz – Pseudodemenz" schwierig, da sowohl die klinischen Syndrome sich überschneiden (kognitive Störung, sozialer Rückzug, motivationale Störung, z. T. Neigung zur „Somatisierung") als auch die neurobiologischen Substrate zusammenhängen. Klinische Anhaltspunkte zur Unterscheidung der „rein" degenerativ bedingten von den „rein" affektiv bedingten Syndromen gibt ◘ Tab. 7.1.

Für den klinischen Alltag gilt: Bei Altersdepression sind entsprechend den Präferenzen des Patienten die Behandlungsstandards der aktuellen S3-Leitlinie/Nationale VersorgungsLeitlinie Unipolare Depression anzuwenden (DGPPN et al. 2015; s. die Kapitel zur Therapie). „Organische Diagnostik" (wie Neuropsychologie, strukturelle kraniale Bildgebung oder Labor) kann auch unabhängig von der

Frage nach einer demenziellen Entwicklung notwendig sein (▶ Kap. 3)! Während der Akutphase der Altersdepression sollte erst einmal die Depression leitliniengerecht und entsprechend den Präferenzen des Patienten behandelt werden (▶ Kap. 9). Bestehen nach Besserung oder Abklingen der affektiven depressiven Symptome die kognitiven Beschwerden weiter fort, sollte eine spezifische diesbezügliche Diagnostik angeboten werden.

Literatur

Alexopoulos GS, Meyers BS, Young RC, Mattis S, Kakuma T (1993) The course of geriatric depression with „reversible dementia": a controlled study. Am J Psychiatry 150(11):1693–1699

Burke HM, Davis MC, Otte C, Mohr DC (2005) Depression and cortisol responses to psychological stress: a meta-analysis. Psychoneuroendocrinology 30(9):846–856

Butters MA, Young JB, Lopez O, Aizenstein HJ, Mulsant BH, Reynolds CF 3rd, DeKosky ST, Becker JT (2008) Pathways linking late-life depression to persistent cognitive impairment and dementia. Dialogues Clin Neurosci 10(3):345–357

DGPPN, BÄK, KBV, AWMF, AkdÄ, BPtK, BApK, DAGSHG, DEGAM, DGPM, DGPs, DGRW (Hrsg) für die Leitliniengruppe Unipolare Depression* (2015) S3-Leitlinie/Nationale VersorgungsLeitlinie Unipolare Depression – Langfassung, 2. Aufl, Vers 2, Nov 2015. (*Organisationen, die in der Leitliniengruppe kooperierten: DGPPN, BÄK, KBV, AWMF, ACKPA, AkdÄ, BPtK, BApK, DAGSHG, DEGAM, DGPM, DGPs, DGRW, BDK, BDP, BPM, BVDN, BVDP, BVVP, CPKA, DÄVT, DFT, DGGPP, DGPT, DGVT, DPG, DPV, DPtV, DVT, GwG, Stiftung Deutsche Depressionshilfe). doi:10.6101/AZQ/000266. http//:www.depression.versorgungsleitlinien.de

Fellgiebel A (2013) Mildes kognitives Defizit. In: Bartsch T, Falkai P (Hrsg) Gedächtnisstörungen – Diagnostik und Rehabilitation Springer, Heidelberg, S 231–238

Rapp MA, Hellweg R, Heinz A (2011) Die Bedeutung depressiver Syndrome bei beginnender Demenz vom Alzheimer-Typ im höheren Lebensalter. Nervenarzt 82:1140–1144

Suizidalität im Alter

Manfred Wolfersdorf, Michael Schüler, Christian Mauerer

8.1 Einführung – 58

8.2 Suizidalität –Besonderheiten im Alter – 58

8.3 Zur Epidemiologie von Suizid im Alter – 61

8.4 Risikofaktoren für Suizidalität im Alter – 62

8.5 Suizidprävention – 63

Literatur – 64

8.1 Einführung

Die Themen Suizidalität und die suizidale Gefährdung bestimmter Risikogruppen unserer Gesellschaft, z. B. von psychisch kranken Menschen, von älteren und alten Menschen, von Menschen in existenziell bedrohlichen Krisen, werden erst in den letzten Jahrzehnten vermehrt zur Kenntnis genommen.

Nach Erlemeier (2001) steht Suizidprävention im Alter sehr schnell im ethischen Spannungsfeld zwischen Anspruch auf Hilfe, wo es um Unterstützung bei Erkrankung und psychosozialer Situation geht, und ärztlicher Fürsorgepflicht. Anderseits findet man sich rasch in einer „Grauzone von stillschweigender Toleranz" angesichts der sog. demografischen Überalterung der Gesellschaft mit ihren realen und auch vermeintlichen Folgeproblemen für den Einzelnen und die Solidargemeinschaft sowie angesichts der Rationalisierungs- und Rationierungsdebatte im Gesundheitswesen, bei der alte Menschen unter Kosten-Nutzen-Kautelen den Kürzeren ziehen könnten.

Das Interesse an Forschung zum Suizid im Alter hat gegenüber früher zugenommen (Erlemeier 2001). Mit Gründung des Nationalen Suizidpräventionsprogrammes für Deutschland (NASPRO) entstand auch eine Arbeitsgruppe „Alte Menschen", die sich mit einer Übersicht zum Thema „Suizid im Alter" und zum Thema „Suizidbeihilfe/Ärztlich Assistierter Suizid" (Wedler et al. 2014; Lindner 2015) geäußert hat. Auch die Palliativmedizin (Voltz 2015) hat sich dem Thema „Todeswünsche" alter Menschen bzw. von Menschen mit terminalen körperlichen Erkrankungen gewidmet. Erlemeier (2001) postulierte, Suizidforscher wagten die Prognose, dass wegen der Alterung der Gesellschaft und insbesondere durch die Zunahme der Hochaltrigkeit die absolute Zahl der Suizide alter Menschen zunehmen werde, wenn auch die Suizidraten in den einzelnen Altersgruppen wahrscheinlich gleich bleiben würden.

- **Fallbeispiel: Zustand nach Suizidversuch**

Ein 82-jähriger Patient wird nach einem Suizidversuch mit Tabletten in die Klinik für Psychiatrie und Psychotherapie verlegt. Der Patient ist ein regional bekannter und erfolgreicher Architekt, verheiratet und lebt mit seiner wegen schwerer Osteoporose pflegebedürftigen Ehefrau im eigenen Haus. Zur Vorgeschichte berichtet er von einer Depression, als er als junger Mann im 2. Weltkrieg an die Westfront geschickt wurde und den Tod vieler nicht ertragen konnte; er wurde damals stationär in einer psychiatrischen Uni-Klinik behandelt. Bis jetzt keine psychischen Probleme und insbesondere keine Depression mehr. Wegen eines Verdachts auf Prostatakarzinom nun depressiv, hoffnungslos und suizidal. Angst, am Tumor zu sterben, Ehefrau zurückzulassen, selber pflegebedürftig zu werden, ins Altersheim zu müssen. Angst vor Autonomieverlust, abgeschoben zu werden, vor möglichen Metastasen in der Wirbelsäule, nicht mehr gehen zu können, wer soll die Ehefrau versorgen usw.

Diagnose Schwere depressive Episode, agitiert-ängstliches depressives Syndrom mit eigenen körperbezogenen psychotischen Symptomen (wahnhafte Depression) und sozialen Befürchtungen, insbesondere hinsichtlich Pflege der Ehefrau.

Therapie Medikation: sedierend-angstlösendes Antidepressivum plus atypisches Neuroleptikum, internistische Begleitmedikation. Urologische Abklärung: Ausschluss Prostatakarzinom. Regelmäßige Einzelpsychotherapie stationär, ambulant ein Jahr fortgesetzt; Themen: Ängste, Fürsorge für Ehefrau und sich, vertiefte Biografie. Soziotherapeutisch: Haushaltshilfe, Anmeldung im Seniorenstift, Altersplanung. Aus einem Jahr Therapie wurden 3 Jahre mit Begleitung bis ins Seniorenstift.

8.2 Suizidalität –Besonderheiten im Alter

Unter Suizidalität verstehen wir alle Denk- und Verhaltensweisen von Menschen, die auf die Beendigung des eigenen Lebens abzielen bzw. einen derartigen möglichen Ausgang als Option in Kauf nehmen. Suizidalität ist menschliches Denken und Verhalten und per se keine Krankheit, nicht einmal ein spezifisches Syndrom. Suizidales Denken und Verhalten rücken insbesondere bei psychischer Erkrankung und existenziell bedrohlicher psychosozialer Krise näher, können aber auch in einem nicht krankhaften, frei verantwortlichen und selbstbestimmt imponierenden Kontext auftreten (wobei das Ausmaß vorhandener Autonomie/Selbstbestimmung jeweils zu überprüfen wäre!). Suizidalität am Ende des Lebens oder im Zusammenhang mit einer terminalen körperlichen und nicht mehr therapierbaren Erkrankung kann, aber braucht nicht zwangsläufig mit psychischer Erkrankung zu korrelieren, wenngleich die Kombination einer körperlichen Erkrankung mit psychischer Symptomatik aus dem depressiv-ängstlichen Bereich häufig vorgefunden wird. Medizinethisch hat Suizidalität mit dem gegebenen Ausmaß von Selbstbestimmungsfähigkeit bzw. deren Reduktion beim Suizidenten zu tun. Die medizinethische Diskussion um Suizidalität fokussiert auf den Begriff Selbstbestimmung auf Seiten des Suizidenten sowie standespolitisch ärztlicherseits auf Benefizienz, d. h. Handeln zum Wohle des Patienten.

Die qualifizierte psychiatrisch-psychotherapeutische Beurteilung von Selbstbestimmungsfähigkeit beim Suizidenten/Menschen mit Suizidwunsch hat sich an den entsprechenden Kriterien für die Selbstbestimmung, wie sie aus der Medizinethik bekannt sind, aber auch an der vorhandenen Psychopathologie und Psychodynamik und der dadurch erfolgten Einschränkung von Wahrnehmung, Beurteilung und Verhalten, an vorliegenden neuropsychologischen kognitiven Daten sowie an einem möglichen sozialen Druck aus dem Umfeld zu orientieren (Wolfersdorf 2016).

Suizidprävention dient der Wiederherstellung von Selbstbestimmungsfähigkeit und wird damit zur psychiatrisch-psychotherapeutischen Hilfestellung in Notsituationen (DeLeo und Meneghel 2001, Wolfersdorf et al. 2009, 2015, Wolfersdorf und Schüler 2005, 2015).

Der Unterschied zur Suizidbeihilfe in einer terminalen Krankheitssituation mit hoher baldiger Versterbenswahrscheinlichkeit und einem Suizidwunsch bei einem psychisch Kranken liegt bei Letzterem in der begrenzten Zeitspanne einer Krise, der therapeutisch angestrebten Veränderungsmöglichkeit der Erkrankung und der Lebenssituation, der Rückführbarkeit in eine befriedigende Teilhabe am Leben, dem Charakter der Erkrankung, die nicht in Kürze zum Tode führt, sodass der Lebensschutz dominiert. „Will Ihr Patienten wirklich sterben?", fragen konsequenterweise auch Palliativmediziner wie Voltz (2015), Balaguer et al. (2016) oder Pott und Meijer (2015). Voltz (2015) empfiehlt, den „Todeswunsch" von Patienten in Palliativ- und Hospizsettings, in der Altersmedizin und -psychosomatik direkt anzusprechen und Todeswunsch und Lebenswille gleichzeitig zu sehen. Für Lindner (2015) ist eine gute Palliativmedizin direkt suizidpräventiv.

Suizidalität ist in unterschiedlichem Ausmaß durch psychische Faktoren wie Psychopathologie, v. a. kognitive und affektive Phänomene, psychodynamisch durch Einengung im Denken, Ambivalenz bei innerer Konflikthaftigkeit und Angewiesensein auf Beziehungen gekennzeichnet. Der Wunsch, im Leben zu bleiben, aber so nicht zu können, ist meist genauso stark wie der Wunsch, aus dem Leben scheiden zu wollen, weil keine Perspektive mehr gesehen wird. Die Motivation ist eher komplex als eindeutig.

In ◘ Abb. 8.1 sind Formen von Suizidalität zusammengestellt vor dem Hintergrund einer Kontinuitätsannahme mit entsprechenden Handlungskonsequenzen: zunehmende therapeutische Endverantwortung bei zunehmendem Handlungsdruck („sichernde Fürsorge"). Dass „Palliative Care" und Psychiatrie hier ein gemeinsames Thema haben, wenn es sich um den Todeswunsch alter Menschen handelt, wird offensichtlich. Die Diskussion, ob „Lebenssattheit" oder „Lebensmüdigkeit" in ein umfängliches Verständnis von Suizidalität hineingehören oder ob solche Äußerungen, wie sie in der Altenpflege bekannt sind, eher Beziehungsanfragen sind, ist offen (Lindner 2015; Voltz 2015). Das „Sich-sterben-lassen-Wollen", z. B. durch Noncompliance, durch Einstellen der Nahrungsaufnahme, durch unzureichende Flüssigkeitsaufnahme, ist ein bekanntes Verhalten in der Alterspsychiatrie bzw. im Altenheim, und kommt vermutlich häufiger vor als angenommen; belastbare Daten dazu liegen nicht vor.

Einige Besonderheiten der Suizidalität bei alten Menschen sind aus klinischer Sicht wichtig. Alte Menschen reden meist mit einer hohen Klarheit und Offenheit über Suizidalität und uber ihre Wünsche, dass ihr Leben zu Ende gehen möge. Klare Todeswünsche als Intention, versterben zu wollen, weisen seltener appellative und intentional-manipulative oder beziehungsüberprüfende Elemente auf. Pseudoaltruistische Motivation, sich aus dem Feld zu nehmen, um anderen keine Last zu sein, kann hinzukommen und erneut als Beziehungsanfrage verstanden werden. Im Einzelfall steht Suizidalität im Zusammenhang

Lebenssattheit, Lebensmüdigkeit

Wunsch nach Ruhe, Pause,

- **Unterbrechung im Leben** (mit dem Risiko von Versterben)

eher passive Suizidalität

Todeswunsch (jetzt oder in einer unveränderten Zukunft lieber tot sein zu wollen)

Suizidgedanke

- Erwägung als Möglichkeit
- Impuls (spontan sich aufdrängend, zwanghaft)

Zunehmender Handlungsdruck, Zunahme des Handlungsrisikos

Suizidabsicht

- mit bzw. ohne Plan
- mit bzw. ohne Ankündigung

Suizidhandlung

- vorbereiteter Suizidversuch, begonnen und abgebrochen (Selbst- und Fremdeinfluss)
- durchgeführt (überlebt, selbst gemeldet, gefunden, verstorben sofort oder später)
- gezielt geplant, impulshaft durchgeführt

eher aktive Suizidalität

◻ **Abb. 8.1** Formen von Suizidalität. Kontinuitätsannahme mit Handlungskonsequenzen: zunehmende „sichernde Fürsorge", Eigenverantwortung – Fremdverantwortung. (Nach Wolfersdorf und Etzersdorfer 2011)

mit akuter Verwirrtheit, oft verbunden mit bedrohlich erlebten Situationen, entsprechenden Erinnerungen und dann auffälligen Verhaltensweisen, mit Angst vor einem demenziellen Prozess, mit der Hoffnungslosigkeit einer depressiven Erkrankung.

Stoppe (2015) hat in ihrer Übersicht zur Suizidalität im Alter auf weitere Besonderheiten hingewiesen: Das Verhältnis Männer zu Frauen bei Suiziden im Alter liege bei 4 : 1 zu Lasten der Männer. Doppelsuizide und Mitnahmesuizide scheinen häufiger zu sein. Häufig finde sich eine zeitliche Korrelation zu biografisch wichtigen Ereignissen, z. B. zum Tod des Partners. Insgesamt erscheint im höheren Lebensalter der Suizid rationaler und bilanzierender bestimmt. Lebensüberdruss im Alter werde bei ca. 15 % der über 70-Jährigen, besonders häufig aber bei Hochbetagten und Pflegeheimbewohnern (bis zu 30 % im Pflegeheim) geäußert; bei sehr wenigen liege jedoch der Wunsch zu sterben vor, bei noch weniger die Absicht, dem Leben aktiv ein Ende zu setzen.(Scocco et al. 2001). Erlemeier (2001) hatte geklagt, es gebe nur wenige Untersuchungen zu Suizidideen bei älteren Menschen, obgleich es für die Suizidprävention wichtig wäre, diejenigen Personen ausmachen zu können, die sich in einer schweren Lebens- und Sinnkrise befänden und sich deshalb gedanklich und emotional mit dem gewollten Ende ihres Lebens beschäftigen.

Für die Krisenintervention und Suizidprävention wäre es also wichtig, mehr zum Thema Häufigkeit und Ausprägung von Suizidideen im Sinne von Sterbewünschen zu wissen, auch in Abgrenzung zur eher palliativmedizinischen und psychotherapeutischen Interpretation von Gedanken von Lebenssattheit, Lebensüberdruss und Todeswünschen als Beziehungsanfrage an das Umfeld.

Das **Kontinuitätsmodell von Suizidalität** (Wolfersdorf und Etzersdorfer 2011) beschreibt die Entwicklung von eher passiver Suizidalität hin zu aktiver suizidaler Handlung und geht von derartigen Todeswünschen und Suizidideen aus. Dabei wird angenommen, dass Todeswünsche und Suizidideen im Sinne einer kontinuierlichen Entwicklung Vorläufer späterer Handlungen sind. Lindner (1969) konnte schon vor Jahren zeigen, dass der Zeitraum zwischen Bedenkzeit von Suizididee bis zur Durchführung einer suizidalen Handlung bei 67 % unter 24 Stunden liegt (bei

42 % unter 1 Stunde) und dass bei 97 % der Zeitraum vom Entschluss bis zur Durchführung der suizidalen Handlung erneut unter 1 Tag, bei 58 % unterhalb einer Stunde liegt. 77 % hatten rasch, innerhalb von 2 Tagen, ihre Suizidabsicht nach Behandlung in der Klinik nach Suizidversuch korrigiert. Die meisten suizidalen Handlungen entstehen also kurzfristig, und langfristige Erwägungen gehen nur selten voraus. Nach einem überlebten Suizidversuch wiederholen 13–14 % ihren Suizidversuch (Hawton et al. 1994), nach einem überlebten Suizidversuch versterben durch Suizid (Schneider 2003) innerhalb von 5–14 Jahren 6–12 %. Auch hier ist also von einer eher geringen Wiederholungsrate und von einer akut eher emotional bestimmten Suizidalität auszugehen. Ob Depressivität im höheren Lebensalter überhaupt diese große Rolle bei der Suizidalität alter Menschen spielt – Stoppe (2015) und auch andere sprechen von eher bilanzierender, rationaler und klarer Suizidalität – ist offen.

In der Berliner Altersstudie (Barnow und Linden, 1997) äußerten zum Zeitpunkt der Untersuchung 15 % der 70 Jahre alten und älteren Menschen Lebensüberdruss, 5 % Todeswünsche und 0,5–1 % konkrete Suizidideen. Dabei wiesen 75 % der untersuchten Personen mit Todeswünschen und konkreten Suizidideen eine psychiatrische Diagnose, meist die einer Depression, auf und es gab fast keine Personen mit Todeswünschen oder Suizidideen ohne gleichzeitige Depressionsdiagnose. Mühlig et al. (2015) zeigten dagegen, dass die Prävalenz depressiver Symptomatik im mittleren und höheren Lebensalter bei Frauen und Männern eher abnimmt. Lebensüberdrussgedanken im Alter finde man bei ca. 15 % der über 70-Jährigen, besonders Hochbetagten und Pflegeheimbewohnern, so Stoppe (2015).

8.3 Zur Epidemiologie von Suizid im Alter

◘ Abb. 8.2 zeigt den Verlauf der Suizidraten (auf 100 000 Einwohner) nach Altersgruppen in Deutschland bis 2014 und den deutlichen Anstieg jenseits der Lebensmitte, ◘ Abb. 8.3 die Suizidzahlen 2013 nach Alter und Geschlecht. In beiden Geschlechtern kommt es zu einem Zuwachs, bei den Männern etwa 3-mal so hoch wie bei den Frauen. Bei den Suizidversuchen sind die Daten genau umgekehrt, junge Menschen machen mehr Suizidversuche, dabei mehr Frauen als Männer. Dieses „ungarische Muster" gilt nahezu weltweit (DeLeo und Spathonis 2004).

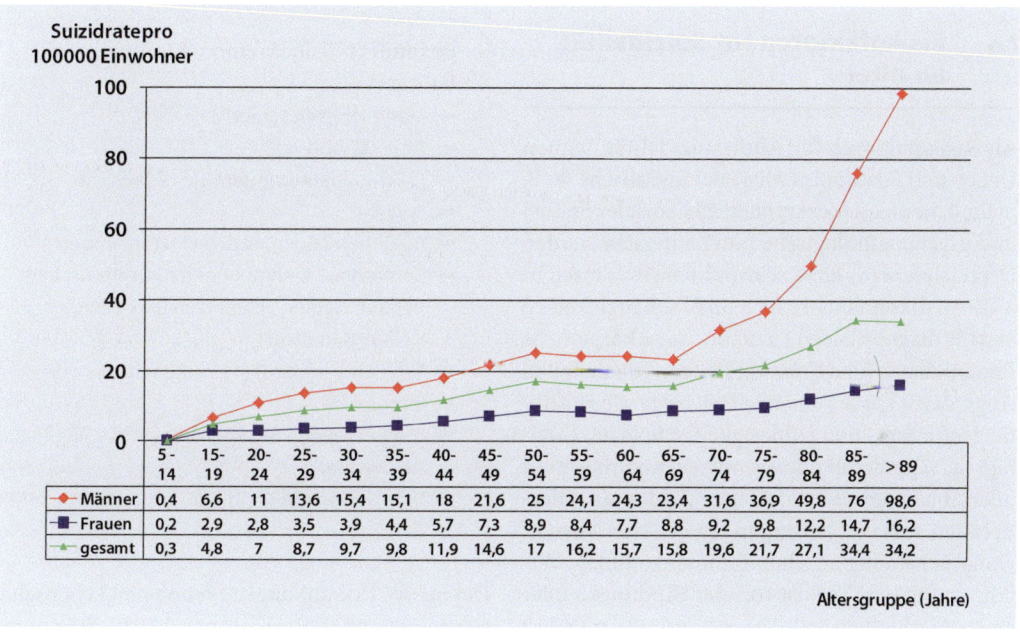

◘ **Abb. 8.2** Verteilung der Suizidziffern nach Alter und Geschlecht (Deutschland 2014). (Statistisches Bundesamt 2015)

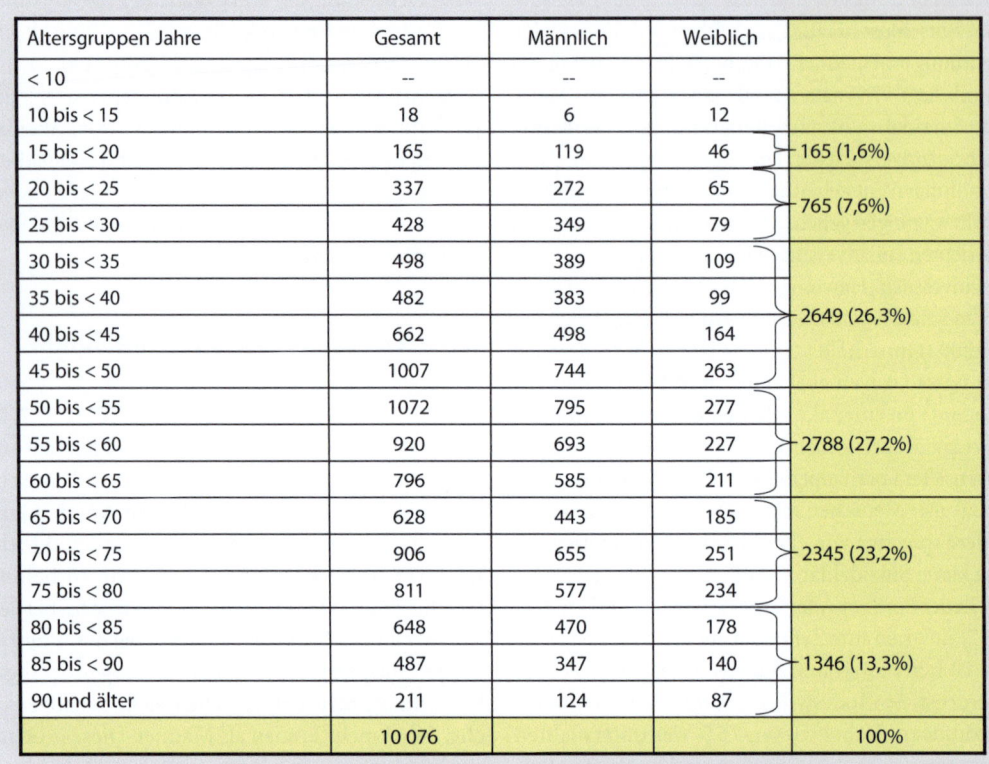

◘ Abb. 8.3 Suizidsterbefälle nach Altersgruppen in Deutschland 2013. (Statistisches Bundesamt 2015)

8.4 Risikofaktoren für Suizidalität im Alter

Als Risikofaktoren für Alterssuizidalität nennen DeLeo und Spathonis (2004) demografische (z. B. männliches Geschlecht, niedriger sozialer Status) und psychopathologische (am häufigsten werden Depression zu 67–83 %, schizophrene Psychosen zu 6–17 %, Alkoholmissbrauch und -abhängigkeit zu 3–44 % diagnostiziert) Faktoren, dann körperliche Erkrankungen (und Komorbidität mit Alkohol) und Angst davor sowie Persönlichkeitszüge wie Hostilität, Hoffnungs- und Hilflosigkeitsschemata, Unfähigkeit, Veränderung zu akzeptieren, Kontrollverlust oder Abhängigkeit von anderen. Zu den suizidfördernden sozialen Bedingungen gehören Verwitwung, Scheidung im Alter, Familienkonflikte, Vereinsamung und Verlust sozialer Bindungen oder auch schlechte materielle Versorgung und der Verlust von körperlicher und psychischer Funktion.

Besondere Risikofaktoren für Alterssuizidalität
- Männliches Geschlecht
- Alter (◘ Abb. 8.3)
- Psychische Störungen wie Depression
- Sucht
- Beginnende demenzielle Erkrankungen
- Somatische Erkrankungen mit chronischem Verlauf, starken Schmerzen und geringer Heilungsaussicht
- Schlechte körperliche Verfassung
- Einsamkeit
- Schwerwiegende Lebensereignisse (Verlust des Partners)
- Interpersonelle Konflikte

Depressive Erkrankungen im höheren Lebensalter werden am häufigsten als psychische Störungen gefunden. Waern et al. (2002) fanden bei Suizidenten

65 Jahre und älter Axis I-Erkrankungen (ICD-10) bei 96,5 %, eine major depressive Erkrankung bei 45,9 %. Beides trennt hochsignifikant von Kontrollen ohne Suizid. Barraclough (1971) hatte schon vor Jahren bedeutsame Symptome im Vorfeld eines Suizides bei älteren Menschen beschrieben: bei 90 % Schlafstörungen, bei 75 % Gewichtsverlust, bei 50 % Schuldgefühle, bei weiteren 50 % eine hypochondrische Einstellung. Besonders häufig sei die Befürchtung, an einer demenziellen Erkrankung zu leiden. Nach Voaklander et al. (2008) korrelierten Suizide von 602 Senioren mit einem niedrigen sozioökonomischen Status, dem Vorliegen einer Depression, einer Psychose oder einer neurotischen Störung, mit Schlaganfall, Krebs- oder Lebererkrankung, Benzodiazepin- und Schmerzmittelmedikation sowie früheren Suizidversuchen. Wolfersdorf et al. (2009) wiesen bzgl. der Suizidalität von Demenzkranken darauf hin, dass diese eher in frühen Phasen und in der Kombination mit einer Depression bedacht werden müsse und dass Suizidalität motivational weniger mit dem Erkennen von kognitiven Einschränkungen, sondern mehr mit der Angst vor Autonomieverlust zusammenhänge (Schneider et al. 2001; Grüneberg 1977; Schmidtke et al. 2008; Nelson und Farberow 1980).

Zu beachten ist auch, dass die Suizidalität auch initial unter medikamentöser antidepressiver Therapie entstehen oder ansteigen kann, auch wenn dieses Phänomen nach Studienlage mit dem Alter negativ korreliert zu sein scheint, d. h. bei jugendlichen Patienten und jüngeren Erwachsenen deutlich ausgeprägter zu sein scheint als im Alter (Gründer et al. 2014).

8.5 Suizidprävention

Hauptthemen für die Suizidprävention im Alter sind für Stoppe (2015) das Erkennen und das Behandeln von Demenzerkrankungen sowie von Depressionen und Angststörungen. DeLeo und Scocco (2000) unterscheiden zwischen Primär-, Sekundär- und Tertiärprävention und fordern für erstere die Sicherung der materiellen ökonomischen Rahmenbedingungen von alten Menschen, die Planung von Pensionierung und Berentung, die Etablierung von sozialen Unterstützungsnetzwerken. Sekundärprävention umfasse dann Wahrnehmung und Behandlung von Suizidalität und Depression bei alten und älteren Menschen, die Etablierung von Unterstützungsprogrammen in der Gemeinde, Notrufmöglichkeiten zu Kriseninterventionseinrichtungen sowie die psychotherapeutische Begleitung auch bei körperlichen Erkrankungen. Die Tertiärprävention soll die Möglichkeit von Krisenintervention und Langzeitbegleitung sicherstellen und Selbsthilfeangebote bzw. professionelle Psychotherapieangebote für alte Menschen vorhalten.

Erfordernisse der Suizidprävention auf individueller Ebene (Mental Health-Ansatz)
- Diagnostik und adäquate Behandlung einer psychischen (z. B. Depression, Anpassungsstörung, beginnende Demenz) und/oder körperlichen Erkrankung (z. B. Krebserkrankung, Herzinsuffizienz, Schmerzsyndrom)
- Klärung der Lebenssituation (Wohnen, materiell, Verkehrsanbindung, Mobilität, Gehfähigkeit und -strecke, Altenheim usw.) und evtl. deren Veränderung
- Angebot von gerontopsychiatrischen/ geriatrischen Ambulanzen und Tageskliniken in der Region sowie die Verbesserung von Gehstrukturen bei Sozialstationen
- Aufsuchen durch Gemeindeschwestern und auch die Aus- und Weiterbildung von Angehörigen (Awareness-Programme, Alzheimergesellschaften u. ä.), Home Treatment
- Klärung von Beziehungsstrukturen (Partner, Familie vorhanden? Objektive Vereinsamung? Beziehungsproblematik, fehlende Einbindung in soziale Netzwerke?)

Dabei erfordert der Gesamtkomplex die Notwendigkeit eines interdisziplinären Teams von Kranken- und Altenpflegepersonal, ärztlich internistischer und psychiatrischer sowie geronto-psychologisch-sozialpädagogischer Kompetenz.

Man muss sich darüber im Klaren sein, dass die Hauptrisikogruppe ältere und alte Männer sind: verwitwet, vereinsamt, körperlich beeinträchtigt, Alkoholabusus, schlechte Selbstversorgung, schwierige

Wohnsituation in einem mehrstöckigen Haus ohne Aufzug, Gehbeschwerden, die Kinder leben weit entfernt – somit besteht eine schwierige Konstellation für die Suizidprävention. Denn gerade dieser Typus von suizidal gefährdeten Menschen, meist ältere Männer, sucht weder Hilfseinrichtungen noch Psychiater, psychologische oder ärztliche Therapeuten oder sonstige psychosoziale Einrichtungen auf, benötigt also einen hohen Impact von Seiten des Hausarztes, der rechtzeitig erkennen muss, wenn eine schwierige Lebenssituation in eine präsuizidale Entwicklung einmündet (Teising 1999).

Hier sind also im Wesentlichen Allgemeinärzte/Hausärzte/Familienärzte und Gemeindeschwestern, Sozialstationen und Mitarbeiter von ähnlichen Einrichtungen gefordert, die aufsuchend den alten Menschen zuhause betreuen (können) – und im Einzelfall um die suizidale Gefährdung wissen. Die Wahrscheinlichkeit, dass sich alte und ältere Menschen mit den genannten Rahmenbedingungen von sich aus an eine Selbsthilfegruppe, eine psychiatrische Institutsambulanz oder eine Beratungsstelle wenden, ist gering. Am nächsten ist der Kontakt mit dem aufsuchenden Hausarzt. Von daher wird die zukünftige Suizidprävention bei alten und älteren Menschen im Wesentlichen über die Hausärzte und über aufsuchende gemeindepsychiatrische Angebote laufen müssen. Dass dies notwendig ist, ergibt sich aus einem Rückblick auf die Epidemiologie. Während nämlich die Anzahl der Suizide über alle Altersgruppen in den letzten 30 Jahren in Deutschland abgenommen hat, um gut ein Drittel, ist der Anteil der alten Menschen an den Suiziden in den letzten Jahrzehnten nahezu gleich geblieben. Dies heißt letztlich, dass wir für diese Risikogruppe weiter denken müssen.

Literatur

Balaguer A, Monforte-Royo C, Porta-Sales J et al (2016) An international consensus definition of the wish to hasten death and its related factors. PLoS One. doi: 10.1371/journal.pone.0146184

Barnow S, Linden M (1997) Suicidality and tiredness of life among very old persons: Results from the Berlin Aging Study (BASE). Arch Suicide Res 3:171–182

Barraclough BM (1971) Suicide in the elderly. Brit J Psychiatry 6 (suppl):87–97

Borasio GD, Niebling W-B, Scriba PC (Hrsg) (2013) Evidenz und Versorgung in der Palliativmedizin. Medizinische, psycho-soziale und spirituelle Aspekte. Report Versorgungsforschung, Bd 7. Deutscher Ärzte-Verlag, Köln

Cattell H (2000) Suicide in the elderly. Adv Psychiatr Treat 6:102–108

DeLeo D, Meneghel G (2001) The elderly and suicide. In: Wasserman D (Hrsg) Suicide. An unnecessary death. Martin Dunitz, London GB, S 195–207

DeLeo D, Scocco P (2000) Treatment and prevention of suicidal behaviour in the elderly. In: Hawton K, Heeringen K van (Hrsg) The international handbook of suicide and attempted suicide. Wiley, New York, S 555–570

DeLeo D, Spathonis K (2004) Suicide and suicidal behaviour in late-life. In: DeLeo D, Bille-Brahe U, Kerkhof A, Schmidtke A (Hrsg) Suicidal behaviour. Theoresis and research findings. Hogrefe & Huber, Göttingen, S 253–256

Erlemeier N (2001) Suizid und Suizidprävention im Alter. Schriftenreihe des Bundesministeriums für Familie, Senioren, Frauen und Jugend, Bd 212. Kohlhammer, Stuttgart

Etzersdorfer E, Fischer P (1993) Suicide in the elderly in Austria. Int J Geriatr Psychiatry 8:727–730

Gründer G, Veselinovic T, Paulzen M (2014) Antidepressiva und Suizidalität. Nervenarzt 85:1108–1116

Grüneberg F (1977) Zur Phänomenologie suizidaler Handlungen im höheren Lebensalter. Akt Geront 7:91–110

Hawton K, Fagg I, Simkin S, Mills J (1994) Repeated suicide attempts. Crisis 15:123–135

Lindner KJ (1969) Der Suizidversuch. Enke, Stuttgart

Lindner R (2015) Der suizidale Sterbende. Nervenheilkunde 34:441–445

Mühlig S, Neumann-Thiele A, Teichmann C, Paulick J (2015) Epidemiologie und Versorgungsepidemiologie. In: Maercker A (Hrsg) Alterspsychotherapie und klinische Gerontopsychologie, 2. Aufl. Springer, Heidelberg, S 43–70

Nelson FL, Farberow NL (1980) Indirect self-destructive behavior in the elderly nursing home patient. J Gerontol 35 (6):949–957

Pott G, Meijer D (2015) Sterbebegleitung in Europa am Beispiel Deutschlands und der Niederlande mit einem Exkurs zur intuitiven Ethik. Schattauer, Stuttgart

Schmidtke A, Sell R, Löhr C (2008) Epidemiologie von Suizidalität im Alter. Z Gerontol Geriatr 41:3–13

Schneider B (2003) Risikofaktoren für Suizid. Roderer, Regensburg

Schneider B, Maurer K, Frölich L (2001) Demenz und Suizid. Fortschr Neurol Psychiatr 69:164–169

Scocco P, Meneghel G, DelloBuono M et al (2001) Suicidal ideation and its correlates: survey of an over-65-year-old population. J Nerv Ment Dis 189(4):210–218

Statistisches Bundesamt (2015) Todesursachenstatistik

Stoppe G (2015) Prävention psychischer Störungen im Alter. In: Rössler W, Ajdacic-Gross V (Hrsg) Prävention psychischer Störungen. Kohlhammer, Stuttgart, S 107–119

Teising M (1992) Alt und lebensmüde. Suizidneigung bei älteren Menschen. Reinhardt, München

Teising M (1999) Suizid im Alter ist Männersache. In: Fiedler G, Lindner R (Hrsg) So hab ich doch was in mir, das Gefahr bringt. Perspektiven suizidalen Erlebens. Vandenhoeck & Ruprecht, Göttingen, S 99–120

Voaklander EC et al (2008) Medical illness, medication uses and suicide in seniors: a population based case-control study. J Epidemiol Community Health 62:138–147

Vogel R, Wolfersdorf M (1998) Suicide and mental illness in the elderly. Psychopathology 22:202–207

Voltz R (2015) Will Ihr Patient wirklich sterben? Drei Empfehlungen zum Umgang mit Todeswunsch in der Palliativmedizin. MMW-Fortschritte der Medizin 157(6):2–5

Waern M, Runeson BS, Allebeck P et al (2002) Mental disorder in elderly suicide: A case-control study. Am J of Psychiatry 159:450–455

Wedler H, Teising M, Hery D (2014) Ethische Aspekte der Suizidprävention. In: Lindner R, Hery D, Schaller S, Schneider B, Sperling U (Hrsg) Suizidgefährdung und Suizidprävention bei älteren Menschen. Springer, Berlin, S 133–143

Wolfersdorf M (2016) Notfallpsychiatrische Suizidprävention. Notfall + Rettungsmedizin 19:172–179

Wolfersdorf M, Schüler M (2005) Depressionen im Alter. Kohlhammer, Stuttgart

Wolfersdorf M, Etzersdorfer E (2011) Suizid und Suizidprävention. Kohlhammer, Stuttgart

Wolfersdorf M, Schüler M (2015) Ethische Aspekte der klinischen Psychiatrie und Psychotherapie. In: Böker H, Northoff G, Himmighofen H (Hrsg) Neuropsychodynamische Psychiatrie. Springer, Berlin, S 531–540

Wolfersdorf M, Mauerer Ch, Schüler M (2009) Suizidalität. In: Mahlberg R, Gutzmann H (Hrsg) Demenzerkrankungen. Deutscher Ärzte-Verlag, Köln, S 315–320

Wolfersdorf M, Schneider B, Schmidtke A (2015) Suizidalität: Ein psychiatrischer Notfall – Suizidprävention: eine psychiatrische Verpflichtung. Nervenarzt 86:1120–1129

Behandlungsmöglichkeiten und spezifische Therapien

Kapitel 9 Klinisches Management – 69
Hans Gutzmann, Anne Berghöfer

Kapitel 10 Psychotherapie – 81
Martin Hautzinger

Kapitel 11 Medikamentöse Therapie – 97
Gerd Laux

Kapitel 12 Pharmakotherapie bei Alterspatienten – 121
Christoph Hiemke, Gudrun Hefner

Kapitel 13 Sonstige somatische Therapien – 141
Sarah Kayser, Martin Kloß

Kapitel 14 Ergotherapie bei Altersdepression – 155
Sebastian Voigt-Radloff, Cordula Prinz, Juliane Eßwein, Bettina Wittfoth, Susan Lewin

Kapitel 15 Kunsttherapie – 167
Kathrin Seifert

Kapitel 16 Musiktherapie – 177
Jasmin Eickholt

Kapitel 17 Sport und Bewegung zur Therapie und Prävention – 187
Nils Haller, Perikles Simon

Kapitel 18   **Depression bei pflegenden Angehörigen – 197**
Klaus Pfeiffer

Kapitel 19   **Diabetes mellitus und Altersdepression – 209**
Frank Petrak

Kapitel 20   **Depression nach Schlaganfall – 219**
Klaus Pfeiffer

Kapitel 21   **Depression bei Parkinson-Krankheit – 229**
Richard Dodel, Tilo Kircher

Kapitel 22   **Depression bei Demenz – 237**
Katja Werheid

Klinisches Management

Hans Gutzmann, Anne Berghöfer

9.1	Therapeutische Bindung und „Kommunikation" – 70	
9.1.1	Diagnostische Probleme im klinischen Alltag – 70	
9.1.2	Patientenpräferenzen und „Adhärenzförderung" – 71	
9.1.3	Optimierung therapeutischer Strategien – 72	
9.1.4	Stigma – 73	
9.1.5	Peer Support – 73	
9.1.6	Einfluss des psychosozialen Kontextes – 74	
9.2	Unterstützung und Aktivierung – 74	
9.3	Multimorbidität und Polypharmazie – 75	
9.3.1	Multimorbidität und Komorbidität – 75	
9.3.2	Polypharmazie – 76	
9.4	Brückenschlag in die Praxis – 76	
	Literatur – 78	

© Springer-Verlag GmbH Deutschland 2017
A. Fellgiebel, M. Hautzinger (Hrsg.), *Altersdepression*,
DOI 10.1007/978-3-662-53697-1_9

Klinisches Management bedeutet im medizinischen Fachjargon eine strukturierte, sowohl individualisierte als auch leitliniengerechte medizinische Versorgung. „Manager" ist in diesem Fall der behandelnde Facharzt. Seine Tätigkeit umfasst eine Vielzahl von Bestandteilen aus psychiatrischer Diagnostik, Klärung psychosozialer Kontextfaktoren und somatischer Komorbidität, Berücksichtigung von Patientenpräferenzen und Arbeit an der Therapieadhärenz sowie schließlich strukturell-organisatorische Maßnahmen.

In klinischen Studien zur Wirksamkeit von Medikamenten oder spezifischen psychotherapeutischen Verfahren wird das klinische Management verstanden als die Summe der nichtspezifischen therapeutischen Faktoren, gegen die u. a. eine spezifische Therapie getestet wird. Es konnte sowohl für die Psychotherapie (Hautzinger und Welz 2008) als auch für die medikamentöse antidepressive Therapie (Rutherford et al. 2014) gezeigt werden, dass das klinische Management, das neben der Gabe eines Antidepressivums oder der Anwendung eines psychotherapeutischen Manuals durchgeführt wurde, selbst eine hohe Effektivität besitzt.

In einer Metaanalyse konnten Rutherford et al. (2014) zeigen, dass eine größere Intensität des klinischen Managements, gemessen an der Frequenz der klinischen Visiten, die „Placeboresponse" signifikant steigerte und den spezifischen Effekt der Antidepressiva bei der Behandlung der Altersdepression reduzierte.

Es zeigt sich also, dass die antidepressiven Wirkfaktoren multidimensionaler Natur sind. Sie sollen in diesem Kapitel genauer beleuchtet und in einen pragmatischen Algorithmus für den Gebrauch in der stationären wie ambulanten Versorgung eingeordnet werden (Abb. 9.1).

9.1 Therapeutische Bindung und „Kommunikation"

9.1.1 Diagnostische Probleme im klinischen Alltag

Eine Depression im Alter ist nicht leicht zu diagnostizieren, da sie nicht in erster Linie an ihren affektiven Auffälligkeiten erkennbar sein muss. Sie kann

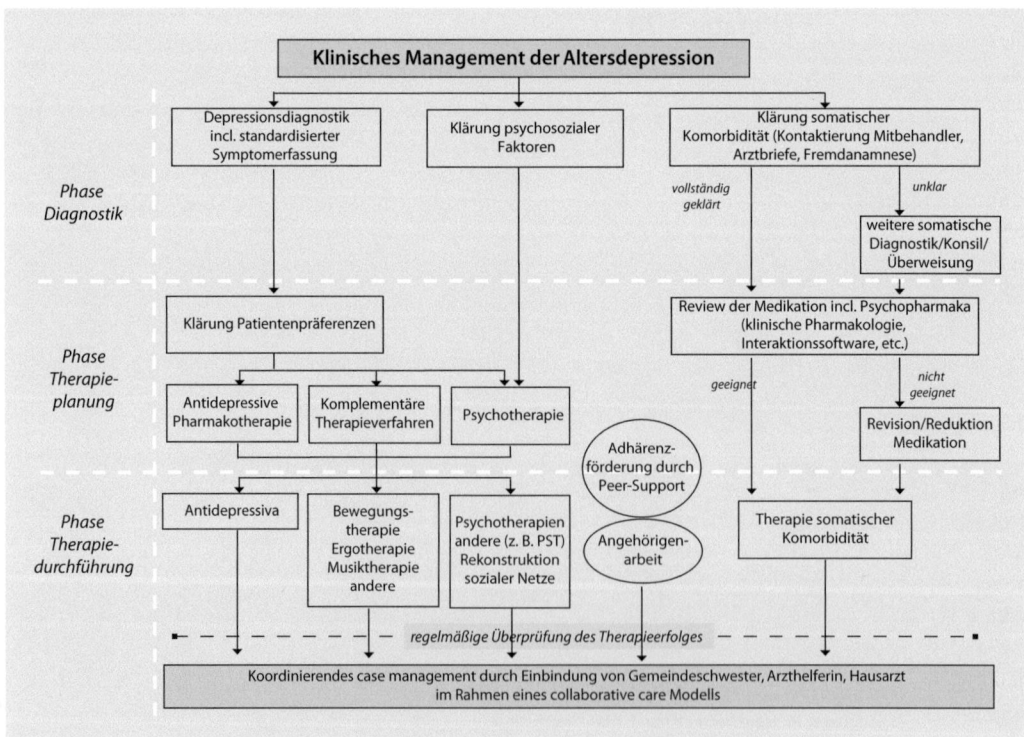

Abb. 9.1 Pragmatischer Algorithmus für das klinische Management der Altersdepression

sich vielmehr auch oligo-, gelegentlich sogar nur monosymptomatisch in unerwarteten Bereichen klinisch manifestieren, sodass dies den Untersucher vor erhebliche Probleme stellt (Hegeman et al. 2015). Standardisierte diagnostische Vorgehensweisen werden v. a. durch die häufige Präsenz somatischer Symptome erschwert (Wolter 2016). Für alle praktischen klinischen Belange dürfte sich daher eine diagnostische Strategie anbieten, die es erlaubt, somatische Symptome, eine entsprechende klinische Konstellation vorausgesetzt, gleichzeitig auch als Symptome einer depressiven Störung zu werten. Komorbide somatische Erkrankungen können die Diagnose von Depressionen durch die Gefahr der Fehlattribuierung depressiver Symptome als somatisches Korrelat komplizieren. Diese Beziehung ist allerdings nicht unidirektional, vielmehr gibt es auch überzeugende Belege dafür, dass somatische Symptome erst die Aufmerksamkeit der Untersucher auf eine depressive Störung lenken. So können sie, etwa bei Vorliegen einer Schmerzsymptomatik, die Depressionsdiagnose sogar erleichtern (Gerrits et al. 2013).

Nicht selten finden sich auch Überlappungen und Mischzustände von Demenz und Depression, die erhebliche diagnostische und therapeutische Probleme aufwerfen können. Das Erkennen einer sekundären Depression bei Demenz ist besonders deshalb wichtig, weil durch eine angemessene Behandlung Befindlichkeitsbesserungen erzielt werden können, die hinsichtlich des hirnorganischen Kernsyndroms bisher nur selten möglich sind. Auf der anderen Seite gibt es eine Zahl von Patienten, die in einer schweren Depression zusätzlich alltagsrelevante kognitive Symptome entwickeln („depressive Pseudodemenz").

Die im Grunde nahe liegende Überlegung, dass die unbefriedigende diagnostische Trefferquote bei Depressionen im Alter wesentlich dem Umstand geschuldet sei, dass die Vielzahl möglicher somatischer Erkrankungen die Option der Diagnose einer Affektstörung einfach verdrängen könnte, hat sich nicht bestätigen lassen (Pfaff und Almeida 2005). Wahrscheinlicher scheint es, dass Hausärzte zu selten die Verdachtsdiagnose Depression bei Älteren überhaupt als differenzialdiagnostische Option mitdenken, während sie bei Jüngeren eher zugelassen wird (Mitchell et al. 2010).

9.1.2 Patientenpräferenzen und „Adhärenzförderung"

Der Wunsch der Patienten, eine bestimmte Behandlung zu erhalten, und die Motivation, sich aktiv in diese einzubringen, sind bedeutsam für den Behandlungserfolg (Zimmermann et al. 2013). Anders als früher angenommen bevorzugen ältere Patienten oft nichtmedikamentöse gegenüber medikamentösen Interventionen (Arean 2012). Auch wenn in vielen Studien kein direkter Zusammenhang zwischen Behandlungswünschen und Outcome in der Behandlung der Depression gefunden werden konnte, zeichnet sich doch ein indirekter Effekt, erkennbar über die Einflussgrößen Zufriedenheit der Patienten und Ausprägung der therapeutischen Beziehung, ab (Leykin et al. 2007). Denkbare Einflussfaktoren sind auch der Grad der Funktionseinschränkung und die Lebensqualität. Weiterhin können zwischenmenschliche Faktoren im Sinne einer Suche nach sozialen Kontakten eine Rolle spielen, ebenso ökonomische und strukturelle Aspekte wie die Attraktivität und die Breite des Behandlungsangebots. In einer aktuellen deutschen Studie wünschten ältere depressive Patienten besonders häufig körperorientierte Behandlungsmethoden wie Physiotherapie (42,1 %) und Rehabilitationsmaßnahmen (43,8 %) (Boehlen et al. 2016); auch regelmäßige Gespräche mit dem Hausarzt (25,4 %) und Entspannungstechniken (26,7 %) wurden nicht selten genannt. Psychotherapiebedarf äußerten 18,3 % dieser Patienten, eine medikamentöse Intervention wünschten sich dagegen nur 14,6 %. Auch in einer US-amerikanischen Studie (Gum et al. 2006), bei der die Auswahl therapeutischer Optionen allerdings wesentlich eingeschränkter war, bevorzugten Ältere Gespräche und Beratung (57 %) gegenüber pharmakologischen Interventionen (43 %), wobei diese Präferenz bei Patientinnen besonders ausgeprägt war. Dagegen verschoben positive Behandlungserfahrungen mit Antidepressiva und der Schweregrad der Depression die Präferenz in Richtung einer pharmakologischen Intervention.

Die Integration psychiatrischer Angebote in die primärärztliche Versorgung hat jedoch einen größeren Einfluss auf den Therapieerfolg als die Berücksichtigung von Patientenpräferenzen (Gum et al. 2006). Dieses Versorgungsmodell, auch Collaborative Care genannt, wird in ▶ Kap. 25, ▶ Kap. 26

und ▶ Kap. 27 ausführlich dargestellt. Die Evidenz für die Überlegenheit von Collaborative-Care-Modellen gegenüber einer Standardbehandlung durch Haus- und Fachärzte getrennt ist heute groß, allerdings stammen die positiven Befunde v. a. aus dem akademischen Setting, aus Forschungsprojekten und universitären Zentren, die Implementierung in die Routineversorgung ist bislang schwach. Große Bedeutung für den Behandlungserfolg hat die Möglichkeit, dass die Patienten vor Behandlungsbeginn die einzelnen Therapieoptionen kennen lernen und besprechen können, sodass ein konsentierter Therapieplan umgesetzt und in regelmäßigen Abständen monitoriert werden kann. Die Akzeptanz psychotherapeutischer Behandlungsangebote ist zwar hoch, aber je ausgeprägter die Depression und damit auch die Schwierigkeit ist, Entscheidungen zu fällen, desto stärker kommt das klassische depressive Symptom der mangelnden Entschlussfähigkeit zum Tragen (Luck-Sikorski et al. 2016). Dieses Kernsymptom erschwert also gerade die für eine gelingende Therapie günstige Auswahlmöglichkeit zwischen unterschiedlichen Behandlungsoptionen. Dieser Befund erinnert an die alte gerontopsychiatrische Regel, nach der therapeutische Adhärenz bei alten Patienten manchmal eher durch eine direktivere Vorgehensweise erzielt wird, ohne dass die Patienten dabei bevormundet werden.

Eine wesentliche Frage stellt sich auch im Blick auf die verordnenden Ärzte (Riepe 2015). Von einer im Rahmen eines „Analytic Hierarchy Process" befragten Gruppe von Psychiatern wurde die Vermeidung von Interaktions- und Nebenwirkungsrisiken für eine antidepressive Pharmakotherapie als wesentlicher angesehen als die Beeinflussung von Kernsymptomen einer Depression wie Gedanken der Wertlosigkeit oder psychomotorische Störungen. Die Behandler setzten beim älteren Patienten mit Depressionen nach dieser Studie womöglich andere Prioritäten als bei Jüngeren, wobei in dieser Diskrepanz allein schon eine Möglichkeit des therapeutischen Scheiterns verborgen liegen könnte.

Zu einer erfolgreichen Einbindung eines Patienten in den therapeutischen Prozess braucht es den Versuch, sein Krankheitsmodell zu ermitteln, um daran anknüpfend einen für ihn akzeptablen Therapievorschlag zu machen. Es wird deshalb nicht bei dem Versuch bleiben können, ihn für ein biologisches Krankheitsmodell und damit primär für eine Pharmakotherapie zu gewinnen, da, wie dargestellt, nichtmedikamentöse Optionen häufig die präferierten sind. Erst eine gute Passung zwischen den jeweils gegebenen therapeutischen Möglichkeiten und den Wünschen und Vorstellungen der Patienten macht eine erfolgreiche Therapie wahrscheinlich.

9.1.3 Optimierung therapeutischer Strategien

Wenn epidemiologische Studien belegen, dass maximal ein Fünftel der älteren Menschen mit einer eindeutigen depressiven Erkrankung überhaupt eine spezifische antidepressive Therapie erhalten, kann auf Seiten der (potenziellen) Patienten sowohl die erschwerte Wahrnehmung eigenen psychischen Krankseins wie auch eine geminderte Compliance als mögliche Ursache angenommen werden. Auf Seiten der Ärzte sind Insuffizienzen in der Aus- und Weiterbildung ebenso anzuschuldigen wie das auch Ärzten nicht fremde negative Stereotyp vom „naturgemäß leidgeplagten Alter".

Die alleinige intensivierte Schulung von Hausärzten einschließlich dem Anbieten von Leitlinien führt ebenso wenig dauerhaft zu einer verbesserten Versorgung älterer Depressiver wie regelhafte Psychoedukationssitzungen zu Behandlungsbeginn. Dagegen haben sich Optimierungsstrategien, die auf der Einbindung von Arzthelferinnen, Praxisassistentinnen oder Gemeindeschwestern beruhen, bewährt (Blanchard et al. 1999). Bei kurzen aber regelmäßigen Follow-up-Kontakten kann nicht nur die Notwendigkeit einer antidepressiven Medikation aus dem Lebensalltag der jeweiligen Patienten begründet, sondern auch niederschwellig durch die Besprechung von Wirklatenzen oder auch möglichen Nebenwirkungen die Compliance erhöht werden (Gilbody et al. 2003). Nicht nur die persönliche Kontaktaufnahme, auch wöchentliche Telefonkontakte (Hunkeler et al. 2000) können einen vergleichbar stabilisierenden Effekt für die antidepressive Behandlung haben. Der routinemäßige Einsatz von einfachen Fragebögen zur Erfassung von Depressivität oder Lebensqualität alleine hat dagegen keinen Einfluss auf Identifizierung, Management oder gar den Behandlungserfolg von depressiven Störungen (Gilbody et al. 2003).

Das in der Geriatrie etablierte Konzept der Frailty, im Deutschen nur unzureichend mit „Gebrechlichkeit" übersetzt, beschreibt einen Zustand abnehmender Funktionsreserven, verminderter Widerstandsfähigkeit und erhöhter Vulnerabilität gegenüber Stressoren. Wesentliche Komponenten des Frailty-Begriffs wie Müdigkeit, Kraftlosigkeit, Inaktivität, Verlangsamung und Gewichtsabnahme sind aber nicht exklusiv der somatischen Domäne zuzuordnen, sondern gehören auch zum depressiven Syndrom im Alter. In einer gerontopsychiatrischen Untersuchung zeigte sich eine enge Verknüpfung zwischen Frailty-Indikatoren und klinisch identifizierter depressiver Symptomatik (Lohman et al. 2016). Es liegt nahe, dass das in der Regel durch körperliche Einschränkungen charakterisierte geriatrische Konzept der Frailty zu kurz greift und die psychische Dimension ausblendet, mindestens aber vernachlässigt. Alte Menschen, bei denen Frailty und Depressionen gleichgewichtig zum klinischen Bild gehören, würden aber am ehesten von einer kombinierten Intervention (z. B. antidepressive Therapie, körperliches Training, Ernährungsoptimierung) profitieren. Dafür müssen körperliche und psychische Beschwerden gleichermaßen wahrgenommen und beide als therapeutische Herausforderungen akzeptiert werden.

9.1.4 Stigma

Nur etwa ein Drittel aller Patienten mit einer diagnostizierbaren affektiven Erkrankung sucht therapeutische Hilfe. Da die Älteren in dieser Situation eher den Hausarzt als den Spezialisten aufsuchen (Gum et al. 2011), ist ihre Chance, angemessen diagnostiziert und behandelt zu werden, geringer als die von Jüngeren. Negative Einstellungen gegenüber psychischen Erkrankungen und ihrer Therapie beeinflussen nachhaltig ihr Hilfesuchverhalten (Sirey et al. 2001). Das gesellschaftliche Stigma psychischer Erkrankung wurde als ein wesentlicher Grund für Ältere beschrieben, psychiatrische Hilfe nicht in Anspruch zu nehmen (Katona und Livingston 2000). Dies steht scheinbar im Widerspruch zum Befund, dass die Stigmatisierung von depressiv Kranken in der Gesellschaft in den vergangenen Jahrzehnten abgenommen hat, die Haltung der Öffentlichkeit gegenüber psychiatrischen Versorgungsangeboten und Therapieformen verbessert und die emotionale und soziale Distanz gegenüber Depressiven insgesamt verringert ist (Angermeyer et al. 2013). Zu berücksichtigen ist aber, dass neben der „Fremdstigmatisierung" die Verinnerlichung der negativen Bewertung von außen, das Defiziterleben und der soziale Rückzug als sog. „Selbststigmatisierung" eine wesentliche Rolle spielen (Müller und Heinz 2013). Wenn die Wahrnehmung eines gesellschaftlichen Stigmas durch Patienten zu negativen Stereotypen wie Scham und Gefühlen eigener Minderwertigkeit führt, das Stigma mithin akzeptiert und internalisiert, womöglich im Rahmen depressiver Kognitionen sogar überbewertet wird, verschärft sich das Problem.

9.1.5 Peer Support

In den letzten 20 Jahren hat sich in verschiedenen Bereichen der psychiatrischen Versorgung das Konzept der Genesungsbegleitung, auch Peer Support oder Peer-Arbeit genannt, entwickelt. Darunter wird im Wesentlichen die Unterstützung von Patienten durch ehemals von psychischer Krankheit Betroffene verstanden, die für den Begleitungsprozess spezifisch geschult wurden. Als wirksames Element wird hierbei das gegenseitige empathische Verstehen auf der Basis gleicher Erfahrungen mit der Erkrankung angesehen, sowie das Lernen von erfolgreichen Rollenmodellen im Genesungsprozess (Mead et al. 2001). Während dieses Konzept in Deutschland noch wenig verbreitet ist, gibt es in anderen Ländern bereits eine Verankerung in der Routineversorgung, so z. B. in Nordamerika und Großbritannien. Die wissenschaftliche Evidenz für positive Effekte auf die Genesung, insbesondere ein wirksames Empowerment der Patienten, ist bislang allerdings uneinheitlich und nicht überzeugend (Repper und Carter 2011; Pitt et al. 2013). Besonders ältere Patienten mit Depression könnten von Peer Support profitieren, weil sie zu einer regelmäßigen ambulanten psychiatrischen Betreuung schwerer zu mobilisieren sind, sich aber auf regelmäßige Peerkontakte eher einlassen (Joo et al. 2016).

Die Zusammenarbeit mit Peers in der ambulanten und stationären Versorgung bedarf einiger

Voraussetzungen. Neben einer Ausbildung der Genesungsbegleiter z. B. nach dem Ex-In-Curriculum (Utschakowski et al. 2015) bedarf es einer stabilen Organisation und Absprache zwischen professionellem Personal und eingesetzten Peers mit angemessener Vergütungs-, Arbeitszeit- und Haftungsregelung. Im stationären Bereich sind Peers daher in der Regel in der Berufsgruppe Pflege angesiedelt, im ambulanten Bereich müssen entsprechende Verträge mit Betroffenenverbänden abgeschlossen und zuverlässige Sprechstundenzeiten z. B. in Arztpraxen oder bei psychosozialen Trägern eingerichtet werden.

9.1.6 Einfluss des psychosozialen Kontextes

Eine Fülle unterschiedlicher Faktoren kann zum Auftreten depressiver Symptome beim alten Menschen beitragen. Dazu zählen die persönlichen Lebensumstände ebenso wie das Quartier, vorbestehende kognitive Einbußen und somatische Komorbiditäten. Eine besondere Rolle spielt die Qualität des sozialen Netzwerks. Auch wenn in den letzten Jahren soziale Beziehungen als Einflussgrößen, besonders unter dem Aspekt potenzieller protektiver Faktoren, zunehmend in den Fokus der Forschung geraten sind, erscheinen viele Resultate noch wenig schlüssig, manche vermeintlich widersprüchlich (Schwarzbach et al. 2014). Aktuell lässt sich immerhin festhalten, dass weniger der Typ und die Zahl sozialer Kontakte depressionspräventiv wirksam sind als vielmehr deren erlebte Qualität. So gilt eine Ehe oft als präventiv, da Verheiratete weniger belastenden Lebenssituationen ausgesetzt seien als Unverheiratete. Dies gilt aber nur, wenn eine vertrauensvolle Partnerschaft gelebt wird. Dagegen gilt eine konfliktreiche Ehe als erheblicher Risikofaktor eigener Prägung (Mechakra-Tahiri et al. 2010). Erlebte soziale und emotionale Unterstützung durch eine Vertrauensperson, unabhängig davon, ob sie verwandt oder „nur" befreundet ist, gewährt dem alten Menschen eine verlässlichere Depressionsprävention als eine Fülle institutioneller sozialer Angebote, die häufig als anonym und unpersönlich erlebt werden (Cornman et al. 2003). Angesichts des vielfach belegten Befundes, dass schwere körperliche Erkrankungen und Behinderungen, die die Teilhabe am täglichen Leben einschränken, primäre Risikofaktoren für Depressionen darstellen, ist die Beobachtung von Interesse, dass erlebte Kritik von Seiten der Familie, etwa als wiederholte Aufforderung, sich „zusammenzunehmen", ein ähnlich starker Prädiktor für das Auftreten klinisch bedeutsamer depressiver Symptomatik waren wie eine körperliche Erkrankung mit gravierender Beeinträchtigung der Alltagskompetenz (Lyness et al. 2009). Die Komplexität der hier nur angedeuteten Probleme psychosozialer Konstellationen mag schlaglichtartig die Herausforderung beleuchten, die eine angemessene Therapie depressiver Störungen darstellt. Das Heraustreten der Therapeuten aus dem vermeintlichen Schutz der Institution, das Verstehen des sozialen Kontextes, die Begegnung im Quartier scheinen erfolgversprechender zu sein als die verbreitete professionelle Distanziertheit.

9.2 Unterstützung und Aktivierung

Die therapeutischen Optionen bei depressiven Störungen im Alter beschränken sich nicht auf Pharmako- und Psychotherapie. Alle Interventionen, die Aktivität und soziale Kontakte fördern, Erfolgserlebnisse ermöglichen und den Blick der Patienten aus der depressiven Verhangenheit lösen und es ermöglichen, ihn wieder auf positivere Ziele auszurichten, sollten therapeutisch genutzt werden. Wesentliche Stichworte sind dabei Lebensnähe und Selbsthilfe. Das Spektrum reicht von primär sozialen Interventionen, ergotherapeutischen Aktivitäten wie Erzählcafés oder Zeitungsgruppen, über Bewegungs- und Körpertherapien sowie tiergestützten Angeboten bis hin zu stärker strukturierten Verfahren wie der Problem Solving Therapy. Ein wesentliches Ziel aller dieser Interventionen ist es, der stets präsenten Gefahr zu begegnen, dass die Erkrankung massiv die Kompetenz zur Alltagsbewältigung kompromittiert.

Soziale und demografische Trends, etwa die zunehmende Zahl der Einpersonenhaushalte, setzen auch Ältere der wachsenden Gefahr von Einsamkeit aus. Die Diskrepanz zwischen erwünschter und erlebter sozialer Kontaktdichte stellt einen etablierten Risikofaktor für somatische und psychische Erkrankungen dar. Bei Depressionen scheint besonders die emotionale Einsamkeit, also nicht allein die mangelnde Zahl sozialer Kontakte, sondern vielmehr deren mindere emotionale Qualität von besonderer Bedeutung zu sein (Peerenboom et al. 2015). In die gleiche Richtung weist ein Befund, nach dem die Qualität sozialer Beziehungen und die Anwesenheit von Vertrauenspersonen in besonderer Weise mit der Abwehr von Depressionsrisiken verknüpft sind (Schwarzbach et al. 2014).

Körperliche Aktivität (verglichen mit körperlicher Inaktivität) senkt das Risiko für eine Reihe von Erkrankungen und steigert die Lebenserwartung (Abu-Omar und Rütten 2006). Interventionen, deren zentrale Komponenten Übungs- und Trainingselemente darstellen, fanden hinsichtlich ihrer potenziellen präventiven und antidepressiven Wirksamkeit in den letzten Jahren auch zunehmendes wissenschaftliches Interesse (▶ Kap. 17). Dabei ist kritisch zu bedenken, dass Depressionen in der Regel eine gravierende Antriebsminderung mit sich bringen und deshalb die Frage zu stellen ist, ob die regelmäßigen Teilnehmer der sportlichen Aktivitäten in den Studien tatsächlich als repräsentativ für die Gesamtheit aller älteren Depressiven gelten können. Hingegen erscheinen körperliche Aktivitäten als Präventionsmaßnahme sicher ohne diese Einschränkungen als empfehlenswert. Auch für diese Intervention gelten Akzeptanz und Adhärenz als Bedingungen für den Erfolg.

Problem Solving Therapy (PST) wurde 1990 für den hausärztlichen Bereich entwickelt und findet in individuellen Sitzungen statt. Sie kann von qualifiziertem Pflegepersonal eingesetzt werden. In der manualisierten Form (Hegel und Arean 2003) umfasst PST 6–8 Sitzungen, von denen die erste eine Stunde, die übrigen jeweils eine halbe Stunde benötigt. Nach der ersten orientierenden Sitzung sind alle übrigen halbstündigen Sitzungen nach demselben Muster strukturiert: 1) Benennen eines Problems, 2) Formulierung eines realistischen Lösungsziels, 3) „Brainstorming" bezüglich potenzieller Lösungsstrategien, 4) Bewertung der Vor- und Nachteile der einzelnen Strategien, 5) Auswahl der besten Lösung, 6) Entwicklung eines Aktionsplans und 7) Überprüfung des Erfolgs. Zusätzlich werden die Patienten in jeder Sitzung aufgefordert, positiv besetzte Aktivitäten für den Tag vorzutragen und zu besprechen (Kasckow et al. 2014). PST verbesserte die depressive Symptomatik und das allgemeine Funktionsniveau vergleichbar mit einer antidepressiven Pharmakotherapie (Williams et al. 2004), war aber auch im Rahmen eines gestuften Präventionsprogramms wesentliches Element zur Reduzierung der Depressionsrate in einer Risikogruppe (van't Veer-Tazelaar et al. 2011).

In der klinischen Praxis ist zu beobachten, dass depressive Ältere aus unteren Einkommensschichten bei vergleichbar umfassender Therapie therapeutisch vielfach schlechter abschneiden als ihre besser gestellten Peers (Cohen et al. 2006). Gründe dafür könnten in der täglichen Konfrontation mit Alltagsstressoren wie einer wenig den Bedürfnissen angepassten Wohnumgebung, schlechterem Zugang zu medizinischer Versorgung, Vereinsamung und schließlich in den vielfältigen Belastungen liegen, die den finanziellen Engpässen geschuldet sind. Die Lösung von Alltagsproblemen, wie sie die PST anzielt, könnte nach dieser Überlegung besonders bei diesen spezifisch problemgeplagten Patienten einen erfolgversprechenden Ansatz bieten. Studienergebnisse legen allerdings nahe, dass ein strukturiertes und konsequentes Case Management einen vergleichbaren Effekt bei dieser besonders belasteten Gruppe zu erzielen vermag (Alexopoulos et al. 2016).

9.3 Multimorbidität und Polypharmazie

9.3.1 Multimorbidität und Komorbidität

Multimorbidität wird meist definiert als das eher zufällige gemeinsame Auftreten mehrerer chronischer Erkrankungen bei einem Patienten. In Abgrenzung dazu wird Komorbidität als das gleichzeitige Auftreten zweier oder mehr Erkrankungen bei einem Patienten definiert, die miteinander durch pathogene Mechanismen verbunden sind und überzufällig häufig gemeinsam auftreten (Dodel 2014). Beide Konzepte sind nicht trennscharf, werden gelegentlich auch synonym verwandt, wobei sich im geriatrischen Kontext mehrheitlich der Begriff Multimorbidität durchgesetzt hat. Diese geht mit einer schlechteren Lebensqualität, einer vermehrten Inanspruchnahme medizinischer Leistungen und einem erhöhten Risiko eines vorzeitigen Todes einher. Annähernd alle epidemiologischen Studien belegen eine hohe Prävalenz von Mehrfacherkrankungen bei Personen über 65 Jahren, wobei die Prävalenzangaben jedoch wegen definitorischer und methodischer Unterschiede im nationalen und internationalen Vergleich stark variieren (van den Bussche et al. 2011). Depressionen im Alter sind nicht nur für sich gravierende Erkrankungen, sie stellen auch einen Risikofaktor für komplexere Erkrankungszusammenhänge und für eine gravierende Exzessmortalität dar (Moussavi et al. 2007), zudem erschweren sie die Bewältigung von somatischen Erkrankungen. Für viele im Alter häufige Erkrankungen gelten Depressionen als charakteristische Komorbidität (▶ Kap. 19, ▶ Kap. 20, ▶ Kap. 21, ▶ Kap. 22). Schmerzen, etwa bei Arthrose und Arthritis, erhöhen das Depressionsrisiko bedeutsam (Rodic et al. 2015). Ein weiterer Weg, wie sich somatische Morbidität auf die Entstehung einer depressiven Symptomatik auswirken könnte, ist in der mit somatischen Erkrankungen oft einhergehenden Behinderung zu sehen. Schließlich kann auch in der Minderung der körperlichen Adaptationsfähigkeit gegenüber belastenden Lebensereignissen ein Depressionsrisiko liegen (Goldberg 2010).

Zusammenfassend ist zu diesem Problemkreis festzuhalten, dass Depressionen und chronische somatische Erkrankungen oft in einem reziproken Zusammenhang stehen, wobei die Wege der gegenseitigen Beeinflussungsmöglichkeiten bisher nur in Ansätzen beleuchtet werden konnten. Depressionen als Einzelerkrankung sind wesentlich besser untersucht. Es gibt Belege, dass eine erfolgreiche Therapie der depressiven Störung auch die komorbide somatische Erkrankung günstig beeinflussen kann (Gallo et al. 2016). Die hier nur angerissenen engen Verschränkungen somatischer und psychischer Erkrankungen im Alter belegen exemplarisch die Notwendigkeit ihrer gleichrangigen Behandlung. Dies zwingt naturgemäß zu gelebter Interdisziplinarität im Interesse unserer Patienten.

9.3.2 Polypharmazie

Multimorbidität ist eng mit Polypharmazie verknüpft, also der Einnahme von üblicherweise mehr als 4–5 Medikamenten. In Deutschland bekommt ein Drittel der Menschen ab 65 Jahren 5 oder mehr verschiedene Arzneimittel zur täglichen Einnahme verschrieben. Bei den über 80-Jährigen ist es sogar fast die Hälfte (Glaeske und Schicktanz 2013). Etwa 30–40 % aller Patienten über 65 Jahren erhalten bei uns potenziell inadäquate Arzneimittel (PIM) (Amann et al. 2012). Das sind Medikamente, die im Alter bei bestimmten Erkrankungen oder generell vermieden werden, durch Alternativen ersetzt oder in der Dosierung angepasst werden sollten. Initiativen zur Reduktion der Polypharmazie bei geriatrischen Patienten bedienen sich unterschiedlicher Strategien. So werden Medikations-Checklisten (z. B. PRISCUS-Liste) (Holt et al. 2010) ebenso eingesetzt wie Hilfen zur Identifikation von Arzneimittelinteraktionen (z. B. Software) (Kunisch 2012), Beratungen durch Experten (z. B. klinische Pharmakologen) und multidisziplinäre Teamkonferenzen zur Medikationsqualität. Auch wenn ein aktueller metaanalytischer Vergleich unterschiedlicher Herangehensweisen uneinheitliche Resultate ergab (Johansson et al. 2016), sollte auf den Versuch einer evidenzbasierten Medikationsreduktion nicht verzichtet werden. So konnten Gustafsson et al. (2015) den nachhaltigen Effekt einer systematischen Medikamentenkontrolle unter Beratung durch klinische Pharmakologen bei der Reduktion potenziell inadäquater Arzneimittel bei Bewohnern von Seniorenheimen überzeugend belegen.

Ein für die klinische Praxis brauchbares Verfahren beschreibt Zeeh (2012) mit dem „Notfallkoffer Polymedikation", in dem neben oben angesprochenen Reduktionsstrategien auch so pragmatische Vorschläge wie die strikte Priorisierung von Therapiezielen, die konservative Selbstbeschränkung auf eine begrenzte Zahl von in der eigenen Praxis hinreichend erprobten Medikamenten und der radikale, supervidierte Medikamentenauslassversuch zu finden sind.

Vor dem Hintergrund der mit einer Polymedikation verbundenen Gefahren gewinnen psychotherapeutische und psychosoziale Behandlungsverfahren bei alten Patienten besondere Bedeutung.

9.4 Brückenschlag in die Praxis

Trotz der Entwicklung erfolgreicher Behandlungsstrategien für Depressionen zählen sie weltweit weiterhin zu den 10 Erkrankungen mit der höchsten Belastung für die Patienten wie auch für die Sozialsysteme. Es braucht oft Jahre bis Jahrzehnte, bevor in der klinischen Forschung erprobte Instrumente ihren Weg in die Alltagspraxis finden. Dieser „Spannungsabfall" (Kilbourne et al. 2012) zwischen dem universitären Bereich und der breiten Versorgungsrealität kann auch dem Umstand geschuldet sein, dass die oft bei hochselektiven Populationen erzielten Ergebnisse nicht ohne Weiteres auf den Alltag alter und multimorbider Patienten übertragen werden können. Noch ist die Behandlung von depressiven Störungen im höheren Lebensalter in Leitlinien international unzureichend abgebildet, besonders Empfehlungen zu spezifischen psychosozialen Therapien werden kaum formuliert (Gühne et al. 2016).

Verschiedentlich wurde versucht, diese Kluft zu überwinden und Leitlinien allgemeinere Akzeptanz zu verschaffen. Bei dieser Fragestellung darf aber nicht vergessen werden, dass Leitlinien oft mehrere Medikamente für eine einzelne Erkrankung empfehlen. Strikte Leitlinienadhärenz würde also bei multimorbiden Patienten nahezu regelhaft zu Polypharmazie führen, deren mögliche positive Effekte nur selten, deren negative Auswirkungen dagegen vielfach belegt sind. Es geht also nicht nur um die Akzeptanz von Leitlinien, vielmehr um einen notwendigen Transformationsprozess, der sie für den Praxisalltag erst tauglich macht.

Hinsichtlich der Konzeption sind Behandlungsalgorithmen von Leitlinien zu unterscheiden. Sie sind einerseits leitlinienbasiert, andererseits im Kern durch sequenzielle Handlungsempfehlungen charakterisiert und damit in der klinischen Praxis als Unterstützung in der Umsetzung von Leitlinienempfehlungen und zur Vereinfachung des Behandlungsprozesses zu verstehen. Als Kernbestandteile werden, neben der Definition eines Anwendungsbereiches, die zeitliche Strukturierung der Behandlung (z. B. Zeitpunkte für Kontrollen des Therapieerfolges), v. a. die Definition von Responsekriterien (ggf. unter Verwendung operationalisierter Messverfahren), ein vorgegebener Katalog an Therapiemöglichkeiten und klar definierte Entscheidungsregeln für vorgegebene Alternativen angesehen. Da solche Behandlungsalgorithmen wegen ihrer Komplexität nur im stationären oder fachärztlichen Sektor erprobt und anwendbar sind, stand auch für sie eine Adaptation für den Praxisalltag an. Deshalb wurden in die Konzepte des Collaborative Care für den primärärztlichen Sektor vereinfachte standardisierte Behandlungsschemata integriert. Bei der IMPACT-Studie (Levine et al. 2005) und der PROSPECT-Studie (Bao et al. 2011) handelt es sich um Projekte zur Depressionsbehandlung bei älteren Patienten. IMPACT ist dabei ein Beispiel für die Kopplung von methodisch anspruchsvoller Forschung zur Wirksamkeit und Kosteneffektivität von Collaborative Care und Fragen der Machbarkeit in verschiedenen Versorgungskontexten (Unützer et al. 2005; vgl. ▶ Kap. 26). Es erwies sich, dass es auch in der universitätsfernen Versorgungspraxis möglich ist, die Behandlung depressiver Älterer mit einem integrierenden Ansatz substanziell zu verbessern.

- **Fallbeispiel: gelungenes Case Management**

Frau M., eine 76-jährige Witwe, leidet an Diabetes, ihr Blutdruck ist zu hoch und das Gehen behindert durch eine besonders an den Füßen schmerzhafte diabetische Polyneuropathie. Eine kleine Rente ist ihr einziges Einkommen. Sie hat Schwierigkeiten, die Wohnung im 3. Stock zu verlassen. Seit die Tochter vor einem halben Jahr weggezogen ist, sank ihre Stimmung. Frau M. zog sich zurück, um sie wurde es immer einsamer. Sie sah ihren Hausarzt nicht mehr und versäumte Rezeptverlängerungen (orales Antidiabetikum, Antihypertensivum). Da sie sich den Umgang mit modernen Medien nicht zutraute, häuften sich Mahnungen für unbezahlte Rechnungen. Nur die Daueraufträge funktionierten noch. Frau M. hatte Sorge, die Nachbarn könnten ihre Situation bemerken und über sie reden. Der junge Mann, der das Essen auf Rädern lieferte, erkannte den Ernst der Situation und sorgte für die Information des Hausarztes. Dort fungierte die Praxisassistentin als aufsuchende Case Managerin. Beim Hausbesuch wurden Frau M. die Herabgestimmtheit und das Antriebsdefizit als Symptome einer Depression erläutert, was sie gut annehmen konnte. Dann wurde zunächst eine Reihe von sozialen Stützungsmaßnahmen initiiert (z. B. Transportservice und Kontakt zum örtlichen Seniorenkreis). Beim durch die Transporthilfe ermöglichten ersten Arztbesuch seit langem wurde eine antidepressive medikamentöse Therapie begonnen, die die Patientin akzeptieren konnte, da es sich aus ihrer Sicht tatsächlich um eine „echte" Erkrankung handelte. Die Therapien für die Hypertonie und den Diabetes wurden einschleichend wieder aufgenommen. Ergänzend erfolgte auch eine Diätberatung. Begleitend setzte die Case Managerin Module der Problem Solving Therapie ein, um der Patientin die beiden als primäre Problemfelder identifizierten Schwierigkeiten, die finanzielle Lage und die Einsamkeit, bewältigen zu helfen. Mit Einverständnis der Patientin wurde die Tochter informiert, die sich bemühte, die finanziellen Probleme in den Griff zu bekommen und der Mutter zu helfen, abgerissene soziale Kontakte zu alten Freunden zu reaktivieren. Regelmäßige Telefonkontakte mit der ihr inzwischen vertrauten Case Managerin stärkten in der Folgezeit die Compliance und stabilisierten die erzielten therapeutischen Erfolge.

Literatur

Abu-Omar K, Rütten A (2006) Sport oder körperliche Aktivität im Alltag? Zur Evidenzbasierung von Bewegung in der Gesundheitsförderung. Bundesgesundheitsblatt – Gesundheitsforschung – Gesundheitsschutz 49(11):1162–1168

Alexopoulos GS, Raue PJ, McCulloch C, Kanellopoulos D, Seirup JK, Sirey JA, Banerjee S, Kiosses DN, Areán PA (2016) Clinical case management versus case management with problem solving therapy in low-income, disabled elders with major depression: a randomized clinical trial. Am J Geriatr Psychiatry 24(1):50–59

Amann U, Schmedt N, Garbe E (2012) Prescribing of potentially inappropriate medications for the elderly: an analysis based on the PRISCUS list. Dtsch Arztebl Int 109(5):69–75

Angermeyer MC, Matschinger H, Schomerus G (2013) Attitudes towards psychiatric treatment and people with mental illness: changes over two decades. Br J Psychiatry 203(2):146–151

Areán PA (2012) Personalizing behavioral interventions: the case of late-life depression. Neuropsychiatry (London) 2(2):135–145

Bao Y, Alexopoulos GS, Casalino LP, Ten Have TR, Donohue JM, Post EP, Schackman, BR, Bruce ML (2011) Collaborative depression care management and disparities in depression treatment and outcomes. Arch Gen Psychiatry 68(6):627–636

Blanchard MR, Waterreus A, Mann A (1999) Can a brief intervention have a longer-term benefit? The case of the research nurse and depressed older people in the community. Int J Geriatr Psychiatry 14(9):733–738

Boehlen FH, Herzog W, Maatouk I, Saum KU, Brenner H, Wild B (2016) Behandlungswünsche von älteren Menschen mit psychischen Erkrankungen. Z Gerontol Geriatr 49(2):120–125

Cohen A, Houck PR, Szanto K, Dew MA, Gilman SE, Reynolds CF 3rd (2006) Social inequalities in response to antidepressant treatment in older adults. Arch Gen Psychiatry 63(1):50–56

Cornman JC, Goldman N, Glei DA, Weinstein M, Chang MC (2003) Social ties and perceived support: two dimensions of social relationships and health among the elderly in Taiwan. J Aging Health 15(4):616–644

Dodel R (2014) Multimorbidität: Konzept, Epidemiologie, Versorgung. Nervenarzt 85(4):401–408

Gallo JJ, Hwang S, Joo JH, Bogner HR, Morales KH, Bruce ML, Reynolds CF 3rd (2016) Multimorbidity, depression, and mortality in primary care: randomized clinical trial of an evidence-based depression care management program on mortality risk. J Gen Intern Med 31(4):380–386

Gerrits MM, van Marwijk HW, van Oppen P, van der Horst H, Penninx BW (2013) The role of somatic health problems in the recognition of depressive and anxiety disorders by general practitioners. J Affect Disord 151(3):1025–1032

Gilbody S, Whitty P, Grimshaw J, Thomas R (2003) Educational and organizational interventions to improve the management of depression in primary care: a systematic review. JAMA 289(23):3145–3151

Glaeske G, Schicktanz C (2013) BARMER GEK Arzneimittelreport 2013. Asgard Verlagsservice GmbH, Siegburg

Goldberg D (2010) The detection and treatment of depression in the physically ill. World Psychiatry 9(1):16–20

Gühne U, Stein J, Riedel-Heller S (2016) Depression im Alter – Herausforderung langlebiger Gesellschaften. Psychiatr Prax 43(2):107–110

Gum AM, Areán PA, Hunkeler E, Tang L, Katon W, Hitchcock P, Steffens DC, Dickens J, Unützer J (2006) Depression treatment preferences in older primary care patients. Gerontologist 46(1):14–22

Gum AM, Iser L, King-Kallimanis BL, Petkus A, DeMuth A, Schonfeld L (2011) Six-month longitudinal patterns of mental health treatment utilization by older adults with depressive symptoms. Psychiatr Serv 62(11):1353–1360

Gustafsson M, Sandman PO, Karlsson S, Isaksson U, Schneede J, Sjolander M, Lovheim H (2015) Reduction in the use of potentially inappropriate drugs among old people living in geriatric care units between 2007 and 2013. Eur J Clin Pharmacol 71(4):507–515

Hautzinger M, Welz S (2008) Kurz- und längerfristige Wirksamkeit psychologischer Interventionen bei Depressionen im Alter. Z Klin Psychol Psychother 37:52–60

Hegel MT, Areán PA (2003) Problem-solving treatment for primary care (PST-PC): a treatment manual for depression. Dartmouth Medical School, University of California, San Francisco CA

Hegeman JM, de Waal MW, Comijs HC, Kok RM, van der Mast RC (2015) Depression in later life: a more somatic presentation? J Affect Disord 170:196–202

Holt S, Schmiedl S, Thurmann PA (2010) Potentially inappropriate medications in the elderly: the PRISCUS list. Dtsch Arztebl Int 107(31–32):543–551

Hunkeler EM, Meresman JF, Hargreaves WA, Fireman B, Berman WH, Kirsch AJ, Groebe J, Hurt SW, Braden P, Getzell M, Feigenbaum PA, Peng T, Salzer M (2000) Efficacy of nurse telehealth care and peer support in augmenting treatment of depression in primary care. Arch Fam Med 9(8):700–708

Johansson T, Abuzahra ME, Keller S, Mann E, Faller B, Sommerauer C, Hock J, Loffler C, Kochling A, Schuler J, Flamm M, Sonnichsen A (2016) Impact of strategies to reduce polypharmacy on clinically relevant endpoints – a systematic review and meta-analysis. Br J Clin Pharmacol. 82(2):532–48

Joo JH, Hwang S, Abu H, Gallo JJ (2016) An innovative model of depression care delivery: peer mentors in collaboration with a mental health professional to relieve depression in older adults. Am J Geriatr Psychiatry 24(5):407–416

Kasckow J, Klaus J, Morse J, Oslin D, Luther J, Fox L, Reynolds C, Haas GL (2014) Using problem solving therapy to treat veterans with subsyndromal depression: a pilot study. Int J Geriatr Psychiatry 29(12):1255–1261

Katona C, Livingston G (2000) Impact of screening old people with physical illness for depression? Lancet 356(9224):91–92

Kilbourne AM, Williams M, Bauer MS, Arean P (2012) Implementation research: reducing the research-to-practice gap in depression treatment. Depress Res Treat:476027

Kunisch R (2012) Medizinsoftware für die Kitteltasche: Medikamenten-Apps. Dt Arztebl 109(9):A440

Levine S, Unützer J, Yip JY, Hoffing M, Leung M, Fan MY, Lin EH, Grypma L, Katon W, Harpole LH, Langston CA (2005) Physicians' satisfaction with a collaborative disease management program for late-life depression in primary care. Gen Hosp Psychiatry 27(6):383–391

Leykin Y, Derubei RJ, Gallop R, Amsterdam JD, Shelton RC, Hollon SD (2007) The relation of patients' treatment preferences to outcome in a randomized clinical trial. Behav Ther 38(3):209–217

Lohman M, Dumenci L, Mezuk B (2016) Depression and frailty in late life: evidence for a common vulnerability. J Gerontol B Psychol Sci Soc Sci 71(4):630–640

Luck-Sikorski C, Stein J, Heilmann K, Maier W, Kaduszkiewicz H, Scherer M, Weyerer S, Werle J, Wiese B, Moor L, Bock JO, König HH, Riedel-Heller SG (2016) Treatment preferences for depression in the elderly. Int Psychogeriatr 28:1–10 [Epub ahead of print]

Lyness JM, Yu Q, Tang W, Tu X, Conwell Y (2009) Risks for depression onset in primary care elderly patients: potential targets for preventive interventions. Am J Psychiatry 166(12):1375–1383

Mead S, Hilton D, Curtis L (2001) Peer support: a theoretical perspective. Psychiatr Rehabil J 25(2):134–141

Mechakra-Tahiri SD, Zunzunegui MV, Preville M, Dube M (2010) Gender, social relationships and depressive disorders in adults aged 65 and over in Quebec. Chronic Dis Can 30(2):56–65

Mitchell AJ, Rao S, Vaze A (2010) Do primary care physicians have particular difficulty identifying late-life depression? A meta-analysis stratified by age. Psychother Psychosom 79(5):285–294

Moussavi S, Chatterji S, Verdes E, Tandon A, Patel V, Ustun B (2007) Depression, chronic diseases, and decrements in health: results from the world health surveys. Lancet 370(9590):851–858

Müller S, Heinz A (2013) Stigmatisierung oder Entstigmatisierung durch Biologisierung psychischer Krankheiten? Nervenheilkunde 32(12):955–961

Peerenboom, L, Collard RM, Naarding P, Comijs HC (2015) The association between depression and emotional and social loneliness in older persons and the influence of social support, cognitive functioning and personality: a cross-sectional study. J Affect Disord 182:26–31

Pfaff JJ, Almeida OP (2005) A cross-sectional analysis of factors that influence the detection of depression in older primary care patients. Aust N Z J Psychiatry 39(4):262–265

Pitt V, Lowe D, Hill S, Prictor M, Hetrick SE, Ryan R, Berends L (2013) Consumer-providers of care for adult clients of statutory mental health services. Cochrane Database Syst Rev 3:CD004807

Repper J, Carter T (2011) A review of the literature on peer support in mental health services. J Ment Health 20(4):392–411

Riepe MW (2015) Clinical preference for factors in treatment of geriatric depression. Neuropsychiatr Dis Treat 11:25–31

Rodic D, Meyer AH, Meinlschmidt G (2015) The association between depressive symptoms and physical diseases in Switzerland: a cross-sectional general population study. Front Public Health 3:47

Rutherford BR, Tandler J, Brown PJ, Sneed JR, Roose SP (2014) Clinic visits in late-life depression trials: effects on signal detection and therapeutic outcome. Am J Geriatr Psychiatry 22:1452–1461

Schwarzbach M, Luppa M, Forstmeier S, Konig HH, Riedel-Heller, SG (2014) Social relations and depression in late life-a systematic review. Int J Geriatr Psychiatry 29(1):1–21

Sirey JA, Bruce ML, Alexopoulos GS, Perlick DA, Friedman SJ, Meyers BS (2001) Stigma as a barrier to recovery: Perceived stigma and patient-rated severity of illness as predictors of antidepressant drug adherence. Psychiatr Serv 52(12):1615–1620

Unützer J, Powers D, Katon W, Langston C (2005) From establishing an evidence-based practice to implementation in real-world settings: IMPACT as a case study. Psychiatr Clin North Am 28(4):1079–1092

Utschakowski J, Sielaff G, Schulz G (2015) Aus Erfahrung wird Wissen und Kompetenz. Ausbildung von Experten durch Erfahrung. Nervenheilkunde 34(4):271–274

van den Bussche H, Koller D, Kolonko T, Hansen H, Wegscheider K, Glaeske G, von Leitner EC, Schafer I, Schon G (2011) Which chronic diseases and disease combinations are specific to multimorbidity in the elderly? Results of a claims data based cross-sectional study in Germany. BMC Public Health 11:101

van't Veer-Tazelaar PJ, van Marwijk HW, van Oppen P, van der Horst HE, Smit F, Cuijpers P, Beekman AT (2011) Prevention of late-life anxiety and depression has sustained effects over 24 months: a pragmatic randomized trial. Am J Geriatr Psychiatry 19(3):230–239

Williams JW Jr, Katon W, Lin EH, Noel PH, Worchel J, Cornell J, Harpole L, Fultz BA, Hunkeler E, Mika VS, Unützer J, Investigators I (2004) The effectiveness of depression care management on diabetes-related outcomes in older patients. Ann Intern Med 140(12):1015–1024

Wolter DK (2016) Depressionen im höheren Lebensalter, Teil 1: Entstehung, klinische Symptome, Diagnose und Wechselwirkung zwischen Depression und Demenz. Z Gerontol Geriatr 49(4):335–348

Zeeh J (2012) Polypharmazie im Alter: Des Guten zu viel? MMW Fortschr Med 154(21):46–49

Zimmermann TM, Clouth J, Elosge M, Heurich M, Schneider E, Wilhelm S, Wolfrath A (2013) Patient preferences for outcomes of depression treatment in Germany: a choice-based conjoint analysis study. J Affect Disord 148(2–3):210–219

Psychotherapie

Martin Hautzinger

10.1 Einführung – 82

10.2 Grundprinzipien erfolgreicher Psychotherapie – 82

10.3 Entwicklungspsychologische Grundlagen – 83
10.3.1 Modell der selektiven Optimierung mit Kompensation – 83
10.3.2 Modell der Handlungsspielräume – 85
10.3.3 Verstärkerverlust-Modell – 85

10.4 Anwendung psychologischer Konzepte – 87

10.5 Ziele einer Psychotherapie mit Älteren – 88

10.6 Kognitive Verhaltenstherapie – 90

10.7 Lebensrückblick (Reminszenz, Life Review) – 91
10.7.1 Ziele des Lebensrückblicks – 91
10.7.2 Einstieg – 91
10.7.3 Ablauf – 91
10.7.4 Bedeutung und Relevanz – 92

10.8 Wirksamkeit und Wirkkomponenten von Psychotherapie – 92

10.9 Psychotherapie zur Rückfallprophylaxe – 92

10.10 Psychotherapie nach Verlust der Sehfähigkeit – 93

10.11 Psychotherapie bei kognitiven Einschränkungen – 93

10.12 Metaanalysen zur Psychotherapie – 94

Literatur – 95

© Springer-Verlag GmbH Deutschland 2017
A. Fellgiebel, M. Hautzinger (Hrsg.), *Altersdepression*,
DOI 10.1007/978-3-662-53697-1_10

10.1 Einführung

Psychotherapie ist die Behandlung von (psychischen, somatischen) Krankheiten auf der Basis der Einwirkung mit überwiegend psychologischen Mitteln (Strotzka 1975). Wissenschaftlich begründete Psychotherapie erfordert einen geplanten und kontrollierten Behandlungsprozess, der über lehrbare Techniken beschrieben werden kann, auf Theorien normalen und pathologischen Verhaltens gründet, auf eine positive Beeinflussung von Störungs- und Leidenszuständen in Richtung auf ein nach Möglichkeit gemeinsam erarbeitetes Ziel ausgerichtet ist und auf empirisch begründete Evidenzen für die Wirksamkeit der eingesetzten psychologischen Interventionen verweisen kann.

Neben verfahrensspezifischen Wirkfaktoren tragen insbesondere bei depressiven Störungen in erheblichem Ausmaß unspezifische bzw. psychotherapeutische Verfahren verbindende Faktoren („common factors", „allgemeine Wirkfaktoren") zum Therapieerfolg bei (Hautzinger und Eckert 2007).

Hervorgehoben werden dabei die besondere Qualität und die systematische Gestaltung der therapeutischen Beziehung. Diese lässt sich definieren als eine akzeptierende, offene, aktiv zuhörende, einfühlsame, mitfühlende, positive und unterstützende Arbeitsbeziehung, die dazu beiträgt, Gefühle der Wertlosigkeit, der Hoffnungs- und Hilflosigkeit, der Demoralisierung, der Verzweiflung und des Selbstzweifels zu lindern und Grundlage für die Überwindung der depressiv-pessimistischen Lage zu liefern. Die Qualität der therapeutischen Beziehung (sog. Arbeitsbündnis) trägt signifikant zum Therapieerfolg bei (Norcoss 2002).

Weitere allgemeine Wirkfaktoren einer Psychotherapie sind (Grawe 1995): Klärung von Motivation und Bedeutung des aktuellen Erlebens bzw. Verhaltens, Aktivierung von Ressourcen, Aktualisierung, Erfahrung und Analyse von Problemen, aktive Hilfe zur Bewältigung von Problemen.

Radebold (z. B. 1994) hat mehrfach Besonderheiten der Psychotherapie mit älteren Patienten herausgearbeitet. Schwierigkeiten bzw. Herausforderungen ergeben sich dadurch, dass die meist jüngeren Psychotherapeuten mit ihren eigenen Elternerfahrungen, ihren „kindlichen" Gefühlen, ihrer Abwehr gegenüber der politisch-historischen Dimension der Biografie Älterer und ihrer Angst vor dem eigenen Altern den alten Patienten begegnen. Die Beziehung ist zudem häufig von eklatantem Unwissen über die psychosoziale Situation alter Menschen und durch normative Rollenzuschreibungen geprägt. Ältere Patienten werden gelegentlich als wenig ideal, ja geschäftsschädigend für die eigene Praxis angesehen. Die Ursachen der psychischen Erkrankungen werden bei älteren Patienten viel eher in organischen und irreversiblen Faktoren gesehen als bei jüngeren Patienten. Entsprechend wird unberechtigterweise angenommen, dass die Erfolgsprognose schlecht sei, da selbst erworbene Muster als so überlernt angesehen werden, dass eine Veränderung in der verbleibenden Lebenszeit nicht mehr gelingen kann.

Trotz der inzwischen vorliegenden gerontologischen Forschungsergebnisse (z.B. Kruse 1998; Mayer und Baltes 1996; Staudinger und Häfner 2008) zur fortbestehenden Kompetenz und Plastizität im Alter gelingt eine Abkehr vom Defizitmodell des Alterns nur langsam. Dabei sind es nicht nur die Kliniker, die den überholten Vorurteilen anhängen, auch viele ältere Menschen wissen von den Möglichkeiten nichts oder wollen davon nichts wissen. Trotz der Bereitschaft von Psychotherapeuten, ältere Patienten zu behandeln, suchen diese nicht um die verfügbaren Möglichkeiten nach (Zank und Niemann-Mirmehdi 1998) bzw. werden von ihren Primärärzten (Hausärzten) nicht aufgeklärt und überwiesen.

10.2 Grundprinzipien erfolgreicher Psychotherapie

Für das psychotherapeutische Arbeiten mit älteren Patienten wurden wiederholt (z. B. Lewinsohn et al. 1984; Hirsch 1999; Maercker 2015) Grundprinzipien und Merksätze formuliert, die berücksichtigt werden sollten, damit Psychotherapie gelingen kann:
- Probleme älterer Patienten sind immer multiple. Diese Vielschichtigkeit psychischer, sozialer, physischer und umweltbedingter Einflüsse gilt es zu berücksichtigen.
- Wer mit älteren Patienten arbeitet, sollte mit dem Phänomen des Alterns vertraut sein. Biologische, soziologische und psychologische Faktoren des Alterns gilt es zu kennen, damit psychopathologische Prozesse von normalen

Entwicklungsvorgängen im Alter unterschieden werden können.
- Positive, doch realistische Erwartungen in die Arbeit einbringen. Stereotype und negative Haltungen gegenüber alten Menschen entdecken und korrigieren.
- Dem Prinzip der minimalen Intervention verpflichtet sein. Es geht darum, möglichst wenig Abhängigkeit entstehen zu lassen und die Eigenständigkeit möglichst lange zu erhalten.
- Einbezug von und Koordination mit anderen Hilfen, Institutionen und Personen. Dabei sollte dies gemeinsam geplant und organisiert werden.
- Die Arbeit mit den Angehörigen und dem sozialen Umfeld älterer Menschen ist wichtig und wesentlich. Therapeuten sind wichtige Hilfs- und Informationsquelle für Patienten und Angehörige.
- Ziel von Interventionen sollte immer die Stärkung und Erhaltung von Ressourcen, also das Ansetzen und der Ausbau erhaltener Fertigkeiten sein.
- Psychotherapie (depressiver) älterer Menschen sollte immer strukturiert, zeitlich begrenzt, dennoch längerfristig (wiederholend) ausgerichtet sein.
- Die Behandlung sollte auf präventive, vorbeugende Maßnahmen gerichtet sein. Patienten sollten die erworbenen Lösungsstrategien für spätere Krisen und Belastungen parat haben.

Grundprinzipien psychotherapeutischen Handelns mit Älteren (nach Hirsch 1999)
- Bedenke: multiple Problematik
- Kenne: Phänomene und Besonderheiten des Alterns, des Alters
- Beachte: Prinzip der minimalen, angemessenen Intervention
- Plane: zusätzliche, externe Hilfen
- Arbeite: auch mit Bezugspersonen, Angehörigen, sozialen Umfeld
- Beginne: bei vorhandenen Kompetenzen
- Fördere: soziale, psychische und somatische Kompetenzen
- Informiere: angemessen über alle geplanten Interventionen und deren Sinn
- Erkenne: eigene Gerontophobie und Fehlurteile
- Nütze: Lebenserfahrung älterer Patienten
- Erfahre: Lernen ist immer und für jeden möglich
- Beachte: Ältere können meist mehr aushalten, als Therapeuten glauben
- Verringere: Vorurteile in der Öffentlichkeit

10.3 Entwicklungspsychologische Grundlagen

Vor allem 3 entwicklungspsychologische Konzepte zum Verständnis normalen, erfolgreichen Alterns lassen sich zur Erklärung psychopathologischer, insbesondere depressiver Prozesse heranziehen. Es wird so möglich, Defizite und Fehlentwicklungen depressiver älterer Menschen, also Bedingungen weniger erfolgreichen Alterns, zu erkennen und daraus Ziele sowie notwendige Interventionen für die Hilfe bei dieser Personengruppe abzuleiten.

10.3.1 Modell der selektiven Optimierung mit Kompensation

Dieses Metamodell erfolgreichen Alterns (Baltes und Carstensen 1996; Schulz und Heckhausen 1996) formuliert 3 konstituierende Komponenten erfolgreicher Anpassung an Lebensveränderungen, Belastungen und Älterwerden: Selektion, Optimierung und Kompensation (SOK):
- Selektion bezieht sich auf die Auswahl bzw. Veränderung von Zielen und Verhaltensbereichen.
- Optimierung bezieht sich auf Stärkung und Nutzung vorhandener, zielrelevanter Handlungsmittel und Ressourcen.
- Kompensation zielt auf die Schaffung, das Training und die Nutzung neuer Handlungsmittel.

Selektion Im Kontext des Alterns ergibt sich Selektion von Zielen und Verhaltensbereichen aus den Entwicklungsaufgaben des Alterns, aus der antizipierten bzw. bereits manifesten Ressourcenverringerung, was Auswahl, Verzicht und Abbau bedeuten kann. Selektion erfordert also eine Neuanpassung der Standards, der Ziele und der Erwartungen.

Kompensation Diese wird dann erforderlich, wenn Fähigkeiten und Fertigkeiten ganz oder teilweise verloren gehen, damit verbundene Ziele jedoch beibehalten werden sollen. Es muss dann nach anderen, neuen Wegen zur Zielerreichung gesucht werden. Kompensation meint daher die Schaffung und Nutzung neuer Fertigkeiten, Handlungsweisen, Ressourcen und Hilfsmittel.

Optimierung Optimierung bezieht sich auf die Stärkung und Verfeinerung von Ressourcen und Handlungsmitteln. Damit wird angedeutet, dass ältere Menschen sich noch entwickeln können, noch Ziele haben, noch zu Handlungen in der Lage sind, die eine Aktivierung und Stärkung körperlicher und geistiger Fähigkeiten bewirken und so eine quantitative und qualitative Bereicherung ermöglichen. Um zur Optimierung fähig zu sein, bedarf es jedoch einer angereicherten, fördernden Umwelt und der Bereitstellung von Möglichkeiten.

Der fortschreitende Prozess der Erschöpfung der Ressourcen macht zum einen eine zunehmend feinere Abstimmung und Zusammenwirken von selbstgesteuerter Selektion, Kompensation und Optimierung nötig, zum anderen erlaubt das Modell Ansatzpunkte für Hilfen und Intervention bei notwendigen Selektions-, Optimierungs- und Kompensationsprozessen im Alter.

> **SOK-Modell erfolgreichen Alterns**
> - Auswahl, Anpassung und Veränderung von Zielen, Erwartungen, Ansprüchen, Standards, Regeln
> - Stärkung und Nutzung vorhandener Ressourcen und Handlungsmitteln
> - Schaffung und Training neuer Fertigkeiten, Suchen bzw. Lernen neuer Wege und Bewältigungsweisen

- **Ansatzpunkte für psychologische Interventionen nach SOK**

Selektion Hilfen bzw. Interventionen zur Selektion werden notwendig, wenn z. B. Verlust von Sozialpartnern, Ausscheiden aus dem Berufsleben, Funktionsverluste, körperliche Gebrechen oder Behinderungen eintreten. Das gilt ganz besonders dann, wenn ältere Menschen ihre bisherige Lebenswelt aufgeben, um in einer Alteneinrichtung weiter zu leben. Selektion erfordert motivationale Bereitschaft, kognitive Flexibilität und Handlungsorientierung (Kruse 1998). Hilfreich sind v. a. kognitive Methoden, Unterstützung und Solidarität durch ähnlich Betroffene sowie Reminiszenztherapie, also Lebensrückblicke, Trauerarbeit, Ablösungshilfen.

Optimierung Optimierung zielt auf die Gestaltung der Umwelt, indem durch eine Verbesserung bzw. den Einsatz von Hilfsmitteln Handlungs-, Entscheidungs- und Kontrollspielräume erhalten bleiben. Die Interventionen zur Verbesserung bzw. Schaffung von Optimierungsprozessen richten sich v. a. auf die physikalische Umwelt (z. B. Gestaltung des Wohnraums, des Treppenhauses, altengerechtes Wohnen usw.), den Einbezug von Diensten und Serviceleistungen (z. B. Essensdienste, Pflegedienste, Einkaufshilfen), der Familie, der Partner und der Gemeinde.

Kompensation Psychologische Interventionen zur Kompensation beruhen auf Überlegungen, die in der Gerontologie als „Plastizitätsthese" oder als „Inaktivitätsatrophieannahme" bekannt sind. Diese Konzepte besagen, dass der Gebrauch von Fähigkeiten zu ihrer Entwicklung beiträgt, der Nichtgebrauch führt hingegen zur Verkümmerung. Gerontologische Interventionsforschung hat gezeigt, dass die meisten älteren Menschen eine beträchtliche mentale Reserve besitzen, die durch Übung und Lernen aktiviert werden kann (Baltes und Baltes 1986). Durch Gebrauch, Übung und Training lassen sich in jeder Altersgruppe (also auch bei Älteren) Fähigkeiten und Fertigkeiten steigern; fehlt dieser Gebrauch, lassen die Fähigkeiten nach. Die Interventionsforschung (z. B. Baltes und Lindenberger 1989; Hautzinger 2011) hat solche Effekte für die verschiedensten Bereiche nachgewiesen: Intelligenz, Gedächtnis, soziale Kompetenz, Sexualverhalten, Aktivitäten des Alltagslebens, Depressionen,

10.3 · Entwicklungspsychologische Grundlagen

chronische Krankheiten, Ängste, Schlafstörungen usw. Durch Training einzelner Kompetenzen wie z. B. Sprechen, Kochen, Einkaufen, Benutzung der Verkehrsmittel, selbstständiges Wohnen, Stressbewältigung, Entspannung, Tagesplanung, Verbesserung der sozialen Fertigkeiten usw. lassen sich Defizite ausgleichen, Hemmungen überwinden, neue Bewältigungsfertigkeiten bereitstellen und so der Tätigkeitsspielraum erweitern bzw. optimieren.

10.3.2 Modell der Handlungsspielräume

Das ursprünglich in der Arbeitspsychologie entworfene und später für sozialpsychologische, gerontologische und klinische Anliegen erweiterte (Schneider 1991) Modell eines 4-dimensionalen Handlungsraums postuliert, dass ein möglichst weiter Handlungsspielraum Voraussetzung für Lebenszufriedenheit und psychische Gesundheit ist.

> **Vierdimensionales Handlungsmodell für erfolgreiches Altern**
> 1. Tätigkeits- und Aktivitätsspielraum
> 2. Entscheidungs- und Kontrollspielraum
> 3. Interaktions- und Kontaktspielraum
> 4. Anerkennungs- und Funktionsspielraum

Wenn es gelingt, durch eigene Initiativen bzw. durch Interventionen die Dimensionen des Handlungsraums älterer Menschen zu erhalten bzw. zu erweitern, trägt man zu mehr Lebensqualität, der Überwindung psychischer Störungen und zur Prävention von Chronifizierungen bzw. Rückfällen bei.

1. Dimension: Tätigkeitsspielraum Der Handlungsraum ist umso weiter, je mehr Tätigkeiten eine Person ausführen kann und je vielfältiger diese Aktivitäten sind. Interventionen bei älteren Menschen können aus dieser Sicht das Ziel haben, dazu beizutragen, dass sie in möglichst vielen und in möglichst anspruchsvollen Tätigkeitsfeldern aktiv sind. Diese Interventionen können bei den betroffenen Personen selbst, bei ihrer sozialen und physikalischen Umgebung ansetzen.

2. Dimension: Entscheidungs- und Kontrollspielraum Darunter versteht man das Ausmaß, in dem jemand seine Lage selbst bestimmen oder doch zumindest mitbestimmen kann. Je mehr das der Fall ist, desto aktiver, motivierter, leistungsfähiger und positiver gestimmt werden die Betroffenen (Baltes und Baltes 1986; Langer 1989).

3. Dimension: Interaktionsspielraum Dieser Handlungsraum ist weit, wenn jemand viele und befriedigende Sozialbeziehungen aufrechterhalten kann. Zahlreiche Untersuchungen zur Bedeutung von sozialen Netzen und sozialer Unterstützung belegen die günstigen Funktionen der Sozialpartner sowie die positiven Wirkungen sozialer Kontakte und Unterstützung.

4. Dimension: Anerkennungsspielraum Damit wird den Forschungsbefunden entsprochen, die zeigen, dass ältere Menschen trotz vieler Aktivitäten unzufrieden sein können. Es zeigt sich, dass nur solche Aktivitäten zu Zufriedenheit führen, die mit Anerkennung, Status und sozialer Bedeutung verbunden sind. Die Anerkennung durch möglichst statushöhere Personen bzw. das Sozialgefüge (die Statusgruppe, die Gemeinde, die Gesellschaft) sind günstige Voraussetzungen für dauerhafte positive Gefühle. Ein Leben mit niedrigem Status in vielen Bereichen führt zu Einschränkungen des Wohlbefindens und macht krank.

- **Zusammenspiel der 4 Dimensionen**

Erfolgreiches Altern geht idealerweise mit einem Maximum auf allen 4 Dimensionen einher. Allgemeines Ziel einer Intervention ist es, dieses Maximum zu schaffen. Dabei ist jedoch das Ausgangsniveau, die gegenwärtige Leistungsfähigkeit und mögliche Funktionseinschränkungen zu berücksichtigen. Überforderungen, z. B. durch Aktivitäten, Entscheidungen, Sozialkontakte usw., führen trotz eines erweiterten Handlungsspielraums nicht zur Hebung des Wohlbefindens und der Gesundheit.

10.3.3 Verstärkerverlust-Modell

Zunächst unabhängig von gerontopsychologischen Überlegungen hat Lewinsohn (1974) ein verhaltenstheoretisches Modell für depressive Störungen

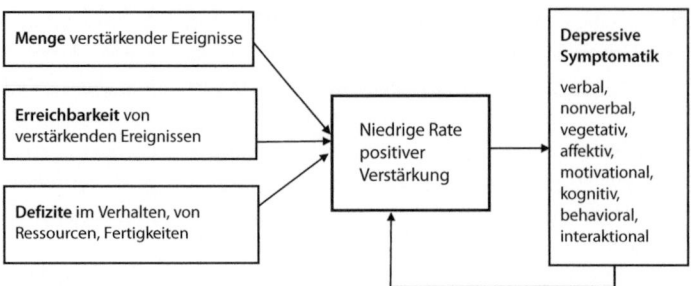

Abb. 10.1 Verstärkungstheoretisches Depressionsmodell

entwickelt (Abb. 10.1), das von Gallagher und Thompson (1981) auf den geriatrischen Bereich übertragen und erfolgreich bei Altersdepressionspatienten angewandt wurde.

Ausgangspunkt dieser Überlegungen waren die negativen Veränderungen, die unweigerlich auf alle älter werdenden Menschen zukommen: Verlust von Funktionen, Rollen, Aufgaben und Struktur, soziale, körperliche, finanzielle und ökonomische Einschränkungen, chronische Erkrankungen, Verarmung des sozialen Kontaktnetzes und Stützsystems, Verluste bedeutsamer Partner, Unterbrechung von Handlungsplänen, gleichförmige Stimulussituation, Abnutzung der verbliebenen Verstärker, Verlust von Perspektive und Möglichkeiten. Dies alles bei geringer bzw. keiner Kontrolle über diese Veränderungen.

Depressives Verhalten entsteht als Folge einer geringen Rate (verhaltenskontingenter) positiver Verstärkung und eines Übermaßes an belastenden, aversiven Erfahrungen. Die Rate an positiver Verstärkung wird von 3 Einflussgrößen bestimmt:
— Anzahl und Funktion potenziell verstärkender Ereignisse,
— Menge verfügbarer bzw. zugänglicher, alternativer Verstärker,
— Repertoire instrumenteller (Bewältigungs-) Fertigkeiten.

Das auf diese Weise entstehende depressive Verhalten wird häufig zumindest kurzfristig durch Zuwendung (positive Verstärkung) und den Wegfall unangenehmer Bedingungen (Entlastung, negative Verstärkung) stabilisiert.

Mit diesem Verstärkerverlust-Modell werden Lebensbedingungen älterer Menschen passend beschrieben, gut analysierbar und die Entwicklung depressiver Störungen im Alter verständlich:

Belastungen nehmen zu, Verstärker werden weniger zugänglich bzw. gehen ganz verloren, die Menge verstärkender Erfahrungen sinkt, Kontrolle über diese Veränderungen fehlt, Fertigkeitsdefizite bestehen bzw. werden deutlich.

Auch wenn die empirischen Belege für die ätiologische Relevanz dieses Modells unzureichend sind, hat es doch einen wichtigen Beitrag zum (psychologischen) Verständnis der Entwicklung bzw. zur Aufrechterhaltung depressiver Symptomatik und der Ableitung (erfolgreicher) psychotherapeutischer Möglichkeiten geleistet. Diese liegen bei den Interventionsmethoden:
— zur Steigerung angenehmer, verstärkender Aktivitäten,
— zur Reduktion belastender, aversiver Bedingungen,
— zum Aufbau von instrumentellen Fertigkeiten und Ressourcen, insbesondere sozialer und kommunikativer Art.

Das kognitive Modell der erlernten Hilflosigkeit

Das Modell der erlernten Hilflosigkeit ergänzt das Verstärkerverlust-Modell und postuliert, dass sich Depressionen dann entwickeln, wenn
— Belastungen und persönlich wichtige Ereignisse als unkontrollierbar erlebt werden,
— diese Nichtkontrolle als dauerhaft angenommen,
— dem persönlichen Versagen angelastet und
— zukünftig die eigene Hilflosigkeit angenommen bzw. erwartet wird.

Es ist also nicht (nur) die (objektiv) mangelnde Kontrolle, sondern die subjektive Verarbeitung im Sinne einer internalen, globalen und stabilen

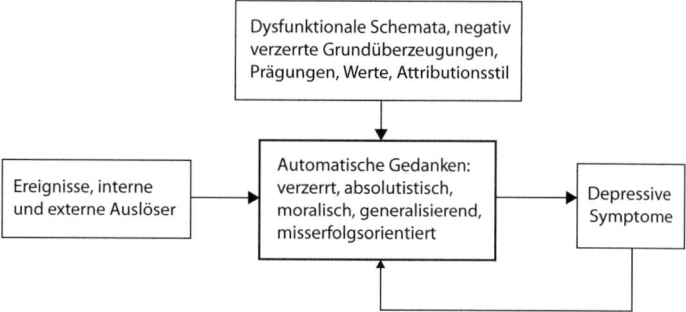

Abb. 10.2 Kognitives Depressionsmodell

Kausalattribution negativer Ereignisse, die motivational, emotional, somatisch-vegetativ und kognitiv blockierend wirkt und somit depressive Auswirkungen hat. Dabei kommt es im weiteren Verlauf dazu, dass sich entsprechende Erwartungshaltungen herausbilden, die dann auf neue Situationen und Ereignisse voreilig und unberechtigt angewandt werden.

Dysfunktionale Überzeugungen, wenig dem Selbstwert dienliche Ursachenzuschreibungen, Schwarz-Weiß-Denken, überhöhte Erwartungen und Ansprüche, Übergeneralisierungen, voreilige Schlussfolgerungen, einseitige und verzerrte Wahrnehmungen, also Prozesse der Informationsverarbeitung stellen bei Beck (1974) die entscheidenden Mediatoren für die Entwicklung einer Depression dar (Abb. 10.2).

Beck stellt v. a. die lebensgeschichtliche Dimension der relevanten kognitiven Schemata heraus, die sich als automatische Gedanken in konkreten Zusammenhängen des Alltags zeigen. Über die Analyse und die Korrektur der situationsnahen automatischen Gedanken zeigen sich allmählich überdauernde Grundüberzeugungen und Anspruchshaltungen einer Person, die dann zum Gegenstand der Therapie gemacht werden müssen.

Moderne Entwicklungen und Erweiterungen dieser kognitiv-verhaltenstheoretischen Sichtweise sind die von McCullough (2006) vorgeschlagenen „Prägungen" bzw. „Stempel", die aufgrund lebensgeschichtlich früher, meist traumatischer Erfahrungen dazu führen, dass die Informationsverarbeitung einer Person auf einer kindlichen („präoperativen") Ebene blockiert bleibt und damit die Erfahrungsverarbeitung im Erwachsenenleben steuert, was dann zu schon früh einsetzenden bzw. chronischen Depressionen führen soll. In ähnlicher Weise formulieren Young u. a. (2006) überdauernde Schemata (tief sitzende kognitive Muster aufgrund von Lebenserfahrungen), die sie bestimmten Domänen (Trennung, Ablehnung, Begrenzung, Hemmung usw.) bzw. Modi (strafend, kindlich, erwachsen usw.) zuordnen und die für die spätere Psychopathologie (Persönlichkeitsstörungen, Depressionen u. a.) verantwortlich sein sollen.

Die Bedeutung dieser kognitiven Konzepte hängt v. a. mit den daraus entwickelten, sehr effizienten kognitiven Behandlungsstrategien zusammen (Beck et al. 1996; McCullough 2006; Young et al. 2006; Hautzinger 2013), obgleich wirksame Therapie kein Beleg für die ätiologische Richtigkeit von Entstehungshypothesen ist. Eine Übersicht von Studien u. a. zu den kognitiven Depressionsmodellen (Beck und Bredemeier 2016) konnte zeigen, dass der Zusammenhang ungünstiger Attributions- und Denkstile (Informationsverarbeitungsmuster) mit depressiven Affekten als gesichert gelten kann. Offen ist jedoch weiterhin die Frage, ob die kognitiven Verzerrungen Depressionen im ätiologischen Sinn „verursachen".

10.4 Anwendung psychologischer Konzepte

Die Theorie der selektiven Optimierung mit Kompensation und die Theorie der Handlungsspielräume sagen vorher, dass psychische Beeinträchtigungen, resignative Tendenzen und Depressionen daraus resultieren, dass
- es der betreffenden Person nicht gelingt, neue bzw. veränderte Ziele zu entwickeln,
- es ihr nicht gelingt, eine Selektion an Lebensbereichen, Ansprüchen und Handlungsbereichen vorzunehmen,

- es an kompensatorischen Fertigkeiten und Ressourcen fehlt und/oder
- sie durch eine reduzierte, verarmte, wenig unterstützende Umwelt nicht zur optimalen Nutzung, Stärkung und Neuentwicklung von Fähigkeiten und Lebensbereichen in der Lage ist.

Psychotherapie mit älteren Menschen sollte helfen, Ressourcen und Kompetenzen zu schaffen bzw. zugänglich zu machen, neue Ziele und Interessen durch Erproben und Realitätstesten zu entwickeln, soziale Unterstützung und Kontakte zu optimieren, rigide und dysfunktionale Verarbeitungsmuster zu überwinden, Kontrolle wieder zu erlangen und weiterhin kontrollierbare Lebensbereiche zu selegieren.

Kognitiv-verhaltenstheoretische Konzepte formulieren: Depressive Störungen werden begünstigt, wenn ältere Personen an Zielvorstellungen, die nun nicht länger realisierbar sind, festhalten, das persönliche Anspruchsniveau weiterhin hoch ist bzw. sich den veränderten Gegebenheiten nicht entsprechend anpasst, es zur Bewältigung der neuen Situation an Fertigkeiten, instrumentellen Verhaltensweisen, Problemlösestrategien und sozialer Unterstützung fehlt und damit die veränderte Umwelt noch weniger kontrollierbar erlebt wird. Liegen in der früheren Lerngeschichte wiederholte Erfahrungen der Hilflosigkeit und des Ausgeliefertseins vor, dann trägt diese Einstellung, verbunden mit internaler und stabiler Ursachenzuschreibung der negativen Erfahrungen und Misserfolge, zur Verschlimmerung der eingetretenen Lage bei. Depressive Störungen treten demnach dann auf, wenn massive bzw. als massiv erlebte, unkontrollierbare bzw. als unkontrollierbar angenommene Bedingungen vorherrschen, die Person diese als subjektiv bedeutsam wahrnimmt, kein Verhalten zur Bewältigung und Veränderung verfügbar hat und sie sich selbst als unfähig einschätzt.

10.5 Ziele einer Psychotherapie mit Älteren

Erfolgreiche Psychotherapien bei depressiven Störungen im Alter (vgl. Hautzinger 2016) setzen an den genannten kritischen Punkten an. Ziele psychologischer Intervention reichen von der Etablierung kurzfristiger Maßnahmen (wie Krisenintervention, unmittelbare Unterstützung, Aktivierung von Hilfsdiensten, Motivierung) über informierende und koordinierende Maßnahmen (wie Aufklärung, Planung und Versorgung mit Möglichkeiten der Hilfe im Alltag) bis hin zu mittel- und längerfristigen psychotherapeutischen Maßnahmen in Form von Einzel- und Gruppentherapien, innerhalb und außerhalb von Institutionen. Dadurch werden selektive und kompensatorische Prozesse initiiert, Ressourcen und Handlungsräume wieder zugänglich, dysfunktionale Kognitionen korrigiert, Tätigkeits- und Handlungsmöglichkeiten optimiert, Unterstützung und soziale Kontakte verfügbar gemacht.

Themen einer Psychotherapie für ältere depressive Menschen
- Einführung, Psychoedukation, Information
- Depressionsspirale, psychologisches Verständnis
- Problem- und Zielanalyse, Stimmungs- und Tagesplan
- Angenehme Tätigkeiten und ihre Auswirkungen auf die Stimmung
- Planung angenehmer Tätigkeiten, Wochenplan, Neustrukturierung
- Angenehme Tätigkeiten und Kontrolle über Befinden, Tätigkeitsprotokoll
- Negative und positive Gedanken beeinflussen die Stimmung
- Gedankenkontrollen: Techniken zur Reduktion negativer Gedanken
- Ereignisbewertende Gedanken-Gefühle-Schemata, Umstrukturierung
- Soziales Verhalten und Befinden, soziale Kompetenz im Alltag
- Lernen von Selbstsicherheit und sozialen Fertigkeiten
- Neue Kontakte knüpfen, Beziehungen gestalten
- Beibehalten der Fortschritte, Erfolgssicherung, Krisen- und Notfallplan

■ **Anwendungsfelder und Möglichkeiten psychologischer Interventionen**

Psychologische Interventionen und Psychotherapien wurden mit verschiedensten theoretischen Begründungen entwickelt. Entsprechend unterschiedlich sind die daraus abgeleiteten Vorgehensweisen und

Methoden. So liegen Konzeptionen, Behandlungsanleitungen und Evaluationsstudien für die Reminiszenztherapie bzw. „Life Review Therapy", für die interpersonelle Psychotherapie, die psychodynamische Psychotherapie bzw. tiefenpsychologische Psychotherapie und v. a. für die Verhaltenstherapie (Problemlösetherapie) bzw. die kognitive Verhaltenstherapie vor. Moderne Konzepte der Psychotherapie von Depressionen (Hautzinger 2013) integrieren heute Aspekte unterschiedlicher theoretischer Grundlagen und überwinden die Grenzen im konkreten Vorgehen zwischen den therapeutischen Richtungen, indem sie einem problemorientierten und zielbezogenen Vorgehen Platz machen.

Psychotherapie kann als individuelle bzw. Einzeltherapie, als Gruppentherapie und heute zunehmend auch über die modernen Medien vermittelte Intervention (Telefon, Internet, E-Mail, Smartphone, Tablets usw.) angeboten und durchgeführt werden. Zwar dominieren in Klinik und Ambulanz noch die persönlichen Begegnungen, doch nimmt die Bedeutung der medial vermittelten Psychotherapien zu. Vor allem ist es dadurch möglich, Zielgruppen von älteren Patienten zu erreichen, die es aus Gründen der Entfernung bzw. der Behinderung oder der besonderen Einbindung (z. B. pflegende Angehörige) nicht zu einer Beratungsstelle bzw. Praxis und Tagesklinik schaffen. Durch die modernen Medien werden der Transfer von Verhaltensänderungen in den Alltag, die unmittelbare Rückmeldung bei Übungen und die längere Selbstständigkeit in der vertrauten Umgebung ermöglicht.

Psychotherapie kann und sollte zur Akutbehandlung, zur Erhaltungstherapie und zur Rückfallprophylaxe in Ambulanzen und Praxen, in Kliniken und Tageskliniken ebenso wie in Reha-Einrichtungen, Wohn- und Pflegeeinrichtungen durch geschultes Personal angeboten und eingesetzt werden (◘ Abb. 10.3). Unter fachlicher Anleitung durch Ärzte bzw. Psychologen können dabei auch Berufsgruppen der Pflege, der Sozialarbeit, der Beratung, der Ergo- und Physiotherapie bestimmte Interventionen durchführen. Wir haben mit Fachkrankenschwestern (bei Parkinsonerkrankungen) und mit Pflegeberatern, sofern diese regelmäßig durch Psychotherapeuten supervidiert und betreut werden, gute und für die Patienten positive Erfahrungen zur Überwindung depressiver Komorbidität gemacht. In Kliniken der inneren Medizin (Diabetes, Herz-Kreislauf-Erkrankungen), der Neurologie (Parkinson, Apoplex), der Onkologie, der Ophthalmologie, der Orthopädie und der Rehabilitationsmedizin bedürfen die häufig begleitend auftretenden Depressionen der Beachtung und bereits während des stationären Aufenthalts bzw. unmittelbar danach der psychologischen und psychotherapeutischen Behandlung.

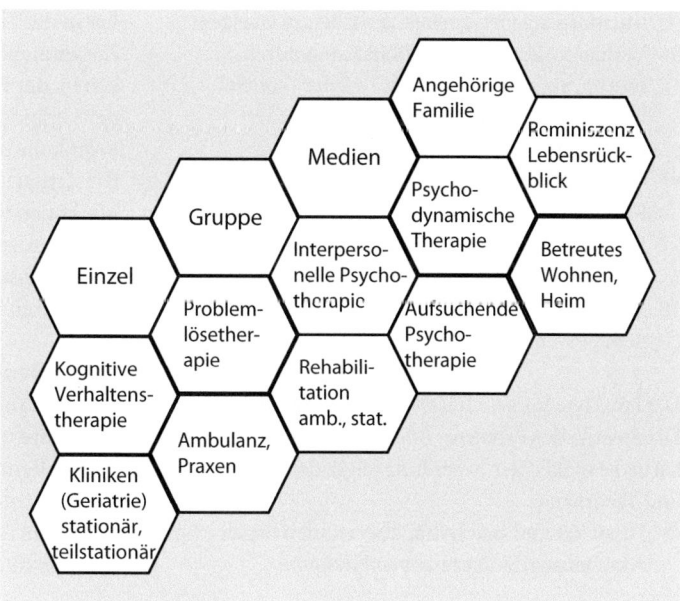

◘ Abb. 10.3 Formen und Möglichkeiten der Psychotherapie im Alter

10.6 Kognitive Verhaltenstherapie

Kognitive Verhaltenstherapie mit älteren depressiven Menschen ist als Versuch zu verstehen, durch den Einsatz einer Reihe von therapeutischen Methoden an den jeweils individuellen Problemen und depressogenen Bedingungen mit einer konkret formulierten Zielsetzung verändernd zu wirken, den Handlungsspielraum zu erweitern und dabei die erwähnten Prozesse der Selektion, der Optimierung und der Kompensation zu berücksichtigen.

Es ergeben sich daher folgende, je nach Person variierende Ziele:
- Erwartungen, Ansprüche, Wünsche den Lebensbedingungen (körperlicher Verfassung, Behinderung) anpassen und realistisch gestalten;
- Bearbeiten und Aufgaben alter Enttäuschungen, Hoffnungen, Verletzungen;
- depressionsfördernde Bedingungen in der Lebens- und Alltagswelt der älteren Menschen (wie z. B. Isolation, ungünstige Wohn- und Lebensbedingungen) beseitigen;
- Sozialpartner, die Familie mit in die Behandlung einbeziehen;
- Patienten kontingent auf aktives, nicht-depressives Verhalten verstärken, um so Verhaltensweisen der Patienten, die im Sinne von Verhaltens- und Ressourcendefiziten depressionsfördernd sind, zu korrigieren und durch situationsangemesseneres Verhalten zu ersetzen;
- Verhaltensübungen, Realitätstesten durchführen, aktives, die Umwelt (wieder) kontrollierendes Verhalten aufbauen bzw. wieder freilegen;
- dysfunktionale, wenig hilfreiche, resignative Kognitionen (Einstellungen, Annahmen, Haltungen) abbauen und durch konstruktivere, selbstwertdienlichere ersetzen;
- Verstärkung von passivem, vermeidendem, depressivem Verhalten abbauen.

Das konkrete Vorgehen lässt sich nach der Phase der Diagnostik, der Problem- und Zielanalyse unterteilen in die mögliche Anwendung folgender Methoden und Techniken:
- Passivität und Inaktivität überwinden durch Aktivierung, Steigerung verstärkender Erfahrungen, Reduktion aversiver Alltagserfahrungen, Tagesstrukturierung.
- Sicherer und kompetenter werden durch Vermehrung und Verbesserung der sozialen Kontakte, Überwindung von Fertigkeitsdefiziten, Einüben von Verhaltensweisen, Bearbeitung familiärer Konflikte, Verbesserung der familiären bzw. partnerschaftlichen Interaktionen.
- Nicht so pessimistisch, negativ denken durch Herausarbeitung der automatischen Gedanken, Evidenzüberprüfung der automatischen Gedanken, Ersetzen der unberechtigten automatischen Gedanken durch hilfreichere, angemessenere, positivere Kognitionen, Erkennen und Korrigieren von Überzeugungen, Einstellungen.
- Vergangenes besser bewältigen durch „Lebensrückblick"; den Lebensweg, die ursprünglichen Ziele, das Erreichte, doch auch das nicht Erreichte herausarbeiten, besprechen, worauf man stolz sein kann, Veränderungen, die ohne eigenes Wollen erforderlich wurden, herausstellen, Unerwartetes, Unverhofftes benennen.
- Reale Schwierigkeiten bewältigen durch Dienste der Gemeinde, Aufbau eines Versorgungs- und Unterstützungssystems.
- Vorbeugen und selbstständiges Anwenden der in der Therapie gemeinsam erarbeiteten Zusammenhänge, der Bewältigungsmöglichkeiten, der Hilfsmittel zur Problemlösung, der Veränderungstechniken, Verwenden der Protokolle und Übungen.
- Bei Krisen und schlechten Phasen diese Methoden wieder hervorholen, selbstständig einsetzen, rechtzeitig, dann oft nur kurz, um Hilfe nachsuchen, anstatt zu lange bis zur massiven Verschlechterung zu warten.

Eine Gruppenpsychotherapie lässt sich erfolgreich ambulant durchführen, doch auch in eine vollstationäre oder teilstationäre Behandlung, ggf. unter Beteiligung aller dort tätigen Berufsgruppen (▶ Kap. 23), integrieren. Gruppenpsychotherapie wird von der Überzeugung getragen, dass insbesondere mit älteren Patienten der soziale Rahmen und die Modellwirkung wesentliche Wirkfaktoren für einen Therapieerfolg darstellen. Entgegen den Erwartungen hat sich die Einzelpsychotherapie mit älteren depressiven Patienten als ausgesprochen wirksam und erfolgreich erwiesen (Hautzinger und Welz 2008). Altersunterschiede zwischen Therapeuten und Patienten erwiesen sich als wenig hinderlich.

10.7 Lebensrückblick (Reminszenz, Life Review)

Für die psychotherapeutische Arbeit mit älteren, depressiven Patienten ist der Einbezug der Lebensgeschichte bzw. der Lebensrückblick ein zentrales Element. Diesem Lebensrückblick kommt der Charakter eines allgemeinen Wirkfaktors bei der Psychotherapie mit älteren Patienten zu.

10.7.1 Ziele des Lebensrückblicks

- **Lebensbilanz**, um eine ausgewogene Bilanzierung positiver und negativer Erinnerungen zu fördern. Idealerweise sollten die positiven Erinnerungen (Erfolge, schöne Erlebnisse, glückliche Momente, erfreuliche Kontakte) gegenüber den negativen (Verluste, Misserfolge, Traumata) überwiegen.
- **Sinnfindung**, indem negativen Erfahrungen bzw. Erlebnissen nachträglich ein Sinn egeben wird, eine traumatische Erfahrung (z. B. Tod des Partners, berufliche Misserfolge) angenommen und akzeptiert werden kann.
- **Gedächtniskonsolidierung** zu ermöglichen, indem über traumatische Erfahrungen (z. B. Flucht, Krieg, Gewalt) gesprochen und die Erinnerungen (detailliert, konfrontativ) elaboriert werden, sodass schließlich eine erinnerbare, eine erzählbare und emotional weniger aufregende Geschichte daraus wird.

Der Lebensrückblick kann parallel zu anderen therapeutischen Maßnahmen oder konzentriert über einige Sitzungen sowohl im Rahmen der Gruppen- als auch der Einzeltherapie erfolgen. Ideal ist es, wenn Patienten zu den Sitzungen persönliche Erinnerungsgegenstände (z. B. Fotos, Briefe) mitbringen.

Es hat sich außerdem bewährt, Patienten zu bitten, im Anschluss ihre Lebensgeschichte aufzuschreiben. Wesentlich ist, dass der Lebensrückblick nicht nur aus Fakten und einer Aufreihung von Ereignissen besteht, sondern v. a. die „Bedeutung" (damals, heute) bestimmter Erfahrungen herausgearbeitet wird.

10.7.2 Einstieg

Als Einstieg bzw. Begründung bietet sich an, Patienten über die Ziele des Lebensrückblicks zu informieren oder mit einfachen Worten zu erläutern: „Erinnerungen an die Kindheit und frühere Lebensabschnitte verschaffen den meisten große Freude und versetzen einen in gute Stimmung. Dies hilft, sich mit Problemen zu befassen und hindurchzusteigen bzw. sie zu überwinden. Das Leben der meisten Menschen ist sehr interessant, daher bitte ich Sie, in den nächsten Sitzungen ein paar (positive, negative) Erfahrungen (Geschichten) aus Ihrem Leben zu erzählen."

10.7.3 Ablauf

Typischerweise folgt der Lebensrückblick der chronologischen Abfolge der Lebensabschnitte, also Kindheit bis Schuleintritt, Grundschulzeit bis 12. Lebensjahr, Jugendalter, Erwachsenenalter bis 30. Lebensjahr, Ausbildung und Beruf (Beginn des Arbeitslebens), Partnerschaft und Familie, Erwachsenenalter und Arbeitsleben, Kinder und deren Erwachsenwerden, Ausscheiden aus Beruf und Rentenalter bis heute. Besondere und belastende Ereignisse, die zuvor schon bekannt sind, werden in die jeweilige Lebensphase eingeordnet. Zur Illustration ist ein möglicher Ablauf im folgenden Kasten dargestellt (in Anlehnung an Forstmeier und Maercker 2008).

> **Möglicher Ablauf der Lebensrückblicktherapie**
> - Erläuterung und Einstieg
> - Frühe Kindheit (früheste Erinnerungen)
> - Späte Kindheit
> - Schulbeginn und Schulzeit
> - Jugendalter

- Frühes Erwachsenenalter, Ausbildung, Berufsbeginn, Partnerschaften
- Erwachsenenalter, Arbeitsleben, längerfristige Beziehung, Familie
- Erwachsenwerden und Auszug der Kinder, Neuorientierung
- Übergang von Arbeitsleben in Ruhestand
- Alter bis heute
- Integration, Bewertung, Bilanzierung, Einordnung

10.7.4 Bedeutung und Relevanz

Die Arbeit am und mit dem Lebensrückblick bietet für die Arbeit mit älteren Patienten viele Vorteile. Damit gelingt es rasch und gut, eine positive, emotionale und vertrauensvolle therapeutische Beziehung zu gestalten. Es werden Verletzungen, unbewältigte, noch immer belastende Themen deutlich, die sich dann in Vermeideverhalten, dysfunktionalen Denkmustern und Schemata sowie Verhaltensdefiziten manifestieren. Damit gelingt der Bogen zur Problemanalyse und zu den verschiedenen Therapiemodulen.

10.8 Wirksamkeit und Wirkkomponenten von Psychotherapie

Kliniker stimmen darin überein, dass erfolgreiche Psychotherapien bei Depressionen im höheren Lebensalter folgende Wirkelemente und therapeutischen Merkmale besitzen (s. dazu auch Hautzinger 2016):
- Sie geben den Patienten eine überzeugende, jedoch vereinfachte Erklärung für die individuelle Erkrankung.
- Es werden zentrale Problembereiche auf emotionaler, kognitiver, interaktioneller und behavioraler Ebene eingegrenzt und konkrete Ziele formuliert.
- Der Zusammenhang mit Lebensgeschichte und Lebenserfahrungen wird berücksichtigt.
- Es wird die Problemlöseperspektive eingenommen, dabei werden die Patienten in die Generierung von Lösungsmöglichkeiten einbezogen.
- Das Vorgehen ist strukturiert, geplant und konkret. Übungen werden eingesetzt, um den Transfer in den Alltag zu erleichtern.
- Die Patienten erfahren durch die verschiedenen Maßnahmen Erfolge, Verstärkung und Ablenkung.
- Der Therapeut achtet darauf, dass Patienten für Veränderungen positive Selbstattributionen vornehmen.
- Das Therapeutenverhalten ist aktiv, konkret, strukturiert und direktiv.

Über die letzten Jahrzehnte wurden weit über 250 Therapiestudien zur Psychotherapie der unipolaren Depression durchgeführt. Eine Übersichtsarbeit zu allen verfügbaren Metaanalysen (Cuijpers et al. 2011) belegt eindrücklich die Effizienz verschieden gestalteter Psychotherapien. Durch Psychotherapie wird die depressive Symptomatik wirkungsvoll und in klinisch relevanter Weise reduziert (Besserungsraten meist über 60 %; Effektstärken über alle Vergleiche und alle Psychotherapien d = .66 (CI = .60–73); NNT = 3), die Lebensqualität steigt, die Alltagsfunktionen wie z. B. die Arbeitsfähigkeit werden wieder hergestellt und die Belastbarkeit wird gesteigert. Es ist daher nicht verwunderlich, dass in den S3-Leitlinien/Nationalen VersorgungsLeitlinien Unipolare Depression (DGPPN et al. 2015) die Psychotherapie, insbesondere die kognitive Verhaltenstherapie, zu den vorrangigen und zentralen Interventionen gehört. Dies gilt ausdrücklich auch bei Depressionen im Alter!

10.9 Psychotherapie zur Rückfallprophylaxe

Eine methodisch anspruchsvolle, beispielhafte ältere Studie (Reynolds et al. 1999) untersuchte die Bedeutung von antidepressiver Medikation und interpersoneller Psychotherapie (IPT). Dabei wurden ältere depressive Patienten (Durchschnittsalter 67 Jahre) nach erfolgter Remission von einer depressiven Episode entweder einer Verummedikation (Nortriptylin) oder einer Placebomedikation zugewiesen. Diese Mediationen wurden entweder allein (Monotherapie) oder in Kombination mit interpersoneller Psychotherapie (IPT) in dem 4-armigen Design angewandt. Das Ziel dabei war, eine erneute depressive Episode (Rückfall) zu verhindern und zu prüfen, welche der 4 Behandlungen (Nortriptylin plus IPT; Placebo plus IPT; Nortriptylin plus ärztliche Versorgung und Unterstützung, Placebo plus ärztliche Versorgung und Unterstützung) dabei am wirksamsten ist. Die Zielgruppe waren remittierte, ältere depressive Patienten. Es zeigt sich, dass die Kombination aus fortgesetzter Pharmakotherapie plus Psychotherapie (16 Einzeltermine) über den insgesamt 3-jährigen Beobachtungszeitraum die wenigsten Rückfälle und die längsten Phasen ohne depressive Symptome aufwiesen.

Folgt man der Überblicksarbeit von Craighead und Dunlop (2014), deckt sich das Ergebnis von Reynolds et al. (1999) gut mit der allgemeinen Befundlage. Danach ist insbesondere bei rezidivierenden und schweren Depressionen eine Kombinationsbehandlung aus Antidepressiva und Psychotherapie indiziert (siehe dazu auch die S3-Leitlinie (DGPPN et al. 2015). Es fehlen jedoch insbesondere bei älteren depressiven Patienten angemessen große Studien, die u. a. auch die Psychotherapie als Monotherapie einsetzen.

10.10 Psychotherapie nach Verlust der Sehfähigkeit

Der Verlust der Sehfähigkeit im Alter durch Glaskörperveränderungen bzw. durch Netzhautablösung ist nicht nur häufig, sondern geht mit deutlichen Einschränkungen der Lebensqualität, der Handlungsfelder (z. B. Lesen, Fernsehen, Computernutzung, Kino) und damit der Tätigkeitsbereiche einher. Es verwundert nicht, dass derartige Degenerationen mit einer deutlichen Steigerung der Depressionsrate einhergehen. So konnte bereits die Berliner Altersstudie zeigen, dass sich bei Einschränkungen der Sinnesfunktionen (Sehen, Hören) die Depressionsrate bei den untersuchten Hochbetagten verdreifachte. In einer der wenigen dazu vorliegenden Studien an älteren Patienten mit einer fortschreitenden Makuladegeneration, verbunden mit zunehmender Einschränkung der Sehfähigkeit, konnten Rovner et al. (2007) aufzeigen, dass eine auf den Prinzipien des Problemlösens basierende Psychotherapie die Anpassungsleistungen an diese progressive Erkrankung verbessert und damit der Entwicklung von Depressionen vorbeugt. Die Teilnehmer an der Psychotherapie waren außerdem aktiver und behielten ihren ursprünglichen Handlungsspielraum an geschätzten, angenehmen Aktivitäten bei. Durch Psychotherapie wird dieser günstige Effekte auch längerfristig erhalten, doch wird von den Autoren auf die Notwendigkeit einer längeren Intervention, verbunden mit Auffrischungssitzungen, hingewiesen.

10.11 Psychotherapie bei kognitiven Einschränkungen

Einschränkungen kognitiver Funktionen und fortschreitende demenzielle Degenerationen werden von den meisten älteren Menschen gefürchtet. Entsprechend hilflos, resignativ und depressiv reagieren die meisten darauf. Kognitive Einschränkungen stellen einen der dominierenden Risikofaktoren für Depressionen im Alter dar (Weyerer et al. 2008). Dazu untersuchten Kiosses et al. (2015) eine an dem Problemlöseansatz orientierte individuelle Psychotherapie, die ambulant, jedoch im Haus bzw. in der Wohnung der Patienten stattfand. Die Zielgruppe älterer Patienten litt an beginnender Demenz (aktuell leichte bis mittelgradige kognitive Einschränkungen) und komorbid an einer Depression. Da Antidepressiva bei dieser Patientengruppe nur begrenzt einsetzbar sind bzw. geringe Effekte zeigen, ist die Entwicklung und Evaluation von psychotherapeutischen Hilfen indiziert. Die Autorengruppe erarbeitete eine über 12 individuelle Sitzungen gehende Psychotherapie. Die 74 Patienten waren über 65 Jahre alt und litten nachweislich an kognitiven Einschränkungen einer „moderaten" Demenz. Die Psychotherapie (PATH) erwies sich als sehr effizient (Effektstärken d = .60 bzw. d = .67; NNT 4) und deutlich der rein unterstützenden Therapie (STCI) überlegen. Die Genesungsrate (frei von Depression) durch PATH war mit 38 % deutlich den 13,5 % durch STCI überlegen.

Dieser Befund deckt sich mit den Ergebnissen einer eigenen Arbeit (Hautzinger und Welz 2008), die eine spezifische Gruppen- (DiA-G) und Einzelpsychotherapie (DiA-I) mit unterstützender, verständnisvoller, unspezifischer, patientenzentrierter Therapie ebenfalls als Gruppen- (SuT-G) bzw. als Einzeltherapie (SuT-I) in einem kontrollierten,

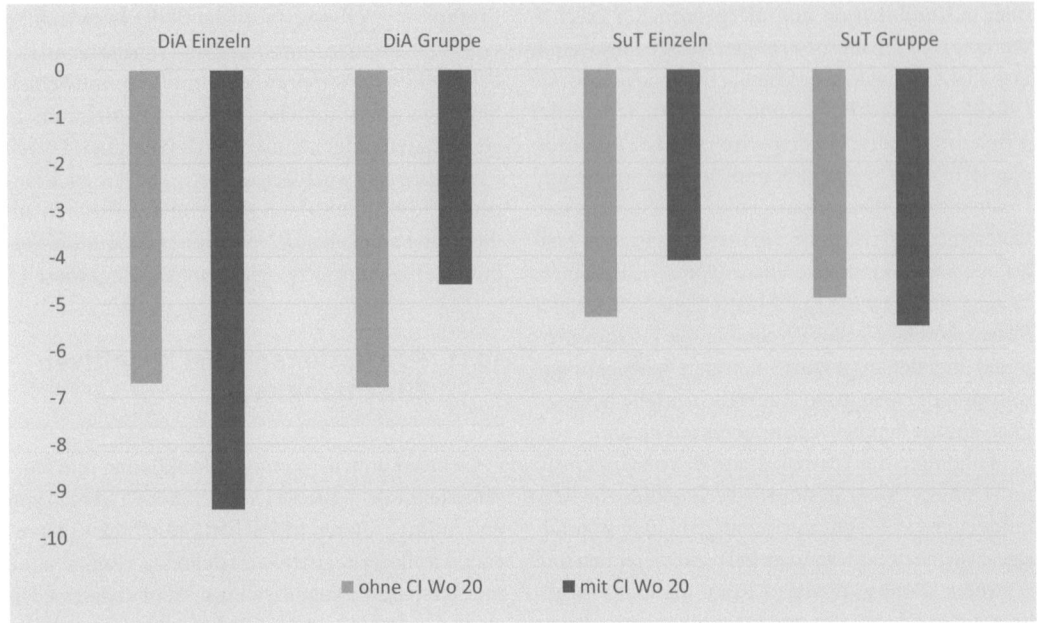

☐ **Abb. 10.4** Reduktion depressiver Symptomatik nach 20 Wochen Einzel- bzw. Gruppentherapie, spezifische (DiA) bzw. unterstützende (SuT) Therapie, mit oder ohne kognitive Einschränkung (CI)

randomisierten Design miteinander verglich. Die über 65 Jahre alten Patienten litten alle aktuell an einer depressiven Episode und waren in unterschiedlichem Ausmaß kognitiv beeinträchtigt. Die Gruppen- und die Einzeltherapien unterschieden sich hinsichtlich ihrer Effekte auf die Reduktion der depressiven Symptomatik statistisch nur knapp voneinander, wobei die spezifische Psychotherapie insbesondere als Einzeltherapie (DiA-I) die höchsten Besserungsraten und Effekte auf die Depression aufwies (☐ Abb. 10.4).

10.12 Metaanalysen zur Psychotherapie

Eine systematische Suche nach Übersichtsarbeiten zu kontrollierten Therapiestudien zur Psychotherapie von Depressionen im höheren Lebensalter ergab (Gühne et al. 2014) insgesamt 11 Metaanalysen, die bis zu 52 Studien (Cuijpers et al. 2012) berücksichtigten. Insgesamt zeigt sich, dass aktive Psychotherapie sich klar als wirksamer erweist als Wartekontrollbedingungen, eine übliche ärztliche Behandlung und meistens auch als unspezifische, unterstützende Therapie. Das Therapieformat, Gruppen- oder Einzeltherapie, erweist sich dabei als wenig relevant. Die errechneten Effektstärken für Psychotherapie im Vergleich zu den (aktiven) Kontrollbedingungen liegen zwischen $d = .49$ und $d = .72$. Errechnet man Besserungsraten ($\geq 50\%$ Besserung des Ausgangswerts) für depressive (ältere) Patienten, die mit Kombinationsbehandlung (Pharmakotherapie und Psychotherapie), mit Pharmakotherapie, mit Psychotherapie, mit aktiver Kontrollbedingung (Placebo) oder nicht (Warten) behandelt wurden, dann ergibt sich das in ☐ Abb. 10.5 dargestellte, erfreuliche Bild.

Angesichts der sehr unterschiedlichen Qualität vorliegender Therapiestudien, der hohen Komorbiditäten und der großen Heterogenität der Zielgruppe „depressive ältere Patienten" sind die Schlussfolgerungen noch mit Unsicherheit belastet. Es bedarf weiterer, besser kontrollierter, umfangreicherer und differenzierterer Therapiestudien, um die getroffenen Aussagen zur Indikation und Effizienz von Psychotherapie bei Altersdepressionen empirisch unangreifbar zu machen.

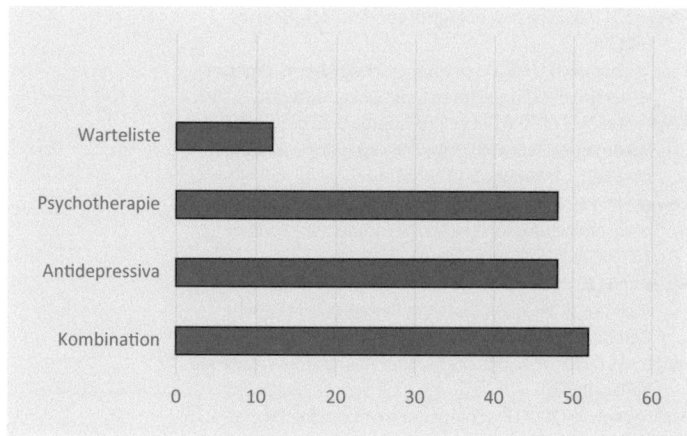

Abb. 10.5 Erfolgsraten in % verschiedener Interventionen

Literatur

Baltes MM, Baltes PB (1986) The psychology of control and aging. Erlbaum Ass., Hillsdale NJ

Baltes MM, Carstensen LL (1996) Gutes Leben im Alter. Überlegungen zu einem prozeßorientierten Metamodell erfolgreichen Alterns. Psychologische Rundschau 47:199–215

Baltes PB, Lindenberger U (1989) On the range of cognitive plasticity in old age as a function of experience. Behav Res Ther 19:283–300

Beck AT (1974) The development of depression. A cognitive model. In: Friedmann RJ, Katz MM (Hrsg) The psychology of depression. Wiley, New York, S 3–28

Beck AT, Bredemeier K (2016) A unified model of depression: Integrating clinical, cognitive, biological, and evolutionary perspectives. Clin Psychol Sci 4:596–619

Beck AT, Rush AJ, Shaw BF, Emery G (1996) Kognitive Therapie der Depression. Beltz, Weinheim

Craighead WE, Dunlop BW (2014) Combination psychotherapy and antidepressant medication treatment for depression. For whom, when, and how. Annu Rev Psychol 65:267–300

Cuijpers P, Andersson G, Donker T, van Straten A (2011) Psychological treatment of depression: results of a series of meta-analyses. Nord J Psychiat: 1–11

Cuijpers P, Reynolds CF, Donker T et al (2012) Personalized treatment of adult depression. Medication, psychotherapy, or both? A systematic review. Depress Anxiety 29:855–864

DGPPN, BÄK, KBV, AWMF, AkdÄ, BPtK, BApK, DAGSHG, DEGAM, DGPM, DGPs, DGRW (Hrsg) für die Leitliniengruppe Unipolare Depression* (2015) S3-Leitlinie/Nationale VersorgungsLeitlinie Unipolare Depression – Langfassung, 2. Aufl, Vers 2, Nov 2015. (*Organisationen, die in der Leitliniengruppe kooperierten: DGPPN, BÄK, KBV, AWMF, ACKPA, AkdÄ, BPtK, BApK, DAGSHG, DEGAM, DGPM, DGPs, DGRW, BDK, BDP, BPM, BVDN, BVDP, BVVP, CPKA, DÄVT, DFT, DGGPP, DGPT, DGVT, DPG, DPV, DPtV, DVT, GwG, Stiftung Deutsche Depressionshilfe). doi:10.6101/AZQ/000266. http//:www.depression.versorgungsleitlinien.de

Forstmeier S, Maercker A (2008) Probleme des Alterns. Hogrefe, Göttingen

Gallagher D, Thompson LW (1981) Depression in the elderly. A behavioral treatment manual. The University of Southern California Press, Los Angeles CA

Grawe K (1995) Grundriss einer allgemeinen Psychotherapie. Psychotherapeut 40:130–145

Gühne U, Lupa M, König HH, Hautzinger M, Riedel-Heller S (2014) Ist Psychotherapie bei depressiven Erkrankungen im Alter wirksam? Ein systematischer Überblick. Psychiatr Prax 41:415–423

Hautzinger M (2011) Kognitive Verhaltenstherapie. Behandlung psychischer Störungen im Erwachsenenalter. Beltz, Weinheim

Hautzinger M (2013) Kognitive Verhaltenstherapie bei Depressionen, 7. Aufl. Beltz, Weinheim

Hautzinger M (2016) Depression im Alter. Psychotherapeutische Behandlung für Einzel- und Gruppensetting, 2. Aufl. Beltz, Weinheim

Hautzinger M, Eckert J (2007) Wirkfaktoren und allgemeine Merkmale der Psychotherapie. In: Reimer C, Eckert J, Hautzinger M, Wilke E (Hrsg) Psychotherapie. Ein Lehrbuch für Ärzte und Psychologen, 3. Aufl. Springer, Heidelberg, S 17–32

Hautzinger M, Welz S (2008) Kurz- und langfristige Wirksamkeit psychologischer Interventionen bei Depressionen im Alter. Z Klin Psychol Psychother 37:52–60

Heuft G (1993) Psychoanalytische Psychotherapie funktioneller Somatisierungen bei älteren Menschen. In: Möller HJ, Rohde A (Hrsg) Psychische Krankheiten im Alter. Springer, Heidelberg, S 399–407

Hirsch RD (1999) Psychotherapie kennt keine Altersgrenzen. Neuropsychiatrische Nachrichten 5:9–16

Kruse A (1998) Psychosoziale Gerontologie. Hogrefe, Göttingen

Kiosses DN, Ravdin L, Gross JJ, Raue P, Kotbi N, Alexopoulos GS (2015) Problem adaptation therapy for older adults with major depression and cognitive impairment. JAMA Psychiatry 72:22–30

Langer EJ (1989) The psychology of control. Sage, Beverly Hills CA

Lehr U, Thomae H (1987) Formen seelischen Alterns. Ergebnisse der Bonner Längsschnittstudie. Enke, Stuttgart

Lewinsohn PM (1974) A behavioral approach to depression. In: Friedman RJ, Katz MM (Hrsg) The psychology of depression. Wiley, New York, S 157–186

Lewinsohn PM, Teri L, Hautzinger M (1984) Training clinical psychologists for work with older adults. Prof Psychol 15:187–202

Maerker A (2015) Psychologie des höheren Lebensalters. In: Maercker A (Hrsg) Alterspsychotherapie und klinische Gerontopsychologie. Springer, Heidelberg, S 4–40

Mayer KU, Baltes PB (1996) Die Berliner Altersstudie. Akademie Verlag, Berlin

McCullough JP (2006) Psychotherapie chronischer Depression. Elsevier, München

Norcoss JC (2002) Psychotherapy relationships that work. Oxford University Press, New York

Radebold H (1994) Altern und Psychotherapie. Angewandte Alterskunde, Bd 9. Huber, Bern

Reynolds CF, Frank E, Perel JM, Imber SD et al (1999) Nortriptyline and interpersonal psychotherapy as maintenance therapies for recurrent major depression. A randomized controlled trial in patients older than 59 years. JAMA 281:39–45

Rovner BW, Casten RJ, Hegel MT, Leiby BE, Tasman WS (2007) Preventing depression in age-related macular degeneration. Arch Gen Psychiat 64:886–892

Schneider HD (1991) Möglichkeiten der Intervention bei alten Menschen. In: Haag G, Brengelmann JC (Hrsg) Alte Menschen. Ansätze psychosozialer Hilfen. Röttger, München, S 65–87

Schulz R, Heckhausen J (1996) A life-span model of successful aging. Am Psychol 51:702–714

Segal ZV, Williams JMG, Teasdale JD (2002) Mindfulness-based cognitive therapy for depression. Guilford, New York

Staudinger UM, Häfner H (2008) Was ist Alter(n)? Neue Antworten auf eine scheinbar einfache Frage. Springer, Heidelberg

Strotzka H (1975) Psychotherapie: Grundlagen, Verfahren, Indikation. Urban und Schwarzenberg, München

Weyerer S, Eiffländer-Gorfer S, Köhler L, Jessen F et al (2008) Prevalence and risk factors for depression in non-demented primary care attenders aged 75 years and older. J Affect Disord 111:153–163

Young JE, Klosko JS, Weishaar ME (2006) Schematherapie. Jungfermann, Paderborn

Zank S, Niemann-Mirmehdi M (1998) Psychotherapie im Alter. Ergebnisse einer Befragung von Psychotherapeuten. Z Klin Psychol 27:125–129

Medikamentöse Therapie

Gerd Laux

11.1	Einleitung – 99	
11.2	Psychoedukation – 99	
11.3	Arzneiverbrauch, Polypharmazie – 99	
11.4	Gerontopharmakologie – 99	
11.5	Antidepressiva – 100	
11.5.1	Überblick – 100	
11.5.2	Trizyklische Antidepressiva (TZA) – 102	
11.5.3	Tetrazyklische und chemisch andersartige Antidepressiva – 102	
11.5.4	Serotoninselektive Antidepressiva – 102	
11.5.5	Noradrenalin- und serotoninselektive Antidepressiva – 102	
11.5.6	Noradrenalin- und Dopamin-Wiederaufnahmehemmer – 102	
11.5.7	Melatonin- und serotoninselektive Antidepressiva – 102	
11.5.8	Multimodale Antidepressiva – 102	
11.5.9	MAO-Hemmer – 103	
11.5.10	Phytopharmaka (pflanzliche Präparate) – 103	
11.5.11	Atypische Antidepressiva – 103	
11.5.12	Wirksamkeit und wissenschaftliche Evidenz – 103	
11.6	Behandlungsablauf – 104	
11.7	Unerwünschte Wirkungen von Antidepressiva – 107	
11.7.1	Relevante Nebenwirkungen von Antidepressiva – 107	
11.7.2	Zusammenstellung der Nebenwirkungen nach Substanzklassen – 109	
11.7.3	Vergleich einzelner SSRI – 111	
11.7.4	Interaktionen – 112	

© Springer-Verlag GmbH Deutschland 2017
A. Fellgiebel, M. Hautzinger (Hrsg.), *Altersdepression*,
DOI 10.1007/978-3-662-53697-1_11

11.7.5	Kontraindikationen – 112	

11.8 Multimorbidität – 113
11.8.1 Neurologische Erkrankungen – 113
11.8.2 Internistische Erkrankungen – 113
11.8.3 Alkoholabhängigkeit – 114

11.9 „Therapieresistenz", Chronifizierung – 114

11.10 Langzeittherapie, Erhaltungstherapie, Rezidivprophylaxe – 114

11.11 Entzugs-/Absetzsyndrome – 116

11.12 Kombination Pharmakotherapie – Psychotherapie – 116

11.13 Fazit – 116

Literatur – 117

11.1 Einleitung

Altersdepressionen (LLD) umfassen unipolare Depressionen (ICD-10 F32, F33) sowie organisch bedingte Depressionen (ICD-10: F06.32 oder DSM-5: Major Depression aufgrund eines medizinischen Faktors). Durch körperlich-neurologische Untersuchung und Diagnostik sowie gezielte Anamnese müssen mögliche organisch-symptomatische Ursachen sowie depressiogene Faktoren wie Pharmaka, Drogen, Alkoholabusus eruiert werden|(▶ Kap. 2, ▶ Kap. 3). Sodann erfolgt eine Abschätzung des Schweregrades der Depression. Leichtgradige depressive Episoden und Verstimmungszustände können durch verständnisvoll-geduldige Zuwendung („supportive Psychotherapie") aufgefangen werden. Auch eine aktiv-abwartende Begleitung (sog. „Watchful Waiting") kann erwogen werden (NVL/S3-Leitlinie; DGPPN et al. 2015). Standard sollten Beurteilungs- (Rating-)Skalen sein wie z. B. die Geriatrische Depressions-Skala (GDS) (▶ Kap. 4). Von zentraler Bedeutung ist die Abschätzung der Suizidalität (▶ Kap. 8). Vor Behandlungseinleitung steht die Frage im Vordergrund, ob eine ambulante oder stationäre Behandlung erfolgen kann oder muss.

11.2 Psychoedukation

Initial ist eine umfassende Aufklärung über die Krankheit und die Behandlungsmöglichkeiten vorzunehmen, möglichst auch mit Angehörigen. Psychoedukation fördert die Therapieadhärenz, wirkt entlastend, vermittelt Hoffnung, schafft Vertrauen und fördert die Eigenaktivität und Selbstverantwortung. Anwendungsformen sind v. a. Patientenratgeber und psychoedukative Therapieprogramme (Schaub et al. 2013; Pitschel-Walz et al. 2013). Auf mögliche Nebenwirkungen von Medikamenten und Psychotherapie und den verzögerten Wirkeintritt muss hingewiesen werden. Die sog. Wirklatenz bezieht sich auf die antidepressive Wirkung im engeren Sinne, d. h. die Besserung der depressiven Kernsymptomatik. Alle bislang bekannten Antidepressiva weisen diesen Nachteil auf. Metaanalysen weisen darauf hin, dass ca. 60 % der gesamten Besserung innerhalb der ersten 2 Wochen erfolgt. Der Wirkeintritt einer Psychotherapie setzt im Vergleich zur Pharmakotherapie später ein.

Depressiven Patienten ist nicht selten eine skeptische Grundhaltung eigen; zum Teil fehlt die Einsicht, an einer Depression zu leiden, ein seelisches Leiden medikamentös zu behandeln. Es besteht Angst vor einer Medikamentenabhängigkeit und vor Persönlichkeitsveränderungen (Schomerus et al. 2014). Studien zeigen, dass über ein Viertel der Patienten, denen erstmals ein Antidepressivum verordnet wird, das Medikament gar nicht einnehmen oder binnen 2 Wochen wieder absetzen (van Geffen et al. 2009). Eine prospektive holländische Studie über 2 Jahre ergab Nonadhärenz (absolut und intermittierend) bei 39,7–52,7 % (ten Doesschate et al. 2009). In Anbetracht dieser hohen Rate müssen die Anstrengungen verstärkt werden, den Patient vom Nutzen einer medikamentösen Therapie zu überzeugen. Gerade in Deutschland bestehen gegenüber Psychopharmaka ausgeprägte Ressentiments und Vorurteile, verbunden mit einem erschreckend niedrigen Wissensstand (Schomerus et al. 2014). Die Akzeptanz einer medikamentösen Behandlung kann bei nicht wenigen Patienten deshalb eine zeitaufwendige Überzeugungsarbeit erfordern; bei manchen Patienten ist ihre Präferenz für pflanzliche Medikation (initial) zu akzeptieren.

11.3 Arzneiverbrauch, Polypharmazie

Der Arzneiverbrauch steigt mit dem Alter deutlich an und ist bei den über 70-Jährigen am höchsten. 70-Jährige machen ca. 20 % der deutschen Bevölkerung aus (2014), sie erhalten 55 % des Medikamentenvolumens, also fast das 3-Fache der Medikamente, im Schnitt 4,6 verschiedene Wirkstoffe, ca. 40 % von ihnen über 5 Arzneimittel (Schwabe und Paffrath 2015). Eine Umfrage an über 65-Jährigen ergab, dass 71 % dem Verschreibungsverhalten der behandelnden Ärzte vertrauen. Etwa 14 % der älteren US-Amerikaner nehmen Antidepressiva ein (Mulsant et al. 2014).

11.4 Gerontopharmakologie

Grundsätzlich sind altersbedingte pharmakokinetische Veränderungen von Resorption, Verteilung, Metabolismus (Leberfunktion) und Elimination (Niere) zu beachten (▶ Kap. 12). Hirnorganische Veränderungen sind für Veränderungen der Pharmakodynamik

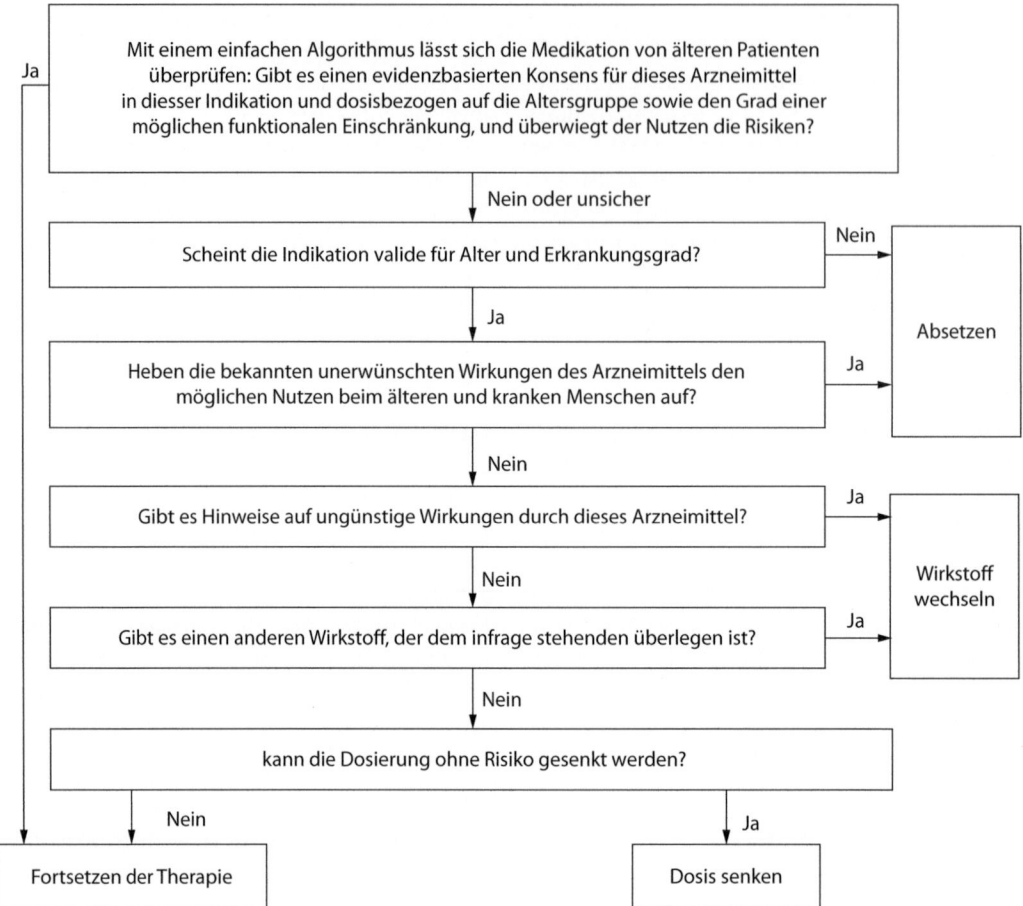

☐ **Abb. 11.1** Algorithmus zur Reduktion der Anzahl von Arzneimitteln bei geriatrischen Patienten. (Nach Garfinkel und Mangin 2010; Berthold 2013, S. 146, Abb. 2)

relevant. Klinisch resultieren hieraus erforderliche Dosisadaptationen und die Beachtung der erhöhten Nebenwirkungsempfindlichkeit. Ein Algorithmus zur Reduktion der Anzahl von Arzneimitteln bei geriatrischen Patienten wurde vorgeschlagen (☐ Abb. 11.1).

11.5 Antidepressiva

11.5.1 Überblick

Bei mittelschweren bis schweren Altersdepressionen ist eine antidepressive Pharmakotherapie indiziert. Diese sollte nach evidenzbasierten Kriterien Leitlinien/Guidelines folgend erfolgen (Bauer et al. 2013a,b). Die Einteilung der 27 verschiedenen derzeit in Deutschland zugelassenen Antidepressiva kann v. a. nach chemischer Strukturzugehörigkeit, neurobiochemischer und pharmakologischer (Haupt-)Wirkung sowie nach klinisch-praktischen Gesichtspunkten erfolgen (☐ Tab. 11.1).

Eine Sonderstellung nimmt **Tianeptin** ein: Die Substanz verstärkt die Serotonin-Wiederaufnahme und senkt so extrazelluläre Serotoninkonzentrationen, sie moduliert außerdem die glutamaterge Neurotransmission. Das neue sog. multimodale Antidepressivum **Vortioxetin** ist in Deutschland nach erfolgter negativer Zusatznutzenbewertung vom Markt genommen worden, Erfahrungen bei Alterspatienten liegen nicht in ausreichendem Maße vor. Das Trizyklikum **Trimipramin** bewirkt keine

11.5 · Antidepressiva

Tab. 11.1 Pharmakologische Einteilung von Antidepressiva

Monoaktive Substanzen				Dual wirksame Substanzen					Multimodal wirksame Substanzen
GMO	MAO-Hemmer	SSRI	SNRI	TZA	NaSSA	SSNRI	NDRI	MASSA	NMA
Tianeptin	Tranylcypromin	Citalopram	Reboxetin	Amitriptylin	Mirtazapin	Venlafaxin	Bupropion	Agomelatin	Vortioxetin
	Moclobemid	Escitalopram		Clomipramin		Duloxetin			
		Fluoxetin		Imipramin		Milnacipran			
		Paroxetin		Doxepin					
		Fluvoxamin							
		Sertralin							
Glutamat-modulator	Monoaminoxidasehemmung	5-HT-Wiederaufnahmehemmung	NA-Wiederaufnahmehemmung	NA- und 5-HT-Wiederaufnahmehemmung	NA- und spez. 5-HT-Rezeptorblockade	NA- und 5-HT-Wiederaufnahmehemmung	NA- und DA-Wiederaufnahmehemmung	MT1/MT2-Agonismus	$5HT_{1D}$-, $5HT_3$-, $5HT_7$-Antagonismus
								$5\text{-}HT_{2c}$-Antagonismus	$5HT_{1A}$-Agonismus
									$5HT_{1B}$-Partialagonismus
									Hemmende Wirkung am Serotonin-Transporter

5-HT Serotonin, *DA* Dopamin, *GMO* Glutamatmodulator, *MASSA* Melatonin-Agonist und spezifischer Serotonin-Antagonist, *MMA* multimodales Antidepressivum, *MT* Melatonin-Rezeptor, *NA* Noradrenalin, *NaSSA* noradrenerges und spezifisch serotonerges Antidepressivum, *NDRI* Noradrenalin-Dopamin-Reuptake-Inhibitor, *SNRI* selektiver Noradrenalin-Reuptake-Inhibitor, *SSNRI* selektiver Serotonin- und Noradrenalin-Reuptake-Inhibitor, *SSRI* selektiver Serotonin-Reuptake-Inhibitor, *TZA* trizyklisches Antidepressivum (auch NSMRI)

Monoamin-Wiederaufnahmehemmung, sondern wirkt antagonistisch an Histamin-, Acetylcholin-, Dopamin-, 5HT$_2$- und anderen Rezeptoren. **Trazodon** wirkt an Serotoninrezeptoren und am Serotonintransporter, zusätzlich an H$_1$- und adrenergen Rezeptoren.

Klinisch-praktisch lassen sich Antidepressiva nach dem Ausmaß ihrer Sedierung bzw. Aktivierung (mit hoher interindividueller Varianz) einteilen. Aktivierend sind v. a. MAO-Hemmer und Clomipramin, sedierend Doxepin, Amitriptylin, Mirtazapin, Trimipramin und Trazodon. Agomelatin wirkt Schlaf-Wach-Rhythmus stabilisierend. Detaillierte Angaben zur Biochemie und zur Rezeptorpharmakologie finden sich in Gründer und Benkert (2012).

11.5.2 Trizyklische Antidepressiva (TZA)

Trizyklische Antidepressiva (= NSMRI, nichtselektive Monoamin-Wiederaufnahmehemmer) wie Amitriptylin, Clomipramin, Doxepin oder Nortriptylin haben sich bei der Behandlung von Depressionen seit vielen Jahren bewährt. Die Dosierung erfolgt in der Regel einschleichend (initial 25–75 mg/d), es liegen empfohlene Plasmakonzentrationsbereiche vor (TDM) (▶ Kap. 12).

11.5.3 Tetrazyklische und chemisch andersartige Antidepressiva

Hierzu zählen die Präparate Maprotilin, Mianserin (chemisch auch Mirtazapin) sowie Trazodon. Maprotilin kann sowohl hinsichtlich Wirksamkeit als auch Nebenwirkungsprofil als trizyklikumähnlich charakterisiert werden.

11.5.4 Serotoninselektive Antidepressiva

In vielen Ländern haben sich inzwischen serotoninselektive Antidepressiva als „First Line"-Standard-Antidepressiva etabliert. In Deutschland sind derzeit 6 serotoninselektive Rückaufnahmehemmer (SSRI) verfügbar. Hinsichtlich ihrer Wirksamkeit sind diese Substanzen basierend auf Tagesdosen von 20 mg Fluoxetin/20 mg Paroxetin/20 mg Citalopram/10 mg Escitalopram/50 mg Sertralin/150 mg Fluvoxamin vergleichbar, wobei höhere Dosen in der Regel nicht zu einer erhöhten Wirksamkeit führen. Für Escitalopram wurde in kontrollierten Vergleichsstudien eine Überlegenheit gegenüber Citalopram, Fluoxetin und Paroxetin belegt (Montgomery und Möller 2009).

11.5.5 Noradrenalin- und serotoninselektive Antidepressiva

Zu den neueren Antidepressiva zählen noradrenalin- und serotoninselektive Antidepressiva (SNRI/NaSSA, sog. Duale AD) sowie ein noradrenalinselektives Antidepressivum (NRI oder NARI). Zu den erstgenannten gehören Duloxetin, Venlafaxin, Mirtazapin und Milnacipran, zu letzterem Reboxetin.

11.5.6 Noradrenalin- und Dopamin-Wiederaufnahmehemmer

Seit 2007 ist der selektive Noradrenalin-Dopamin-Wiederaufnahmehemmer (NDRI) Bupropion zur Depressionstherapie in Deutschland zugelassen. Die Substanz besitzt ein aktivierendes Profil und wird in den USA häufig zur Augmentation eingesetzt.

11.5.7 Melatonin- und serotoninselektive Antidepressiva

Seit 2009 ist in Deutschland Agomelatin verfügbar. Der Melatonin-MT$_1$/MT$_2$-Rezeptoragonist und Serotonin-5-HT$_{2C}$-Rezeptorantagonist scheint insbesondere den im Rahmen der Depression gestörten Schlaf-Wach-Rhythmus zu normalisieren.

11.5.8 Multimodale Antidepressiva

Diese Antidepressiva weisen eine Kombination unterschiedlicher Angriffspunkte und Wirkmechanismen auf. Im Falle der neu zugelassenen Substanz

Vortioxetin sind dies Effekte auf prä- und postsynaptische Serotoninrezeptoren sowie eine Hemmung des Serotonintransporters. Besondere Wirkeffekte auf kognitive Funktionen wurden beschrieben.

11.5.9 MAO-Hemmer

Eine Sonderstellung unter den Antidepressiva nehmen die Monoaminoxidasehemmer (MAOH) ein. Verfügbar sind der irreversible, nichtselektive MAO-Hemmer Tranylcypromin (Laux und Ulrich 2006) sowie der reversible MAO-A-Hemmer (RIMA) Moclobemid. MAOH wird eine besondere Wirksamkeit bei sog. atypischen Depressionen attestiert, Tranylcypromin wird v. a. bei sog. therapieresistenten Depressionen eingesetzt (▶ Abschn. 11.10). Trotz entsprechender Expertenempfehlungen werden irrversible MAOH (zu) selten verordnet.

11.5.10 Phytopharmaka (pflanzliche Präparate)

Bei leicht- bis mittelgradigen Depressionen kann – insbesondere wenn beim Patienten eine entsprechende Attitüde und Präferenz besteht – ein Behandlungsversuch mit einem Johanniskrautpräparat (Hypericumextrakt) gemacht werden. Kontrollierte Untersuchungen der letzten Jahre an ambulanten Patienten belegen die Wirksamkeit für einige Hypericum-perforatum-Extrakte vs. Citalopram, Paroxetin und Sertralin u. a. (Gastpar et al. 2006). Negative Studien liegen z. B. von Bjerkenstedt et al. (2005), eine eingeschränkt positive Metaanalyse von Linde et al. (2005) vor. Klinisch-praktisch ist darauf hinzuweisen, dass bei vielen Präparaten eine nicht ausreichende Dosierung (mindestens 900 mg Extrakt/d!) erfolgt, auch wird die Zulassung nicht nach den gleichen strengen Regeln wie bei synthetischen Psychopharmaka vorgenommen. Zu bemerken ist, dass Johanniskraut zu den häufigen „Selbstmedikationen" zählt (Over-the-Counter-Medikation) und über die Hälfte der Selbstanwender ihren Arzt über die Selbstmedikation nicht informiert. Dies ist angesichts möglicher Interaktionen zu beachten (▶ Kap. 12).

11.5.11 Atypische Antidepressiva

Hierzu zählt das auch als Hypnotikum eingesetzte sedierende Trizyklikum Trimipramin, das keine Effekte auf die noradrenerge oder serotonerge Neurotransmission besitzt. Sulpirid wirkt niedrig dosiert (50–150 mg/d) dopaminerg und kann als „Second Line-Antidepressivum" eingesetzt werden, wenn die Behandlung mit einem anderen Antidepressivum erfolglos war.

11.5.12 Wirksamkeit und wissenschaftliche Evidenz

Von Kritikern wird immer wieder behauptet, dass Antidepressiva kaum wirksamer als Placebos seien. Hierzu ist u. a. festzustellen, dass eine Zulassung durch die unabhängigen Behörden (BfArM, EMA) nur erfolgt, wenn eindeutig positive Studienergebnisse vorliegen. Die geforderten randomisierten kontrollierten Studien (RCTs) müssen hohe methodische Standards erfüllen. Problematisch ist allerdings die hohe Patientenselektion (Ein- und Ausschlusskriterien, u. a. keine multimorbiden Patienten, keine Komedikationen), weshalb „Real World"-Studien an Bedeutung gewinnen. Placebokontrollierte Studien bei älteren depressiven Patienten liegen nur in beschränktem Maße vor, nicht wenige waren negativ. Signifikant positive Einzelstudien gibt es v. a. für Citalopram, Fluoxetin und Duloxetin. Insgesamt liegen derzeit mehr als 40 randomisierte kontrollierte Studien (RCTs) mit SSRIs bei über 6000 Altersdepressionen vor, darunter 7 mit Citalopram, 13 mit Fluoxetin, 9 mit Paroxetin und 11 mit Sertralin (Mulsant und Pollock 2015). Eine Netzwerkmetaanalyse von 15 RCTs bei über 60-Jährigen ergab eine signifikante Wirksamkeit von Sertralin, Paroxetin und Duloxetin vs. Placebo (Thorlund et al. 2015). Einige Autoren favorisieren Escitalopram oder Sertralin (Mulsant et al. 2014). Zu SNRIs liegen 11 publizierte RCTs mit ca. 1700 Altersdepressionen vor, darunter 9 Studien mit Venlafaxin und 2 mit Duloxetin, zu Mirtazapin 2 Studien (Mulsant und Pollock 2015). In einer 24-Wochen-Studie war Duloxetin Placebo nur in sekundären Outcome-Parametern überlegen, zeigte positive Effekte bezüglich Schmerz. Die Abbruchrate lag für Duloxetin und Placebo jeweils bei ca. 45 % mit für Duloxetin höheren Raten wegen

UAWs (Robinson et al. 2014). In einer älteren Studie lag die Remissionsrate unter Venlafaxin versus Nortriptylin jeweils bei ca. 32 % ohne Unterschied hinsichtlich (insgesamt guter) Verträglichkeit (Kok et al. 2007). Die kanadische Senior's Mental Health Guideline resümiert, dass die Wirksamkeit von Antidepressiva keinen substanziellen Alterseffekt aufweise (Frank 2014). Ein Review von 11 heterogenen Studien mit über 65-jährigen Patienten in Altenheimen zeigte für die 4 RCTs keine signifikanten Antidepressivaeffekte versus Placebo, bei 6 der 7 offenen Studien waren Antidepressiva überlegen (Boyce et al. 2012). Eine große NIS in deutschen psychiatrischen Praxen an über 65-jährigen Depressiven (N = 446) ergab für Agomelatin nach 6 Wochen bzw. 12 Wochen Responseraten von 40 % bzw. 65 %, Remissionsraten von 36 % bzw. 59 % – keine geringere Wirksamkeit als im Gesamtkollektiv von N = 3317 Patienten (Laux 2012). Eine aktuelle placebokontrollierte Studie über 16 Wochen bei 143 Altersdepressiven ergab einen Vorteil der Kombinationsbehandlung Citalopram + Methylphenidat vs. der jeweiligen Monotherapie (Citalopram 32 mg, MPH 16 mg) (Lavretsky et al. 2015). In einer placebokontrollierten Studie war Quetiapin (50–300 mg/d) antidepressiv wirksam. Angesichts der häufigen Schlafstörungen von Altersdepressiven könnte dieses Vorgehen unter Beachtung entsprechender Nebenwirkungen eine Off-Label-Option sein. Eine Übersicht von RCTs gibt ◘ Abb. 11.2.

11.6 Behandlungsablauf

Nach Stellen der medikamentösen Behandlungsindikation und Vorliegen der Voruntersuchungsergebnisse (Labor, EKG) sollte in der Regel mit einer niedrigen Anfangsdosis (ca. ½ normale Erwachsenendosis) begonnen werden, sedierende Substanzen werden bevorzugt als abendliche Einmaldosis verordnet. Für die Pharmakotherapie der Altersdepression gilt das Prinzip „Start low, go slow", dennoch ist auf ausreichend hohe Dosierung zu achten (TDM-Kontrolle).

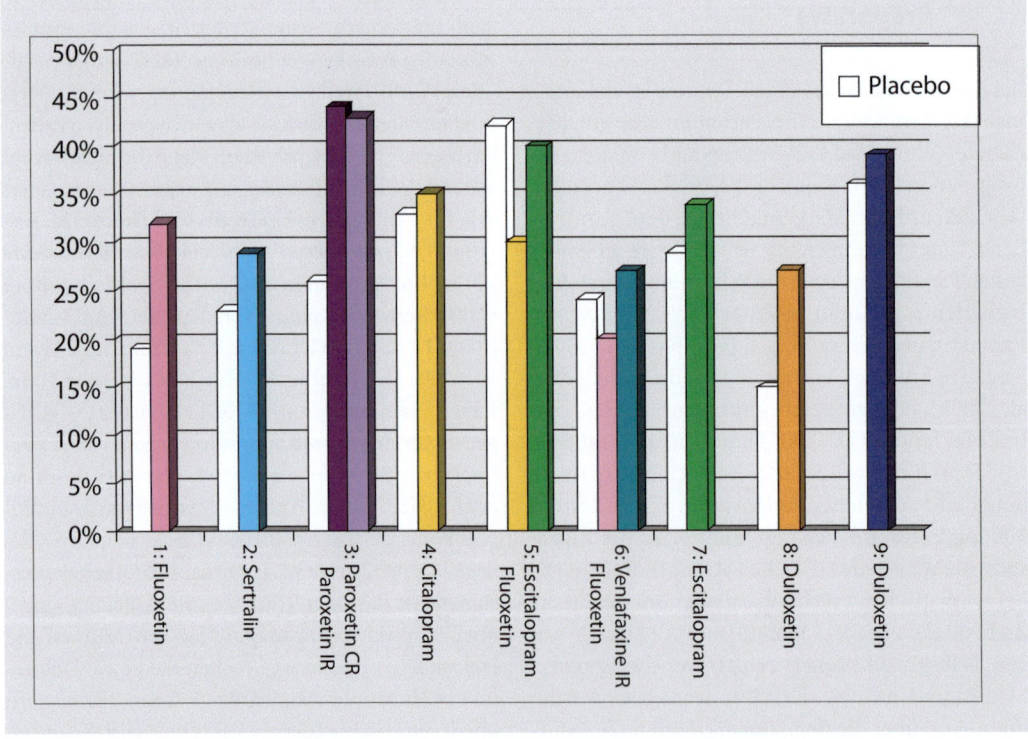

◘ Abb. 11.2 Remissionsraten verschiedener Antidepressiva in RCTs (randomisierten kontrollierten Studien). (Nach Mulsant et al. 2014, Fig. 1B)

11.6 · Behandlungsablauf

Grundsätzlich sollte initial nur die kleinste Packungsgröße rezeptiert werden (Suizidrisiko!).

Ein Teil der Antidepressiva besitzt eine altersabhängige Pharmakokinetik, die eine Dosisreduktion bei Alterspatienten, Nieren- oder Lebererkrankungen erforderlich machen (◘ Tab. 11.2).

Triyzklische Antidepressiva werden aus Verträglichkeitsgründen schrittweise bis zur Zieldosis aufdosiert (Zieldosis 75–150 mg täglich in der Regel). Auch die neueren Antidepressiva (SSRIs, SSNRIs) werden oft aufdosiert, für SSRIs führen Dosiserhöhungen aber nicht zu besseren Therapieerfolgen. Für Venlafaxin und Tranylcypromin sind Wirksamkeitssteigerungen durch höhere Dosen belegt. Als äquivalente Dosen wurden errechnet: Fluoxetin 40 mg/d, Paroxetin 34 mg/d, Agomelatin 53 mg/d, Amitriptylin 122 mg/d, Bupropion 349 mg/d, Clomipramin 116 mg/d, Doxepin 140 mg/d, Escitalopram 18 mg/d, Fluvoxamin 143 mg/d, Imipramin 137 mg/d, Lofepramin 250 mg/d, Maprotilin 118 mg/d, Mirtazapin 51 mg/d, Moclobemid 575 mg/d, Nortriptylin 101 mg/d, Reboxetin 12 mg/d, Sertralin 99 mg/d, Trazdon 401 mg/d und Venlafaxin 149 mg/d (Havasaka et al. 2015).

Angesichts der zumeist vorliegenden Multimorbidität mit konsekutiver Polypharmazie sind mögliche Kontraindikationen und Interaktionen mit somatischen Pharmaka besonders zu beachten (s. ► Kap. 12).

Wahl des Antidepressivums Die allgemeinen Auswahlkriterien sind in ◘ Abb. 11.3 sowie in der folgenden Übersicht zusammengefasst dargestellt.

Kriterien zur Auswahl eines Antidepressivums
- Früheres Ansprechen auf das betreffende Medikament
- Akzeptanz/Präferenz durch Patienten
- Nebenwirkungsprofil/Patientenrisiken
- Aktuelles klinisches Bild (Schlafstörungen, Unruhe, Zwangssymptomatik etc.)
- Schweregrad der Erkrankung
- Präparatekosten

Risikofaktoren und Nebenwirkungsprofil Von großer Bedeutung sind evtl. vorliegende somatische Risikofaktoren wie Prostatahyperplasie, Hypertonie, koronare Herzkrankheit und Glaukom (s. Kontraindikationen für Trizyklika; ► Abschn. 11.7.2). Anfälligkeiten und Empfindlichkeiten des Patienten müssen mit dem Nebenwirkungsprofil des in Frage kommenden Antidepressivums in Einklang gebracht werden. Das Auftreten unerwarteter oder intensiver Nebenwirkungen sollte den Verdacht auf das Vorliegen einer Metabolisierungsstörung („Poor Metabolizer") lenken und eine Plasmaspiegelkontrolle (therapeutisches Drug Monitoring) nach sich ziehen (► Kap. 12). Zu Beginn der Therapie mit einem SSRI sollte auf Blutungsneigung, Diarrhö, Hyponatriämie und auf die mögliche Zunahme von motorischer Unruhe, Angst und Suizidgedanken geachtet werden.

Aus US-amerikanischer Sicht steht für die Auswahl des Antidepressivums die **Arzneimittelsicherheit** (Nutzen-Risiko-Index) an erster Stelle, gefolgt von der Verträglichkeit, Wirksamkeitsaspekten, Preis/Kosten und einfacher Handhabung (Dosierung, erforderliche Laborkontrollen). Diese Auswahlkriterien – v. a. der Faktor Toxizität – implizieren eine Präferenz neuerer Antidepressiva (SSRI, SNRI).

◘ Tab. 11.2 Dosierung neuerer Antidepressiva

	Alterspatient	Nierenerkrankung	Lebererkrankung
Agomelatin	–	–	Kontraind.
Bupropion	–	↓	↓
Duloxetin			
Escitalopram[a]	↓↓↓	–	–
Citalopram[b]	↓↓↓	–	–
Mirtazapin	–	↓↓	↓↓↓
Moclobemid	–	–	↓↓↓
Paroxetin	↓↓↓	↓↓↓	↓↓↓
Reboxetin	↓↓↓	↓↓↓	↓↓↓
Sertralin	↓↓	–	–
Venlafaxin	–	↓↓↓	↓↓↓

[a] Tageshöchstdosis 10 mg bei Patienten > 65 Jahre
[b] Tageshöchstdosis 20 mg bei Patienten > 65 Jahre

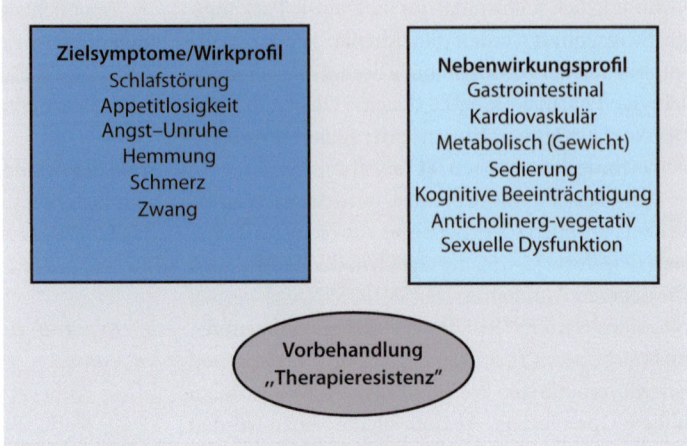

● Abb. 11.3 Auswahlkriterien für Antidepressiva. (Nach Laux 2016)

Klinisch-psychopathologisches Bild Als wichtiges Auswahlkriterium sollte das aktuelle klinisch-psychopathologische Bild gelten: Bei deutlichen Schlafstörungen oder psychomotorischer Agitiertheit sollten sedierende Antidepressiva präferiert werden (Mirtazapin, Agomelatin, Trazodon, Trimipramin), bei zwanghaften Depressionen serotonerge Antidepressiva wie SSRI oder Clomipramin. Bei wahnhaften Depressionen werden zusätzlich Neuroleptika/Antipsychotika eingesetzt.

Komedikation Vor allem bei Patienten mit dominierender ängstlich-agitierter Symptomatik sowie bei gravierenden Schlafstörungen ist eine initiale, kurzzeitige Komedikation mit einem Benzodiazepin oder (atypischen) Neuroleptikum empfehlenswert (Laux und Dietmaier 2012).

Basierend auf ihren Nebenwirkungsrisiken wurden „potentially inappropriate medications" (PIM) aufgelistet, das deutsche Pendant hierzu ist die sog. PRISCUS-Liste (Holt et al. 2010). Von den Antidepressiva zählen hierzu sämtliche Trizyklika sowie Fluoxetin, außerdem fast alle Benzodiazepine und Z-Substanzen (Zolpidem, Zopiclon). Die Evidenz hierfür ist gemischt, eindeutige Empfehlungen sind nicht möglich. Eine Studie zur klinischen Verordnungsrealität mit über 8300 Patienten zeigte, dass Antidepressiva in großer Übereinstimmung mit den Empfehlungen der PRISCUS-Liste verordnet wurden (Poljansky et al. 2015).

▪ **Fallbeispiel: Medikamenteneinstellung bei Altersdepression**

Ein 76-jähriger pensionierter Gymnasiallehrer kommt auf Anraten der Seniorenstiftleitung in die Praxis. Kommt offenbar im Heim zunehmend weniger zurecht, hat sich zurückgezogen, nimmt kaum noch an Angeboten und Aktivitäten teil, ist schweigsam-einsilbig. Geht abends um 20 Uhr zu Bett.

Lebt seit einem Jahr im Heim, ist seit 2 Jahren verwitwet, einziger Sohn ist vor 6 Monaten mit seiner Familie beruflich in die USA gegangen. War früher sportlich aktiv, noch vor einigen Monaten Rad gefahren, früher Freude an Musik und Interesse für Kunst und Reitsport. Leere psychiatrische Eigenanamnese, positive Familienanamnese mit Depressionen (Mutter, Großmutter). Somatisch Hypertonus, leichter Diabetes Typ 2, Medikation: Ramipril und Metformin.

Psychopathologischer Befund Voll orientiert, zögerlich-skeptische Kontaktaufnahme, Rapport dann freundlich-einsichtig. Keine Auffassungsstörung, Antrieb und Psychomotorik deutlich gehemmt, Denken formal geordnet, gehemmt-eingeengt, kognitiv insgesamt alters- und bildungsentsprechend, leichte Konzentrationsstörung, Unentschlossenheit, keine inhaltlichen Denk- oder Wahrnehmungsstörungen, deutlicher Interesseverlust, resignativ-fatalistische Züge (beklagte Vereinsamung), einmündend in schweren depressiven Affekt, Selbstzweifel mit Schuldgefühlen, Anhedonie, passive Suizidalität, deutliche Zukunftsängste, gravierende Durchschlafstörung mit morgendlichem Früherwachen, Inappetenz (Gewichtsverlust), sozialer Rückzug.

Geriatrische Depressions-Skala (GDS-15) 12 Punkte.

Diagnose Schwere Altersdepression (F32.2)

Therapie Supportive Gespräche, Schlafhygiene, Bibliotherapie („Mein Leben" für Sohn und Enkel), KVT-Programm (evtl. iCBT). Nach Aufklärung und Überprüfung des Interaktionsrisikos Einstellung auf Sertralin 50 mg morgens, Dosisanpassung nach 1 Woche auf 100 mg/d, nach 2 Wochen auf 150 mg/d. Deutliche Stimmungsaufhellung nach 16 Tagen, Response nach 4 Wochen. Initial Zopiclon um 22 Uhr für 1 Woche, dann mit beginnender Wirkung des Antidepressivums und neuem Schlaf-Wach-Rhythmus abgesetzt.

11.7 Unerwünschte Wirkungen von Antidepressiva

Je nach Datenbasis treten bei ca. 25–64 % der mit Antidepressiva behandelten Patienten unerwünschte Arzneimittelwirkungen (UAW) auf. In klinischen Studien sind UAWs typischerweise unterrepräsentiert, im europäischen Pharmakovigilanzprogramm AMSP (Arzneimittelsicherheit in der Psychiatrie) fand sich bei über 53.000 überwachten stationär behandelten Patienten eine Rate schwerer UAW von 0,9 % (Degner et al. 2010). Insgesamt treten schwere UAWs in einer Häufigkeit von 0,5–2,5 % auf. Die Beurteilung, ob Nebenwirkungen der Medikation vorliegen oder es sich um Residualsymptome handelt, kann schwierig sein. Die unerwünschten Wirkungen treten typischerweise zu Beginn der Behandlung auf und lassen im Verlauf nach. Bei Auftreten unerwarteter UAWs oder von Nebenwirkungen unter geringer Dosierung empfiehlt sich ein therapeutisches Drug Monitoring (TDM), um das Vorliegen von Poor-Metabolizern von Cytochrom P450-Enzymen (z. B. CYP2D6) zu identifizieren (▶ Kap. 12). Ursächlich können genetische Polymorphismen z. B. des Serotonintransporters 5-HTTLPR (Serotonin Transporter linked Polymorphic Region) sein. Diskutiert wird deshalb die Durchführung einer Phäno- oder Geno-Typisierung (Hiemke et al. 2017).

11.7.1 Relevante Nebenwirkungen von Antidepressiva

Zentrale und periphere anticholinerge Nebenwirkungen Vor allem unter TZA können kognitive Defizite und Delirien sowie Obstipation (cave Ileus!), Mundtrockenheit, Schwitzen und Akkommodationsstörungen auftreten. Diese sind bei älteren Patienten von hoher klinischer Relevanz.

Gewichtszunahme Die Rolle krankheits- und verhaltensimmanenter Faktoren (ungünstige Ernährung, körperliche Inaktivität) ist bei der Beurteilung von Medikamenteneffekten schwer abzuschätzen. Serretti und Mandelli (2010) kommen in ihrem umfassenden Review zur Frage differenzieller Antidepressivaeffekte zu dem Ergebnis, dass bei Kurzzeitbehandlung (< 12 Wochen, N = 14.050 Patienten) die größte Gewichtszunahme unter Nortriptylin, Mirtazapin und Amitriptylin zu verzeichnen war, bei Langzeitbehandlung (> 4 Monate, N = 5.789 Patienten) unter Paroxetin, Amitriptylin und Mirtazapin.

Metabolische und endokrine Nebenwirkungen Die Langzeittherapie mit Antidepressiva ist ungefähr mit einem doppelten Diabetesrisiko assoziiert. Die Datenlage zum Zusammenhang zwischen SSRI-bedingter Knochendichtereduktion mit konsekutiver Osteoporose und Frakturrisiko ist widersprüchlich und erlaubt derzeit keine Konklusion.

Gastrointestinale Nebenwirkungen Vor allem unter SSRIs kann es relativ häufig zu Übelkeit, Nausea, auch zu Erbrechen und Diarrhö kommen. Das Risiko von Blutungen des oberen Gastrointestinaltraktes ist erhöht. 0,5–3 % der Patienten unter Antidepressiva entwickeln asymptomatische leichte Erhöhungen der Transaminasen, Daten zur Leberschädigung sind rar, erhöhte Hepatotoxizität besteht für Amitriptylin, Duloxetin, Bupropion, Trazodon, Tianeptin und Agomelatin. Die geringste Hepatotoxizität weisen Citalopram, Escitalopram, Paroxetin und Fluvoxamin auf.

Kardiovaskuläre Nebenwirkungen Blutdruckerhöhung/-senkung, Tachykardie sowie gelegentlich Überleitungsblockierungen treten v. a. unter trizyklischen Antidepressiva und dem MAO-Hemmer Tranylcypromin auf. Signifikante QTc-Verlängerungen wurden für trizyklische Antidepressiva, Maprotilin und Mirtazapin, in den letzten Jahren v. a. für Citalopram und Escitalopram beschrieben. Die maximale Tagesdosis wurde deshalb für diese Substanzen limitiert. Zu den QT-Risiken zählen weibliches Geschlecht, kardiale Erkrankungen, Hypokaliämie und Komedikation mit QT-verlängernden Substanzen. Kohortenstudien der letzten Jahre weisen für SSRIs, auch für trizyklische Antidepressiva, auf ein erhöhtes zerebrales, gastrointestinales und postoperatives Blutungsrisiko (insbesondere bei Kombination mit NSAR oder ASS) hin (OR 1,45). Selten können Blutbildveränderungen (Leukopenien) auftreten.

Neurologische Nebenwirkungen Tremor kann besonders zu Behandlungsbeginn auftreten. Zerebrale Krampfanfälle sind sehr seltene Ereignisse (ca. 0,1 %), gefährdet sind v. a. Patienten mit zerebraler Vorschädigung. Unter den Antidepressiva weisen das höchste epileptogene Risiko Maprotilin, Escitalopram und Bupropion auf. Vor allem Mirtazapin kann zu einer Auslösung oder Zunahme eines RLS oder periodischer Gliedmaßenbewegungen (PLMD), auch im Schlaf (PLMS), führen.

Psychische Nebenwirkungen Je nach Substanzprofil zählen hierzu Sedierung bzw. Unruhe, bei bipolaren Depressionen kann v. a. unter noradrenergen und trizyklischen Antidepressiva ein Switch in die Manie erfolgen. Kognitive Dysfunktionen (Beeinträchtigung von Vigilanz und Exekutivfunktionen) sind für Alltagssicherheit und Fahrtauglichkeit von hoher Relevanz.

Erhöhtes Suizidrisiko Die Frage, ob Antidepressiva Suizidgedanken und suizidales Verhalten induzieren können, wird v. a. für SSRIs seit über 10 Jahren diskutiert. Epidemiologische Studien kamen zu dem Ergebnis, dass Patienten mit Suizidversuchen bzw. vollendeten Suiziden nur zu einem Bruchteil lege artis mit einem Antidepressivum behandelt wurden. In der großen AMSP-Datenbasis kam es bei über 142.000 erwachsenen Patienten in 33 Fällen zu Suizidalität (12-mal Suizidgedanken, 18 Suizidversuche, 3 Suizide), sodass Suizidalität als sehr seltenes Ereignis unter Antidepressiva angesehen wird. Der großen prospektiven naturalistischen Studie des Kompetenznetzes Depression ist zu entnehmen, dass eine frühe klinische Besserung unter Antidepressivatherapie protektiv auf Suizidgedanken wirkt. Bei Alterspatienten fand sich in einer großen Metaanalyse von FDA-Daten unter SSRIs eine deutliche Reduktion von Suizidgedanken im Vergleich zu Placebo.

Sturzrisiko Bei Älteren wurde für Antidepressiva ein erhöhtes Sturzrisiko beschrieben (OR = 1.6–1.7).

SIADH Vor allem unter Komedikation mit Diuretika und ACE-Hemmern kann das Syndrom der inadäquaten ADH-Freisetzung (SIADH) auftreten. Unter SSRIs, SSNRIs, seltener TZAs kommt es zu einer Überwässerung des Körpers mit Absinken der Elektrolyte (v. a. Natrium). Klinisch treten Übelkeit, Erbrechen, Muskelkrämpfe und Verwirrtheit/Delir auf.

Toxizität Von großer Bedeutung ist die unterschiedliche Toxizität verschiedener Antidepressiva angesichts des hohen Suizidrisikos Depressiver. Anhand des fatalen Toxizitätsindex ergibt sich folgende Rangreihe: Tranylcypromin, trizyklische Antidepressiva und Venlafaxin weisen ein deutlich größeres Sicherheitsrisiko auf, SSRIs und Agomelatin besitzen geringe Toxizität.

Zu den **schweren UAWs** zählen Delirien, Harnverhalt und zerebrale Krampfanfälle.

Unterschiedliche Nebenwirkungsprofil lassen sich nach Substanzklassen und für Einzelsubstanzen aufzeigen (◘ Tab. 11.3).

Tab. 11.3 Übersicht unerwünschter Arzneimittelwirkungen von Antidepressiva

	Anticholinerge NW	Zentrale NW	Kardiovaskuläre NW	Gastrointestinale NW	Gewichtszunahme	Sexuelle Dysfunktion
Agomelatin	0	↓↓	0	++ ↑ Transaminasen	0	0
Bupropion	0	↑↑ Krampf-anfälle	0	++	0	0
Citalopram	0	↑	(+)	++	0	+
Duloxetin	+	↑↑	0	++	0	++
Escitalopram	0	↑	(+)	++	0	+
Fluoxetin	0	↑↑	0	++	0	++
Mirtazapin	0	↓↓	0	0	++	0
Paroxetin	0	↑	0	++	+	++
Reboxetin	+	↑	0	0	0	0
Sertralin	0	↑	0	++	0	++
Venlafaxin	0	0	↑ RR	++	0	++
Vortioxetin	0	0	0	+	0	0
NSMRI/Trizyklika	+++	↑↑↑ bis↓↓↓	++	+	+++	++

NW Nebenwirkungen, *NSMRI* nichtselektive Monoamin-Wiederaufnahmehemmer
0 fehlend oder sehr gering, + gering, ++ moderat, +++ stark
↑ Agitation, Unruhe, Schlafstörungen (gering), ↑↑ moderat, ↑↑↑ stark
↓ Sedierung (gering), ↓↓ moderat, ↓↓↓ stark

11.7.2 Zusammenstellung der Nebenwirkungen nach Substanzklassen

- **Trizyklika**

Im Vordergrund stehen zumeist anticholinerge Nebenwirkungen (peripher: Mundtrockenheit, Obstipation, Akkommodations- und Miktionsstörungen; zentral: kognitive Störungen, Delir) sowie die Blutdrucksenkung (orthostatische Hypotonie). Diese unerwünschten Begleitwirkungen können bei Älteren und Risikopatienten u. U. schwerwiegende Folgen haben. In Anbetracht ihrer multiplen Neurotransmissions- und Rezeptoreffekte („Dirty Drugs") ergeben sich folgende klinische Risiken: anticholinerges Delir, epileptische Anfälle, kardiale Reizleitungsstörungen, orthostatischer Kollaps mit Sturz (Gefahr der Oberschenkelhalsfraktur), Harnverhalt und Ileus. Diese Risiken sind besonders bei multimorbiden Alterspatienten zu beachten. In der Übersicht sind die möglichen dosisabhängigen unerwünschten Arzneimittelwirkungen von trizyklischen Antidepressiva zusammengefasst.

Mögliche Nebenwirkungen von trizyklischen Antidepressiva
— **Vegetativ/anticholinerg:**
Mundtrockenheit, Geschmacksstörungen, Obstipation, Miktions-/Akkommodationsstörungen, Schwitzen. Sehr selten: Ileus, Harnverhalten
— **Neurologisch:**
Sedierung, Tremor, Dysarthrie. Selten: Dyskinesie, zerebrale Krampfanfälle (in hohen Dosen, bei zerebraler Vorschädigung)

- **Psychisch:**
  Sedierung/Unruhe, Wiederauftreten suizidaler Impulse oder Müdigkeit. Selten: Umkippen in eine Manie, Provokation der produktiv-deliranten Symptome, Verwirrtheitszustände
- **Kardiovaskulär:**
  - Orthostatische Dysregulation, Tachykardie, Schwindel. Selten: Kollapszustände
  - Herz: Erregungsleitungsstörungen, Brugada-Syndrom, Verstärkung einer Herzinsuffizienz
- **Hämatopoetisches System:** Sehr selten: Leukopenien bzw. Agranulozytosen
- **Endokrin:**
  Gewichtszunahme (besonders Amitriptylin und Doxepin), veränderte Glukosetoleranz, metabolisches Syndrom, Abnahme von Libido und Potenz, Amenorrhö
  Dermatologisch/allergisch:
- Exantheme, Urtikaria, Ödeme

Die möglichen typischen unerwünschten Arzneimittelwirkungen neuerer/nicht-trizyklischer Antidepressiva sind in ◘ Tab. 11.4 zusammengefasst.

- **Serotoninselektive Antidepressiva (SSRI)**

Bei den SSRI (Citalopram, Escitalopram, Fluoxetin, Fluvoxamin, Paroxetin, Sertralin) stehen gastrointestinale Nebenwirkungen (Übelkeit, Nausea, Erbrechen, Diarrhö) und Agitiertheit im Vordergrund. ◘ Tab. 11.5 gibt einen Überblick über häufige und seltenere, aber wichtige Nebenwirkungen von SSRIs.

SSRI erhöhen das **Blutungsrisiko** im Gastrointestinum, vasospastische und thrombozytenaggregationshemmende Effekte ließen auch entsprechende zerebrovaskuläre Risiken vermuten. Verfügbare publizierte Daten sprechen aber für kein erhöhtes zerebrales Blutungsrisiko; ein erhöhtes Schlaganfallrisiko (OR 1,45) und eine leichte erhöhte Mortalität (OR 1,32) wurden in einer prospektiven Beobachtungsstudie bei älteren Frauen beschrieben, dies muss aber gegenüber dem Mortalitätsrisiko unbehandelter

◘ **Tab. 11.4** Mögliche typische unerwünschten Arzneimittelwirkungen neuerer/nicht-trizyklischer Antidepressiva

Substanz	Nebenwirkungsprofil
Agomelatin	Kopfschmerz, Schwindel, Leberfunktionsstörung
Bupropion	Übelkeit, Schlaflosigkeit, Blutdrucksteigerung, dosisabhängig zerebrale Krampfanfälle
Duloxetin	Übelkeit, Mundtrockenheit, Obstipation
Mirtazapin	Müdigkeit, verstärkter Appetit, Ödeme, RLS, Albträume
Moclobemid	Schlafstörung, Unruhe
Reboxetin	Schlafstörung, Agitiertheit, Schwitzen, Schwindel, Hypotonie, Tachykardie, Miktionsstörung, Obstipation, Impotenz
SSRI (Citalopram, Escitalopram, Fluoxetin, Fluvoxamin, Paroxetin, Sertralin)	Übelkeit, Diarrhö, Erbrechen, Unruhe, Schlafstörungen, Ejakulationsstörung, Hyponatriämie, Blutungsrisiko
Trazodon	Müdigkeit, Libidosteigerung, Priapismus (sehr selten)
Venlafaxin	Übelkeit, Schwindel, Nervosität, Anorexie, Blutdruckanstieg, Schwitzen, RLS (Restless-Legs-Syndrom)

◘ **Tab. 11.5** Nebenwirkungen von SSRI

Häufige Nebenwirkungen	Seltenere, aber wichtige Nebenwirkungen
Gastrointestinale Nebenwirkungen wie Übelkeit Erbrechen, Diarrhö	Blutungen
Agitiertheit	Hyponatriämie (SIADH)
Schlafstörungen	QTc-Verlängerung
Kopfschmerzen	
Sexuelle Dysfunktionen	

Depressionen abgewogen werden. Der Zusammenhang zwischen SSRI und Blutungen wurde in verschiedenen Studiendesigns beschrieben, eine aktuelle Analyse von zwei deutschen Pharmakovigilanz-Datenbanken (AkdÄ, BfArM) fand einen solchen (serotoninbedingten) aber nicht. Bei einer Komedikation mit Antikoagulanzien und nichtsteroidalen Antirheumatika (s. Interaktionen; ▶ Abschn. 11.7.4) besteht aber ebenso wie bei Schlaganfallpatienten und perioperativ ein erhöhtes Blutungsrisiko. Zu den selteneren Nebenwirkungen unter SSRI zählen **extrapyramidal-motorische Symptome** (vgl. Einsatz bei Parkinson-Depression); Risikofaktoren hierfür scheinen höheres Alter und genetische Polymorphismen zu sein. Einige Patienten beklagen unter SSRI-Therapie eine emotionale Abstumpfung („blunting"), die noch näherer Aufklärung bedarf.

11.7.3 Vergleich einzelner SSRI

In verschiedenen Studien zeigten sich zwischen den einzelnen SSRI keine signifikanten Unterschiede hinsichtlich der Verträglichkeit bzw. Nebenwirkungsraten. Unterschiede zwischen einzelnen SSRI beziehen sich hauptsächlich auf pharmakokinetische Parameter: Fluoxetin besitzt einen pharmakologisch aktiven Metaboliten, der für die lange Eliminationshalbwertszeit dieser Substanz mit verantwortlich ist. Fluoxetin, Fluvoxamin und Paroxetin sind Inhibitoren verschiedener Zytochrom-P450-Isoenzymsysteme (v. a. CYP2D6), unter diesen Substanzen ist deshalb mit einem erhöhten Interaktionsrisiko zu rechnen (▶ Kap. 12).

- **Serotonin- und/oder noradrenalinselektive Antidepressiva (SNRI)**

Typische Nebenwirkungen von Mirtazapin bei insgesamt guter Verträglichkeit sind eine unerwünschte, z. T. erhebliche Gewichtszunahme und Müdigkeit, auch das Auftreten von RLS und Gelenkschmerzen ist beschrieben. Unter Venlafaxin treten häufiger Nausea und Erbrechen, unter höherer Dosierung Blutdrucksteigerung auf. Bei vorbestehenden Herz-Kreislauf-Erkrankungen sollte es nicht verordnet werden. Das für Venlafaxin beschriebene erhöhte kardiovaskuläre Risiko wurde jüngst in einer kanadischen retrospektiven Kohortenstudie bei älteren Patienten im Vergleich zu Sertralin nicht bestätigt. Unter Duloxetin werden Übelkeit, Mundtrockenheit, Obstipation und Schlafstörungen registriert.

Das noradrenalin-selektive Reboxetin wirkt deutlich aktivierend, typische Nebenwirkungen sind Schlaflosigkeit, Schwitzen und (seltener) Miktionsstörungen.

- **Noradrenalin- und dopaminselektive Antidepressiva**

Bupropion führt relativ häufig zu (unerwünschter) Stimulierung mit Schlafstörung, kann Blutdruckerhöhung verursachen und besitzt ein erhöhtes zerebrales Anfallspotenzial.

- **Melatonin- und serotoninselektive Antidepressiva**

Der Melatoninrezeptoragonist und selektive 5-HT_{2C}-Rezeptorantagonist Agomelatin kann neben Schwindel zu Serumtransaminasenerhöhungen (<1 %) führen, weshalb Leberfunktionstests erforderlich sind.

- **MAO-Hemmer**

Der irreversible MAO-Hemmer Tranylcypromin erfordert eine konsequente tyraminarme Diät; seltene, aber gefürchtete Nebenwirkung ist hier die Auslösung hypertensiver Krisen durch tyraminhaltige Nahrungsmittel. Zu diesen zählen v. a. gereifter Käse, Rotwein, Hering, Leber, Avocados, Sojasoßen und dicke Bohnen. Typische Nebenwirkungen sind Unruhe, Schlafstörungen und Hypotonie (Laux und Ulrich 2006). Unter dem reversiblen MAO-A-Hemmer Moclobemid sind keine Diätrestriktionen (abgesehen von großen Mengen tyraminreichem Käse) erforderlich; das Medikament sollte allerdings erst nach den Mahlzeiten eingenommen werden. Typische Nebenwirkungen sind hier innere Unruhe, Schlafstörungen und Übelkeit.

Bei der Verordnung von Tranylcypromin müssen Diätvorschriften (tyraminarme Kost) sowie kontraindizierte Arzneimittelkombinationen strikt beachtet werden. Bei der Umstellung auf andere Antidepressiva (Wiederaufnahmehemmer) muss ein Intervall von 14 Tagen eingehalten werden. Zu Nebenwirkungen und Risiken von MAO-Hemmern ◘ Tab. 11.6.

Tab. 11.6 Nebenwirkungen und Risiken von MAO-Hemmern

Nebenwirkungen/ Substanzprofil	Risiken und Probleme
Anticholinerge Nebenwirkungen	Gedächtnisstörungen, Verwirrtheit, Delir
Sedierung	Sturzgefahr
Serotonerges Profil	Blutungen, Hyponatriämie (SIADH), Osteoporose/Frakturrisiko
QT-Zeit-Verlängerungen	Herz-Kreislaufprobleme
Orthostase	Sturzgefahr

11.7.4 Interaktionen

Multimorbidität und die häufige Polypharmazie machen heute – v. a. auch im Konsiliardienst – Kenntnisse zu Interaktionen unverzichtbar (s. ▶ Kap. 12). Computergestützte Datenbanken (z. B. http://www.psiac.de, https://www.mediq.ch) bieten einen stets aktuellen und leichten Zugang.

Zur Vorhersage pharmakokinetischer Wechselwirkungen sind Kenntnisse über die jeweiligen Substrataffinitäten und die Hemm- oder Induktionseigenschaften der betreffenden Arzneimittel notwendig (▶ Kap. 12).

Aus klinisch-praktischer Sicht lässt sich folgende Interaktionshierarchie aufstellen: Tranylcypromin > Fluoxetin > TZA > Paroxetin > Mirtazapin > (Es-)Citalopram, Sertralin > Agomelatin.

Zusätzlich zu beachten sind pharmakokinetische Interaktionen mit Nahrungsmitteln (z. B. Grapefruitsaft).

Zu den wichtigsten bei Antidepressiva zu beachtenden **pharmakodynamischen Wechselwirkungen** zählen:

— Verstärkte **anticholinerge Effekte**. Hieraus resultiert bei geriatrischen Patienten ein erhöhtes Delirrisiko.
— Ein erhöhtes Risiko für **kardiale Effekte** (QT-Zeitverlängerung).
— Die Gefahr eines **zentralen Serotoninsyndroms** besteht bei Kombination von Antidepressiva mit serotonergem Wirkschwerpunkt (SSRI, Clomipramin, SNRI) mit anderen serotonergen Arzneimitteln (Opioidanalgetika, Triptane).
— Die potenziell verstärkte **Blutungsneigung** unter SSRI/SNRI-Medikation kann durch die Kombination mit anderen Thrombozytenaggregationshemmenden Substanzen wie ASS oder NSAR (nichtsteroidale Antirheumatika) deutlich steigen. Mit ASS verdoppelt sich das Blutungsrisiko annähernd, unter der Kombination eines SSRI mit einem NSAR ergab sich in einer Metaanalyse ein relatives Risiko von 6,3 im Vergleich zu Patienten, die keines der beiden Medikamente genommen hatten (Anglin et al. 2014). Bei einer Vormedikation mit Cumarinen (Marcumar) besteht kein erhöhtes Risiko bei der Kombination mit SSRI bzw. SNRI (Ausnahme Fluoxetin, Fluvoxamin).

11.7.5 Kontraindikationen

Antidepressiva dürfen nicht angewandt werden bei bekannter Überempfindlichkeit gegen die betreffende Substanz, bei akuter Intoxikation mit zentral dämpfenden Pharmaka (z. B. Hypnotika, Analgetika) sowie Alkohol, bei akutem Harnverhalt, Delirien und Manien.

Trizyklische Antidepressiva (TZA) sind außerdem kontraindiziert bei unbehandeltem Engwinkelglaukom, Pylorusstenose, Prostatahypertrophie mit Restharnbildung, paralytischem Ileus, höhergradigen AV-Blockierungen oder diffusen Erregungsleitungsstörungen und Zustand nach frischem Herzinfarkt.

Selektive Serotonin-Wiederaufnahmehemmer (SSRI) dürfen nicht zusammen mit MAO-Hemmern, L-Tryptophan und Opioiden verordnet werden. **Bupropion** und **Maprotilin** sind bei Epilepsieanamnese kontraindiziert, **Agomelatin** bei Lebererkrankungen. **Irreversible MAO-Hemmer** sind kontraindiziert bei Zustand nach Hirninfarkt oder intrakranieller Blutung, Porphyrie, Phäochromozytom, Karzinoid, arterieller Hypertonie, bevorstehender Operation mit notwendiger Narkose und gleichzeitiger Behandlung mit Clomipramin, SSRI, Venlafaxin, Serotoninagonisten, stark wirksamen Analgetika sowie Sympathomimetika.

11.8 Multimorbidität

Bei Altersdepressionen liegt häufig eine Komorbidität mit konsekutiver Polypharmazie vor. Vor einer Psychopharmakamedikation sollten deshalb Indikation und Auswahl (zahlreicher) somatischer Medikamente z. B. anhand der Beers-Liste überprüft und Absetzmöglichkeiten auch unter dem Aspekt möglicher Interaktionen mit den internistischen Kollegen besprochen werden.

Vor allem neurologische und internistische Erkrankungen wie Parkinson, Schlaganfall, Morbus Huntington, Epilepsie, Restless-Legs-Syndrom, koronare Herzerkrankung und Diabetes mellitus sowie onkologische Erkrankungen sind mit Depressionen assoziiert (Kapfhammer 2014, 2015). Diese Depressionen werden in ICD-10 als „organische depressive Störung (F06.32), in DSM-5 als „Depression im Rahmen einer allgemeinen körperlichen Erkrankung" klassifiziert. Die hohe Koinzidenz somatischer Erkrankungen mit Depressionen ist zumeist bidirektional, es besteht also ein reziprokes Verhältnis. Dies könnte mit einer gemeinsamen immunologisch-endokrin-inflammatorischen Ätiopathogenese zusammenhängen.

11.8.1 Neurologische Erkrankungen

Eine Metanalyse (Price et al. 2011) kommt insgesamt zu dem Ergebnis, dass bei Patienten mit neurologischen Erkrankungen (Parkinson, MS, Epilepsie, Schlaganfall, Schädelhirntraumen) nach einer 6- bis 8-wöchigen Antidepressivatherapie eine hohe Remissionsrate (OR 2.23, NNT = 7) belegt werden kann.

Parkinson-Depression (s. auch ▶ Kap. 21) Ein Therapiealgorithmus sieht zunächst die Optimierung der dopaminergen Parkinsontherapie vor, dann die Gabe von Pramipexol, sodann die antidepressive Therapie mit Nortriptylin, Reboxetin, Bupropion oder auch SSRIs (S3-Leitlinie; DGPPN et al. 2015).

Multiple Sklerose SSRIs sind die Therapie der Wahl.

Post-Stroke-Depression (s. auch ▶ Kap. 20) Metaanalysen belegen die Wirksamkeit von Antidepressiva, insbesondere Fluoxetin, Citalopram, Nortriptylin und Mirtazapin. Bei SSRIs sind das erhöhte Blutungsrisiko sowie Interaktionen zu beachten. Psychotherapeutische Interventionen waren weniger erfolgreich. Beachtenswert ist die prophylaktische Wirkung von Escitalopram und Mirtazapin nach Schlaganfall, unter Fluoxetin wurde auch eine Verbesserung primär neurologischer Symptome beschrieben.

Epilepsie Ein neuer Cochrane-Review kommt zu dem Ergebnis, dass die Datenlage zur Antidepressivatherapie sehr limitiert ist, kleine prospektive Studien mit Citalopram und Venlafaxin kommen zu positiven Ergebnissen, Vergleichsstudien zu Antidepressiva und Psychotherapie liegen nicht vor. Die Anfallsfrequenz wird unter SSRIs offenbar nicht erhöht.

Demenzen (s. auch ▶ Kap. 22) Die Datenlage zur Pharmakotherapie mit Antidepressiva bei dementen Patienten mit Depression ist kontrovers. Die Schweizer Gesellschaft für Alterspsychiatrie empfiehlt Sertralin und Citalopram, auch für Moclobemid liegt eine positive placebokontrollierte Studie vor. Eine multizentrische placebokontrollierte RTC mit Sertralin oder Mirtazapin (HTA-SADD) verlief negativ. Als Nebenwirkungen der Antidepressivatherapie sind ein Sturzrisiko und bei Citalopram eine QTc-Intervallverlängerung zu beachten.

11.8.2 Internistische Erkrankungen

Koronare Herzkrankheit, Myokardinfarkt Die RCT Sadhart-Studie mit Sertralin konnte bei hoher Placeboresponserate und deutlichen Effekten der persönlichen Betreuung bei guter Verträglichkeit keine Überlegenheit für Sertralin verifizieren. Bei Patienten mit akutem Konorarsyndrom zeigte in einer placebokontrollierten Studie Escitalopram depressionspräventive Effekte über ein Jahr. Angesichts guter kardialer Verträglichkeit werden auch Mirtazapin und Agomelatin empfohlen.

Diabetes mellitus (s. auch ▶ Kap. 19) Kognitive Verhaltenstherapie und Antidepressiva (SSRIs) zeigten positive Therapieeffekte, in der Diabetes- und Depressionsstudie (DAD) war Sertralin KVT signifikant überlegen, in der Cochrane-Analyse zeigte sich nur in den Antidepressivastudien ein günstiger Effekt auf die Glukosewerte, nicht für psychologische Interventionen, letztere verbesserten auch nicht die

Lebensqualität. Die Einnahme von Antidepressiva wird mit einem erhöhten Risiko der Entwicklung eines Typ-2-Diabetes assoziiert, eine Metaanalyse von Longitudinalstudien fand hierfür nur einen nicht signifikanten Trend. Gute Effektivität zeigen die Antidepressiva Duloxetin und Venlafaxin zur Behandlung der schmerzhaften diabetischen Neuropathie.

Leber- und Darmerkrankungen Die Datenlage ist heterogen, kontrollierte Studien fehlen weitgehend. Fluoxetin, Citalopram und trizyklische Antidepressiva zeigten positive Effekte beim Reizdarmsyndrom.

Krebs RCTs zu Antidepressiva liegen nur wenige mit geringer methodischer Qualität vor. Aus pharmakokinetischer Sicht (Interaktionspotenzial z. B. mit Tamoxifen) kommen Mirtazapin und Venlafaxin, nicht aber Paroxetin, Fluoxetin oder Bupropion in Frage. Klinisch zeigen Antidepressiva positive Effekte gegen neuropathischen Schmerz, Hitzewallungen, Fatigue, Anorexie und Kachexie. Psychosoziale Interventionen zeigen positive Effekte auf Wohlbefinden und Lebensqualität, verbessern aber nicht die Überlebensdauer. Jüngst wurde ein manualisiertes kollaboratives Versorgungsprogramm (Primär-/Hausärzte, Psychiater, Pflegepersonal) mit Effektivitätsnachweis vorgestellt. In der Palliativmedizin kommt neben Antidepressiva alternativ auch Methylphenidat angesichts seines schnellen Wirkungseintritts bei guter Verträglichkeit zum Einsatz.

11.8.3 Alkoholabhängigkeit

In Metaanalysen zeigten Antidepressiva eine moderate Wirkung auf die affektiven Symptome, nicht aber auf das Trinkverhalten oder die Rückfälligkeit. Die mittlere Effektstärke für HAMD betrug 0.38, Trizyklika waren besser wirksam, die Ergebnisse für SSRIs sind kontrovers. Die Behandlung der Alkoholabhängigkeit steht am Anfang, sollte die depressive Symptomatik länger als 2–4 Wochen bestehen, sollte eine Antidepressivamedikation erwogen werden (häufige sekundäre Entwicklung der Depression). Klinische Studien zeigen, dass die gleichzeitige Behandlung von Depression und Alkoholabhängigkeit den größten Therapieerfolg bringt.

11.9 „Therapieresistenz", Chronifizierung

Etwa 30 % der Depressionen respondieren nicht auf die initiale Pharmakotherapie, sodass möglichst anhand elaborierter Algorithmen weitere Therapieschritte erforderlich sind. Hierzu zählen u. a. die Augmentierung mit Lithium oder atypischen Antipsychotika. In einer 6-Wochen-Studie remittierte ein Drittel unter Lithiumaugmentierung, im 2-Jahres-Follow-Up waren es 86 % (Kok et al. 2007). In einer Studie bei sog. therapieresistenten Altersdepressionen (Nonresponse auf 150–300 mg/d Venlafaxin bei 39 % der Patienten) war eine Augmentation mit Aripiprazol Placebo überlegen (Remission bei 44 % vs. 29 %; OR 2.0, NNT 6.6). Allerdings traten unter Aripiprazol häufiger Akathisie (26 % vs. 12 %) und Parkinsonismus (17 % vs. 2 %) auf (Lenze et al. 2015). Eine Vergleichsstudie fand bei 60 Patienten mit chronischer Depression eine vergleichbare (hohe) Wirksamkeit von CBASP und Escitalopram (68 % vs. 60 %).

Bei einer „Chronifizierung" bereitet die häufige demenzielle Entwicklung differenzialdiagnostische Schwierigkeiten, hier sollte der Einsatz von **Antidementiva** erwogen werden.

Bei der **Umstellung von Antidepressiva** (wegen Nonresponse oder Unverträglichkeit) sind z. T. Intervalle zu beachten, die in Tab. 11.7 zusammengefasst sind.

11.10 Langzeittherapie, Erhaltungstherapie, Rezidivprophylaxe

Die Erhaltungstherapie beginnt nach Remission der Symptomatik im Sinne einer Remissionsstabilisierungsphase. Diese ist durch eine erhöhte psychobiologische Vulnerabilität definiert und umfasst einen Zeitraum von ca. 6–18 Monaten. Zu beachten ist die Rezidivrate: 30–50 % der Patienten erleiden innerhalb von 4 Monaten nach Absetzen einer erfolgreichen Antidepressiva-Medikation ein Rezidiv. Bei Absetzen nach 2 Jahren erlitten 60 % ein Rezidiv (davon 90 % innerhalb eines Jahres).

Wie in der Übersicht aufgeführt, ist nach mehr als 3 depressiven Episoden bzw. mehr als 2 depressiven

◘ **Tab. 11.7** Umstellungsintervalle für Antidepressiva

Umstellung von	Umstellung auf	Therapiefreies Intervall	Bemerkungen
TZA (bis 75 mg/d)	Andere AD	Keines	Gilt nicht für MAO-Hemmer
TZA (> 75 mg/d)	Andere AD	Ausschleichen des TZA über 3–7 Tage	Ausschleichzeit abhängig von Dosis; gilt nicht für MAO-Hemmer
Alle AD	TZA	Keines	Gilt nicht für MAO-Hemmer
Clomipramin	SSRI/Duale Substanzen	5 Tage	Keinesfalls kombinieren
SSRI/duale Substanzen (außer Fluoxetin)	Clomipramin	5 Tage	Keinesfalls kombinieren
SSRI/duale Substanzen (außer Fluoxetin)	Andere SSRI/duale Substanzen	1 Tag	
Fluoxetin	Andere SSRI/duale Substanzen	3 Wochen	Keinesfalls kombinieren
MAO-Hemmer[a]	Alle AD	2 Wochen	Keinesfalls kombinieren
TZA	MAO-Hemmer[a]	1 Woche	Keinesfalls kombinieren
SSRI/duale Substanzen (außer Fluoxetin)	MAO-Hemmer[a]	2 Wochen	Keinesfalls kombinieren
Fluoxetin	MAO-Hemmer[a]	5 Wochen	Keinesfalls kombinieren

AD Antidepressiva, *TZA* Tri- und tetrazyklische Antidepressiva (außer Clomipramin), *SSRI* selektive Serotoninwiederaufnahmehemmer
[a] MAO-Hemmer (Monoaminoxidasehemmer) = Tranylcypromin; für den reversiblen MAO-Hemmer Moclobemid gibt es Befunde, dass eine Umstellung ohne therapiefreies Intervall möglich ist

Episoden mit kurzem Intervall sowie bei Vorliegen der genannten Risikofaktoren eine rezidivprophylaktische Therapie indiziert.

Indikationen für eine rezidivprophylaktische Therapie
- ≥ 3 depressive Episoden oder ≥ 2 kurz aufeinanderfolgende Episoden
- Vorbestehende Dysthymie
- Höheres Ersterkrankungsalter
- Schwere, lang dauernde Episoden
- Positive Familienanamnese mit affektiven Erkrankungen
- Partielle/initiale Nonresponse auf Antidepressivum
- Komorbidität (Angsterkrankung, Abhängigkeit)

Die Dauer der rezidivprophylaktischen Behandlung variiert entsprechend und umfasst v. a. bei ungünstigen Prognosefaktoren (u. a. hohe Episodenzahl, Residualsymptome) Jahre. In Frage kommt eine Langzeittherapie mit Antidepressiva und/oder Mood Stabilizer (Stimmungsstabilisierer).

Als **Mood Stabilizer** kommen **Lithium** und **Lamotrigin** in Frage. Für Lithium ist eine gute Wirksamkeit mehrfach belegt (Bauer et al. 2013a,b), für Lamotrigin liegen nur wenige Daten vor. Gut belegt ist, dass Lithium langfristig das Suizidrisiko senken kann. Eine Datenanalyse kam zu dem Ergebnis, dass die negativen Effekte von Lithium auf kognitive Funktionen (Psychomotorik, Kreativität, verbales Lernen, Gedächtnis) relativ gering sind. In der S3-Leitlinie Unipolare Depression wird die Lithiumprophylaxe als 2. Wahl eingestuft, wenn die Antidepressiva-Gabe nicht ausreichend wirksam ist (DGPPN et al. 2015).

Die evidenzbasierte Datenlage zur Antidepressiva-Langzeittherapie ist noch begrenzt. Ein Review der bei der Zulassungsbehörde von 1987–2012 eingereichten 15 Erhaltungstherapiestudien kam zu signifikant niedereren Rezidivraten unter dem entsprechenden Antidepressivum im Vergleich zu Placebo (mittlere Relapse-Ratendifferenz 18 %, durchschnittliche Reduktion der Rückfallrate von 52 % vs. Placebo) (Borges et al. 2014).

Wahl der Medikation   Empfehlenswert ist die Fortführung der Medikation mit dem akut wirksamen Antidepressivum.

Ungünstige Dosisreduktion   Zur Verbesserung der Adhärenz und Verträglichkeit erfolgt in der Routineverordnungspraxis zumeist eine Dosisreduktion. Studienergebnisse sprechen jedoch dafür, dass signifikant bessere rezidivprophylaktische Effekte bei Beibehaltung der vollen Antidepressivadosis erzielt werden. Die empfohlenen Kontrolluntersuchungen bei einer Antidepressivatherapie sind in ◘ Tab. 11.8 wiedergegeben.

11.11 Entzugs-/Absetzsyndrome

Bei (fast) allen Antidepressiva kann es v. a. nach längerfristiger Einnahme bei abruptem Absetzen zu Absetzsymptomen kommen. Diese treten typischerweise innerhalb einer Woche nach dem Absetzen auf, sind dosisabhängig, von kurzer Dauer (maximal 2 Wochen) und üblicherweise mild. Sie äußern sich in grippeähnlichen Symptomen, Übelkeit/Erbrechen, Parästhesien, Angst, Schlafstörungen und Stimmungsschwankungen und sind bei SSRI und SNRI – insbesondere Paroxetin und Venlafaxin – besonders ausgeprägt. Sie können durch ein langsames Absetzen der Medikation (ca. ein Viertel der Dosis pro Monat) vermieden werden.

11.12 Kombination Pharmakotherapie – Psychotherapie

Die kontrollierten Studien der letzten Jahre konnten belegen, dass insbesondere bei schweren Depressionen medikamentöse und psychologische Kombinationsbehandlungen der jeweiligen Einzeltherapie überlegen waren. Eine Studie an 187 Altersdepressiven konnte nachweisen, dass eine kombinierte Behandlung mit Nortriptylin und IPT effektiver als die jeweilige Monotherapie war. Die Rezidivraten innerhalb von 3 Jahren betrugen unter Nortriptylin plus IPT 20 %, unter Nortriptylin alleine 43 %, unter IPT 64 % und unter Placebo 90 % (Reynolds et al. 1999).

11.13 Fazit

Die Behandlung von Altersdepressionen ist angesichts der häufigen Multimorbidität interdisziplinär und multiprofessionell. Grundsätzlich sollte eine exzessive, leider häufig anzutreffende Polypharmazie vermieden werden (UAWs, Interaktionen, reale Effektstärken). Hierzu ist z. B. der Algorithmus zur Reduktion der Anzahl von Arzneimitteln bei geriatrischen Patienten nützlich (◘ Abb. 11.1). Die Entscheidung, ob Psychopharmakotherapie oder Psychotherapie ist abhängig von der Präferenz der Patienten, dem Wissensstand, der regionalen Verfügbarkeit von Psychotherapie und der Empfehlung des behandelnden Arztes. Solange keine Biomarker

◘ Tab. 11.8 Empfohlene Kontrolluntersuchungen bei Antidepressivatherapie

	Vor Therapie-beginn	Monate			Halbjährlichj
Antidepressiva, neuere, nicht-trizyklische					
Blutbild[a]	X	X			X	X
Leberwerte[d]	X	X			X	X
Nierenwerte	X	X			X	X
EKG	X	X				
EEG[b]	X	X				
RR[c], Puls[c]	X	X	X		X	X

[a] bei Mianserin in den ersten 3 Monaten wöchentlich, später dann wie bei TZA
[b] bei Risikopatienten (z. B. Anfallsleiden, hirnorganische Störungen) bzw. bei Bupropion
[c] bei Venlafaxin, MAO-Hemmern und Bupropion kürzere Untersuchungsintervalle
[d] bei Agomelatin zu Beginn und nach 6, 12 und 24 Wochen sowie danach, wenn klinisch indiziert

vorliegen, gilt es, eine Reihe klinischer Variablen (Symptomatologie, Schweregrad, Komorbiditäten, Persönlichkeit) und sozial-situativer Faktoren für die Entscheidung zu berücksichtigen.

In der medikamentösen Behandlung von Altersdepressionen gelten SSRIs aufgrund belegter Wirksamkeit und relativ guter Verträglichkeit als Pharmaka der 1. Wahl. Aufgrund pharmakokinetischer Vorteile favorisieren Experten Escitalopram, Citalopram und Sertralin. Bei den sehr gut wirksamen und effektiven SSRIs Escitalopram und Citalopram ist zu beachten, dass es eine Einschränkung der Tageshöchstdosis bei Patienten über 65 Jahren aufgrund potenzieller Erhöhung der QTc-Zeit gibt (Escitalopram 10 mg/d, Citalopram 20 mg/d). Bei Paroxetin ist aufgrund der anticholinergen Effekte, bei Fluoxetin aufgrund der langen HWZ Zurückhaltung geboten. SNRIs wie Venlafaxin gelten als AD 2. Wahl bei Nonresponse auf SSRI, Mirtazapin als Substanz 3. Wahl. TZA sollten aufgrund des Nebenwirkungsprofils (Verschlechterung der Kognition und kardiale Reizleitungsstörungen aufgrund anticholinerger Effekte) nur in Ausnahmefällen zum Einsatz kommen. Eine relative Ausnahme stellt hierNortriptylin dar mit geringerem Nebenwirkungspotential und z. T. guten Effekten bei Altersdepression und Depression bei Morbus Parkinson. Besonders zu beachten sind Dosierung („Start low, go slow"), Nebenwirkungsempfindlichkeit und Interaktionen, bei Langzeittherapie/Rezidivprophylaxe erforderliche Kontrolluntersuchungen (insbes. unter Lithium und Lamotrigin).

Bislang erhält nur eine Minderheit älterer depressiver Patienten eine evidenzbasiert wirksame Pharmakotherapie. Trotz möglicherweise geringerer globaler Wirksamkeit sollte bei entsprechender Indikation eine konsequent-professionelle Antidepressivatherapie durch einen (Geronto-)Psychiater zum Einsatz kommen, kombiniert mit einer konsequenten Psychoedukation zur Verbesserung der Therapietreue (Adhärenz). Zum Therapieerfolg der medikamentösen antidepressiven Therapie trägt nicht zuletzt eine gute Kooperation und Abstimmung mit den sonstigen Behandlern, insbesondere dem Hausarzt, bei, da über zwei Drittel der altersdepressiven Patienten multimorbide sind (mit 3 oder mehr chronischen Erkrankungen) und eine patientenorientierte Therapie nur über eine gewichtete Integration sämtlicher Behandler möglich ist.

Literatur

American Geriatrics Society (2012) Beers criteria update expert panel. American geriatrics society updated beers criteria for potentially inappropriate medication use in older adults. J Am Geriatr Soc 60:616–31

Anglin R, Yuan Y, Moayyedi P et al (2014) Risk of upper gastrointestinal bleeding with selective serotonin reuptake inhibitors with or without concurrent nonsteroidal anti-inflammatory use: a systematic review and meta-analysis. Am J Gastroenterol 109:811–819

Bauer M, Whybrow P, Angst J et al (2013a) World Federation of Societies of Biological Psychiatry (WFSBP) Guidelines for biological treatment of unipolar depressive disorders, part 1: Acute and continuation treatment of major depressive disorders. Update. World J Biol Psychiatry 3:5–43

Bauer M, Whybrow P, Angst J et al (2013b) World Federation of Societies of Biological Psychiatry (WFSBP) Guidelines for biological treatment of unipolar depressive disorders, part 2: Maintenance treatment of major depressive disorder and treatment of chronic depressive disorders and subthreshold depressions. Update. World J Biol Psychiatry 3:69–86

Benkert O, Hippius H et al (2015) Psychiatrische Pharmakotherapie, 10. Aufl. Springer, Heidelberg

Berthold HK (2013) Wege zu einer angemessenen Pharmakotherapie im Alter. Arzneimittel-, Therapie-Kritik & Medizin und Umwelt Folge 1. Marseille, München, S 146, Abb. 2

Bjerkenstedt L, Edman G, Alken R et al (2005) Hypericum extract LI 160 and fluoxetine in mild to moderate depression. Eur Arch Psychiatry Clin Neurosci 255:40–47

Borges S, Chen YF, Laughren TP et al (2014) Review of maintenance trials for major depressive disorder: a 25-year perspective form the US Food and Drug Administration. J Clin Psychiatry 75:205–214

Boyce RD, Hanlon JT, Karp JF et al (2012) A review of the effectiveness of antidepressant medications for depressed nursing home residents. J Am Med Dir Assoc 13:326–31

Degner D, Grohmann R, Rüther E (2010) Unerwünschte Wirkungen/Nebenwirkungen. In: Riederer P, Laux G (Hrsg) Grundlagen der Neuro-Psychopharmakologie. Springer, Wien, S 391–403

DGPPN, BÄK, KBV, AWMF, AkdÄ, BPtK, BApK, DAGSHG, DEGAM, DGPM, DGPs, DGRW (Hrsg) für die Leitliniengruppe Unipolare Depression* (2015) S3-Leitlinie/Nationale Versorgungsleitlinie Unipolare Depression-Langfassung, 2. Aufl, Version 1, Nov 2015. (*Organisationen, die in der Leitliniengruppe kooperierten: DGPPN, BÄK, KBV, AWMF, ACKPA, AkdÄ, BPtK, BApK, DAGSHG, DEGAM, DGPM, DGPs, DGRW, BDK, BDP, BPM, BVDN, BVDP, BVVP, CPKA, DÄVT, DFT, DGGPP, DGPT, DGVT, DPG, DPV, DPtV, DVT, GwG, Stiftung Deutsche Depressionshilfe). doi:10.6101/AZQ/000262; http://www.depression.versorgungsleitlinien.de

Frank C (2014) Pharmacologic treatment of depression in the elderly. Can Fam Physician 60:121–126

Garfinkel D, Mangin D (2010) Feasibility study of a systematic approach for discontinuation of multiple medications in older adults: addressing polypharmacy. Arch Intern Med 170:1648–1654

Gastpar M, Singer A, Zeller K (2006) Comparative efficacy and safety of a once-daily dosage of hypericum extract STW3-VI and citalopram in patients with moderate depression: a double-blind, randomised, multicentre, placebo-controlled study. Pharmacopsychiatry 39:66–75

Geffen EC van, Gardarsdottir H, van Hulten R et al (2009) Initiation of antidepressant therapy: do patients follow the GP`s prescription?. Br J Gen Pract 59:81–87

Gründer G, Benkert O (Hrsg) (2012) Handbuch Psychopharmakotherapie. 2. Aufl. Springer, Heidelberg

Gründer G, Baumann P, Conca A et al (2014) Therapeutisches Drug-Monitoring in der Psychiatrie. Nervenarzt 85:847–855

Havasaka Y, Purgato M, Magni LR et al (2015) Dose equivalents of antidepressants: Evidence-based recommendations from randomized controlled trials. J Affect Disord 180:179–184

Hiemke C, Bergemann N, Clement HW et al (2018) Consensus guidelines for therapeutic drug monitoring in psychiatry: update 2018. Pharmacopsychiatry 51 (im Druck)

Holt S, Schmiedl S, Thürmann PA (2010) Potenziell inadäquate Medikation für ältere Menschen: Die PRISCUS-Liste. Dtsch Arztebl Int 107:543–551

Kapfhammer HP (2014) Depressive und Angststörungen bei neurologischen Erkrankungen. Aus der Perspektive der Multimorbidität. Nervenarzt 85:437–444

Kapfhammer HP (2015) Depressive und Angststörungen bei Krebserkrankungen. Nervenarzt 86:291–301

Kok RM, Nolen WA, Heeren TJ (2007) Venlafaxine versus nortriptyline in the treatment of elderly depressed inpatients: a randomized, double-blind, controlled trial. Int J Geriatr Psychiatry 22:1247–1254

Laux G, VIVALDI study group (2012) The antidepressant agomelatine in daily practice: results of the non-interventional study VIVALDI. Pharmacopsychiatry 45:284–291

Laux G (2016) Depressive Störungen. In: Möller HJ, Laux G, Kapfhammer HP (Hrsg) Psychiatrie, Psychosomatik, Psychotherapie, 5. Aufl, Bd 3. Springer, Heidelberg

Laux G, Ulrich S (2006) Tranylcypromin. Psychopharmakotherapie 13:130–141

Laux G, Dietmaier O (2012) Praktische Psychopharmakotherapie, 6. Aufl. Urban und Fischer, München

Lavretsky H, Reinlieb M, St Cyr N et al (2015) Citalopram, methylphenidate, or their combination in geriatric depression: a randomized, double-blind, placebo-controlled trial. Am J Psychiatry 172:561–569

Lenze EJ, Mulsant BH, Blumberger DM et al (2015) Efficacy, safety, and tolerability of augmentation pharmacotherapy with aripiprazole for treatment-resistant depression in late life: a randomised, double-blind, placebo-controlled trial. Lancet 386:2404–2412

Linde K, Mulrow D, Berner M et al (2005) St. John's wort for depression. A review. Br J Psychiatry 186:99–107

Montgomery SA, Möller HJ (2009) Is the significant superiority of escitalopram compared with other antidepressants clinically relevant? Int Clin Psychopharmacol 24:111–118

Mulsant BH, Pollock BG (2015) Psychopharmacology. In: Steffens DC, Blazer DG, Thakur ME (Hrsg) Textbook of geriatric psychiatry, 5. Aufl. APA, Washington DC

Mulsant BH, Blumberger DM, Ismail Z et al (2014) A systematic approach to the pharmacotherapy of geriatric major depression. Clin Geriatr Med 30:517–534

Pfuhlmann B, Unterecker S (2013) Polypharmazie in der Psychopharmakotherapie. Psychopharmakotherapie 20:158–162

Pitschel-Walz G, Bäuml J, Kissling W (2013) Psychoedukation Depressionen, 2. Aufl. Urban und Fischer, München

Poljansky ST, Sander K, Artmann S et al (2015) Psychopharmakotherapie bei geronto-psychiatrischen stationären Patienten. Werden die Empfehlungen der PRISCUS-Liste umgesetzt? Psychopharmakotherapie 22:153–164

Price A, Rayner L, Okon-Rocha E et al (2011) Antidepressants for the treatment of depression in neurological disorders: a systematic review and meta-analysis of randomized controlled trials. J Neurol Neurosurg Psychiatry 82:914–923

Reynolds CF, Frank E, Perel JM et al (1999) Nortriptyline and interpersonal psychotherapy as maintenance therapies for recurrent major depression. JAMA 281:39–46

Reynolds CF, Dew MA, Pollock BG (2006) Maintenance treatment of major depression in old age. NEJM 354:1130–1138

Robinson M, Oakes TM, Raskin J et al (2014) Acute and long-term treatment of late-life major depressive disorder: duloxetine versus placebo. Am J Geriatr Psychiatry 22:34–45

Schaub A, Roth E, Goldmann U (2013) Kognitiv-psychoedukative Therapie zur Bewältigung von Depressionen. Hogrefe, Göttingen

Schomerus G, Matschinger H, Baumeister SE et al (2014) Public attitudes toward psychiatric medication: a comparison between United States and Germany. World Psychiatry 13:320–321

Schwabe U, Paffrath D (Hrsg) (2015) Arzneiverordnungs-Report 2015. Springer, Heidelberg

Schwarz M, Hiemke C (2013) Therapeutisches Drug-Monitoring für die individualisierte Risikominimierung der Psychopharmakotherapie. Psychopharmakotherapie 20:163–167

Serretti A, Mandelli L (2010) Antidepressants and body weight: A comprehensive review and meta-analysis. J Clin Psychiatry 71:10

Szegedi A, Jansen WT, van Willigenburg AP et al (2009) Early improvement in the first 2 weeks as a predictor of treatment outcome in patients with major depressive disorder: a meta-analysis including 6562 patients. J Clin Psychiatry 70:344–353

ten Doesschate MC, Bockting CL, Schene AH (2009) Adherence to continuation and maintenance antidepressant use in recurrent depression. J Affect Disord 115:167–170

Thorlund K, Druyts E, Wu P et al (2015) Comparative efficacy and safety of selective serotonin reuptake inhibitors and serotonin-norepinephrine reuptake inhibitors in older adults: a network meta-analysis. J Am Geriatr Soc 63:1002–1009

Woo YS, Lee JG, Jeong JH et al (2015) Korean medication algorithm project for bipolar disorder: third revision. Neuropsychiatr Dis Treat 11:493–508

Pharmakotherapie bei Alterspatienten

Christoph Hiemke, Gudrun Hefner

12.1 Pharmakokinetische Besonderheiten im Alter – 122

12.2 Pharmakodynamische Besonderheiten im Alter – 125

12.3 Multimorbidität – 128

12.4 Frailty-Syndrom – 130

12.5 Polypharmazie und Arzneimittelwechselwirkungen – 130

12.6 Vermeidung von inadäquater Medikation – 132

12.7 Therapeutisches Drug Monitoring von Antidepressiva – 132

12.8 Fazit – 137

Literatur – 137

Altern ist ein individueller Prozess, der von Mensch zu Mensch zu unterschiedlicher Zeit beginnt und unterschiedlich verläuft. Dies führt zu einer großen Heterogenität des Patientenkollektivs über 65 Jahre, auch mit Blick auf die optimal verträgliche und wirksame Pharmakotherapie. Bei Alterspatienten findet man pharmakokinetische und pharmakodynamische Veränderungen in unterschiedlicher Ausprägung im Vergleich zu jüngeren Patienten. Denn altersbedingt kommt es zu physiologischen Veränderungen mit verminderten Kompensationsreserven (Lotrich und Pollock 2005). Hinzu kommen individuelle Patientenfaktoren wie Komorbiditäten, multiple Medikamenteneinnahme inkl. Selbstmedikation oder besondere Lebensgewohnheiten, die eine Herausforderung für das Medikamentenmanagement bei Alterspatienten sind (◘ Abb. 12.1). Ältere Patienten zeigen sich des Weiteren häufiger weniger adhärent gegenüber einer pharmakologischen Therapie als jüngere Patienten. Die Prävalenzrate für „Noncompliance" wird bei Alterspatienten auf 40–75 % eingeschätzt (Salzman 1995), und sie ist assoziiert mit kognitiven Einschränkungen, Komplexität des Dosisplans, Bewegungseinbußen, Sehminderung, schwierigen Applikationsformen der Medikamente und Polypharmazie (Vestal 1997). Dementsprechend sind bei der Pharmakotherapie von Alterspatienten auch psychosoziale Faktoren zu berücksichtigen. Aufgrund der hohen interindividuellen Variabilität von Pharmakokinetik und Pharmakodynamik ist bei Alterspatienten eine individualisierte medikamentöse Behandlung mit engem Monitoring bzgl. Wirksamkeit und Verträglichkeit notwendig.

12.1 Pharmakokinetische Besonderheiten im Alter

Altersbedingte Veränderungen pharmakokinetischer Parameter und deren klinische Konsequenzen sind in ◘ Tab. 12.1 zusammenfassend dargestellt. Die pharmakokinetischen Gegebenheiten innerhalb der Patientengruppe ≥ 65 Jahre variieren erheblich stärker als in der Altersgruppe < 65 Jahre (Klotz 2009; DeVane und Pollock 1999). Dies gilt auch für Psychopharmaka (Hefner et al. 2013). Altersbedingte physiologische Veränderungen können mit Blick auf Einzelfunktionen von Patient zu Patient sehr unterschiedlich sein. Im Mittel kommt es zu einer Verlangsamung des Umsatzes von Arzneistoffen und damit meist zu einem Anstieg der Wirkstoffkonzentrationen im Organismus.

Eine Abnahme des hepatischen Blutflusses kann zu einer Reduktion des First-Pass-Metabolismus führen, wodurch die Bioverfügbarkeit von High-Clearance Arzneistoffen gesteigert wird, z. B. von Doxepin, Sertralin oder Venlafaxin. Zusätzlich kann die Abnahme der Lebermasse bzw. der Leberfunktion die hepatische Clearance (Phase-I-Metabolismus) von Arzneistoffen senken. Dies betrifft fast alle Antidepressiva und auch die meisten anderen Psychopharmaka, da diese bevorzugt hepatisch eliminiert werden. Eine Abnahme des renalen Blutflusses bzw. der glomerulären Filtrationsrate führt zu einer verminderten Elimination von Arzneistoffen, die bevorzugt über die Niere ausgeschieden werden (Klotz 2009), so z. B. Lithium oder das Antidepressivum Milnacipran. Auch die Aktivität des Effluxtransporters P-Glykoprotein (Pgp), der für den Austransport von

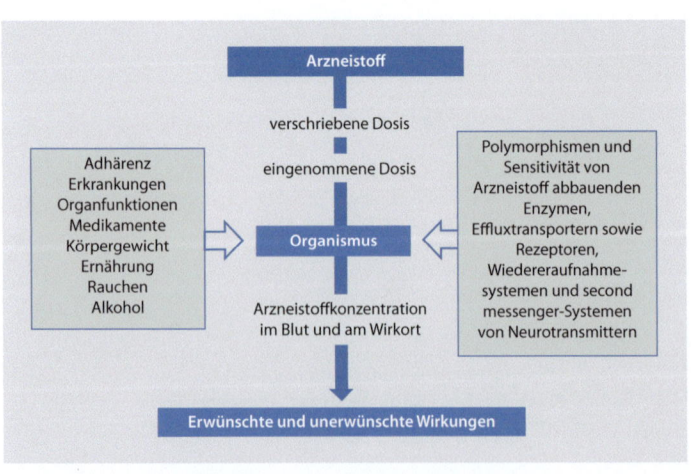

◘ Abb. 12.1 Vom Arzneistoff zu erwünschten und unerwünschten Wirkungen mit Einflussgrößen, die im Alter häufig verändert sind

Tab. 12.1 Physiologische Veränderungen im Alter, die sich auf die Pharmakokinetik von Arzneistoffen auswirken. (Adapt. nach Brenner und Klotz 2004, Hefner und Hiemke 2014, Hubbard at al. 2013, Klotz 2009, Mangoni und Jackson 2003)

Veränderungen im Alter	Pharmakokinetische Konsequenz
Verminderte Speichelproduktion	Veränderte Zerfalls- und Auflösungsverhalten von peroral verabreichten Arzneistoffen, Absorptionsrate nicht prognostizierbar (Reduktion oder Steigerung), verlangsamte Absorption
Anstieg des pH-Wertes im Magen	
Verminderte gastrointestinale Oberfläche	
Verminderte gastrointestinale Motilität und Zottenatrophie	
Verzögerte Magenentleerung	
Anstieg des Körperfettanteils	Anstieg des Verteilungsvolumens und verzögerte Elimination fettlöslicher Substanzen mit höheren Blutspiegeln
Reduktion des Körperwasseranteils	Abnahme des Verteilungsvolumens und Anstieg der Blutspiegel gut wasserlöslicher Arzneistoffe
Reduktion des Serumalbumins (insbesondere bei chronischer Erkrankung)	Anstieg der freien Fraktion von sauren Arzneistoffen mit hoher Plasmaproteinbindung im Serum, Risiko gesteigerter Toxizität
Anstieg des sauren α-1-Glykoproteins	Abnahme der freien Fraktion von basischen Arzneistoffen im Serum
Reduktion von Lebermasse und -perfusion	Reduktion des First-Pass-Metabolismus und Anstieg der Halbwertszeiten von blutflusslimitierten Arzneistoffen
Reduktion des renalen Blutflusses und der glomerulären Filtrationsrate	Reduktion der renalen Clearance, Anstieg der Konzentrationen von Arzneistoffen, die primär renal eliminiert werden
Verminderte Expression und Funktion von P-Glykoprotein in der Blut-Hirn-Schranke und anderen Organschranken	Anstieg der Arzneistoffkonzentration in Gehirn und anderen Organen

vielen Arzneistoffen über die Blut-Hirn-Schranke, das Darmepithel oder andere Organschranken verantwortlich ist, kann im Alter abnehmen (Toornfliet et al. 2006). Aus diesen Gründen können das Gehirn und andere Organe eines alten Patienten höheren Medikamenten- bzw. Toxindosen ausgesetzt sein als die eines jungen. Zusätzlich steigt die Permeabilität der Blut-Hirn-Schranke an (Brenner und Klotz 2004).

Wesentliche Elemente, die die Clearance von Arzneistoffen bestimmen, sind Enzyme des Cytochrom P450-Systems (CYP). Sie metabolisieren viele Arzneistoffe und auch endogene Substanzen unter Verbrauch von molekularem Sauerstoff. Der Mensch besitzt insgesamt 57 CYP-Enzyme. Aufgrund ihrer Aminosäuresequenzhomologie werden sie in verschiedene Familien (arabische Zahl) und Unterfamilien (Buchstabe) unterteilt. Acht Isoenzyme sind für den Arzneimittelmetabolismus besonders relevant: CYP1A2, CYP2B6, CYP2C9, CYP2C19, CYP2D6, CYP2E1 und CYP3A4, die meisten sind in der Leber lokalisiert. Sie besitzen eine relativ breite Substratspezifität. Es gibt genetische Variationen, die zu verminderter bis fehlender katalytischer Aktivität oder zu verstärkter Aktivität führen. Klinisch relevant sind für den Metabolismus von Antidepressiva Genvarianten der Isoenzyme CYP2C19 und CYP2D6 (Hicks et al. 2013, 2015). Für diese Isoenzyme muss man davon ausgehen, dass etwa ein Drittel der Patienten Träger von pharmakokinetisch relevanten genetischen CYP-Modifikationen sind. Altersabhängige Veränderungen sind in ◘ Tab. 12.2 zusammengefasst. Demnach findet man in der Literatur im Mittel eine verminderte Expression und damit eine verminderte metabolische Kapazität. Daher ist für viele Antidepressiva und auch andere Arzneistoffe eine niedrige Dosis ausreichend, um bei Alterspatienten den gleichen Wirkspiegel im Blut zu erreichen wie bei jüngeren Patienten. Allerdings gilt

Tab. 12.2 Arzneimittelmetabolisierende Enzyme der Cytochrom P450-Familie (CYP), P-Glykoprotein (Pgp) und typische Substrate. Die Eigenschaften von CYP-Enzymen und Pgp können im Alter funktionell verändert sein. (Adapt. nach Gorski et al. 2003, Kinirons und O'Mahony 2004, Klotz 2009, Meier und Seitz 2008, Opdam et al. 2015, Schwartz 2007, Seripa et al. 2010)

CYP	Typische Substrate	Besondere Eigenschaften	Veränderungen und Besonderheiten im Alter
1A2	Agomelatin, Clozapin, Duloxetin, Flutamid, Koffein, Levomepromazin, Melatonin, Olanzapin, Propranlol, Ropinirol, Theophyllin	Hepatisch, induzierbar durch Rauchen	Verminderte Expression/Aktivität
2B6	Bupropion, Efavirenz, Fluoxetin, Selegelin, Sertralin	Hepatisch	Keine Hinweise auf veränderte Aktivität
2C9	Celecoxib, Fluvastatin, Glimepiride, Ibuprofen, Losartan, Phenytoin, Rosuvastatin, Tolbutamid, Warfarin	Hepatisch	Verminderte Expression/Aktivität
2C19	Citalopram, Escitalopran, Venlafaxin und viele andere Antidepressiva, Diazepam, Esomeprazol, Omeprazol, Pantoprazol,	Hepatisch, genetische Polymorphismen mit verminderter oder erhöhter Aktivität	Verminderte Expression/Aktivität
2D6	Viele Antidepressiva, Alprenolol, Ajmalin, Aripiprazol, Atomoxetin, Codein, Metoprolol, Nortriptylin, Ondansetron, Pindolol, Tamoxifen, Tolterodin, Zuclopenthixol und viele andere Arzneistoffe	Hepatisch, genetische Polymorphismen mit verminderter oder erhöhter Aktivität	Unveränderte Expression/Aktivität, auch nicht bei erhöhter Morbidität
2E1	Disulfiram, Ethanol, Paracetamol	Hepatisch und extrahepatisch	Widersprüchliche Befunde
3A4	Alprazolam, Carbamazepin, Cyclosporin, Diazepam, Diltiazem, Erythromycin, Lovastatin, Midazolam, Nifedipin, Risperidon, Simvastatin, Terfenadin, Tramadol, Vardenafil, Zolpidem, Zopiclon und viele andere Arzneistoffe	Hepatisch und intestinal, induzierbar, z. B. durch Inhaltsstoffe von Johanniskraut	Hinweise auf unveränderte und verminderte Expression/Aktivität
Pgp	Viele Antidepressiva, z. B. Citalopram, Escitalopram, Venlafaxin, sowie Risperidon, Aripiprazol und andere Arzneistoffe	Induzierbar z. B. durch Johanniskraut	Verminderte Expression/Aktivität

CYP Cytochrom P450, *Pgp* P-Glykoprotein

dies nicht für alle Arzneistoffe. So scheint die Aktivität von CYP2D6 im Alter unverändert zu sein, und entsprechend sind die Wirkspiegel des CYP2D6-Substrates Nortriptylin bei alten und jungen Patienten nicht signifikant verschieden.

Ein für die Verteilungskinetik relevanter Faktor ist der Effluxtransporter P-Glykoprotein (Pgp). Pgp transportiert viele Fremdstoffe und endogene Substanzen unter Verbrauch von ATP aus der Zelle. Es wird im Darmepithel und in vielen Organschranken exprimiert, um den Organismus vor Fremdstoffen zu schützen. Auch viele Psychopharmaka sind Substrate von Pgp, darunter viele Antidepressiva und Antipsychotika. Es gibt Hinweise, dass die Expression von Pgp im Alter vermindert ist (Brenner und Klotz 2004). Dies hat zur Folge, dass man im Zielorgan mit erhöhten Wirkstoffkonzentrationen rechnen muss.

In einer Longitudinalstudie wurde die altersabhängige Veränderung der Nierenfunktion über 23 Jahre verfolgt (Lindeman et al. 1985). Ausgeschlossen waren Probanden mit Störung der Nierenfunktion und solche, die mit Antihypertensiva oder Diuretika behandelt wurden. An 254 eingeschlossenen Probanden stellten die Untersucher im Mittel eine Abnahme der Kreatininclearance um 0,75 ml/min/Jahr fest. Bei einem Drittel der eingeschlossenen Probanden fand man allerdings keinen Abfall der Nierenfunktion und bei einer kleinen Gruppe sogar einen altersabhängigen Anstieg. Auch für Antidepressiva wurde ein altersabhängiger Anstieg der Blutspiegel beobachtet, allerdings nicht für jedes Antidepressivum und nicht bei jedem Alterspatienten (Lundmark et al. 2000; Reis et al. 2009).

Aufgrund der altersbedingten pharmakokinetischen Veränderungen entwickeln Patienten ≥ 65 Jahre bei gleicher Dosis im Durchschnitt höhere Arzneistoffserumspiegel im Vergleich zu jüngeren Patienten. Waade et al. (2012) fanden 1,5- bis 2-fach erhöhte Blutspiegel von vielen Antidepressiva bei Patienten ≥ 65 Jahre, im Vergleich zu Patienten < 40 Jahre. Ähnliches stellten Reis et al. (2009) fest beim Vergleich von Patienten über und unter 65 Jahre. Daraus wurde abgeleitet, dass bei Alterspatienten 50–75 % der für jüngere Patienten üblichen Dosen ausreichend sind für eine wirksame Therapie. Entsprechend wird in der Geriatrie nach dem Prinzip „Start low, go slow" dosiert, niedrige Anfangsdosis und langsame Aufdosierung. Bei Anwendung dieser Vorgehensweise besteht allerdings für eine signifikante Zahl von Patienten das Risiko einer Unterdosierung und damit von Therapieversagen. Es sollte daher nicht immer eine Niedrigdosierung aufgrund des Alters gewählt, sondern möglichst immer individuell dosiert werden. Am besten sollte die pharmakokinetische Varianz durch therapeutisches Drug Monitoring (TDM), d. h. Messung der Medikamentenspiegel im Blut kontrolliert werden (Hiemke et al. 2011). Dies gilt besonders für Antidepressiva (▶ Abschn. 12.7).

12.2 Pharmakodynamische Besonderheiten im Alter

Altersbedingte pharmakodynamische Veränderungen sind für cholinerge, GABAerge, dopaminerge, noradrenerge, adrenerge und serotonerge Neurotransmittersysteme beschrieben (Lotrich und Pollock 2005; Mangoni und Jackson 2003; McLean und Le Couteuer 2004; Turnheim 2003; Vestal 1997). Diese Systeme sind für eine Behandlung mit Psychopharmaka relevant. Man findet Veränderungen in der Anzahl an Rezeptoren und der Rezeptorbindungsaffinität, eine Reduktion der Neurotransmittersynthese und Änderungen in Postrezeptor-Signaltransduktionssystemen. Die klinischen Konsequenzen der altersbedingten pharmakodynamischen Veränderungen für erwünschte und unerwünschte Arzneimitteleffekte sind in ◘ Tab. 12.3 zusammenfassend dargestellt.

◘ Tab. 12.3 Physiologische Veränderungen distinkter Wirkstrukturen im Alter, die sich auf die Verträglichkeit von Arzneistoffen auswirken können. (Adapt. nach Aymanns et al. 2010, Hefner und Hiemke 2014, Klotz 2009, McLean und Le Couteur 2004)

Wirkstruktur	Veränderungen im Alter
Cholinerges System	Verstärkte periphere und zentrale anticholinerge Effekte mit kognitiver Einschränkung, Obstipation, Harnretention oder Delir durch Arzneistoffe mit anticholinerger Aktivität, z. B. durch trizyklische Antidepressiva
Dopaminerges System	Erhöhtes Risiko für extrapyramidal-motorische Störungen oder Spätdyskinesien durch Arzneistoffe mit antidopaminerger Aktivität, z. B. durch Antipsychotika
GABAerges System	Verstärkte Sedierung, Ataxie oder kognitive Einschränkungen, z. B. durch Benzodiazepine
Noradrenerges/adrenerges System	Erhöhtes Risiko für orthostatische Dysregulation, Hypotension, Herzinsuffizienz oder Stürze, z. B. durch Prazosin oder Doxazosin. Erhöhtes Risiko von Tachykardie, Hypertonie, Tremor durch noradrenerg wirksame Antidepressiva, z. B. durch Noradrenalin, Venlafaxin oder Duloxetin
Serotonerges System	Erhöhtes Risiko für Inappetenz, Übelkeit oder Gewichtsabnahme durch serotoninselektive Antidepressiva, z. B. Citalopram
Kardiale Kaliumkanäle (hERG)	Erhöhtes Risiko für QTc-Zeit-Verlängerung und Torsade de Pointes, z. B. durch Amitriptylin oder Moxifloxacin

Aufgrund reduzierter kompensatorischer homöostatischer Mechanismen benötigen viele ältere Menschen nach einem exogenen Einfluss durch eine Erkrankung oder eine Medikation mehr Zeit, um zum physiologischen Ausgangszustand zurückzukehren, und es dauert in der Regel länger, eine pharmakologische Besserung zu erzielen als bei jüngeren Patienten. Das scheint auch für die Wirksamkeit von Antidepressiva bei Alterspatienten zu gelten (Tedeschini et al. 2011). Allerdings ist dies nur eingeschränkt durch Studien belegt, da Alterspatienten in der Regel von klinischen Prüfungen ausgeschlossen werden (Giron et al. 2005).

Eine weitere Folge der Veränderungen der Sensitivität von Wirkstrukturen ist das bei Alterspatienten gehäufte Auftreten von unerwünschten Arzneimittelwirkungen (UAW). Nach Lotrich et al. (2005) sind bei antidepressiver Behandlung insbesondere folgende Funktionen betroffen: posturale Kontrolle (gesteigertes Risiko für Stürze), orthostatische Reaktionen (gesteigertes Risiko für Synkopen und Stürze), Thermoregulation, Kehlkopfreflexe (gesteigertes Risiko für Aspiration und Lungenentzündung), Durstempfinden (gesteigertes Risiko für Dehydratation), Gefäßbeständigkeit (gesteigertes Risiko für Blutungen) und Kognitionsreserven (gesteigertes Risiko für Delir).

Aufgrund der Abnahme von kompensatorischen homöostatischen Mechanismen können schon vermeintlich schwache Signale einen starken Effekt auf den Alterspatienten ausüben. Bei Alterspatienten sollten v. a. Substanzen, die das Sturzrisiko erhöhen, mit großer Zurückhaltung eingesetzt werden. Sämtliche Antidepressiva und Antipsychotika, aber auch Sedativa/Hypnotika, Benzodiazepine, Analgetika, Diuretika oder Antihyperensiva erhöhen bei Alterspatienten nachweislich das Sturzrisiko (Woolcott et al. 2009).

In ◘ Tab. 12.4 sind altersbedingt veränderte Arzneimitteleffekte zusammengestellt.

◘ **Tab. 12.4** Arzneistoffe, bei denen im Alter mit veränderter Verträglichkeit gerechnet werden muss. (Adapt. nach Hefner und Hiemke 2014, Lotrich et al. 2005, Mangoni und Jackson 2003; McLean und Le Couteur 2004; Turnheim 2003; Vestal 1997)

Arzneistoffgruppen/Arzneistoffe	Veränderungen im Alter
Opioid-/Opiat-Analgetika, z. B. Morphin	Gesteigerte Sensitivität, erhöhtes Risiko für unerwünschte Arzneimitteleffekte, verlängerte Wirkdauer, Sturzrisiko
Antibiotika, z. B. Levofloxacin, Moxifloxacin	Erhöhtes Risiko für idiosynkratische akute interstitielle Nephritis und andere akute Nierenschäden, zentralnervöse Störungen wie Verwirrtheit oder zerebrale Anfälle, Berichte über Psychosen unter Levofloxacin
Orale Sulfonylharnstoff-Antidiabetika, z. B. Glibenclamid	Erhöhtes Risiko für Hypoglykämie
Antiepileptika, z. B. Carbamazepin	Atypische Effekte, z. B. kognitive Defizite, hämatologische und kardiale unerwünschte Wirkungen
Antihypertonika β-Agonisten, z. B. Salbutamol β-Blocker, z. B. Propranolol	Erhöhtes Risiko für broncholdilatorische und unerwünschte kardiovaskuläre Effekte
Orale Antikoagulantia, z. B. Cumarinderivate, Warfarin	Erhöhtes Blutungsrisiko durch gesteigertes Ansprechen
Nichtsteroidale Antirheumatika, z. B. Diclofenac, Celecoxib	Erhöhtes Risiko für gastrointestinale Blutungen, Hypertension und Nierenschäden, idiosynkratische akute interstitielle Nephritis
Diuretika, z. B. Furosemid	Erhöhtes Risiko für Dehydratation/Hypovolämie, idiosynkratische akute interstitielle Nephritis oder andere akute Nierenschäden
Hypnotika/Sedativa, z.B. Propofol, Diphenhydramin, Benzodiazepine	Erhöhtes Risiko für kognitive Einschränkungen, Gangunsicherheit, Sturzgefahr oder andere unerwünschte Arzneimittelwirkungen, paradoxe Reaktionen auf Benzodiazepinen (Agitiertheit)

12.2 · Pharmakodynamische Besonderheiten im Alter

◘ Tab. 12.4 Fortsetzung

Arzneistoffgruppen/Arzneistoffe	Veränderungen im Alter
Kalziumkanalblocker, z. B. Amlodipin, Nifedipin, Verapamil	Erhöhtes Risiko für unerwünschte Arzneimittelwirkungen
Magen-Darm-Mittel H_2-Antagonisten, z. B. Cimetidin	Erhöhtes Risiko für idiosynkratische interstitielle Nephritis oder Hepatitis oder andere Nierenschäden
Osteoporosemittel Bisphosphonate, z. B. Alendronsäure	Erhöhtes Risiko für Nephrotoxizität (Häufigkeit 17 %)
Psychopharmaka	Erhöhtes Risiko für Hyponatriämie und Syndrom inadäquater Sekretion von antidiuretischem Hormon (SIADH) und gastrointestinale Blutungen durch SSRI oder SNRI Erhöhtes Risiko für extrapyramidal-motorische Störungen, Stürze Verstärkte Sedierung
Zytostatika, z. B. Paclitaxel	Erhöhtes Risiko für hämatologische, kardiale, zentralnervöse und gastrointestinale unerwünschte Wirkungen

SSRI selektiver Serotoninwiederaufnahmehemmer, *SNRI* selektiver Serotonin-Noradrenalin-Wiederaufnahmehemmer

Ältere Menschen besitzen eine gesteigerte Sensitivität für erwünschte und unerwünschte Arzneimitteleffekte. Allerdings kann auch eine geminderte Sensitivität auftreten, so z. B. gegenüber Betablockern. Eine gesteigerte Sensitivität hat zur Folge, dass erwünschte und unerwünschte Arzneimitteleffekte bei niedrigeren Wirkstoffkonzentrationen auftreten als bei Menschen im mittleren Lebensalter.

Bezüglich unerwünschter Arzneimittelwirkungen (UAW) sind bei Alterspatienten insbesondere delirogene und kardiovaskuläre Nebenwirkungen von Arzneistoffen zu beachten. Sie können Ursache plötzlicher Todesfälle sein. In einer Untersuchung von UAW an Hospizpatienten wurden an erster Stelle anticholinerge Effekte vor antidopaminergen und kardiovaskulären Effekten beobachtet. Delirogenes Potenzial besitzen v. a. Arzneistoffe mit anticholinerger Aktivität. Aber auch antihistaminerge oder GABAerge Eigenschaften können Ursache für ein Delir sein.

Typische Symptome für anticholinerge Aktivität sind Mundtrockenheit, Obstipation, Harnretention oder Akkommodationsstörungen. Sie treten bei trizyklischen Antidepressiva bereits unter therapeutischen Dosen und Plasmakonzentrationen auf. Unter hohen Dosen und Wirkstoffkonzentrationen treten Obstipation bis hin zum paralytischen Ileus, Blasenatonie, Glaukom, kognitive Störungen, Krampfanfälle, Sinustachykardie oder Delir auf. Bei Alterspatienten besonders zu beachten sind Störungen der Aufmerksamkeit, der Wahrnehmung, des Denkens, der Kognition, des Gedächtnisses, der Psychomotorik und der Emotionalität. Sie sind Hinweise auf ein Delir, wenn sie nach Medikamentengabe auftreten. In ◘ Tab. 12.5 sind Arzneistoffe zusammengestellt und kategorisiert bezüglich ihres delirogenen Potenzials. Delirogenes Potenzial beruht meist auf anticholinergen Eigenschaften, aber auch antihistaminerge, GABAerge, diuretische oder andere pharmakologische Eigenschaften können ein Delir auslösen. Delirogene Eigenschaften können sich bei Kombinationsbehandlungen addieren.

Bei kardiovaskulären Nebenwirkungen von Arzneistoffen ist v. a. die Blockierung von kardialen Kaliumkanälen bedeutsam. Sie führt zu einer verlängerten QT-Zeit und einer verzögerten Repolarisierung, ein Hinweis im EKG auf ein kardiotoxisches Potenzial. Dies kann zu Torsades de pointes (TdP) bis hin zum Herzstillstand führen. QT-Zeitverlängernde Effekte sind für trizyklische Antidepressiva lange bekannt (Thorstrand 1976). In den letzten Jahren wurde aber auch für die meisten neuen Antidepressiva und viele andere Arzneistoffe

Tab. 12.5 Arzneistoffe mit delirogenem Potenzial unterschiedlicher Ausprägung. (Adapt. nach Chew et al. 2008; Hefner et al. 2015a; Lertxundi et al. 2013)

Delirogenes Potenzial	Psychopharmaka	Nichtpsychopharmaka
Hoch	Amitriptylin, Clomipramin, Clozapin, Desipramin, Doxepin, Perphenazin, Promethazin, Thioridazin, Trifluoperazin, Trimipramin	Atropin, Benzatropin, Biperiden, Butylscopolaminiumbromid, Carbinoxamin, Darifenacin, Dimenhydrinat, Fesoterodin, Flaoxat, Glycopyrronium, Hyoscyamin, Hydroxyzin, Ipratropiumbromid, Meclizin, Molindon, Orphenadrin, Oxybutynin, Pirenzepin, Skopolamin, Solifenacin, Tiotropium, Tolterodin, Trihexyphenidyl, Trospium
Moderat	Carbamazepin, Chlorpromazin, Diphenhydramin, Loxapin, Nortriptylin, Olanzapin, Paroxetin, Pimozid, Quetiapin	Amantadin, Cimetidin, Cyclobenzaprin, Cyproheptadin, Molindon, Oxcarbazepin
Schwach	Citalopram, Escitalopram, Fluoxetin, Lithium, Melperon, Mirtazapin, Quetiapin, Ranitidin, Temazepam	
Gering	Duloxetin, Diazepam, Phenytoin, Topiramat	Amoxicillin, Celecoxib, Cephalexin, Digoxin, Diphenoxylat, Fentanyl, Furosemid, Hydrocodon, Lansoprazol, Levofloxacin, Metformin, Propoxyphen

ein solches Risiko identifiziert. In Tab. 12.6 sind Psychopharmaka und Nichtpsychopharmaka mit QT-Zeit-verlängerndem Potenzial dargestellt und bezüglich ihres Risikos klassifiziert in bekanntes, potenzielles und konditionelles Risiko. Die Einteilung wurde nach CredibleMeds (https://www.crediblemeds.org) vorgenommen, eine unabhängige und weltweit anerkannte Non-Profit-Organisation in den Vereinigten Staaten, die mit Unterstützung der FDA das kardiale Risiko von Medikamenten nach dem aktuellen Stand des Wissens einschätzt und diese Informationen frei zur Verfügung stellt. Bei Arzneistoffen mit „bekanntem Risiko" sind TdP berichtet, bei „potenziellem Risiko" ist die Verlängerung der QTc-Zeit beschrieben, sodass man ein Risiko für die Entstehung von TdP annehmen muss. Bei „konditionellem Risiko" sind Patienten mit Long-QT-Syndrom, Überdosierung, Polypharmazie oder anderen spezifischen Faktoren gefährdet. Wenn 2 oder mehr Arzneistoffe mit bekanntem, potenziellem oder konditionellem Risiko für die Auslösung von TdP kombiniert werden, ist zu prüfen, ob die QTc-Zeit im EKG über 450 ms liegt. Wenn dies zutrifft, sollte die Medikation individuell überprüft und ggf. geändert werden.

Ein relevantes QT-Zeit-verlängerndes Risiko besitzen demnach 39 Psychopharmaka, d. h. etwa 30 % der in Deutschland verfügbaren Psychopharmaka (Tab. 12.6). Hinzu kommen weitere Risikofaktoren wie Long-QT-Syndrom, Hypokaliämie, Hypomagnesiämie, akuter Myokardinfarkt, Bradykardie, Sepsis, Einnahme von Schleifendiuretika oder hohe Wirkspiegel bzw. Dosis.

12.3 Multimorbidität

Mit zunehmendem Alter steigt die Wahrscheinlichkeit eines Patienten für das simultane Vorliegen mehrerer Erkrankungen (Fuchs et al. 2012). Multimorbidität wird unterschiedlich definiert, z. B. als Koexistenz von 3 oder mehr chronischen Erkrankungen, die 3 oder mehr verschiedene Körpersysteme beeinflussen (Harrison et al. 2014). Andere Autoren (Salive 2013) definierten Multimorbidität als die Koexistenz von 2 oder mehr chronischen Erkrankungen und detektierten eine ansteigende Prävalenzrate für Multimorbidität mit zunehmendem Alter: von 50 % bei Patienten < 65 Jahre, 62 % bei Patienten von 65–74 Jahren und 81.5 % für Patienten ≥ 85 Jahre.

◘ **Tab. 12.6** Arzneistoffe mit QT-Zeit-verlängerndem Potenzial und Risiko für Torsade de pointes (TdP). (Adapt. nach CredibleMeds; https://www.crediblemeds.org)

QT-Zeit-verlängerndes Potenzial und Risiko für TdP	Psychopharmaka	Nichtpsychopharmaka
Bekanntes Risiko	Chlorpromazin, Cocain, Donepezil, Doxepin, Droperidol, Escitalopram, Haloperidol i. v., Levomepromazin, Levomethadon, Methadon, Pimozid, Sulpirid, Thioridazin	Amiodaron, Anagrelid, Arsentrioxid, Astemizol, Azithromycin, Bepridil, Bretylium, Chinidin, Chloroquin, Cilostazol, Ciprofloxacin, Cisaprid, Clarithromycin, Disopyramid, Dofetilid, Domperidon, Dronedaron, Erythromycin, Flecainid, Fluconazol, Gatifloxacin,, Grepafloxacin, Halofrantin, Ibutilid, Levofloxacin, Moxifloxacin, Ondansedron, Oxaliplatin, Papaverin, Pentamidin, Probucol, Procainamid, Propofol, Roxithromycin, Sevofluran, Sotalol, Sparfloxacin, Terfenadin, Tiaprid, Vandetanib
Potenzielles Risiko	Aripiprazol, Asenapin, Atomoxetin, Buprenorphin, Citalopram, Clomipramin, Clozapin, Cyamemazin, Desipramin, Doxylamin, Escitalopram, Flupenthixol, Imipramin, Lithium, Melperon, Mianserin, Nortriptylin, Olanzapin, Paliperidon, Pipamperon, Promethazin, Risperidon, Sertindol, Tiaprid, Trimipramin, Venlafaxin	Alfuzosin, Apomorphin, Artenimal, Bedaquilin, Capecitabin, Crizotinib, Dabrefenib, Dasatenib, Degarelix, Delamanid, Dexmedetomidin, Dolasedron, Eribulin, Ezogabin, Fingolimod, Foscarnet, Gemifloxacin, Hydrocodon, Isradipin, Lapatinib, Lenvatinib, Leuprolid, Mifepriston, Mirabegron, Moexipril, Nicardipin, Nilotinib, Norfloxacin, Ofloxacin, Ondansedron, Osertinib, Panobinostad, Pasoreotid, Pazopanib, Perfluten, Rilpivirin, Saquinavir, Sorafinib, Sunitinib, Tacrolimus, Tamoxifen, Telavancin, Telithromycin, Tizanidin, Tolderodin, Toremifen, Vardenafil, Vemurafenib, Vorinostat, Voriconazol
Konditionelles Risiko	Amisulprid, Amitriptylin, Doxepin, Fluoxetin, Galantamin, Paroxetin, Quetiapin, Sertralin, Trazodon, Ziprasidon	Amantadin, Atazanavir, Chloralhydrat, Diphenhydramin, Furosemid, Indapamid, Itraconazol, Ivabradin, Ketokonazol, Loperamid, Metoclopramid, Metronidazol, Nelfinavir, Pantoprazol, Posaconazol, Ranolazin, Ritonavir, Solifenacin, Telaprevir, Torsemid, Voriconazol

Multimorbidität ist häufig mit einer depressiven Symptomatik assoziiert (Spangenberg et al. 2011). Wenn die psychische Symptomatik von somatischen Erkrankungen überdeckt wird, ist die Diagnose einer psychischen Erkrankung erschwert. Dies gilt insbesondere für virale, endokrine oder maligne Erkrankungen sowie für zerebrovaskuläre und kardiale Erkrankungen (Alexopoulos 2005). Eine somatische Erkrankung sollte daher bei multimorbiden Patienten als Auslöser einer psychiatrischen Erkrankung bedacht werden. Je nach Ätiologie der psychiatrischen Erkrankung stehen somatische Behandlungsschwerpunkte im Vordergrund.

Die medikamentöse Behandlung einer psychischen Erkrankung kann auch aufgrund von somatischen Erkrankungen erschwert sein, wenn die Pharmakokinetik eines Arzneistoffes betroffen ist, z. B. ist bei eingeschränkter Nierenfunktion eine Dosisreduktion für Venlafaxin, Bupropion oder Reboxetin indiziert (Nagler et al. 2012). Dies kann mithilfe von TDM überwacht werden (Hiemke et al. 2011).

Bei Patienten mit Herz-Kreislauf-Erkrankungen können Psychopharmaka in unterschiedlichem Ausmaß kardiotoxisch wirken, u. a. aufgrund einer Verlängerung des QT-Zeit-Intervalls (▶ Abschn. 12.2).

Vor dem Beginn einer psychopharmakologischen Behandlung muss eine sorgfältige Nutzen-Risiko-Abwägung am multimorbiden Patienten erfolgen, in welche die aktuelle Evidenz bezüglich Wirksamkeit und Verträglichkeit des Arzneistoffes bei entsprechender Komorbidität miteinbezogen wird. Im Zweifel sollte keine medikamentöse Therapie der depressiven Symptome erfolgen, wenn die pharmakogenen Risiken zu hoch erscheinen.

12.4 Frailty-Syndrom

Ausgeprägt multimorbide Alterspatienten sind die gebrechlichen Patienten. Gebrechlichkeit, im Englischen „Frailty", ist ein wichtiges geriatrisches Syndrom. Es ist durch hohe Krankheitsanfälligkeit sowie einen bedrohlichen Abbau von körperlichen Funktionen gekennzeichnet und geht mit einer erhöhten Mortalitätsrate einher. Nach Shamliyan et al. (2013) steigt die Prävalenz für Gebrechlichkeit mit zunehmenden Alter an. Sie liegt zwischen 5 und 12 % bei Patienten im Alter von 70–80 Jahren, 16 % bei Patienten von 80–84 Jahren und 26 % bei Patienten, die älter als 84 Jahre sind. Gebrechliche Alterspatienten sind sehr anfällig gegenüber medikamenteninduzierten Problemen und für die Entwicklung von UAW. Patienten mit Frailty-Syndrom besitzen oft einen stark veränderten pharmakokinetischen und pharmakodynamischen Phänotyp. Sie benötigen ein umfassendes geriatrisches Assessment und multidisziplinäre Maßnahmen für eine optimale klinische Versorgung. Aufgrund der Definitionskriterien ist eine hohe Überlappung der Konzepte „Frailty" und „Altersdepression" anzunehmen (Lohman et al. 2016).

12.5 Polypharmazie und Arzneimittelwechselwirkungen

Alterspatienten werden in der Regel mit mehr als einem Medikament behandelt, das Resultat ist häufig Polypharmazie, d. h. je nach Definition mit 5 oder mehr Medikamenten bzw. mit 2 oder mehr Medikamenten für mindestens 240 Tage. In Abhängigkeit von der Definition findet man eine große Variabilität der Prävalenzrate von Polypharmazie. Sie beträgt, definiert als die Einnahme von 5 oder mehr Arzneimitteln, 27–39 % bei älteren Patienten (Junius-Walker et al. 2007; Jorgensen et al. 2001). In einer Studie von Anderson und Kerluke (1996) erhielten 24 % der Älteren von 65–74 Jahren und 37 % der Älteren ≥ 75 Jahre mindestens 6 verschiedene Medikamente, primär zentralnervös oder kardiovaskulär wirksame Arzneistoffe. Als Risikofaktoren für Polypharmazie wurden höheres Lebensalter, weibliches Geschlecht, Depression, Anzahl der behandelnden Ärzte und die Einnahme von frei verkäuflichen Präparaten (OTC Drugs – Over The Counter Drugs) festgestellt (Lotrich und Pollock 2005).

Mit steigender Anzahl der Medikamente muss mit pharmakodynamischen und pharmakokinetischen Arzneimittelinteraktionen gerechnet werden, die zu einer Wirkverstärkung oder Wirkabschwächung von Arzneistoffen führen können. Arzneimittelinteraktionen können auf verschiedensten Wege auftreten, z. B. zwischen einem Medikament und einer Erkrankung, zwischen einem Medikament und Lebensgewohnheiten, z. B. Benzpyrenen im Tabakrauch, oder aber zwischen 2 Arzneistoffen. In einer Studie von Goldberg et al. (1996) betrug das Risiko für die Entwicklung einer UAW 13 %, wenn 2 Arzneimittel eingenommen wurden. Es steigerte sich auf 82 %, wenn die Patienten 7 oder mehr Arzneimittel einnahmen.

Die meisten Arzneimittelwechselwirkungen sind pharmakodynamischer Natur. Bei überlappendem pharmakologischem Profil addieren sich gemeinsame pharmakologische Eigenschaften der kombinierten Arzneistoffe. Dies kann therapeutisch erwünscht sein, oft ist es jedoch nicht erwünscht. Wenn Arzneistoffe mit agonistischer und antagonistischer Wirkung kombiniert werden, etwa ein Antipsychotikum und ein Dopaminagonist, dann werden die Einzelwirkungen abgeschwächt. Für Alterspatienten besonders kritische pharmakodynamische Wechselwirkungen sind die oben bereits genannten anticholinergen und kardiovaskulären Effekte. Eine Kombination von Wirkstoffen mit anticholinergem Potenzial (◘ Tab. 12.4) sollte unbedingt vermieden werden, da ein Risiko für ein Delir besteht (Hefner et al. 2015a). Ebenso sollte darauf geachtet werden, dass eine Kombination von Arzneistoffen mit QT-Zeit-verlängerndem Potenzial vermieden wird

12.5 · Polypharmazie und Arzneimittelwechselwirkungen

(Tab. 12.5). Bei der Analyse von Fällen, die bei Behandlung mit SSRI QT-Zeit-Verlängerung und Torsade de pointes entwickelten, lagen immer zusätzliche Risiken vor, in den meisten Fällen Kombinationen mit anderen QT-Zeit-verlängernden Arzneistoffen (Kogut et al. 2013).

Die meisten pharmakokinetischen Wechselwirkungen sind Interaktionen auf der Ebene des Metabolismus über das Cytochrom P450-System. Eine Kombination von Arzneistoffen oder Nahrungsbestandteilen, die CYP-Enzyme hemmen (Tab. 12.7) oder induzieren (Tab. 12.8) mit einem Arzneimittel, das Substrat (Tab. 12.2) eines gehemmten oder induzierten Enzyms ist, kann zu klinischen Problemen führen. Klinisch relevant sind sie, wenn damit die therapeutische Aktivität und/oder Toxizität eines Arzneistoffes verändert wird, sodass eine Anpassung der Dosis oder ein medizinisches Einschreiten notwendig wird.

Um unerwünschte pharmakokinetische Interaktionen zu vermeiden, sollte das pharmakodynamische und pharmakokinetische Profil der kombinierten Arzneimittel beachtet werden, v. a. CYP450 Substrat-, Inhibitor- und Induktoreigenschaften der kombinierten Arzneistoffe (Tab. 12.2, Tab. 12.7, Tab. 12.8).

In der klinischen Praxis sollte der behandelnde Arzt in Abhängigkeit vom pharmakologischen Profil der Arzneistoffe die Notwendigkeit von regelmäßigen Kontrolluntersuchungen beachten, z. B. EKG, Blutdruck, Elektrolyte, BMI, Blutbild, und zur Kontrolle pharmakokinetischer Besonderheiten ein therapeutisches Drug Monitoring (TDM) durchführen.

Um Arzneistoffe möglichst sicher zu kombinieren, ist bei Kombinationsbehandlung die Verwendung von Arzeimittelwechselwirkungsprogrammen unbedingt zu empfehlen, v. a. solche, die wissenschaftlich fundiert sind (z. B. psiacOnline, http://www.psiac.de oder mediQ, http://www.mediq.ch). Sie liefern Hinweise auf kritische Arzneimittelkombinationen.

Des Weiteren sollte der Arzt regelmäßig prüfen, ob die Notwendigkeit der Medikamente des Patienten wirklich gegeben ist. Indem nicht mehr indizierte Medikamente abgesetzt werden, kann das Risiko für Polypharmazie und Arzneimittelinteraktionen reduziert werden.

Tab. 12.7 Inhibitoren von Cytochrom P450-Enzymen. Dargestellt sind Inhibitoren mit klinischer Relevanz. Ihre Hemmwirkung ist so stark, dass bei Kombination mit betroffenen Arzneimitteln, die bevorzugt über das gehemmte Enzym abgebaut werden, die Plasmakonzentrationen der betroffenen Arzneimittel auf das Doppelte oder höher ansteigen. (Zusammengestellt nach http://www.fda.gov/Drugs/DevelopmentApprovalProcess/DevelopmentResources/DrugInteractionsLabeling/ucm080499.htm und ergänzt nach Hiemke und Eckermann 2014)

CYP-Enzym	Psychopharmaka	Nichtpsychopharmaka
CYP1A2	Fluvoxamin, Perazin	Ciprofloxacin, Enoxacin, Methoxsalen, Mexiletin, Phenylpropanolamnin, Thiabendazol, Vemurafenib, Zileuton
CYP2B6	Keine bekannt	Keine bekannt
CYP2C9	Keine bekannt	Amiodaron, Fluconazol, Miconazol
CYP2C19	Fluvoxamin, Fluoxetin, Moclobemid	Esomeprazol, Omeprazol, Voriconazol
CYP2D6	Bupropion, Duloxetin, Fluoxetin, Levomepromazin, Melperon, Paroxetin	Chinidin, Terbinafin
CYP2E1	Clomethiazol	para-Kresol (p-Hydroxytoluol, Naturstoff, vor allem in Teer)
CYP3A4	Keine bekannt	Amprenavir, Aprepitant, Atazanavir, Boceprevir, Ciprofloxacin, Crizotinib, Clarithromycin, Conivaptan, Diltiazem, Erythromycin, Grapefruitsaft, Indinavir, Itraconazol, Ketoconazol, Nelfinavir, Posaconazol, Ritonavir, Saquinavir, Telaprevir, Telithromycin, Verapamil, Voriconazol

◘ **Tab. 12.8** Induktoren von Cytochrom P450-Isoenzymen. Dargestellt sind Induktoren mit klinischer Relevanz. Ihre induzierende Wirkung ist so stark, dass bei Kombination mit Arzneimitteln, die bevorzugt über das induzierte Enzym abgebaut werden, die Plasmakonzentrationen der betroffenen Arzneimittel um mehr als die Hälfte abfallen. Es besteht dann das Risiko von Wirkverlust. (Adapt. nach FDA – US Food and Drug Administration (http://www.fda.gov/Drugs/DevelopmentApprovalProcess/DevelopmentResources/DrugInteractionsLabeling/ucm080499.htm) und Hiemke und Eckermann 2014)

CYP-Isoenzyme	Psychopharmaka	Nichtpsychopharmaka
CYP1A2	Keine bekannt	Rauchen (Benzpyrene nicht Nikotin), Montelukast, Phenytoin
CYP2B6	Keine bekannt	Efavirenz, Rifampicin
CYP2C9	Carbamazepin	Rifampicin
CYP2C19	Keine bekannt	Rifampicin
CYP2D6	Keine bekannt	Keine bekannt
CYP2E1	Ethanol	Keine bekannt
CYP3A4	Carbamazepin, Johanniskraut (Hyperforin), Modafinil	Avasimib, Bosentan, Efavirenz, Etravirin, Phenytoin

12.6 Vermeidung von inadäquater Medikation

Der Arzt sollte bei der Planung der Medikation für einen Alterspatienten nicht nur auf Risiken durch Polypharmazie und Arzneimittelwechselwirkungen achten, sondern auch auf potenziell inadäquate Medikation („Potentially Inappropriate Medication"; PIM). Im Jahre 2010 wurde die sog. PRISCUS-Liste (Holt et al. 2010) veröffentlicht. Sie listet auf, welche Arzneistoffe aufgrund schlechter Verträglichkeit von einer Expertengruppe als potenziell inadäquat für Alterspatienten eingeschätzt wurden. Die Liste enthält 83 Arzneistoffe, klassifiziert in 18 Arzneistoffklassen, inklusive zahlreicher Psychopharmaka. Von den trizyklischen Antidepressiva werden Amitriptylin, Doxepin, Imipramin, Clomipramin und Trimipramin als potenziell inadäquat für Alterspatienten aufgelistet. Weitere PIM-Antidepressiva sind Fluoxetin, Maprotilin und Tranylcypromin. Durch Vermeidung von inadäquater Medikation soll v. a. die Sicherheit der medikamentösen Therapie von Alterspatienten verbessert werden. Praktische Erfahrungen haben allerdings für psychiatrische Alterspatienten gezeigt, dass beobachtete UAW nur zu einem sehr geringen Teil (< 10 %) durch den Einsatz von Arzneistoffen der PRISCUS-Liste erklärt werden können (Hefner et al. 2015b).

12.7 Therapeutisches Drug Monitoring von Antidepressiva

Therapeutisches Drug Monitoring (TDM) wird bei der Behandlung von Alterspatienten mit Antidepressiva in den TDM-Leitlinien von der Arbeitsgemeinschaft für Neuropsychopharmakologie und Pharmakopsychiatrie (AGNP) unbedingt empfohlen (Hiemke et al. 2011). Ziel von TDM ist es, die Effektivität und Sicherheit der Pharmakotherapie zu verbessern. Mit TDM können pharmakokinetische Auffälligkeiten erkannt werden und die Dosierung gesteuert werden.

Bei einer TDM-gesteuerten antidepressiven Pharmakotherapie von Alterspatienten ist es sinnvoll, nach Eindosierung oder Dosisänderung und nach Erreichen von Steady-state (mindestens 4 Halbwertszeiten) die Konzentration des Antidepressivums im Blut zu messen und zu prüfen, ob bei der gewählten Dosis eine Konzentration im Blut eingestellt wurde, bei der mit Therapieansprechen bei guter Verträglichkeit gerechnet werden kann. Bisher gibt es keine Hinweise, ob die für Patienten unter 65 Jahren empfohlenen therapeutischen Referenzbereiche (◘ Tab. 12.9) für Alterspatienten zutreffend sind. Aktuell ist zu empfehlen, diese Konzentrationen anzustreben. Wenn keine Besserung eingetreten ist oder wenn Nebenwirkungen auftreten und dies mit niedrigen bzw. hohen Blutspiegeln assoziiert ist, dann sollte die Dosis angepasst werden. Um pharmakokinetische Besonderheiten zu identifizieren, sollte auch geprüft werden, ob die gemessene Wirkstoffkonzentration die bei der gewählten Dosis zu erwarten war. Abweichungen bei gesicherter Compliance weisen auf Veränderungen in der Bioverfügbarkeit oder Clearance hin (Haen et al. 2008). Wegen der bekannten unsicheren Adhärenz von Alterspatienten sind wiederholte Messungen auch nach eingetretener Besserung sinnvoll, da im Verlauf abfallende oder steigende Spiegel ein Hinweis auf Adhärenzprobleme, Arzneimittelwechselwirkungen oder andere Besonderheiten liefert, auf die man vor einer Verschlechterung reagieren kann.

Wenn TDM angewandt wird, sollte folgendes beachtet werden:
- Blutentnahme (ca. 5 ml) im Steady-State zur Zeit minimaler Plasmakonzentrationen (Talspiegel). Diese liegen am Ende des längsten Dosierungsintervalls. Bei einer Dosis morgens einmal täglich oder zweimal täglich morgens und abends liegt der Talspiegel morgens vor Einnahme der ersten Dosis.
- Steady-State ist nach 4 Eliminationshalbwertszeiten (HWZ) eingestellt.
- Kein Steady-State ist erforderlich bei Abklärung einer Nebenwirkung.
- Wenn die Blutprobe nicht zur Zeit minimaler Konzentrationen abgenommen wurde, ist der Talspiegel zu berechnen und anzugeben.
- Blut wenn möglich zentrifugieren und Überstand (Serum oder Plasma) verschicken, Vollblut kann ebenfalls verschickt werden.
- Wenn eine Lagerung von Blut, Serum oder Plasma erforderlich ist, Probe kühl und dunkel aufbewahren (4°C bis zu 48 h).
- Wenn Serum oder Plasma länger als 48 h gelagert werden muss, sollte die Probe eingefroren werden (-20°C).
- Vollblut auf keinen Fall einfrieren, da es sich nach dem Auftauen nicht mehr für die Gewinnung von Plasma oder Serum eignet.
- Proben bruchsicher in geeignetem Behälter versenden.
- Die Messung der Wirkstoffkonzentrationen einschließlich aktiver Metaboliten sollte in einem qualifizierten Labor erfolgen.

Der Befund einschließlich Interpretation sollte dem behandelnden Arzt möglichst innerhalb von 24 h nach Anforderung vorliegen, spätestens jedoch innerhalb von 3 Tagen. Die wichtigste Mitteilung ist die Angabe des Blut-, Serum- bzw. Plasmaspiegels (gleichbedeutend) des gemessenen Antidepressivums. Es sollte der therapeutische Referenzbereich angegeben werden (◘ Tab. 12.9) und es sollte möglichst auch mitgeteilt werden, ob der Blutspiegel plausibel ist für die verabreichte Dosis (Haen et al. 2008). Wenn pharmakologisch wirksame Metaboliten vorkommen, dann sollten auch diese vom Labor bestimmt und mitgeteilt werden. Im Einzelfall ist auch eine Dosisempfehlung sinnvoll, wenn eine Dosiskorrektur vorgenommen werden sollte.

Bei pharmakokinetischen Wechselwirkungen sollte man beachten, ob die Medikationsliste Inhibitoren oder Induktoren von Cytochrom P450-Enzymen enthält (◘ Tab. 12.4, ◘ Tab. 12.5). Weitere Hilfen für die Durchführung von TDM findet man in den Konsensusleitlinien, die über die homepage der AGNP heruntergeladen werden können (http://www.agnp.de).

- **Fallbeispiel: Unerwünschte Arzneimittelwirkung (UAW) aufgrund einer pharmakokinetischen Arzneimittelinteraktion (nach Hefner et al. 2014)**

Patient 66 Jahre, weiblich, Nichtraucher, stationärer Aufenthalt

Diagnose Rezidivierende depressive Störung, gegenwärtig schwere Episode (ICD-10: F33.2)

Komorbiditäten Typisches Hämangiom in der Leber, arterielle Hypertonie, Z. n. akutem Vorderwandinfarkt, Retinopathie

Historie Zu Beginn des stationären Aufenthaltes wurde die Patientin mit Escitalopram (20 mg/d) therapiert, worunter sich kein ausreichender antidepressiver Effekt einstellte. Nach einer Umstellung der Medikation entwickelte die Patientin unter Venlafaxin (300 mg/d) ein Serotoninsyndrom. Daraufhin wurde Venlafaxin abgesetzt und Nortriptylin in einer Tagesdosis von 75 mg verabreicht, wodurch

● **Tab. 12.9** Therapeutische Referenzbereiche von Antidepressiva für das therapeutische Drug Monitoring (TDM) mit bekannten Besonderheiten, auf die bei Alterspatienten zu achten ist. Referenzbereiche und Warnschwellen entstammen den Leitlinien für TDM in der Psychiatrie der Arbeitsgemeinschaft für Neuropsychopharmakologie [AGNP]; adapt. nach Hiemke et al. 2011; Hiemke 2016)

Anti-depressivum	Metabolite	Haupt-enzyme des Metabolismus	Erreichen des Steady-state	Therapeutische Referenzbereiche	Warn-schwellen	Veränderungen und Besonderheiten im Alter
Agomelatin	–	CYP1A2	2 Tage	Wegen kurzer Halbwertszeit sind keine Talspiegel messbar	–	Kein Hinweis auf altersabhängige Veränderungen (Schmider et al. 1995; van Reeth et al. 2001)
Amitriptylin-oxid[a]	Amitriptylin[b] Nortriptylin[b]	FMO CYP2D6 CYP2C19	7 Tage	80–200 ng/mL[c]	300 ng/mL[c]	Kein Unterschied in den Blutspiegeln bei Patienten unter und über 65 Jahren (Reis et al. 2009), verminderte Verträglichkeit (Nolan und O'Malley 1992)
Amitriptylin	Nortriptylin[b]	CYP2D6 CYP2C19	7 Tage	80–200 ng/mL[c]	300 ng/mL[c]	Verminderte Verträglichkeit (Nolan und O'Malley 1992)
Bupropion[d]	Hydroxy-bupropion[b]	CYP2B6	5 Tage	850–1500 ng/mL[e]	2000 ng/mL[e]	Erhöhtes Risiko für Krampfanfälle
Citalopram	N-desmethyl-citalopram	CYP2C19	7 Tage	50–110 ng/mL	220 ng/mL	Blutspiegel bei Patienten über 65 Jahren im Mittel um 40 % erhöht (Reis et al. 2009; Wenzel-Seifert et al. 2014)
Clomipramin	N-Desmethyl-clomipramin[b]	CYP2C19 CYP2D6	7 Tage	230–450 ng/mL[c]	450 ng/mL[c]	Blutspiegel bei Patienten über 60 Jahren im Mittel nicht signifikant um 20 % erhöht gegenüber Patienten im Alter unter 60 Jahren (Unterecker et al. 2013)
Doxepin	N-Desmethyl-doxepin[b]	CYP2C19 CYP2D6	5 Tage	50–150 ng/mL[c]	300 ng/mL[c]	Blutspiegel bei Patienten über 65 Jahre im Mittel um 50 % erhöht. Verminderte Verträglichkeit (Meyer-Barner et al. 2002; Nolan und O'Malley 1992)
Duloxetin	–	CYP1A2	5 Tage	30–120 ng/mL	240 ng/mL	Blutspiegel bei Patienten über 65 Jahren im Median erhöht (Reis et al. 2009; Dhillon et al. 2013)
Escitalopram	N-Desmethyl-escitalopram	CYP2C19	7 Tage	15–80 ng/mL	160 ng/mL	Blutspiegel bei Patienten über 65 Jahren im Mittel um 90 % erhöht gegenüber jüngeren Patienten (Reis et al. 2009)

12.7 · Therapeutisches Drug Monitoring von Antidepressiva

Tab. 12.9 Fortsetzung

Antidepressivum	Metabolite	Haupt-enzyme des Metabolismus	Erreichen des Steady-state	Therapeutische Referenzbereiche	Warn-schwellen	Veränderungen und Besonderheiten im Alter
Fluoxetin	Norfluoxetin[b]	CYP2C9 CYP2C19 CYP2B6	4–6 Wochen	120–500 ng/mL[c]	1000 ng/mL[c]	Blutspiegel bei Patienten über 65 Jahren im Mittel um 60 % erhöht gegenüber jüngeren Patienten (Reis et al. 2009)
Fluvoxamin		CYP2D6	5 Tage	60–230 ng/mL	460 ng/mL	Keine Daten
Imipramin	Desipramin[b]	CYP1A2 CYP2D6	5 Tage	175–350 ng/mL[c]	350 ng/mL[c]	Kein Unterschied in der Pharmakokinetik (Nelson et al. 1995), verminderte Verträglichkeit (Nolan und O'Malley 1992)
Maprotilin	N-Desmethyl-maprotilin	CYP2D6	7 Tage	75–130 ng/mL	220 ng/mL	
Mianserin		CYP2D6	7 Tage	15–70 ng/mL	140 ng/mL	Kein Hinweis auf Alterseffekte. Blutspiegel sowie Wirksamkeit und Verträglichkeit von Mianserin waren bei Patienten von 65–74 und über 75 Jahren nicht unterschiedlich (Leinonen et al. 1994)
Milnacipram	–	Keine Metabolisierung	3 Tage	100–150 ng/mL	300 ng/mL	
Mirtazapin	N-Desmethyl-mirtazapin	CYP1A2 CYP2B6 CYP2D6 CYP3A4	7 Tage	30–80 ng/mL	160 ng/mL	Blutspiegel bei Patienten über 65 Jahren im Mittel um 44 % erhöht gegenüber jüngeren Patienten (Reis et al. 2009)
Moclobemid		CYP2C19	3 Tage	300–1000 ng/mL	2000 ng/mL	Kein signifikanter Unterschied in den Blutspiegeln bei Patienten unter und über 65 Jahren (Reis et al. 2009)
Nortriptylin	10-Hydroxy-nortriptylin	CYP2D6 CYP3A4	7 Tage	70–170 ng/mL	300 ng/mL	Blutspiegel bei Patienten über 65 Jahren im Mittel um 72 % erhöht gegenüber jüngeren Patienten (Reis et al. 2009), verminderte Verträglichkeit (Nolan und O'Malley 1992)
Paroxetin	–	CYP2D6 CYP3A4	7 Tage	20–60 ng/mL	120 ng/mL	Blutspiegel bei Patienten über 65 Jahren im Mittel um 74 % erhöht gegenüber jüngeren Patienten (Reis et al. 2009)

◘ Tab. 12.9 Fortsetzung

Antidepressivum	Metabolite	Haupt-enzyme des Metabolismus	Erreichen des Steady-state	Therapeutische Referenzbereiche	Warn-schwellen	Veränderungen und Besonderheiten im Alter
Reboxetin		CYP3A4	7 Tage	60–350 ng/mL	700 ng/mL	Unbekannt
Sertralin	N-Desmethyl-sertralin	CYP2B6 CYP3A4	5 Tage	10–150 ng/mL	300 ng/mL	Blutspiegel bei Patienten über 65 Jahren im Mittel um 35 % erhöht gegenüber jüngeren Patienten (Reis et al. 2009)
Tianeptin	–	Keine Metabolisierung		30–80 ng/mL	160 ng/mL	
Trimipramin	N-Desmethyl-trimipramin	CYP2C19 CYP2D6	7 Tage	150–300 ng/mL	600 ng/mL	Kein Unterschied in den Blutspiegeln bei Patienten unter und über 65 Jahren (Reis et al. 2009)
Venlafaxin	O-desmethyl-venlafaxin[b]	CYP2D6 CYP2C19	4 Tage	100–400 ng/mL[c]	600 ng/mL[c]	Blutspiegel bei Patienten über 65 Jahren im Mittel etwa 40 % erhöht bei gleicher Dosis (Reis et al. 2009; Unterecker et al. 2012; Sigurdsson et al. 2015)
Vortioxetin		CYP2D6 CYP3A4	3 Tage	15–60 ng/mL	120 ng/mL	Blutspiegel bei Alterspatienten im Mittel um 40 % erhöht (Areberg et al. 2014)

Therapeutische Referenzbereiche beziehen sich auf Talspiegel (Cmin) im Steady State
CYP Cytochrom P-450, *FMO* Flavinmonooxigenase
[a] Prodrug, wird nach Einnahme umgewandelt in aktive Metabolite
[b] aktiver Metabolit
[c] Angaben gelten für die aktive Fraktion, bestehend aus der Summe der pharmakologisch aktiven Komponenten
[d] instabil nach Blutentnahme
[e] gilt für den aktiven Metaboliten

sich die depressive Symptomatik im Verlauf besserte (Zeitpunkt 1). Nach Beginn einer Augmentation mit Lithium konnte der Therapieeffekt weiter gesteigert werden. Aufgrund anhaltender Durchschlafstörungen wurde im Verlauf Melperon (50 mg/d) eindosiert, worunter sich die Schlafqualität deutlich besserte (Zeitpunkt 2). Unter dieser Arzneistoffkombination entwickelte die Patientin jedoch einen starken Tremor, Obstipation, Hyposalivation, eine Lichtdermatose und innere Unruhe.

Medikation
- Zeitpunkt 1
  Bisoprolol, Clopidogrel, Dimenhydrinat, Fluvastatin, Loperamid, Morphin, Nortriptylin (75 mg), Oxazepam, Paracetamol, Tilidin, Valsartan, Zolpidem
- Zeitpunkt 2
  Bisoprolol, Clopidogrel, Dimenhydrinat, Fluvastatin, Lithium, Loperamid, Melperon (50 mg), Morphin, Nortriptylin (75 mg), Oxazepam, Paracetamol, Tilidin, Valsartan, Zolpidem
- Zeitpunkt 3
  Bisoprolol, Clopidogrel, Fluvastatin, Lactulose, Lithium, Loperamid, Melperon (50 mg), Nortriptylin (25 mg), Oxazepam, Paracetamol, Valsartan, Zolpidem

Laborbefunde
- Zeitpunkt 1
  Nortriptylin 192 ng/mL
- Zeitpunkt 2
  Nortriptylin 376 ng/mL
- Zeitpunkt 3
  Nortriptylin 100 ng/mL

Therapeut. Referenzbereich von Nortriptylin 70–170 ng/mL

Warnschwelle für das Labor von Nortriptylin 300 ng/mL

Erklärung Melperon ist ein CYP2D6-Inhibitor und hemmt somit den Metabolismus von Nortriptylin (CYP2D6-Sustrat). Durch die Abbauhemmung stieg der Nortriptylin-Spiegel deutlich oberhalb des therapeutischen Referenzbereiches an. Die Patientin entwickelte aufgrund des hohen Serumspiegels schwere, u. a. anticholinerge (Obstipation, Hyposalivation), UAW. Nach einer Dosissenkung des Nortriptylins auf 25 mg remittierten die UAW (Zeitpunkt 3).

12.8 Fazit

Pharmakotherapie ist bei Alterspatienten eine Herausforderung. Erschwert wird sie durch altersabhängig veränderte pharmakodynamische und pharmakokinetische Prozesse, durch Multimorbidität und Polypharmazie, durch eine erhöhte Non-Compliance-Rate und andere patientenspezifische Faktoren. Bereits bei der Planung der Medikation sollten inadäquate Medikamente vermieden werden und die Arzneimittelliste bezüglich möglicher Wechselwirkungen überprüft werden, um die Rate vermeidbarer Medikationsfehler so klein wie möglich zu halten. Wichtig ist es, die verschiedenen Einflussfaktoren auf die Wirksamkeit und Verträglichkeit eines Arzneimittels bei Alterspatienten so gut wie möglich zu kennen und ein ausführliches geriatrisches Assessment, insbesondere bei gebrechlichen Alterspatienten mit diagnostiziertem „Frailty-Syndrom", vorzunehmen. Das Wirk- und Nebenwirkungsprofil der Arzneistoffe ist immer zu beachten, und es sollten regelmäßig EKG, Blutdruck, Elektrolyte, Körpergewicht und Blutbild kontrolliert werden. Therapeutisches Drug Monitoring kann helfen, den individuellen pharmakokinetischen Phänotyp eines Alterspatienten zu erfassen und die antidepressive Therapie effektiver und sicherer zu gestalten und das Therapieansprechen zu beschleunigen.

Literatur

Anderson G, Kerluke K (1996) Distribution of prescription drug exposures in the elderly: description and implications. J Clin Epidemiol 49:929–935

Alexopoulos GS (2005) Depression in the elderly. Lancet 365(9475):1961–1970

Areberg J, Petersen KB, Chen G, Naik H (2014) Population pharmacokinetic meta-analysis of vortioxetine in healthy individuals. Basic Clin Pharmacol Toxicol 115:552–559

Aymanns C, Keller F, Maus S, Hartmann B, Czock D (2010) Review on pharmacokinetics and pharmacodynamics and the aging kidney. Clin J Am Soc Nephrol: CJASN 5:314–327

Brenner SS, Klotz U (2004) P-glycoprotein function in the elderly. Eur J Clin Pharmacol 60:97–102

Chew ML, Mulsant BH, Pollock BG, Lehman ME et al (2008) Anticholinergic activity of 107 medications commonly used by older adults. J Am Geriatr Soc 56:1333–1341

CredibleMeds. University-based Center for Education and Research on Therapeutics (CERT) to foster the safe use of medicines. http://www.crediblemeds.org. Zugegriffen: 27. Juli 2016

DeVane CL, Pollock BG (1999) Pharmacokinetic considerations of antidepressant use in the elderly. J Clin Psychiatry 60 (Suppl 20):38–44

Dhillon S (2013) Duloxetine: a review of its use in the management of major depressive disorder in older adults. Drugs Aging 30:59–79

FDA – US Food and Drug Administration (2016) Drug development and drug interactions. http://www.fda.gov/Drugs/DevelopmentApprovalProcess/DevelopmentResources/DrugInteractionsLabeling/ucm080499.htm. Zugegriffen: 23.Juli 2016

Fuchs J, Busch M, Lange C, Scheidt-Nave C (2012) Prevalence and patterns of morbidity among adults in Germany. Results of the German telephone health interview survey German Health Update (GEDA) 2009. Bundesgesundheitsblatt Gesundheitsforschung Gesundheitsschutz 55(4):576–586

Giron MST, Fastbom J, Winblad B (2005) Clinical trials of potential antidepressants: to what extent are the elderly represented: a review. Int J Geriat Psychiatry 20:201–217

Goldberg RM, Mabee J, Chan L, Wong S (1996) Drug-drug and drug-disease interactions in the ED: analysis of a high-risk population. Am J Emerg Med 14:447–450

Gorski JC, Vannaprasaht S, Hamman MA, Ambrosius WT, Bruce MA, Haehner-Daniels B, Hall SD (2003) The effect of age, sex, and rifampin administration on intestinal and hepatic cytochrome P450 3A activity. Clin Pharmacol Ther 74:275–287

Haen E, Greiner C, Bader W, Wittmann M (2008) Wirkstoffkonzentrationsbestimmungen zur Therapieleitung. Ergänzung therapeutischer Referenzbereiche durch dosisbezogene Referenzbereiche. Nervenarzt 79:558–566

Harrison C, Britt H, Miller G, Henderson J (2014) Examining different measures of multimorbidity, using a large prospective cross-sectional study in Australian general practice. BMJ open 4:e004694

Hefner G, Hiemke C (2014) Pharmakotherapie im Alter Die Psychiatrie 11:234–244

Hefner G, Laib AK, Sigurdsson H, Hohner M, Hiemke C (2013) The value of drug and metabolite concentration in blood as a biomarker of psychopharmacological therapy. Int Rev Psychiatry 25:494–508

Hefner G, Geschke K, Hiemke C (2014) Severe adverse drug events under combination of nortriptyline and melperone due to pharmacokinetic interaction. J Clin Psychopharmacol 34:394–396

Hefner G, Shams MEE, Wenzel-Seifert K, Fellgiebel A, Falter T, Haen E, Hiemke C (2015a) Rating the delirogenic potential of drugs for prediction of side effects in elderly psychiatric inpatients. J J Pharma Pharmacovigilance 1:1–8

Hefner G, Stieffenhofer V, Gabriel S, Palmer G, Müller KM, Röschke J, Hiemke C (2015b) Side effects related to potentially inappropriate medications in elderly psychiatric patients under everyday pharmacotherapy. Eur J Clin Pharmacol 71:165–72

Hicks JK, Swen JJ, Thorn CF, Sangkuhl K, Kharasch ED, Ellingrod VL, Skaar TC, Müller DJ, Gaedigk A, Stingl JC (2013) Clinical Pharmacogenetics Implementation Consortium guideline for CYP2D6 and CYP2C19 genotypes and dosing of tricyclic antidepressants. Clin Pharmacol Ther 93:402–408

Hicks JK, Bishop JR, Sangkuhl K, Müller DJ, Ji Y, Leckband SG, Leeder JS, Graham RL, Chiulli DL, LLerena A, Skaar TC, Scott SA, Stingl JC, Klein TE, Caudle KE, Gaedigk A (2015) Clinical Pharmacogenetics Implementation Consortium (CPIC) Guideline for CYP2D6 and CYP2C19 Genotypes and Dosing of Selective Serotonin Reuptake Inhibitors. Clin Pharmacol Ther 98:127–134

Hiemke C (2016) Consensus guideline based therapeutic drug monitoring (TDM) in psychiatry and neurology. Curr Drug Deliv 13:353–361

Hiemke C, Eckermann G (2014) Kombinationstherapie/Polypharmazie: Interaktionen von Psychopharmaka. Psychopharmakotherapie 21:269–279

Hiemke C, Baumann P, Bergemann N et al (2011) AGNP consensus guidelines for therapeutic drug monitoring in psychiatry: update 2011. Pharmacopsychiatry 44:195–235

Holt S, Schmiedl S, Thurmann PA (2010) Potentially inappropriate medications in the elderly: the PRISCUS list. Dtsch Arztebl Int 107:543–551

Hubbard RE, O'Mahony MS, Woodhouse KW (2013) Medication prescribing in frail older people. Eur J Clin Pharmacol 69:319–326

Jorgensen T, Johansson S, Kennerfalk A, Wallander MA, Svardsudd K (2001) Prescription drug use, diagnoses, and healthcare utilization among the elderly. Annal Pharmacother 35:1004–1009

Junius-Walker U, Theile G, Hummers-Pradier E (2007) Prevalence and predictors of polypharmacy among older primary care patients in Germany. Fam Pract 24:14–19

Kinirons MT, O'Mahony MS (2004) Drug metabolism and ageing. Br J Clin Pharmacol 57(5):540–544

Klotz U (2009) Pharmacokinetics and drug metabolism in the elderly. Drug Metab Rev 41:67–76

Kogut C, Crouse EB, Vieweg WV, Hasnain M, Baranchuk A, Digby GC, Koneru JN, Fernandez A, Deshmukh A, Hancox JC, Pandurangi AK (2013) Selective serotonin reuptake inhibitors and torsade de pointes: new concepts and new directions derived from a systematic review of case reports. Ther Adv Drug Saf 4:189–198

Leinonen E, Koponen H, Lepola U (1994) Serum mianserin and ageing. Prog Neuropsychopharmacol Biol Psychiatry 18:833–845

Lertxundi U, Domingo-Echaburu S, Hernandez R, Peral J, Medrano J (2013) Expert-based drug lists to measure anticholinergic burden: similar names, different results. Psychogeriatrics 13:17–24

Lindeman RD, Tobin J, Shock NW (1985) Longitudinal studies on the rate of decline in renal function with age. J Am Geriatr Soc 33:278–285

Lohman M, Dumenci L, Mezuk B (2016) Depression and frailty in late life: evidence for a common vulnerability. J Gerontol B Psychol Sci Soc Sci 71(4):630–640

Lotrich FE, Pollock BG (2005) Aging and clinical pharmacology: implications for antidepressants. J Clin Pharmacol 45:1106–1122

Lundmark J, Bengtsson F, Nordin C, Reis M, Walinder J (2000) Therapeutic drug monitoring of selective serotonin reuptake inhibitors influences clinical dosing strategies and reduces drug costs in depressed elderly patients. Acta Psychiatr Scand 101:354–359

Mangoni AA, Jackson SH (2003) Age-related changes in pharmacokinetics and pharmacodynamics: basic principles and practical applications. Br J Clin Pharmacol 57:6–14

McLean AJ, Le Couteur DG (2004) Aging biology and geriatric clinical pharmacology. Pharmacol Rev 56:163–184

mediQ http:///www.mediq.ch. Zugegriffen: 28.Juli 2016

Meier P, Seitz HK (2008) Age, alcohol metabolism and liver disease. Curr Opin Clin Nutr Metab Care 11:21–26

Meyer-Barner M, Meineke I, Schreeb KH, Gleiter CH (2002) Pharmacokinetics of doxepin and desmethyldoxepin: an evaluation with the population approach. Eur J Clin Pharmacol 58:253–257

Nagler EV, Webster AC, Vanholder R, Zoccali C (2012) Antidepressants for depression in stage 3–5 chronic kidney disease: a systematic review of pharmacokinetics, efficacy and safety with recommendations by European Renal Best Practice (ERBP). Nephrol Dial Transplant 27:3736–3745

Nelson JC, Mazure CM, Jatlow PI (1995) Desipramine treatment of major depression in patients over 75 years of age. J Clin Psychopharmacol 15(2):99–105

Nolan L, O'Malley K (1992) Adverse effects of antidepressants in the elderly. Drugs Aging 2(5):450–458

Opdam FL, Modak AS, Mooijaart SP, Louwerens M, de Waal MW, Gelderblom H, Guchelaar HJ (2015) CYP2D6 metabolism in frail elderly compared to non-frail elderly: a pilot feasibility study. Drugs Aging 32:1019–1027

PsiacOnline. http://www.psiac.de. Zugegriffen: 8. Nov 2016

Reeth O van, Weibel L, Olivares E, Maccari S, Mocaer F, Turek FW (2001) Melatonin or a melatonin agonist corrects age-related changes in circadian response to environmental stimulus. Am J Physiol Regul Integr Comp Physiol 280:R1582–1591

Reis M, Aamo T, Spigset O, Ahlner J (2009) Serum concentrations of antidepressant drugs in a naturalistic setting: compilation based on a large therapeutic drug monitoring database. Ther Drug Monit 31:42–56

Salive ME (2013) Multimorbidity in older adults. Epidemiol Rev 35:75–83

Salzman C (1995) Medication compliance in the elderly. J Clin Psychiatry 56 (Suppl 1):18–22

Schmider J, Deuschle M, Schweiger U, Körner A, Gotthardt U, Heuser IJ (1995) Amitriptyline metabolism in elderly depressed patients and normal controls in relation to hypothalamic-pituitary-adrenal system function. J Clin Psychopharmacol 15:250–258

Schwartz JB (2007) The current state of knowledge on age, sex, and their interactions on clinical pharmacology. Clin Pharmacol Ther 82:87–96

Seripa D, Pilotto A, Panza F, Matera MG, Pilotto A (2010) Pharmacogenetics of cytochrome P450 (CYP) in the elderly. Ageing Res Rev 9:457–474

Shamliyan T, Talley KM, Ramakrishnan R, Kane RL (2013) Association of frailty with survival: a systematic literature review. Ageing Res Rev 12:719–736

Sigurdsson HP, Hefner G, Ben-Omar N, Köstlbacher A, Wenzel-Seifert K, Hiemke C, Haen E (2015) Steady-state serum concentrations of venlafaxine in patients with late-life depression. Impact of age, sex and BMI. J Neural Transm (Vienna) 122:721–729

Spangenberg L, Forkmann T, Brahler E, Glaesmer H (2011) The association of depression and multimorbidity in the elderly: implications for the assessment of depression. Psychogeriatrics 11(4):227–34

Tedeschini E, Levkovitz Y, Iovieno N, Ameral VE, Nelson JC, Papakostas GI (2011) Efficacy of antidepressants for late-life depression: a meta-analysis and meta-regression of placebo-controlled randomized trials. J Clin Psychiatry 72:1660–1668

Thorstrand C (1976) Clinical features in poisonings by tricyclic antidepressants with special reference to the ECG. Acta Med Scand 199:337–44

Toornvliet R, van Berckel BN, Luurtsema G, Lubberink M, Geldof AA, Bosch TM et al (2006) Effect of age on functional P-glycoprotein in the blood-brain barrier measured by use of (R)-[(11)C]verapamil and positron emission tomography. Clin Pharmacol Ther 79:540–548

Turnheim K (2003) When drug therapy gets old: pharmacokinetics and pharmacodynamics in the elderly. Exp Gerontol 38:843–853

Unterecker S, Hiemke C, Greiner C, Haen E, Jabs B, Deckert J, Pfuhlmann B (2012) The effect of age, sex, smoking and co-medication on serum levels of venlafaxine and O-desmethylvenlafaxine under naturalistic conditions. Pharmacopsychiatry 45:229–235

Unterecker S, Riederer P, Proft F, Maloney J, Deckert J, Pfuhlmann B (2013) Effects of gender and age on serum concentrations of antidepressants under naturalistic conditions. J Neural Transm (Vienna) 120:1237–1246

Vestal RE (1997) Aging and pharmacology. Cancer 80:1302–1310

Waade RB, Molden E, Refsum H, Hermann M (2012) Serum concentrations of antidepressants in the elderly. Ther Drug Monit 34:25–30

Wenzel-Seifert K, Brandl R, Hiemke C, Haen E (2014) Influence of concomitant medications on the total clearance and the risk for supra-therapeutic plasma concentrations of citalopram. A population-based cohort study. Pharmacopsychiatry 47:239–244

Woolcott JC, Richardson KJ, Wiens MO, Patel B, Marin J, Khan KM et al (2009) Meta-analysis of the impact of 9 medication classes on falls in elderly persons. Arch Intern Med 169:1952–1960

Sonstige somatische Therapien

Sarah Kayser, Martin Kloß

13.1 Elektrokonvulsionstherapie – 143
13.1.1 Durchführung – 143
13.1.2 Wirksamkeit – 144
13.1.3 Sicherheit, Kontraindikationen und Nebenwirkungen – 144
13.1.4 Empfehlung für die Altersdepression – 146

13.2 Repetitive transkranielle Magnetstimulation – 147
13.2.1 Durchführung – 148
13.2.2 Wirksamkeit – 148
13.2.3 Kontraindikation und Nebenwirkungen – 148
13.2.4 Empfehlung für die Altersdepression – 148

13.3 Magnetkonvulsionstherapie – 148
13.3.1 Durchführung – 148
13.3.2 Wirksamkeit – 148
13.3.3 Kontraindikationen und Nebenwirkungen – 149
13.3.4 Empfehlung für die Altersdepression – 149

13.4 Lichttherapie – 149
13.4.1 Wirksamkeit – 149
13.4.2 Durchführung – 149
13.4.3 Kontraindikation und Nebenwirkungen – 150
13.4.4 Empfehlung für die Altersdepression – 150

13.5 Wachtherapie (Schlafentzugstherapie) – 150
13.5.1 Wirksamkeit – 150
13.5.2 Kontraindikation und Nebenwirkungen – 150
13.5.3 Empfehlung für die Altersdepression – 150

© Springer-Verlag GmbH Deutschland 2017
A. Fellgiebel, M. Hautzinger (Hrsg.), *Altersdepression*,
DOI 10.1007/978-3-662-53697-1_13

13.6 Transkranielle Gleichstromstimulation – 151

13.7 Vagusnervstimulation – 151
13.7.1 Empfehlung für die Altersdepression – 151

13.8 Tiefe Hirnstimulation – 151

Literatur – 152

13.1 · Elektrokonvulsionstherapie

Neben der konventionellen Pharmakotherapie stehen weitere somatische, nichtpharmakologische Behandlungsoptionen zur Verfügung, denen innerhalb dieses Kapitels besondere Aufmerksamkeit geschenkt werden soll. Prinzipiell lassen sich hinsichtlich der somatischen Therapien die Licht- und Wachtherapie von den Hirnstimulationsverfahren unterscheiden.

Eine exponierte Rolle hinsichtlich der somatischen Therapieverfahren ist sicherlich der Elektrokonvulsionstherapie (EKT) zuzuschreiben, da sie das Verfahren darstellt, dessen Daten zur antidepressiven Effektivität aktuell die beste Evidenz aufweisen und dessen Anwendung an vielen Zentren fest in den klinischen Alltag integriert ist. Mit der repetitiven transkraniellen Magnetstimulation (rTMS) steht ein weiteres für die Depressionsbehandlung zugelassenes Hirnstimulationsverfahren zur Verfügung, dessen antidepressive Wirksamkeit bei Patienten mit einer Altersdepression zum gegenwärtigen Zeitpunkt allerdings als nicht vollständig überzeugend gewertet werden muss. Eine Weiterentwicklung der repetitiven transkraniellen Magnetstimulation stellt die Magnetkonvulsionstherapie (MKT) dar, die aktuell nur im Rahmen von klinischen Studien Anwendung findet, die sich aber aufgrund eines sich abzeichnenden günstigeren Nebenwirkungsprofils bei annähernd vergleichbarer antidepressiver Wirksamkeit zu einer Alternative zur Elektrokonvulsionstherapie entwickeln könnte.

Andere Hirnstimulationsverfahren wie die transkranielle Gleichstromstimulation (tDCS), die Vagusnervstimulation (VNS) und die tiefe Hirnstimulation (THS) spielen ebenfalls in der regulären Patientenversorgung derzeit keine Rolle. Möglicherweise werden aber auch diese in der Zukunft eine zunehmende Bedeutung in der Depressionsbehandlung innehaben.

Bzgl. der einzelnen Methoden wird bei deren Vorstellung besonderes Augenmerk auf der Evidenz der Wirksamkeit und, soweit bekannt, dem Wirkmechanismus, der Verträglichkeit und insbesondere dem Stellenwert innerhalb der Versorgung älterer Patienten mit einer depressiven Störung liegen.

13.1 Elektrokonvulsionstherapie

Die Elektrokonvulsionstherapie (EKT) stellt die älteste und am besten untersuchte Hirnstimulationsmethode dar. Der Wirkmechanismus der EKT ist bis dato nicht vollständig bekannt. Nachweislich kommt es zu einer Modulation der dopaminergen, serotonergen und noradrenergen Neurotransmission (Wahlund und von Rosen 2003). Die antidepressive Wirksamkeit beruht auf dem generalisierten Anfall als therapeutisches Agens (Ottosson 1960). Aktuell wird davon ausgegangen, dass dieser die Neurogenese sowie die neuronale Plastizität positiv beeinflusst (Madsen et al. 2000). Hinweise auf strukturelle Hirnschäden durch die EKT ergaben sich bis zum heutigen Tage nicht.

13.1.1 Durchführung

Die Durchführung der EKT erfolgt während einer wenige Minuten dauernden Kurznarkose unter Muskelrelaxation und Präoxygenierung. Die Zusammenarbeit mit einer anästhesiologischen Klinik ist somit zwingend erforderlich. Wie bei allen medizinischen Eingriffen üblich, muss vorab eine ausführliche Aufklärung des Patienten erfolgen. Der Patient muss in die Behandlung und die erforderliche Narkose schriftlich einwilligen.

Mittels Stimulationselektroden an der Kopfhaut wird mit einer Folge rechteckförmiger Kurzstromimpulse ein therapeutischer generalisierter Krampfanfall ausgelöst. In der Regel erfolgt die Stimulation entweder einseitig im Bereich des temporoparietalen Schädels auf der nichtdominanten Hemisphäre, d. h. zumeist rechts, oder beidseitig temporal. Infolge der Muskelrelaxation tritt das Anfallsereignis äußerlich nur geringfügig in Erscheinung, außer an einem vor der Applikation des Muskelrelaxans mit einem Stauschlauch abgebundenen Arm oder Bein, was als makroskopische Kontrolle der Krampfaktivität dient (Cuff-Methode). Während der Behandlung wird heutzutage kontinuierlich eine Elektroenzephalografie (EEG) abgeleitet, die zur Beurteilung der zerebralen Krampfaktivität herangezogen wird. Ebenso wird an dem nicht relaxierten Arm oder Bein eine Elektromyografie (EMG) abgeleitet. Alle Behandlungsparameter werden dokumentiert. Bei Patienten über 65 Jahren sollte initial mit einer Ladung von 10 % stimuliert werden, da die Krampfschwelle mit zunehmendem Lebensalter steigt; bei jüngeren Patienten sollte die anfänglich verwendete elektrische Ladung bei 5 % liegen. Bei einem insuffizienten Anfallsereignis, also einem im iktalen EEG zu beobachtenden Anfallsgeschehen von weniger als 20 s, erfolgt eine jeweilige Verdoppelung der applizierten Ladung bis zum Erreichen der Krampfschwelle. Nach Bestimmung der Krampfschwelle kann die erste effektive Behandlung erfolgen. Hierzu sollte im Falle der unilateralen Stimulation die zum Erreichen der Krampfschwelle ermittelte elektrische Ladung mit dem Faktor 6, im Falle der bilateralen Stimulation mit dem Faktor 3 multipliziert werden.

Der therapeutische generalisierte Krampfanfall sistiert im Allgemeinen spontan nach 30–90 s. Eine Besserung der depressiven Zielsymptomatik stellt das wesentliche Qualitätsmerkmal der Behandlung dar. Nach der Durchführung einer EKT muss der Patient, solange er nicht wach und kontaktfähig ist, unter permanenter ärztlicher Überwachung durch einen Facharzt für Anästhesie verbleiben. Anschließend sollte im stationären Rahmen über einen Zeitraum von 2 h eine weitere Kontrolle der Vigilanz und Vitalparameter durchgeführt werden.

In der Regel wird die EKT in einer Therapieserie bestehend aus 6–12 Behandlungen durchgeführt. Eine Überprüfung der Krampfschwelle und etwaige Neuberechnung der zu applizierenden elektrischen Ladung sollte nach der 4. und 8. Behandlung erfolgen. Ebenso wird nach jeder Behandlung die Güte des Krampfanfalls beurteilt. Die Frequenz der Behandlungen liegt bei 2–3 Behandlungen pro Woche. Bei ausgeprägten kognitiven Nebenwirkungen (► Abschn. 13.1.3.), die im höheren Lebensalter häufiger auftreten, kann zweimalig oder einmalig pro Woche behandelt werden. Falls sich bis zur 6. Behandlung keine Response eingestellt haben sollte, ist bei i. d. R. primär einseitiger Stimulation die Umstellung auf eine beidseitige Stimulation zu erwägen, die prinzipiell jedoch mit einer höheren Wahrscheinlichkeit kognitiver Dysfunktionen einhergeht. Eine EKT-Behandlung sollte nicht beendet werden, bevor potenzierende Maßnahmen, wie die Umstellung auf eine bilaterale Stimulation oder aber die Steigerung der Stimulusintensität, ausgeschöpft sind (APA 2001). Die Behandlung kann beendet werden, wenn über 2–4 Behandlungen eine zufriedenstellende psychopathologische Stabilisierung eingetreten ist.

Nach Beendigung einer EKT-Serie muss in Einzelfall entschieden werden, ob Erhaltungs-EKTs durchgeführt werden sollten. Das Rückfallrisiko binnen der folgenden 6 Monate nach Ende der EKT-Serie liegt bei über 50 % (APA 2001). Generell ist es sinnvoll, bereits während einer EKT-Serie eine zuvor nicht wirkungsvolle pharmakologische Behandlung, beispielsweise durch Umstellung auf ein anderes Antidepressivum, zu modifizieren, da diese nach Beendigung der EKT-Serie keinen ausreichenden rezidivprophylaktischen Schutz bieten wird (Prudic et al. 2004). Die Durchführung einer Erhaltungs-EKT wird immer dann empfohlen, wenn der aktuellen Erkrankungsepisode 3 oder mehr Episoden vorausgegangen sind, es zu einem frühen Wiederauftreten von Krankheitssymptomen nach einer erfolgreich durchgeführten EKT-Serie kam und anamnestisch häufige Rückfälle in Krankheitsepisoden bekannt sind.

13.1.2 Wirksamkeit

Neben weiteren Indikationen ist die EKT v. a. als wirkungsvolle Behandlungsstrategie bei schweren depressiven Episoden mit oder ohne psychotische Symptome anerkannt. Ebenso ist sie zum gegenwärtigen Zeitpunkt als Goldstandard in der Behandlung der therapiesistenten Depression anzusehen, wobei der aktuelle Anwendungsbereich der EKT zu ca. 80 % eben diese Indikation betrifft (Husain et al. 2004). Primär indiziert ist die Behandlung mittels der EKT darüber hinaus bei depressiven Syndromen mit psychotischen Symptomen, depressivem Stupor oder aber einem schweren depressiven Syndrom mit vitaler Gefährdung i. S. einer ausgeprägten Suizidalität oder Ablehnung der Flüssigkeits- und Nahrungseinnahme. Die in der Literatur beschriebenen Remissionsraten liegen ohne vorhergehende Therapieresistenz bei 80–90 %, in der Behandlung therapieresistenter depressiver Syndrome bei 50–60 %. (FDA 2011). Eine deutliche Symptomrückläufigkeit lässt sich zumeist nach ca. 2 Wochen beobachten. Insgesamt handelt es sich bei der EKT um die somatische Behandlungsmethode mit dem schnellsten Ansprechen und der höchsten Remissionsrate.

13.1.3 Sicherheit, Kontraindikationen und Nebenwirkungen

Die EKT ist ein sicheres Behandlungsverfahren, bei dem die Mortalitäts- und Morbiditätsraten extrem gering sind (1:50.000) (Kennedy et al. 2001). Eine

EKT ist kontraindiziert bei kürzlich überstandenem Herzinfarkt oder Hirninfarkt (< 3 Monate), schwersten kardiopulmonalen Funktionseinschränkungen (keine Narkosefähigkeit), schwerer arterieller Hypertonie (hypertensive Krise), erhöhtem Hirndruck, einer mit Begleitödem einhergehenden intrazerebralen Raumforderung und akutem Glaukomanfall. Als relative Kontraindikationen sind instabile Gefäßmissbildung (zerebrales Aneurysma, zerebrales Angiom), Phäochromozytom und Ablatio retinae beschrieben. Hohes Alter, Schwangerschaft und das Tragen eines Herzschrittmachers sind explizit keine Kontraindikationen für eine EKT.

Hinsichtlich potenzieller Nebenwirkungen sollte zwischen Akut- und Langzeiteffekten unterschieden werden. Akuteffekte zeigen eine Dauer von Minuten bis wenige Stunden nach der Behandlung; Langzeiteffekte persistieren teilweise für Wochen bis Monate. 20–45 % der Patienten leiden nach einer EKT unter Kopfschmerzen, die suffizient mit konventionellen Schmerzmitteln zu behandeln sind. Weitere Akuteffekte sind Übelkeit, Schwindel, Muskelschmerzen und Müdigkeit. In 3–5 % der Fälle kann es zu einem postiktalen Unruhezustand kommen, der nach einer Dauer von 15–30 min i. d. R. selbstlimitierend ist. Da die zumeist ausgeprägte innere Unruhe für die Patienten sehr quälend ist, sollte eine zügige Gabe von Diazepam oder Lorazepam i. v. erfolgen. In 1–2 % kommt es nach einer EKT zu einem deliranten Syndrom, das nicht selbstlimitierend ist und analog zum postiktalen Unruhezustand mit Benzodiazepinen behandelt werden sollte. Eine weitere Diagnostik bzgl. der Ursache ist in diesem Fall unabdingbar.

Die häufigsten kognitiven Nebenwirkungen beinhalten kurze Desorientiertheit direkt nach der EKT, anterograde und retrograde Amnesie, globale kognitive Störungen, Störungen der Exekutivfunktionen sowie Konzentrations- und Aufmerksamkeitsstörungen (Kayser et al. 2014a). Retrograde Gedächtnisstörungen persistieren häufig länger (fristig). Dies gilt insbesondere für Ereignisse, die unmittelbar zeitlich mit der EKT zusammenhängen, teilweise aber auch Monate oder sogar Jahre zurückliegen. In der Regel bessern sich jedoch retrograd amnestische Symptome sukzessive binnen der Folgemonate nach Abschluss der Behandlung. Dabei scheinen Patienten mit einer länger anhaltenden postiktalen Reorientierungszeit eine höhere Wahrscheinlichkeit zu haben, schwere und anhaltende retrograd amnestische Symptome zu entwickeln.

Es ist allgemein bekannt, dass bilaterale EKT im Vergleich zu unilateraler Stimulation zu stärkeren kognitiven Nebenwirkungen, meist i. S. einer anterograden und retrograden Amnesie, führt (Sackeim et al. 2000). Es gibt eindeutige Hinweise darauf, dass die rechtsunilaterale Stimulation mit einer elektrischen Ladung der 6-fachen Krampfschwelle eine der bilateralen Stimulation (3-fache Krampfschwelle) vergleichbare Wirksamkeit aufweist (Lisanby et al. 2000). Unter Berücksichtigung der hohen Vulnerabilität älterer Patienten gegenüber kognitiven Nebenwirkungen sollte die unilaterale Therapie den Behandlungsstandard darstellen. Die bilaterale EKT sollte Notfallsituationen vorbehalten bleiben bzw. bei Patienten, die auch bei weiterer Eskalation der elektrischen Ladung nicht respondieren, in Erwägung gezogen werden. Ferner ist in der Literatur ein klarer Zusammenhang zwischen der Ausprägung kognitiver Nebenwirkungen und der Gesamtzahl der Behandlungen bzw. Anzahl der wöchentlichen Behandlungen innerhalb einer EKT-Serie beschrieben, sodass bei ausgeprägten kognitiven Störungen die Behandlungsfrequenz von standardmäßig 3 auf 2 oder eine Behandlung pro Woche reduziert werden sollte.

Hinsichtlich der begleitenden psychopharmakologischen Medikation ist zu beachten, dass bestimmte Pharmaka wie Benzodiazepine oder Neuroleptika möglicherweise zu einer erhöhten Rate an kognitiven Nebenwirkungen führen. Ebenso können Benzodiazepine und Antikonvulsiva zu einer Erhöhung der Krampfschwelle und somit reduzierten Anfallsqualität und Wirksamkeit der EKT führen. Benzodiazepine mit einer kurzen Halbwertzeit wie Lorazepam scheinen die Krampfschwelle jedoch nicht zu beeinflussen und können daher, möglichst zuletzt am Abend vor der nächsten Behandlung, verabreicht werden (Boylan et al. 2000). Grundsätzlich ist eine Behandlung mit Lithium während einer EKT möglich. Allerdings sind neurotoxische Reaktionen unter Lithium häufiger bei älteren Patienten. Lithium kann bei ca. einem von 15 Patienten zu einem akuten Verwirrtheitszustand führen, deutlich seltener kann ein Status epilepticus auftreten. Am Tag der Behandlung sowie am Abend davor sollte die Lithiumgabe pausiert werden.

13.1.4 Empfehlung für die Altersdepression

Ältere Patienten profitieren von einer EKT-Behandlung noch deutlicher als jüngere (Spaans et al. 2015). Dies gilt insbesondere für ältere Patienten mit im Rahmen des depressiven Syndroms aufgetretenen psychotischen Symptomen, die bei älteren wahrscheinlich häufiger auftreten als bei jüngeren und mit einem erhöhten Suizidrisiko einhergehen. Typischerweise bilden sich hier zunächst wahnhafte Überzeugungen zurück; der Appetit und bestehende Schlafstörungen bessern sich im Verlauf, später kommt es zu einer subjektiven Stimmungsaufhellung und einer Stabilisierung des Selbstwertgefühls. Altersübergreifend ist die EKT hinsichtlich der Effektivität und der Wahrscheinlichkeit des Erzielens einer Remission der antidepressiven Pharmakotherapie überlegen, allerdings sinkt ihre Wirksamkeit mit der Dauer der Erkrankungsepisode, sodass ihre Anwendung möglichst frühzeitig und nicht als letzte Wahl, nach zahlreichen infausten anderweitigen Therapieversuchen, erwogen werden sollte. Dennoch wird die EKT in Deutschland im internationalen Vergleich eher selten eingesetzt, was teilweise aufgrund historisch bedingter Vorurteile zu erklären ist (Loh et al. 2013). Bei älteren Patienten, bei Patienten mit einer Depression mit psychotischen Symptomen und bei kardiovaskulären Vorerkrankungen sollte eine Erhaltungs-EKT immer in Erwägung gezogen werden (Kellner et al. 2006).

Nebenwirkungen treten, insbesondere auch aufgrund der höheren Wahrscheinlichkeit komorbider somatischer Erkrankungen, bei älteren Patienten häufiger auf. Oft bestehen Vorerkrankungen des kardiovaskulären Systems wie beispielsweise arterielle Hypertonie, Herzinsuffizienz oder Herzrhythmusstörungen, wobei kardiovaskuläre Komplikationen für geriatrische Patienten die wesentliche Ursache für eine erhöhte Mortalität und Morbidität darstellen (Zielinski et al. 1993). Weitere häufig bestehende Vorerkrankungen sind zerebrale Vorschädigungen, z. B. vaskuläre Läsionen und kognitive Einschränkungen bzw. beginnende Demenzen, sowie ein insgesamt schlechterer Allgemeinzustand und motorische Beeinträchtigungen. Generell sollten Begleiterkrankungen, insbesondere kardiovaskuläre Erkrankungen, vor Beginn einer EKT-Serie, mit Ausnahme der notfälligen Indikation zur Durchführung einer EKT, medikamentös stabil eingestellt sein.

Kurzzeitige oder längerfristige, teilweise erhebliche Beeinträchtigungen der Kognition stellen die grundlegende Nebenwirkung der EKT bei älteren Patienten dar (Sackeim 2000). Ältere depressive Patienten beklagen häufig ausgeprägte Schwierigkeiten hinsichtlich des Abrufs vorhandener Informationen sowie der Speicherung neuer Informationen, die im Wesentlichen auf Aufmerksamkeits- und Konzentrationsdefizite zurückzuführen sind. Die EKT kann zu erheblichen Schwierigkeiten bei der Gedächtniskonsolidierung und bei der Speicherung von Neuinformationen (anterograde Amnesie) führen. Ebenso können retrograde amnestische Symptome i. S. eines erschwerten bzw. nicht möglichen Zugriffs auf bereits gespeicherte Informationen auftreten. Vorbestehende kognitive Störungen sind ein Prädiktor für eine Amnesie nach einer EKT. Amnestische Symptome treten häufiger bei älteren als bei jüngeren Patienten auf. Die Symptome einer anterograden Amnesie bilden sich typischerweise binnen weniger Wochen nach Beendigung einer EKT-Serie vollständig zurück.

- **Fallbeispiel: Behandlung mit Elektrokonvulsionstherapie**

Die stationäre Aufnahme der 70-jährigen pensionierten Lehrerin Frau V. erfolgte aufgrund einer seit ca. 6 Monaten stetig zunehmenden depressiven Symptomatik mit stark gedrückter Stimmung, Antriebslosigkeit, Freud- und Lustlosigkeit, innerer Unruhe, Ein- und Durchschlafstörungen, Konzentrations- und Gedächtnisstörungen sowie zunehmendem Lebensüberdruss. Frau V. war bei der stationären Aufnahme von akuter Suizidalität sicher distanziert. Des Weiteren war in den letzten Monaten ein massiver Gewichtsverlust eingetreten, da die Patientin einerseits unter starker Appetitlosigkeit gelitten hatte, andererseits aber auch wahnhaft von einer im Zusammenhang mit der Nahrungsaufnahme und Tabletteneinnahme auftretenden Übelkeit überzeugt gewesen war. Zuletzt hatte sich Frau V. nur noch von Breikost ernährt. Bzgl. der Übelkeit waren vor der stationären Behandlung in unserer Klinik eine Gastro- und Koloskopie durchgeführt worden, die keinen pathologischen Befund erbracht hatten. Auch eine zuvor erfolgte kranielle Bildgebung mittels Magnetresonanztomografie (MRT) hatte einen altersentsprechenden Normalbefund gezeigt. Vor der stationären Aufnahme war die Patientin in zwei weiteren Kliniken behandelt worden. Aufgrund der geschilderten gastrointestinalen Symptome hatten medikamentöse antidepressive Therapieversuche (Citalopram, Duloxetin, Venlafaxin) vor Erreichen einer suffizienten Wirkdosis, jeweils auf Drängen der Patientin hin, beendet werden müssen. Des Weiteren war es in den verschiedenen Kliniken wiederholt im Rahmen von Therapieversuchen mit Antipsychotika (Amisulprid, Aripiprazol, Olanzapin) zu einem Parkinsonoid gekommen, sodass auch diese hatten beendet werden müssen. Die Medikation bei Aufnahme bestand aus: Mirtazapin Tbl. mg 0-0-0-30; Quetiapin Tbl. mg 0-0-0-75; Lorazepam Tbl. mg 0,25-0,25-0,25-0; Zopiclon Tbl. mg 0-0-0-3,75.

Erstmalig war die Patientin im Alter von 67 Jahren an einer schweren depressiven Episode ohne psychotische Symptome erkrankt. Damals sei sie insbesondere durch den unerwarteten Tod ihres Bruders belastet gewesen. Unter der Therapie mit 30 mg Mirtazapin zur Nacht konnte zum damaligen Zeitpunkt eine vollständige Remission erzielt werden. Vor der aktuellen Episode war es zu einer weiteren depressiven Episode unter bestehender Therapie mit Mirtazapin gekommen, sodass diese um Duloxetin 90 mg/d ergänzt worden war. Diese Kombination führte zu einer erneuten Remission der Symptomatik. Ca. ein halbes Jahr vor Beginn der aktuellen Episode hatte die Patientin Duloxetin eigeninitiativ abgesetzt.

In Anbetracht der schweren wahnhaften Depression und der oben geschilderten Einschränkungen der medikamentösen Therapieoptionen wurde der Patientin eine EKT empfohlen. Deren Beginn verzögerte sich jedoch im Hinblick auf eine mitunter tageweise schwankende Einwilligungsfähigkeit der Patientin und aufgrund der folglich notwendig werdenden Übernahme der gesetzlichen Betreuung für den Bereich der Gesundheitsfürsorge durch einen nahen Verwandten. Zwischenzeitlich erfolgte aufgrund dessen zunächst die Eindosierung von Escitalopram bis 20 mg/d, das im Verlauf auf Drängen der Patientin im Hinblick auf die hierauf zurückgeführte verstärkte Übelkeit auf 10 mg/d reduziert werden musste. Des Weiteren erfolgte aufgrund der stark ausgeprägten innere Unruhe und des zunehmenden Lebensüberdrusses die zwischenzeitliche Dosiseskalation von Lorazepam bis 3 mg/d. Weiterhin führten wir, neben einer Aufdosierung der vorbestehenden Therapie mit Mirtazapin auf 45 mg/d, auch eine rasche Aufdosierung der bereits vorab initiierten Therapie mit Quetiapin auf bis zu 300 mg/d durch. Unter den genannten Maßnahmen trat bis zum Beginn der EKT allenfalls eine minimale Stabilisierung auf. Nach Beginn der Elektrokonvulsionstherapie zeigte sich nach ca. 3 Anwendungen erstmals eine Besserungstendenz, die sich nach der 7. Anwendung auch subjektiv wahrnehmen ließ. Aufgrund dessen, jedoch insbesondere im Hinblick auf deutlich sich im Alltag darstellende Gedächtnisdefizite des Kurz- und Langzeitgedächtnisses, erfolgte nach zunächst 3-mal-wöchentlicher Anwendung die 11. Anwendung eine Woche später und die erste Erhaltungs-EKT einen weiteren Monat später.

Wenige Tage vor der 1. Erhaltungs-EKT gab Frau V. neuerlich eine zunehmende Übelkeit und hiermit einhergehend eine Stimmungsverschlechterung und Antriebsminderung an, sodass wir uns trotz der zwischenzeitlich zwar gebesserten, jedoch noch nicht vollständig remittierten Gedächtnisproblematik zu einer zweiten EKT-Serie und einer Aufdosierung der antidepressiven Medikation mit Escitalopram auf erneut 20 mg/d entschieden. Hierunter zeigte sich wieder eine deutliche Rückläufigkeit des depressiven Syndroms bis hin zur vollständigen Remission. Wir entschlossen uns für die Zeit nach der Entlassung zur Durchführung einer Erhaltungs-EKT, zunächst in 2-wöchigen Abständen für die Dauer von 3 Monaten und dann ggf. in 4-wöchigen Abständen. Die Medikation bei der Beendigung der stationären Therapie bestand aus: Escitalopram Tbl. mg 20-0-0-0; Mirtazapin Tbl. mg 0-0-0-45; Quetiapin Tbl. mg 0-0-0-300; Zopiclon Tbl. mg 0-0-0-3,75. Die Entlassung der Patientin erfolgte in remittiertem Zustand bei subjektivem Wohlbefinden.

13.2 Repetitive transkranielle Magnetstimulation

Bei der repetitiven transkraniellen Magnetstimulation (rTMS) handelt es sich um ein Verfahren, mit dessen Hilfe kortikale Neurone nichtinvasiv durch magnetische Induktion stimuliert oder inhibiert werden können.

13.2.1 Durchführung

Eine typische Behandlungsserie bei depressiver Störung umfasst einen Zeitraum von 2–3 Wochen, wobei Behandlungen an 5–7 Wochentagen erfolgen. Eine auf den Schädel angelegte Magnetspule (Koil) erzeugt hierbei ein zeitlich veränderliches Magnetfeld von 100–400 µs Dauer. Die rTMS wird mit Frequenzen von 1-50 Hz und Impulsserien über 10–30 min durchgeführt.

13.2.2 Wirksamkeit

In zahlreichen randomisierten kontrollierten Studien konnte die akute antidepressive Wirksamkeit der hochfrequenten rTMS des linken dorsolateralen präfrontalen Kortex (DLPFC) nachgewiesen werden (Berlim et al. 2014). 2008 wurde die repetitive transkranielle Magnetstimulation (rTMS) von der amerikanischen Food and Drug Administration (FDA) für die Behandlung der mittelgradigen therapierefraktären Depression zugelassen. Für diese Indikation besteht hinsichtlich der Effektivität der rTMS als Monotherapie oder als Add-On-Therapie eine Klasse I Evidenz (Health Quality Ontario 2016). Bei Patienten mit einer Depression mit psychotischen Symptomen ist die rTMS der EKT unterlegen (Ren et al. 2014).

13.2.3 Kontraindikation und Nebenwirkungen

Absolute Kontraindikationen sind magnetische Metallteile im Schädel, Gehörimplantate oder andere implantierte medizinische Geräte, eine erhöhte Krampfneigung sowie erhöhter intrakranieller Druck. Die häufigste Nebenwirkung sind vorübergehende Kopfschmerzen; selten können als erhebliche Nebenwirkung epileptische Anfälle induziert werden (Rossi et al. 2009). Kognitive Beeinträchtigungen gehören nicht zum Nebenwirkungsprofil der rTMS.

13.2.4 Empfehlung für die Altersdepression

Aktuell finden sich in der Literatur 4 kontrollierte klinische Studien, die spezifisch ältere Patienten mit einem durchschnittlichen Lebensalter von > 60 Jahren berücksichtigten (Figiel et al. 1998; Jorge et al. 2008; Manes et al. 2001; Mosimann et al. 2004). Zusammenfassend muss die aktuelle Datenlage zur Behandlung der Altersdepression mittels rTMS bzgl. der antidepressiven Effektivität als heterogen bewertet werden. Weitere klinische Forschung an repräsentativen Alterskollektiven muss zeigen, ob die Modifikation unterschiedlicher Behandlungsparameter möglicherweise zu einer Etablierung der Methode in der klinischen Praxis führen kann.

13.3 Magnetkonvulsionstherapie

Bei der Magnetkonvulsionstherapie (MKT) handelt es sich um eine Weiterentwicklung der rTMS. Geleitet wurde die Entwicklung der MKT von der Hypothese, dass die mittels magnetischer Felder induzierten Krampfanfälle besser zu fokussieren sind und somit tiefer liegende Hirnstrukturen wie bspw. die Hippocampi, die als maßgeblich bei der Entstehung kognitiver Nebenwirkungen angesehen werden, im Gegensatz zur elektrischen Stimulation bei der EKT nicht mit affektiert werden. Die mit der „Hoch-Dosis-MKT" ausgelösten Krampfanfälle werden in der Literatur denen der mittels EKT ausgelösten als gleichwertig beschrieben (Kayser et al. 2013).

13.3.1 Durchführung

Mithilfe starker magnetischer Felder (bis zu 4 Tesla) werden bei der MKT, vergleichbar zur EKT unter Kurzzeitnarkose und Muskelrelaxation, therapeutische generalisierte Krampfanfälle ausgelöst.

13.3.2 Wirksamkeit

In den bisher veröffentlichten klinischen Wirksamkeitsstudien, in denen etwa 70 Patienten mit therapieresistenter Depression mittels der MKT in vollständigen MKT-Serien behandelt und untersucht wurden, ergibt sich eine Responserate von 38–69 % (Fitzgerald et al. 2013; Kayser et al. 2011; Kayser et al. 2014b; White et al. 2006).

13.3.3 Kontraindikationen und Nebenwirkungen

Kontraindikationen gleichen denen der EKT und betreffen insbesondere das Narkoserisiko. Zusätzlich sind im Schädel vorhandene Metallteile, Gehörimplantate oder andere implantierte medizinische Geräte eine Kontraindikation zur Behandlung mit MKT. Bis dato konnten zu vernachlässigende kognitive Nebenwirkungen nach MKT festgestellt werden (Fitzgerald et al. 2013; Kayser et al. 2011; Kayser et al. 2014b). Insbesondere gab es keine Störungen, die einer retrograden oder anterograden Amnesie entsprachen, die häufig nach EKT berichtet werden und als eine Störung der Funktion der Hippocampi angesehen werden.

13.3.4 Empfehlung für die Altersdepression

Ergebnisse zu spezifischen Untersuchungen der Effektivität und Sicherheit der MKT bei Patienten, die älter als 65 Jahre sind, liegen zum gegenwärtigen Zeitpunkt nicht vor. Unter Berücksichtigung des günstigen kognitiven Nebenwirkungsprofils könnte die MKT jedoch in der Zukunft eine Alternative zur EKT bei schwerer und/oder therapieresistenter Depression im höheren Lebensalter darstellen. Dies gilt insbesondere unter Berücksichtigung der Tatsache, dass kognitive Nebenwirkungen nach EKT bei älteren Patienten häufiger auftreten als bei jüngeren.

13.4 Lichttherapie

Die Lichttherapie ist ein etabliertes Verfahren zur Behandlung der saisonalen Depression, d. h. einer Untergruppe der rezidivierenden depressiven Störung, die einem saisonalen Muster folgt. Typischerweise kommt es bei den betroffenen Menschen zu einem Auftreten depressiver Symptome in den lichtarmen Jahreszeiten, also im Herbst und Winter („Winterdepression"). Als möglicher Wirkmechanismus wird eine durch die Lichttherapie vermehrte Stimulation des Nucleus suprachiasmaticus und somit eine Verbesserung der zirkadianen Rhythmik postuliert (Lieverse et al. 2011).

13.4.1 Wirksamkeit

Die Lichttherapie oder die pharmakologische Behandlung mit einem selektiven Serotonin-Wiederaufnahmehemmer (SSRI) gelten bei saisonal abhängiger Depression als Therapie der 1. Wahl, wobei die Wirksamkeit der Lichttherapie in zahlreichen randomisierten kontrollierten Studien nachgewiesen werden konnte (Golden et al. 2005). Die Responseraten liegen nach 2–3 Wochen bei 60–90 % (Kennedy et al. 2001). Die meisten Patienten verspüren binnen der ersten Behandlungswoche eine Symptomrückläufigkeit, jedoch kann eine vollständige Response bis zu 4 Wochen in Anspruch nehmen. Zumeist tritt nach Absetzen der Lichttherapie ein rasches Wiederauftreten depressiver Symptome ein, sodass die Behandlung für den gesamten Zeitraum der lichtarmen Monate erfolgen sollte und während der Sommermonate abgesetzt werden kann. Die Wirksamkeit bei nicht saisonalen depressiven Syndromen ist in der Literatur weniger gut belegt. Tendenziell ist eher von einer leichten antidepressiven Wirksamkeit als von einer generellen Unwirksamkeit auszugehen (Tuunainen et al. 2004).

13.4.2 Durchführung

Die Lichttherapie wird mit Hilfe eines eigens zu diesem Zweck konzipierten Lichttherapiegeräts (Lichttherapielampe) durchgeführt, das weißes Licht abgibt, bei dem der UV-Anteil herausgefiltert wird. Die Beleuchtungsstärke beträgt, in Abhängigkeit von der verwendeten Lichttherapielampe, 2.500–10.000 Lux. Die Therapiedauer sollte bei 2.500-Lux-Geräten bei ca. 2 Stunden und bei 10.000-Lux-Geräten bei ca. 30 min pro Tag liegen. Die Behandlung sollte morgens, möglichst zeitnah nach dem Aufstehen, erfolgen. Dabei sollte das Lichttherapiegerät 50–80 cm von dem Patienten entfernt positioniert werden. Die Augen müssen bei der Durchführung geöffnet sein und dürfen nicht durch eine Sonnenbrille oder anderes verdeckt werden. Die Therapie kann parallel zu alltäglichen Tätigkeiten durchgeführt werden, allerdings sollte jede Minute für wenige Sekunden direkt in die Lichtquelle gesehen werden.

13.4.3 Kontraindikation und Nebenwirkungen

Prinzipiell bestehen keine Kontraindikationen, jedoch sollten bei gleichzeitiger Medikation mit fotosensibilisierenden Medikamenten entsprechende Vorsichtsmaßnahmen getroffen werden. An Nebenwirkungen werden u. a. überanstrengte Augen, Sehstörungen, Kopfschmerzen und Übelkeit beklagt, wobei diese zumeist nur leicht ausgeprägt sind und im Zuge der Fortführung der Behandlung oftmals sistieren.

13.4.4 Empfehlung für die Altersdepression

Speziell bzgl. der Behandlung nichtsaisonaler Depressionen bei älteren Patienten finden sich Hinweise, dass diese von einer lichttherapeutischen Behandlung profitieren können. So ließen sich in einer 3-wöchigen kontrollierten klinischen Studie, in der Lichttherapie mit einer Placebobehandlung an 89 älteren Probanden (Durchschnittsalter 69 Jahre) verglichen wurde, insbesondere eine Verbesserung der Zielsymptome „Stimmung" und „Schlafstabilität" in der Verumgruppe beobachten (Lieverse et al. 2011). Prinzipiell finden sich in der Literatur keine spezifischen Studien zur Wirksamkeit der Lichttherapie bei saisonaler Depression im höheren Lebensalter. Die Lichttherapie ist mit anderen therapeutischen Optionen kombinierbar.

13.5 Wachtherapie (Schlafentzugstherapie)

Als Wachtherapie (Schlafentzugstherapie) wird die therapeutische Restriktion des Nachtschlafes bezeichnet. Die Hauptindikation des Schlafentzuges ist die depressive Episode. Die Schlafentzugstherapie kann bei nichtmedizierten Patienten oder als ergänzende Maßnahme zu anderen antidepressiven Therapien eingesetzt werden. Ebenso ist eine Ergänzung mit einer Lichttherapie (▶ Abschn. 13.4.) denkbar. Der eigentliche Wirkmechanismus ist bislang nicht geklärt. Bei depressiven Menschen ist in den meisten Fällen die Schlafarchitektur gestört. Die REM-Phasen sind häufig vorverlagert und verlängert. Durch die Schlafentzugstherapie kann es zu einer Resynchronisation und Wiederherstellung der ursprünglichen Schlafarchitektur kommen.

13.5.1 Wirksamkeit

Bei ca. 60 % der Patienten kommt es nach komplettem Schlafentzug zu einer zeitnahen, kurzfristigen Besserung der depressiven Symptomatik (Wirz-Justice and Van den Hoofdakker 1999). In der Regel ist der hervorgerufene Effekt jedoch nicht anhaltend, sodass es nach einem kompletten Schlafentzug binnen kurzer Zeit zu einer erneuten Symptomintensivierung kommt. Ca. 15 % der Patienten zeigen nach komplettem Schlafentzug eine anhaltenden Response (Kennedy et al. 2001). Entscheidend für die Wirksamkeit einer Schlafentzugstherapie ist, dass der Patient, abgesehen von den kalkulierten Schlafphasen, im Laufe des darauffolgenden Tages nach der Wachtherapie nicht schläft.

13.5.2 Kontraindikation und Nebenwirkungen

Bei Patienten mit zerebralen Krampfleiden, wahnhafter Depression, akuter Suizidalität oder Multimorbidität sollte die Indikation zurückhaltend gestellt werden, da es bei diesen Patienten zu einer Verschlechterung der Symptomatik kommen kann.

13.5.3 Empfehlung für die Altersdepression

Spezifische Daten zur Behandlung der Altersdepression mittels Wachtherapie finden sich in der Literatur nicht. Eine kontrollierte klinische Studie aus dem Jahr 2005 untersuchte an 80 Probanden, ob es bei älteren Patienten mit einer Major Depression nach einmaligem kompletten Schlafentzug zu einem schnelleren Ansprechen auf eine neu begonnene antidepressive Pharmakotherapie mit Paroxetin im Vergleich zum Beginn der Pharmakotherapie ohne vorherigen Schlafentzug käme (Reynolds et al. 2005). Nach 2 Wochen fanden sich keine signifikanten

Unterschiede hinsichtlich der Responserate. Vielmehr ergaben sich Hinweise, dass die Responserate nach der Schlafentzugsbehandlung und konsekutiver SSRI-Behandlung eher niedriger sein könnte als ohne.

13.6 Transkranielle Gleichstromstimulation

Die transkranielle Gleichstromstimulation (transcranial direct current stimulation, tDCS) ist eine nichtinvasive, nichtkonvulsive Hirnstimulationsmethode, die am wachen Patienten durchgeführt wird. Es kommt durch die tDCS zu einer Veränderung der kortikalen Erregbarkeit, des zerebralen Blutflusses und der Genexpression von brain-derived neurotrophic factor (BDNF) (Fritsch et al. 2010; Zheng et al. 2011).

Über 2 an der Kopfhaut platzierte Elektroden wird ein Gleichstrom appliziert. Die Stromstärke des zwischen Anode und Kathode fließenden Stroms beträgt hierbei ca. 1 mA.

In der Literatur finden sich hinsichtlich der antidepressiven Wirksamkeit unterschiedliche Ergebnisse (Kalu et al. 2012); Blumberger et al. 2012; Brunoni et al. 2013).

Nebenwirkungen wie Hauterwärmung oder Schwindel hängen von der Platzierung der Elektroden, der Intensität der Stromapplikation und der Länge der Behandlung ab. Das Risiko des Auslösens eines epileptischen Anfalls besteht nicht.

Derzeit liegen keine Daten zur Behandlung der Altersdepression mittels tDCS vor. Es ist der Therapie sicher zugutezuhalten, dass sie sehr gut verträglich und nicht invasiv ist. Nur die weitere Untersuchung der Methode in klinischen Studien an repräsentativen Patientenpopulationen wird die Frage nach deren Nützlichkeit in der Behandlung der Altersdepression klären können.

13.7 Vagusnervstimulation

Die Vagusnervstimulation (VNS) wurde 1997 zur Behandlung therapierefraktärer Epilepsien durch die FDA zugelassen. 2005 erfolgte in den USA die FDA-Zulassung zur Behandlung der therapieresistenten Depression.

Durch Implantation eines Schrittmachers wird der linke N. vagus periodisch (meist alle 5 min über 30 s) elektrisch stimuliert, was über die Nervenleitung zu einer Fortleitung elektrischer Signale zum limbischen System und zu kortikalen Arealen führt.

In der Literatur finden sich Hinweise aus einer Metaanalyse (Berry et al. 2013), dass es durch die VNS im Vergleich zu einer Standardbehandlung zu einer signifikanten Reduktion depressiver Symptome kommen kann. Die einzige bis dato veröffentlichte kontrollierte Studie erbrachte keine signifikante Überlegenheit der VNS gegenüber Placebo (Rush et al. 2005).

13.7.1 Empfehlung für die Altersdepression

Bzgl. der Behandlung der Altersdepression liegen gegenwärtig keine Daten zur Wirksamkeit und Sicherheit vor, sodass an dieser Stelle für die VNS keine Empfehlung abgegeben werden kann.

13.8 Tiefe Hirnstimulation

Bei der tiefen Hirnstimulation (THS) handelt es sich um das invasivste aller Hirnstimulationsverfahren. Die THS wird seit Anfang der 1990er Jahre mit Erfolg zur Behandlung verschiedener neurologischer Erkrankungen eingesetzt. Die erste Implantation erfolgte zur Behandlung eines Tremors bei Morbus Parkinson (Limousin et al. 1995). Der Wirkmechanismus ist nicht bekannt. Die THS ist von der FDA zur Behandlung des Morbus Parkinson und der schweren Zwangsstörung zugelassen, nicht jedoch zur Behandlung der therapieresistenten Depression.

Im Rahmen eines neurochirurgischen Eingriffs werden stereotaktisch uni- oder bilateral Elektroden in das Gehirn eingebracht. Wie bei jedem operativen Eingriff bestehen Risiken durch die Narkose, ebenso kann es nach der Operation zu Blutungen, Infektionen und Wundheilungsstörungen kommen.

Seit der Durchführung einer randomisiert-kontrollierten Studie mit Placebostimulation sind bei teilweise hoher Placeboresponse Bedenken hinsichtlich der spezifischen antidepressiven Wirksamkeit des Verfahrens aufgekommen (Dougherty et al. 2015).

Neuere Zielstrukturen wie beispielsweise das mediale Vorderhirnbündel könnten in Zukunft eine Perspektive für weitere Studien darstellen (Schlaepfer et al. 2014).

Bislang liegen keine Daten zur Behandlung älterer Patienten mit der THS vor. Möglicherweise sollten zunächst geeignete neuroanatomische Zielstrukturen von Patienten mit Altersdepression identifiziert werden, bevor die klinische Forschung auf diesem Gebiet fortgesetzt wird.

Literatur

APA (American Psychiatric Association) (2001) The practice of ECT: recommendations for treatment, training, and privileging: a task force report of the American Psychiatric Association, 2. Aufl. Am J Psychiatry 159(2):331

Berlim MT, van den Eynde F, Tovar-Perdomo S, Daskalakis ZJ (2014) Response, remission and drop-out rates following high-frequency repetitive transcranial magnetic stimulation (rTMS) for treating major depression: a systematic review and meta-analysis of randomized, double-blind and sham-controlled trials. Psychol Med 44:225–239

Berry SM, Broglio K, Bunker M, Jayewardene A, Olin B, Rush AJ (2013) A patient-level meta-analysis of studies evaluating vagus nerve stimulation therapy for treatment-resistant depression. Med Devices 6:17–35

Blumberger DM, Tran LC, Fitzgerald PB, Hoy KE, Daskalakis ZJ (2012) A randomized double-blind sham-controlled study of transcranial direct current stimulation for treatment-resistant major depression. Front Psychiatry 3:74

Boylan LS, Haskett RF, Mulsant BH, Greenberg RM, Prudic J, Spicknall K, Lisanby SH, Sackeim HA (2000) Determinants of seizure threshold in ECT: benzodiazepine use, anesthetic dosage, and other factors. J ECT 16:3–18

Brunoni AR, Valiengo L, Baccaro A, Zanao TA, de Oliveira JF, Goulart A, Boggio PS, Lotufo PA, Bensenor IM, Fregni F (2013) The sertraline vs. electrical current therapy for treating depression clinical study: results from a factorial, randomized, controlled trial. JAMA Psychiatry 70:383–391

Dougherty DD, Rezai AR, Carpenter LL, Howland RH, Bhati MT, O'Reardon JP, Eskandar EN, Baltuch GH, Machado AD, Kondziolka D, Cusin C, Evans KC, Price LH, Jacobs K, Pandya M, Denko T, Tyrka AR, Brelje T, Deckersbach T, Kubu C, Malone DA Jr (2015) A randomized sham-controlled trial of deep brain stimulation of the ventral capsule/ventral striatum for chronic treatment-resistant depression. Biol Psychiatry 78:240–248

FDA (2011) FDA Executive summary. Meeting to discuss the classification of electroconvulsive therapy devices (ECT). FDA

Figiel GS, Epstein C, McDonald WM, Amazon-Leece J, Figiel L, Saldivia A, Glover S (1998) The use of rapid-rate transcranial magnetic stimulation (rTMS) in refractory depressed patients. J Neuropsychiatry Clin Neurosci 10:20–25

Fitzgerald PB, Hoy KE, Herring SE, Clinton AM, Downey G, Daskalakis ZJ (2013) Pilot study of the clinical and cognitive effects of high-frequency magnetic seizure therapy in major depressive disorder. Depress Anxiety 30:129–136

Fritsch B, Reis J, Martinowich K, Schambra HM, Ji Y, Cohen LG, Lu B (2010) Direct current stimulation promotes BDNF-dependent synaptic plasticity: potential implications for motor learning. Neuron 66:198–204

Golden RN, Gaynes BN, Ekstrom RD, Hamer RM, Jacobsen FM, Suppes T, Wisner KL, Nemeroff CB (2005) The efficacy of light therapy in the treatment of mood disorders: a review and meta-analysis of the evidence. Am J Psychiatry 162:256–262

Health Quality Ontario (2016) Repetitive transcranial magnetic stimulation for treatment-resistant depression: a systematic review and meta-analysis of randomized controlled trials. Ont Health Technol Assess Ser 16:1–66

Husain MM, Rush AJ, Fink M, Knapp R, Petrides G, Rummans T, Biggs MM, O'Connor K, Rasmussen K, Litle M, Zhao W, Bernstein HJ, Smith G, Mueller M, McClintock SM, Bailine SH, Kellner CH (2004) Speed of response and remission in major depressive disorder with acute electroconvulsive therapy (ECT): a consortium for research in ECT (CORE) report. J Clin Psychiatry 65:485–491

Jorge RE, Moser DJ, Acion L, Robinson RG (2008) Treatment of vascular depression using repetitive transcranial magnetic stimulation. Arch Gen Psychiatry 65:268–276

Kalu UG, Sexton CE, Loo CK, Ebmeier KP (2012) Transcranial direct current stimulation in the treatment of major depression: a meta-analysis. Psychol Med 42:1791–1800

Kayser S, Bewernick BH, Grubert C, Hadrysiewicz BL, Axmacher N, Schlaepfer TE (2011) Antidepressant effects, of magnetic seizure therapy and electroconvulsive therapy, in treatment-resistant depression. J Psychiatr Res 45:569–576

Kayser S, Bewernick BH, Hurlemann R, Soehle M, Schlaepfer TE (2013) Comparable seizure characteristics in magnetic seizure therapy and electroconvulsive therapy for major depression. Eur Neuropsychopharmacol 23:1541–1550

Kayser S, Bewernick BH, Conca A, Grözinger M, Henkel K, Prapotnik M, Schläpfer TE (2014a) Sicherheits- und Nebenwirkungsprofil der EKT. In: Grözinger M, Conca A, Nickl-Jockschat T, Di Pauli J (Hrsg) Elektrokonvulsionstherapie kompakt. Für Zuweiser und Anwender. Springer, Heidelberg, S 81–95

Kayser S, Bewernick BH, Matusch A, Hurlemann R, Soehle M, Schlaepfer TE (2014b) Magnetic seizure therapy in treatment-resistant depression: clinical, neuropsychological and metabolic effects. Psychol Med 45:1–20

Kellner CH, Knapp RG, Petrides G, Rummans TA, Husain MM, Rasmussen K, Mueller M, Bernstein HJ, O'Connor K, Smith G, Biggs M, Bailine SH, Malur C, Yim E, McClintock S, Sampson S, Fink M (2006) Continuation electroconvulsive therapy vs pharmacotherapy for relapse prevention in major depression: a multisite study from the Consortium for Research in Electroconvulsive Therapy (CORE). Arch Gen Psychiatry 63:1337–1344

Kennedy SH, Lam RW, Cohen NL, Ravindran AV, Group CDW (2001) Clinical guidelines for the treatment of depressive disorders. IV. Medications and other biological treatments. Can J psychiatry 46 (Suppl 1):38S–58S

Lieverse R, Van Someren EJ, Nielen MM, Uitdehaag BM, Smit JH, Hoogendijk WJ (2011) Bright light treatment in elderly patients with nonseasonal major depressive disorder: a randomized placebo-controlled trial. Arch Gen Psychiatry 68:61–70

Limousin P, Pollak P, Benazzouz A, Hoffmann D, Le Bas JF, Broussolle E, Perret JE, Benabid AL (1995) Effect of parkinsonian signs and symptoms of bilateral subthalamic nucleus stimulation. Lancet 345:91–95

Lisanby SH, Maddox JH, Prudic J, Devanand DP, Sackeim HA (2000) The effects of electroconvulsive therapy on memory of autobiographical and public events. Arch Gen Psychiatry 57:581–590

Loh N, Nickl-Jockschat T, Sheldrick AJ, Grozinger M (2013) Accessibility, standards and challenges of electroconvulsive therapy in Western industrialized countries: a German example. World J Biol Psychiatry 14:432–440

Madsen TM, Treschow A, Bengzon J, Bolwig TG, Lindvall O, Tingstrom A (2000) Increased neurogenesis in a model of electroconvulsive therapy. Biol Psychiatry 47:1043–1049

Manes F, Jorge R, Morcuende M, Yamada T, Paradiso S, Robinson RG (2001) A controlled study of repetitive transcranial magnetic stimulation as a treatment of depression in the elderly. Int Psychogeriatr 13:225–231

Mosimann UP, Schmitt W, Greenberg BD, Kosel M, Muri RM, Berkhoff M, Hess CW, Fisch HU, Schlaepfer TE (2004) Repetitive transcranial magnetic stimulation: a putative add-on treatment for major depression in elderly patients. Psychiatry Res 126:123–133

Ottosson JO (1960) Experimental studies of the mode of action of electroconvulsive therapy: Introduction. Acta Psychiatr Scand Suppl 35:5–6

Prudic J, Olfson M, Marcus SC, Fuller RB, Sackeim HA (2004) Effectiveness of electroconvulsive therapy in community settings. Biol Psychiatry 55:301–312

Ren J, Li H, Palanlyappan L, Liu H, Wang J, Li C, Rossini PM (2014) Repetitive transcranial magnetic stimulation versus electroconvulsive therapy for major depression: a systematic review and meta-analysis. Prog Neuropsychopharmacol Biol Psychiatry 51:181–189

Reynolds CF 3rd, Smith GS, Dew MA, Mulsant BH, Miller MD, Schlernitzauer M, Stack JA, Houck PR, Pollock BG (2005) Accelerating symptom-reduction in late-life depression: a double-blind, randomized, placebo-controlled trial of sleep deprivation. Am J Geriatr Psychiatry 13:353–358

Rossi S, Hallett M, Rossini PM, Pascual-Leone A, Safety of TMSCG (2009) Safety, ethical considerations, and application guidelines for the use of transcranial magnetic stimulation in clinical practice and research. Clin Neurophysiol 120:2008–2039

Rush AJ, Marangell LB, Sackeim HA, George MS, Brannan SK, Davis SM, Howland R, Kling MA, Rittberg BR, Burke WJ, Rapaport MH, Zajecka J, Nierenberg AA, Husain MM, Ginsberg D, Cooke RG (2005) Vagus nerve stimulation for treatment-resistant depression: a randomized, controlled acute phase trial. Biol Psychiatry 58:347–354

Sackeim HA (2000) Memory and ECT: from polarization to reconciliation. J ECT 16:87–96

Sackeim HA, Prudic J, Devanand DP, Nobler MS, Lisanby SH, Peyser S, Fitzsimons L, Moody BJ, Clark J (2000) A prospective, randomized, double-blind comparison of bilateral and right unilateral electroconvulsive therapy at different stimulus intensities. Arch Gen Psychiatry 57:425–434

Schlaepfer TE, Bewernick BH, Kayser S, Hurlemann R, Coenen VA (2014) Deep brain stimulation of the human reward system for major depression – rationale, outcomes and outlook. Neuropsychopharmacology 39:1303–1314

Spaans HP, Sienaert P, Bouckaert F, van den Berg JF, Verwijk E, Kho KH, Stek ML, Kok RM (2015) Speed of remission in elderly patients with depression: electroconvulsive therapy v. medication. Br J Psychiatry 206:67–71

Tuunainen A, Kripke DF, Endo T (2004) Light therapy for non-seasonal depression. Cochrane Database Syst Rev: CD004050

Wahlund B, von Rosen D (2003) ECT of major depressed patients in relation to biological and clinical variables: a brief overview. Neuropsychopharmacology 28 (Suppl 1):21–26

White PF, Amos Q, Zhang Y, Stool L, Husain MM, Thornton L, Downing M, McClintock S, Lisanby SH (2006) Anesthetic considerations for magnetic seizure therapy: a novel therapy for severe depression. Anesth Analg 103:76–80

Wirz-Justice A, Van den Hoofdakker RH (1999) Sleep deprivation in depression: what do we know, where do we go? Biol Psychiatry 46:445–53

Zheng X, Alsop DC, Schlaug G (2011) Effects of transcranial direct current stimulation (tDCS) on human regional cerebral blood flow. NeuroImage 58:26–33

Zielinski RJ, Roose SP, Devanand DP, Woodring S, Sackeim HA (1993) Cardiovascular complications of ECT in depressed patients with cardiac disease. Am J Psychiatry 150:904–909

Ergotherapie bei Altersdepression

Sebastian Voigt-Radloff, Cordula Prinz, Juliane Eßwein, Bettina Wittfoth, Susan Lewin

14.1 Was ist Ergotherapie? – 156

14.2 Ergotherapie bei Altersdepression – 156

14.3 Ergotherapie in psychiatrischen Akutkrankenhäusern und Tageskliniken – 160

14.4 Ergotherapie in Rehabilitationskliniken – 161

14.5 Ambulante Ergotherapie – 163

14.6 Ausblick – 165

Literatur – 165

© Springer-Verlag GmbH Deutschland 2017
A. Fellgiebel, M. Hautzinger (Hrsg.), *Altersdepression*,
DOI 10.1007/978-3-662-53697-1_14

14.1 Was ist Ergotherapie?

Ergotherapie geht davon aus, dass Betätigung, d. h. regelmäßig durchgeführte und vom Patienten als bedeutsam erlebte Alltagsaktivität, zur Genesung und Verbesserung der Lebensqualität beiträgt (Hagedorn 2009a). Ergotherapeuten nutzen sinnvolle Betätigungen aus den Lebensbereichen Selbstversorgung, Freizeit und Produktivität, um ein höchstmögliches Maß an Kompetenz, Autonomie und Lebenszufriedenheit für ihre Klientel zu erreichen. Sie setzen Aktivitäten ein, um körperliche, kognitive und psychosoziale Fähigkeiten zu trainieren. Des Weiteren beraten und schulen Ergotherapeuten Angehörige in der Unterstützung des Patienten. So werden Angehörige beispielsweise zu den Auswirkungen von Altersdepression im Alltag beraten und darin ermutigt, statt den Patienten mit Vorwürfen unter Druck zu setzen, eher vorsichtig z. B. zu leichter körperlicher Bewegung zu motivieren.

Ergotherapie setzt Ansätze aus mehreren in der Literatur beschriebenen psychosozialen Verfahren ein (Dirmaier et al. 2010): Psychoedukation und Problemlösetherapie, Entspannungsverfahren und Bewegungstherapie sowie den Aufbau von positiven kreativen, kulturellen und sozialen Alltagsaktivitäten (Rekreationstherapie). Dabei ist das Ziel der Ergotherapie immer, gewohnte und als wichtig empfundene Tätigkeiten des täglichen Lebens zu identifizieren, trotz reduzierter psychosozialer Leistungsfähigkeit aufrechtzuerhalten und in einem therapeutischen Prozess als erfolgreiches Alltagerleben zu implementieren.

Bei Altersdepression bedroht das gehäufte Misslingen von früher selbstverständlichen Alltagsaktivitäten das Selbstwertgefühl des Menschen. Im Verständnis der Ergotherapie ist das tägliche Erleben erfolgreichen Handelns zur Erhaltung eines positiven Selbstbildes notwendig.

14.2 Ergotherapie bei Altersdepression

Depressive Symptome können sich bei älteren Menschen negativ auf die Ausübung von Aktivitäten des täglichen Lebens auswirken (Grigsby et al. 1998). Leibold et al. (2014) untersuchten in ihrer qualitativen Studie Aktivitätsveränderung bei Menschen mit Altersdepression. Gründe für eine Fortführung von Aktivitäten waren die gewünschte Ablenkung von negativen Gedanken oder ein mit der Aufgabe verbundenes Pflichtgefühl wie z. B. die Versorgung eines Tieres oder die Verabredung mit anderen Personen. Aktivitäten wurden eingestellt, wenn sie 1.) mehr Energie erforderten, als den Betroffenen in der depressiven Episode zu Verfügung stand, 2.) nicht mehr als bedeutungsvoll erlebt wurden oder 3.) von Schmerzen begleitet waren.

Ergotherapie stellt die Verbindung zwischen dem Patienten, seinen Betätigungen und seiner Umwelt her. Je nachdem, wodurch der Patient Einschränkungen in der Durchführung der für ihn wichtigen Aktivitäten erfährt, trainieren Ergotherapeuten die dafür erforderlichen Funktionen, passen die Umweltfaktoren an oder vereinfachen die Betätigung in Abstimmung mit dem Patienten. Diese Wechselwirkung zwischen der Person, ihrer Betätigung und der Umwelt ist die Grundannahme in den internationalen Theoriemodellen der Ergotherapie (Hagedorn 2009a). Zentrale Begriffe des Canadian Model of Occupational Performance and Engagement (CMOP-E) sind Klientenzentrierung und Betätigungsperformanz (Townsend und Polatajko 2007). Basierend auf der klientenzentrierten Psychotherapie nach Rogers geht die Klientenzentrierung im CMOP-E davon aus, dass der Patient Experte für sein eigenes Betätigungsverhalten ist und der Therapeut die Behandlung partnerschaftlich mit ihm gestaltet. Betätigungsperformanz bezeichnet die Fertigkeiten des Menschen, Betätigungen auszuwählen, zu organisieren und so auszuführen, dass er sich zufriedenstellend selbst versorgen und am gesellschaftlichen Leben teilhaben kann. In dem Model of Human Occupation (MOHO; Kielhofner und Forsyth 2008) wird menschliches Handeln durch 3 Komponenten erklärt.

- **Volition**: Werte, Selbstbild und Interessen beeinflussen, welche Betätigungen Personen auswählen und für wichtig erachten.
- **Habituation**: Die verinnerlichten Rollen und Gewohnheiten strukturieren die Betätigungen des Menschen z. B. im Tages- oder Wochenablauf oder in der Häufigkeit ihrer Durchführung.

- **Performanzvermögen**: Die motorischen, mentalen und Kommunikationsfähigkeiten bestimmen, wie (gut) der Mensch die jeweilige Betätigung ausführt. Auch MOHO misst der Umwelt eine einflussreiche Rolle auf die Betätigung des Menschen zu.

Im Folgenden soll die ergotherapeutische Vorgehensweise anhand eines Fallbeispiels veranschaulicht werden.

- **Fallbeispiel: Indikation für Ergotherapie bei Altersdepression**

Herr K. ist 67 Jahre alt und lebt alleine in einer Wohneinrichtung für Senioren in einer deutschen Großstadt. Regelmäßig überprüft die ambulante Pflege seine Medikamente und seinen Blutzucker. Ebenso erhält er auch Unterstützung von einer Sozialarbeiterin.

Zu den zwei erwachsenen Töchtern aus zwei verschiedenen Partnerschaften unterhält Herr K. guten und regelmäßigen Kontakt, jedoch über weite Entfernung, da eine Tochter in England und die andere in Deutschland weiter entfernt lebt. Herr K. hat bereits mit 14 Jahren die Schule verlassen und kann aufgrund dessen kaum lesen und schreiben. Dennoch hat er stets gearbeitet, hauptsächlich auf Baustellen und in der Metallverarbeitung. Die Arbeit war ihm immer sehr wichtig, daher hat er in seinen vielen Berufsjahren nur selten am Arbeitsplatz gefehlt. Aus dieser Zeit hat Herr K. noch immer Freunde und Bekannte, mit denen er sich einmal im Monat in einer Gastwirtschaft trifft.

Vor 3 Jahren wurden bei Herrn K. Diabetes mellitus und Bluthochdruck diagnostiziert, zudem erkrankte er an einer Grippe und musste wegen seines Bluthochdrucks mehrmals im Krankenhaus behandelt werden. In dieser Zeit traten bei ihm auch gehäuft Rücken- und Gelenkschmerzen auf. Er ging nur noch selten zu den monatlichen Treffen mit seinen ehemaligen Arbeitskollegen und hielt sich nur noch zu Hause auf, weil er sich für seine Gebrechen und Einschränkungen schämte. Abgesehen von den regelmäßigen Telefonaten mit seinen Töchtern konnte er sich für nichts mehr interessieren. Seine Stimmung wurde immer schlechter und sank teilweise so stark, dass er an manchen Tagen die Lust am Leben verlor.

Zudem bekam er sehr viele neue Medikamente, oft vergaß er die Einnahme oder verwechselte seine Tabletten. Für seinen Haushalt fehlte ihm mehr und mehr die Energie, sodass er die Haushaltsführung auf ein Minimum reduzierte. Wegen seiner Schmerzen suchte er häufig seinen Hausarzt auf. Dieser empfahl ihm nach einiger Zeit, sich in der gerontopsychiatrischen Ambulanz vorzustellen. Dort verschrieb ihm der Psychiater zunächst ambulante Ergotherapie in einer Praxis und riet ihm anschließend zu einem Besuch in der Tagesklinik.

- **Darstellung der Methoden anhand des Fallbeispiels**

Herr K. präsentiert Probleme in allen 3 MOHO-Komponenten. Sein Performanzvermögen ist durch die somatischen Erkrankungen, seine Lese- und Schreibschwäche und durch depressionsbedingte kognitive Einbußen reduziert. Die Depression wirkt sich auch auf die Volition aus. Werte wie Fleiß, das Selbstbild eines „unverwüstlichen Arbeiters" und das Interesse, sich mit Kollegen zu treffen, verlieren in seiner Wahrnehmung an Relevanz. Aktivitätserhaltende Gewohnheiten (Habituation) wie die regelmäßige Haushaltsführung und Mahlzeitenzubereitung sowie der monatliche soziale Kontakt zu den Kollegen werden aufgegeben. Jede therapeutische Intervention sollte laut MOHO darauf beruhen, den Patienten mit seinen Interessen und Werten, seinen Gewohnheiten und Rollen sowie seiner persönlichen Leistungswahrnehmung zu verstehen und zu respektieren. Die therapeutische Beziehung sollte davon getragen sein, den Patienten in seinen Entscheidungen, Handlungen und Erfahrungen zu unterstützen (Forsyth und Kielhofner 2008). Deshalb betonen sowohl das CMOP-E als auch das MOHO die klientenzentrierte Grundhaltung im ergotherapeutischen Prozess. Hier legt Ergotherapie ihr Hauptaugenmerk darauf, welche Betätigungen der Patient als sinnstiftend und bedeutungsvoll empfindet, welche alltäglichen Aktivitäten er wie (gut) durchführt und wie zufrieden er mit der Durchführung ist. Für die Ermittlung solcher Informationen stellen die ergotherapeutischen Modelle Fragebögen zur Verfügung, die auch für ältere Menschen genutzt werden können. Einige Assessmentverfahren des CMOP-E und des MOHO sind auch in deutscher Sprache verfügbar, so z. B. die Interessen- und Rollenchekliste

(Kielhofner et al. 2012), das Assessment der Kommunikations- und Interaktionsfähigkeiten (Forsyth et al. 2011), der Fragebogen zur Volition (de la Heras et al. 2009) und das COPM (Canadian Occupational Performance Measure; Law et al. 2009). Im COPM quantifiziert der Patient die von ihm erlebten Einschränkungen in der Betätigungsperformanz und seine (Un-)Zufriedenheit mit der derzeitigen Performanz. Anhand einer Wichtigkeitsskala kann im Anschluss eine Hierarchie der zu bearbeitenden Ziele erstellt werden. Auch können im COPM Veränderungen der Betätigungsperformanz im Therapieverlauf aufgezeigt werden.

Grundsätzlich wird der ergotherapeutische Prozess in 3 Phasen eingeteilt:
- Befundaufnahme,
- Intervention und
- Ergebnisanalyse.

Um ein umfassendes klares Bild der Betätigungsprobleme eines älteren Menschen mit Depression zu bekommen, sollte der Ergotherapeut in seiner Gesprächs- und Beziehungsgestaltung klientenzentriert mit einer Grundhaltung nach Rogers vorgehen. Bei der Befundaufnahme sollte er gemeinsam mit dem Patienten Aktivitäten ermitteln, die in der Vergangenheit durchgeführt, aber aufgrund der Altersdepression eingestellt wurden. Hier können Anpassungen des Umfeldes (Erstellen eines Helfersystems) oder der Aktivität (Vereinfachung von Arbeitsabläufen) dazu führen, dass der Patient diese Aktivität wieder als durchführbar erlebt (Leibold et al. 2014).

Im Falle von Herrn K. bedeutet dies, dass der Ergotherapeut bei der Befundaufnahme erfragt, wie er in der Vergangenheit Betätigungen durchgeführt hat. Des Weiteren wendet er das COPM an, um Betätigungsprobleme und Veränderungswünsche zu dokumentieren. Zunächst wird Herr K. gefragt, welche Dinge er tun möchte, muss und welche Dinge im alltäglichen Wochenablauf von ihm erwartet werden. Dann erfragt der Ergotherapeut die Dinge, die Herrn K. aktuell Schwierigkeiten bereiten bzw. die er nicht mehr zu seiner Zufriedenheit ausführen kann. Diese soll er dann in einem 3. Schritt nach Wichtigkeit sortieren und in einem 4. Schritt einschätzen auf einer Skala von 1–10, wie gut (1 = überhaupt nicht bis 10 = sehr gut) ihm die Durchführung der genannten Betätigung aktuell gelingt (Performanz) und wie zufrieden (1 = überhaupt nicht zufrieden bis 10 = sehr zufrieden) er damit ist (Zufriedenheit). Am Ende liegen die in (◘ Tab. 14.1) aufgeführten Ergebnisse vor.

Als schwerwiegendstes Problem benennt Herr K. seine Schwierigkeiten beim Tablettenstellen und beim Einhalten der Arzttermine. Zum einen liege das an der unübersichtlichen Menge der Medikamente, deren Packungsbeilagen er sowieso schon schlecht lesen könne. Zum anderen seien seine Konzentration und sein Gedächtnis in den vergangenen Monaten schlechter geworden. Zwar könne er die Medikamente von der Pflege richten lassen, wünsche sich aber diesbezüglich, noch so lange wie möglich selbstständig sein zu können. Gemeinsam erarbeiten Herr K. und die Ergotherapeutin einen Therapieplan. Zunächst trainiert Herr K. seine Konzentration und

◘ **Tab. 14.1** Erfassung von Betätigung und Zufriedenheit aus Sicht des Patienten mittels COPM. (Adapt. nach Law et al. 2009 (Canadian Occupational Performance Measure)

Wichtigkeit	Betätigungsproblem	Performanz	Zufriedenheit
1	Versorgung der somatischen Erkrankungen (Tabletten stellen, Arzttermine, Blutzuckermessung)	2	2
2	Einsamkeit, Treffen mit Kollegen	4	2
3	Kochen	4	3

Wichtigkeit (Rangfolge); Performanz und Zufriedenheut werden mittels Likert-Skala quantifiziert (1 = überhaupt nicht oder überhaupt nicht zufrieden, 10 = sehr gut oder sehr zufrieden).

seine Merkfähigkeit mit Hilfe eines PC-Trainings (Fresh-Minder). Die Ergotherapeutin sucht für ihn Übungen heraus, die nicht wortgebunden sind, und unterstützt Herrn K. beim Lesen der Aufgabenstellung. Dann soll Herr K. zur nächsten Einheit seine Medikamente und die dazugehörigen Einnahmeanweisungen mitbringen. In der Therapie erarbeitet Herr K. mithilfe seiner Ergotherapeutin einen Einnahmeplan und ein Ordnungssystem, sodass er einen einfacheren Überblick über seine Medikamente und deren Einnahme bekommt. Herr K. schreibt seinen eigenen Medikamentenplan und nutzt dafür Symbole, um bestimmte Medikamente zuordnen zu können. Der Ergotherapeut berät Herrn K. dahingehend, dass er seine Medikamente statt in einer Plastiktüte in einem Schuhkarton geordnet aufbewahrt und die Medikamente in Dosetten abfüllt, die mit den Symbolen aus dem Medikamentenplan versehen sind. Herr K. ist stolz auf seinen selbsterstellten Medikamentenplan, den er nun bei seinen Medikamenten im Bad hängen hat. Bei dem PC-Training mit Fresh Minder kann er erste Erfolge in seiner „Statistik" erkennen.

Ziel der Ergotherapie ist immer, den Patienten eine erfolgreiche und als sinnvoll erlebte Alltagbetätigung zu ermöglichen und sie dadurch am sozialen Leben teilhaben zu lassen. Im Rahmen der Ergotherapie soll der Patient mit Altersdepression positive Verstärkung und Bestätigung erfahren, sich als selbstwirksam erleben und sukzessive seine depressiv eingefärbte, dysfunktionale Wahrnehmung verändern.

Auch wenn „… alte Menschen psychosozialen Interventionen einen bevorzugten Stellenwert einräumen" (Riedel-Heller et al. 2012), findet sich wenig Literatur dazu, welche psychosozialen Behandlungsverfahren Ergotherapie für die Behandlung von Altersdepressionen heranziehen kann. Wolfersdorf und Schüler (2005) beschreiben, dass neben soziotherapeutischen Angeboten und speziellen Gesprächsgruppen auch Ergotherapie und Training lebenspraktischer Fähigkeiten zur Behandlung von Menschen mit Altersdepression gehören. Dabei nimmt Ergotherapie den Patienten als Partner mit in den therapeutischen Prozess und gibt ihm die Möglichkeit, die Therapieplanung mitzugestalten. Der Patient sollte im Sinne der Klientenzentrierung seine Ziele möglichst selbst formulieren und eine Priorisierung vornehmen. Der Ergotherapeut fungiert in dieser Beziehung als Wegbegleiter und Weichensteller (Scheepers 2011). Dabei stehen zusammengefasst folgende Methoden zur Verfügung:

- **Betätigungsbasierte Intervention:** Der Ergotherapeut trainiert die Betätigung, die für den Patienten problematisch ist (z. B. Zubereiten von Mahlzeiten).
- **Zielgerichtete Aktivitäten:** Der Patient trainiert bestimmte Teilschritte, um eine Betätigung durchführen zu können (z. B. Befüllen einer Dosette zur korrekten Medikamenteneinnahme).
- **Vorbereitendes Funktionstraining:** Hierbei trainiert der Ergotherapeut mit dem Patienten bestimmte Fähigkeiten, damit dieser eine Betätigung besser durchführen kann (z. B. Konzentration und Gedächtnis zur Medikamenteneinnahme; Roley et al. 2008).
- **Kompetenzzentrierte Methode:** Nutzung von verschiedenen Materialien und Medien, z. B. Holz, Ton oder Pflanzen, um bestimmte Fähigkeiten oder Fertigkeiten beim Patienten zu trainieren.
- **Ausdruckszentrierte Methode:** Nutzung der kreativen Gestaltung, um Emotionen auf verschiedene Weise Ausdruck zu verleihen (z. B. Kollage zum Thema Einsamkeit).
- **Beratungsprozesse:** Hier werden für identifizierte Betätigungsprobleme mögliche Lösungen erarbeitet und durch den Patienten umgesetzt (Problemlösetraining). Der Ergotherapeut steht dem Patienten mit Fachwissen zur Verfügung.
- **Interaktionelle Methode:** Hier wird die Arbeit in der Gruppe genutzt, um soziale Interaktion zu trainieren (z. B. gemeinsames Backen).

Für eine berufsgruppenübergreifende Verständigung bezüglich der Auswirkungen von Altersdepression bietet sich die ICF (DIMDI 2005) an. Im ICF-Core-Set für Depression (http://www.icf-core-sets.org/de) finden sich Auswirkungen auf den Ebenen der Körperfunktionen, der Aktivität und Partizipation sowie der Umweltfaktoren. Auch für das Fallbeispiel Herr K. zeigen die ICF-Diagnosen zusätzlich zu den ICD-10-Diagnosen ein differenzierteres Bild seiner Lebens- und Gesundheitssituation (◘ Abb. 14.1).

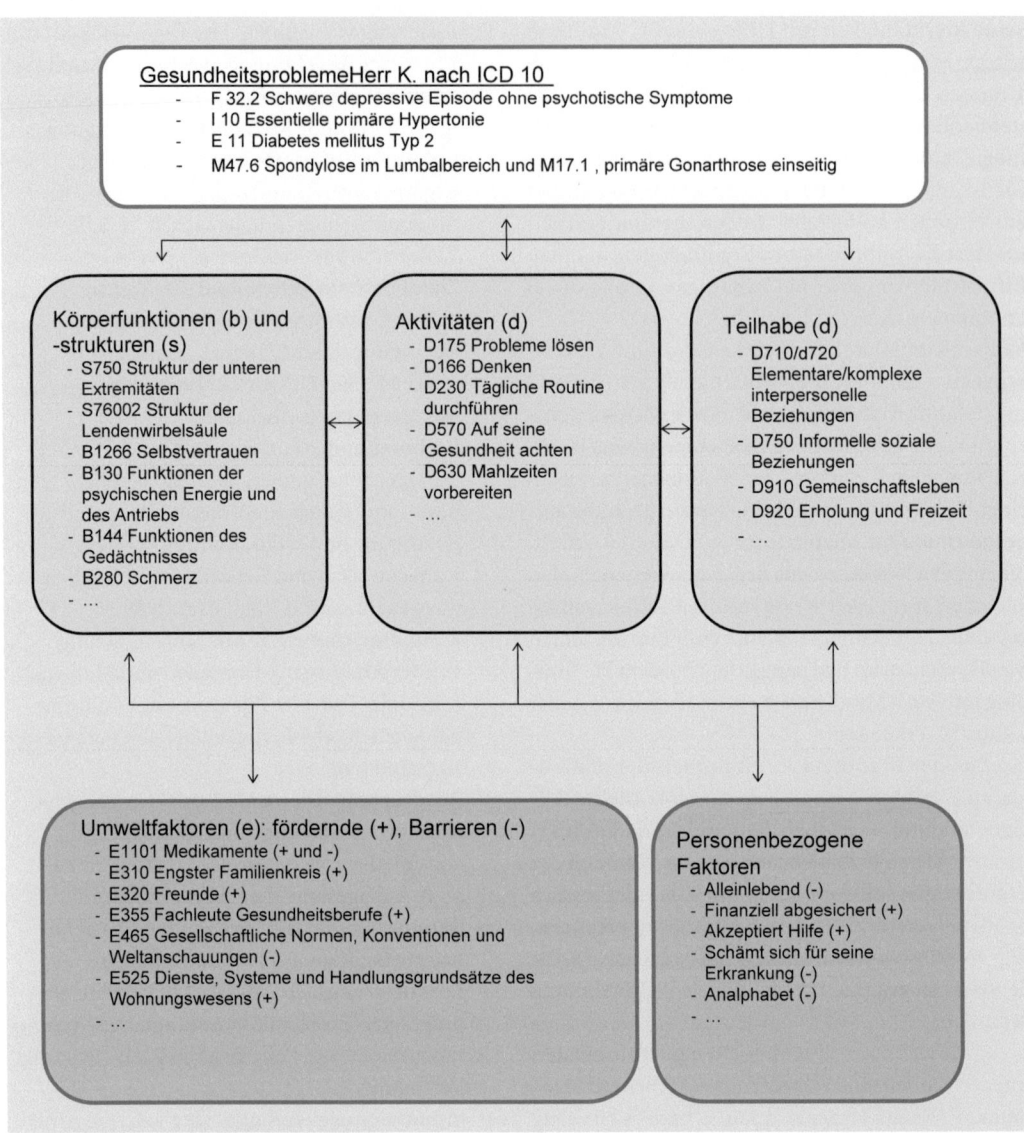

☐ Abb. 14.1 ICF-Codierung Herr K.

14.3 Ergotherapie in psychiatrischen Akutkrankenhäusern und Tageskliniken

Ergotherapie gehört zum Versorgungsstandard in gerontopsychiatrischen Akutkrankenhäusern und Tageskliniken. Dort erfolgt die Finanzierung in der Regel über die Krankenkassen. Gemeinsam mit Ärzten, Pflegekräften, Psychologen, Kunst- und Musiktherapeuten und Sozialarbeitern stellen Ergotherapeuten einen wichtigen Bestandteil der Akutbehandlung von gerontopsychiatrischen Erkrankungen dar. Nach der Verordnung durch den behandelnden Arzt nimmt der Ergotherapeut Kontakt zum jeweiligen Patienten auf und klärt ihn über das ergotherapeutische Angebot auf. Sowohl Akuthäuser als auch Tageskliniken erstellen ein abgestimmtes Therapieprogramm in Form eines individuellen Therapieplans inklusive der Ergotherapie. Psychiatrische Kliniken, in die gerontopsychiatrische

Abteilungen meist integriert sind, verfügen über ein hausinternes Dokumentationssystem, das von allen Berufsgruppen, also auch der Ergotherapie, genutzt wird. Darin wird der aktuelle Stand der Behandlung festgehalten. Regelmäßige Teamsitzungen dienen dem Informationsaustausch. Kritische Faktoren für die Qualität der ergotherapeutischen Behandlung sind reibungslose Abläufe bei der Zuweisung, eine klientenzentrierte Therapie und eine zielgerichtete Dokumentation. In gerontopsychiatrischen Akuthäusern und Tageskliniken ist Ergotherapie über die jeweilige Station in das abteilungsübergreifende Qualitätsmanagement eingebettet.

Für Patienten mit Altersdepression sollte eine ergotherapeutische Behandlungssequenz geplant werden, die die individuell erforderlichen Fähigkeiten des Patienten trainiert und ihm ermöglicht, durch konkrete Betätigungen an seinen Zielen zu arbeiten. Im Rahmen ergotherapeutischer Gruppenangebote wie Werk- und Kreativgruppen können Fähigkeiten trainiert werden, die krankheitsbedingt nachgelassen, jedoch im Patientenalltag früher eine wichtige Rolle gespielt haben. Beispielsweise kann durch niederschwellige Kreativangebote ein reduzierter Antrieb reaktiviert werden. Merkfähigkeit, Konzentration, logisches Schlussfolgern oder Wortfindung können durch zielgerichtet ausgewählte Einzelaufgaben, gestuftes PC-Training oder kognitive Übungen in Gruppen gefördert werden. In Koch- oder Backgruppen trainieren die Patienten Alltagsfertigkeiten. Ebenso können Genussgruppen zur Wahrnehmungsschulung oder Gesprächsgruppen für die biografische Arbeit angeboten werden.

Ergotherapeutische Angebote auf Akutstationen sollten eine erste Aktivierung beinhalten. Die Auswahl sollte soweit möglich durch den Patienten erfolgen. Sinnvoll sind eher niederschwellige Aktivitäten mit Aussicht auf rasche Erfolgserlebnisse wie Kochen nach einfachen Rezepten oder kreative Aktivitäten mit wenigen Arbeitsschritten. Einfache gärtnerische Arbeiten oder gezielte Aktivitäten aus dem (früheren) Alltag des Patienten sind auch möglich – wie im Falle von Herrn K. z. B. das Erstellen eines Medikamentenplans. Insbesondere in der Akutphase sollten niederschwellige Betätigungen anregend sein und die Sinne ansprechen. Wird ein Spaziergang durch die Ergotherapie so gestaltet, dass der Patient sich ohne großen inneren Druck auf Geräusche, Farben und Eindrücke der Natur fokussiert, eröffnet sich die Möglichkeit, im geschützten Raum wieder positive Sinneseindrücke wahrzunehmen.

In der Tagesklinik liegt der Fokus zusätzlich auf dem häuslichen Umfeld, in das der Patient täglich zurückkehrt. Ein weiterer Schwerpunkt sind die sozialen Interaktionen und die Teilhabe. Häufig wird neben kreativ-gestalterischen Gruppen auch kognitives Training in der Gruppe angeboten. Während die kreativen Angebote Ziele wie Interessenfindung, Reaktivierung, Verbesserung der Handlungsplanung oder die Vermittlung von Erfolgserlebnissen verfolgen, soll kognitives Training gezielt kognitive Fähigkeiten wie Merkfähigkeit und logisches Schlussfolgern fördern. Eine Möglichkeit, soziale Interaktionen und Gruppenprozesse in der Ergotherapie zu fördern, können Gruppenprojekte mit kreativen Materialien zu festgelegten Themen sein. Gruppen mit alltagsrelevanten Tätigkeiten sind Koch- und Backgruppen, die regelmäßig auch in Tageskliniken angeboten werden.

Ein weiterer Bestandteil der ergotherapeutischen Behandlung in Tageskliniken und Akutstationen können manualisierte Trainingsverfahren sein, wie z. B. das metakognitive Training für depressive Menschen (MKT-D), das Stressbewältigungstraining für psychische kranke Menschen (SBT) oder das Genusstraining. Gemeinsam mit Pflege und Sozialarbeit hat die Ergotherapie die Aufgabe, Menschen mit Altersdepression dabei zu unterstützen, wieder am gesellschaftlichen Leben teilhaben zu können und einen möglichst selbstbestimmten Alltag zu gestalten. Beratung für das häusliche Umfeld und die Organisation von Außenaktivitäten und Ausflügen in der Gruppe sind solche Möglichkeiten der Unterstützung. Wohnraumanpassung, Hilfsmittel oder Vereinfachung von Handlungsabläufen sind typische Themen, zu denen Ergotherapie berät. Ergotherapeuten geben ihre spezifischen Kenntnisse zur Handlungsfähigkeit des Patienten in seinem gewohnten häuslichen Umfeld im Rahmen der interdisziplinären Teamsitzungen weiter.

14.4 Ergotherapie in Rehabilitationskliniken

Rehabilitationskliniken, die ein spezielles Konzept bei Altersdepressionen anbieten, sind noch selten (Kenntnisstand Juni 2016). Beispiele sind die

Schoen-Klinik in Bad Bramstedt mit dem Programm „Depression 60plus", die Hardtwaldklinik II in Bad Zwesten und die Klinik Alpenblick der Waldburg-Zeil Kliniken in Isny-Neutrauchburg.

Die Arbeitsweise der Ergotherapie für Menschen mit Altersdepression in Rehabilitationskliniken wird im Folgenden am Beispiel der Angehörigenbehandlung im Alzheimer Therapiezentrum Ratzeburg (ATZ) näher erläutert. Hier werden ausschließlich pflegende Angehörige von Demenzerkrankten behandelt. Menschen mit Demenz werden in einem angegliederten Bereich untergebracht und betreut. Die Regelaufenthaltsdauer beträgt 3–4 Wochen. Die Finanzierung der Ergotherapie erfolgt über den Tagessatz, hauptsächlich über die Krankenkassen, selten über die Rentenversicherung. Das ATZ ist zertifiziert nach QMS-REHA. Die Ergotherapie ist an Maßnahmen zur Qualitätssicherung beteiligt.

Die Angehörigen der Demenzerkrankten sind durchschnittlich 72 Jahre alt und leiden zu 98 % unter depressiven Symptomen (vgl. 17 % Prävalenz bei über 75-Jährigen in der Gesamtpopulation). Zu den üblichen Ursachen und Symptomen der Altersdepression wie somatische Erkrankungen, soziale Isolation, Schlafstörungen und Verlust nahestehender Personen kommt die Belastung durch Pflege und Betreuung des dementen Angehörigen hinzu. Die eigenen Freiräume und Entscheidungsspielräume sowie Momente der Entspannung und als freudig erlebte Ereignisse nehmen ab. Die eingegangene familiäre oder moralische Selbstverpflichtung bindet an den Partner bzw. Angehörigen. Eine altruistische Grundhaltung engt ein (nur wenn es dem Anderen gut geht, darf es mir gut gehen), und die körperliche Belastung der Pflege führt zu Schmerzen und Erkrankungen.

Die Rehabilitanden erarbeiten mit ihren Einzeltherapeuten die Behandlungsziele, auf die sich alle Therapiebereiche beziehen. Durch Austausch in der multiprofessionellen Zusammenarbeit ist die Ergotherapie an der Diagnostik beteiligt. Zur Therapieverlaufssteuerung und Evaluation trägt die Ergotherapie regelmäßig in den wöchentlichen Teamsitzungen mit Beobachtungen aus Gruppen- und Einzeltherapien bei. Hier können die in der Ergotherapie deutlich gewordenen Probleme und Konflikte besprochen werden und weiteren Bezug in den psychotherapeutischen Gruppen und Einzeltherapien finden. Die regelmäßige Dokumentation fließt in den ergotherapeutischen Abschlussbericht ein, und Teile davon werden in den Arztbrief an den Hausarzt übernommen.

Auch in der Rehabilitationsbehandlung zielt Ergotherapie darauf ab, Patienten zu Betätigungen zu befähigen, die zur Alltagsbewältigung erforderlich oder für den Erhalt der Lebensqualität erwünscht sind (WFOT Positionspapier). Im ATZ betrifft dies die Bereiche körperliche Selbstfürsorge, Haushalt und Garten, soziale Kontakte, Hobbys und Bewegung. Hinzu kommen die Versorgung des Partners oder auch das Umorganisieren des täglichen Lebens, wenn man sich für eine Fremdversorgung oder Pflegeheimaufnahme des demenzerkrankten Partners entscheiden musste. Da die Rehabilitanden für die Zeit der Rehabilitation aus ihrem Umfeld genommen sind, muss immer eine Übertragung der Kliniksituation auf den Alltag stattfinden.

■ **Ergotherapeutische Angebote im Alzheimer Therapiezentrum Ratzeburg (ATZ)**

Kreative Ergotherapie in der Gruppe Es wird mit verschiedensten Werkmaterialien gearbeitet (z. B. Ton, Seide, Peddigrohr, Acrylfarben). Ziele sind die Vermittlung von Erfolgserlebnissen und damit die Steigerung des Selbstwertgefühls und der psychischen Stabilität sowie eine aktive und sinnvolle Freizeitgestaltung auch für die Zeit nach dem Rehabilitationsaufenthalt (Ansatz der Rekreationstherapie). Des Weiteren werden dabei neben sozialen Kontakten sowohl Konzentration, Selbstständigkeit und Handlungsfähigkeit gefördert als auch Kreativität, Entspannungsfähigkeit und Kommunikation. Die Patienten entwickeln eigene Ressourcen, nehmen aber auch die Grenzen der eigenen Belastbarkeit wahr und beginnen, diese besser zu akzeptieren.

Motorisch funktionelle Einzelbehandlung Hier ist neben der Verbesserung der körperlichen Funktionen der psychosomatische Aspekt hervorzuheben: Durch Linderung der Beschwerden, intensivere Körperwahrnehmung und innere Entspannung wird die Motivationslage des Rehabilitanden zur Erreichung weiterer Therapieziele verbessert.

Angehörigengruppe Dieses Angebot wird mit zwei Therapeuten aus den Bereichen Ergo-, Kunst- und

Musiktherapie durchgeführt, wobei sich die Therapeuten mit leitender und beobachtender Rolle abwechseln. Die Gruppenstunden sind themenbezogen mit Elementen aus Musik, Bewegung, kreativem Gestalten, Gespräch, Biografiearbeit und Spielen. Die Rehabilitanden nehmen mit ihren demenzerkrankten Angehörigen teil. Anschließend gibt es ein Nachgespräch ohne die Demenzerkrankten. Hierbei werden Verhaltensmuster im Umgang mit dem dementen Angehörigen bewusst gemacht (auch zur weiteren Bearbeitung in den Gesprächsgruppen oder der Einzelpsychotherapie) und ggf. hilfreiche Umgangs- und Kommunikationsmöglichkeiten erprobt. Die Rehabilitanden können Ressourcen des dementen Angehörigen entdecken und Möglichkeiten der Förderung kennenlernen. Im Zentrum steht die Freude an der gemeinsamen Aktivität.

Bewegungsgruppe Dieses Angebot findet immer im Freien statt. Es beinhaltet einen Waldspaziergang mit Koordinations- und Bewegungsübungen. Hierbei wird die Stimmung aufgehellt, die Entspannungsfähigkeit verbessert und der Kreislauf angeregt. Die Körperwahrnehmung und das Selbsterleben werden gefördert, ebenso motorische Fähigkeiten wie Geschicklichkeit, Gleichgewicht und Beweglichkeit. Das Zusammengehörigkeitsgefühl wird gestärkt und soziale Kontakte werden gefördert. Die Konzentration wird gesteigert, was wiederum die Bearbeitung tiefer gehender Probleme z. B. in der Psychotherapie erleichtert. Auch hier steht im Zentrum, Freude an der Bewegung zu entdecken.

14.5 Ambulante Ergotherapie

Die ambulante Behandlung einer Altersdepression folgt in der Regel auf einen stationären oder tagesklinischen Aufenthalt. Sie dient der Prävention von Rezidiven bzw. des Vollbilds oder der Chronifizierung der Altersdepression. Ambulante Ergotherapeuten sind in eigener Praxis selbstständig organisiert, arbeiten jedoch eng zusammen mit den behandelnden Ärzten, Psychotherapeuten, Sozialarbeitern und Pflegediensten.

Die Rahmenempfehlungen (2016) über die einheitliche Versorgung mit Heilmitteln gemäß § 125 Abs. 1 SGB V setzen den gesetzlichen Rahmen für die ambulante ergotherapeutische Versorgung, die interdisziplinäre Zusammenarbeit und die Qualitätssicherung. Demnach muss ambulante Ergotherapie eine Kooperation mit dem verordnenden Arzt gemäß den Heilmittelrichtlinien gewährleisten, die Therapie an den dort definierten Indikationen und Leistungsbeschreibungen ausrichten sowie den Therapieverlauf bewerten, anpassen und berichten. Dazu gehört auch die Bereitschaft, den Therapieplan mit anderen an der Therapie Beteiligten abzustimmen, Patienten und Angehörige zu beraten und sich an Qualitätszirkeln zu beteiligen. Gemäß den Rahmenempfehlungen sind Praxeninhaber und fachliche Leitungen dazu verpflichtet, mindestens 60 Fortbildungspunkte in 4 Jahren vorzuweisen. Therapeutische Angestellte müssen sich mindestens alle 2 Jahre extern fachspezifisch fortbilden.

Im Fall einer Altersdepression verordnet der Hausarzt oder behandelnde Psychiater eine psychisch-funktionelle Behandlung gemäß Heilmittelkatalog. Dabei stehen pro Rezept 10 ergotherapeutische Einheiten von jeweils 60–75 min zur Verfügung. Die Kosten übernimmt die Krankenkasse, der Patient muss jedoch eine Zuzahlung von 10 % und die Verordnungsgebühr von 10 Euro tragen. Nach 40 Behandlungseinheiten ist eine 3-monatige Pause vorgeschrieben. Behandlungseinheiten außerhalb des Regelfalls sind hingegen fortlaufend, müssen aber vom Arzt individuell verordnet und medizinisch begründet werden. Voraussetzung vonseiten des Patienten ist die Krankheits- und Behandlungseinsicht (Wolfersdorf und Schüler 2005).

Auch im ambulanten Setting teilt sich der ergotherapeutische Prozess in die 3 Phasen:
1. Anamnese, Befunderhebung und Therapieplanung mit gemeinsamer Zielformulierung,
2. ergotherapeutische Behandlung,
3. Ergebnisevaluation.

1. Anamnese, Befunderhebung und Zielformulierung

Im Aufnahmegespräch finden eine ausführliche Anamnese sowie die Befundaufnahme in Anlehnung an die ICF statt. Um gemeinsam mit dem Patienten individuelle Ziele eruieren und abrechenbar formulieren zu können, findet das COPM Anwendung. Hier bewertet der Patient seine Betätigungsperformanz in den Bereichen Selbstversorgung, Produktivität und Freizeit. Er gibt an, wie wichtig ihm bestimmte Alltagsaktivtäten sind, wie gut er sie ausführen kann und wie zufrieden er mit der Ausführung ist. Daraus lässt sich eine hierarchische Zielformulierung ableiten. Die Skalierung von 1–10 stellt Therapieerfolge des Patienten transparent und abrechnungsrelevant dar. Konkrete und darstellbare ergotherapeutische Ziele liegen in den Bereichen

- **körperliches Wohlergehen** und **Selbstfürsorge** (Patient bereitet sich jeden Morgen ein gesundes Frühstück oder geht täglich eine halbe Stunde spazieren oder duscht 3-mal pro Woche;
- **Haushalt** (Patient wäscht sein Geschirr täglich selbstständig ab oder geht 2-mal die Woche selbstständig einkaufen oder wäscht einmal wöchentlich);
- **Freizeitaktivitäten** und **soziale Teilhabe** (Patient geht monatlich zum Kollegentreff oder nimmt neuen Kontakt zu seinen Nachbarn auf).

2. Ergotherapeutische Behandlung

Habermann und Wittnershaus (2005) stellen die hohe Bedeutung der therapeutischen Grundhaltung heraus, die bei der Behandlung von Altersdepression von der Wertschätzung der Lebenserfahrung älterer Menschen, therapeutischer Flexibilität und einem vertieften fachlichen Verständnis der Depressionsursachen und -symptomatik geprägt sein sollte. Hirsch (2000) betont zusätzlich die Orientierung an Bedürfnissen und bereits vorhandenen Hilfen sowie die Wahrnehmung der Therapeuten von eigenen Schwierigkeiten mit älteren Menschen und eigenem Altern.

> **Zitate zur therapeutischen Grundhaltung bei Altersdepression**
> - „Die grundlegende therapeutische Haltung sollte von Respekt und Wertschätzung gegenüber der Lebensleistung des Patienten gekennzeichnet sein. Ständiges Streben nach Optimierung therapeutischer Behandlungsverfahren erfordert ein flexibles und situationsgerechtes Verhalten in der Interaktion mit Patienten" (Habermann und Wittnershaus 2005).
> - „Wichtig für die Grundhaltung aller im therapeutischen Team ist es zu verstehen, dass der grundlegende Affekt in der Depression Wut und nicht etwa Traurigkeit ist. Diese Wut kann sich in Vorwürfen oder gar sinnlosen Angriffen gegenüber Pflegepersonal nach außen richten, ist aber meist gegen das eigene Selbst gerichtet. … Um diese Wut nicht zu steigern, müssen alle Therapeuten grundsätzlich vermeiden, sich auf Angebote zum Kampf seitens des Patienten einzulassen. Andererseits müssen Vorwürfe aller Art, wie sie gut meinende Angehörige machen („Lass dich nicht so hängen! Tu etwas, dann geht es dir besser!') vermieden werden, da sie die Schuld- und Insuffizienzgefühle der Patienten verstärken. Misserfolge, wie das Versagen bei therapeutischen Aktivitäten …, müssen vermieden werden. Der Patient braucht Erfolgserlebnisse" (Habermann und Wittnershaus 2005).
> - „Alte Menschen haben in ihrem Leben in der Regel viele Krisen erfolgreich bewältigt und können im Gegensatz zu jungen auf eine große Lebenserfahrung zurückgreifen. Wenn der häufig mehrere Jahrzehnte jüngere Therapeut dies akzeptiert und nutzbar machen kann, beschleunigt das die Behandlung sehr. Darüber hinaus haben viele alte Patienten ein realistisches Bewusstsein davon, dass ihre Zeit begrenzt ist" (Habermann und Wittnershaus 2005).
> - „Trotz der schwierigen Gefühle, die Depressive erzeugen, ist Zuwendung notwendig. Wenn Patienten sich umsorgt und angenommen fühlen, treten die Beschwerden in den Hintergrund. Es ist ein Erfolg, wenn stunden- oder auch nur minutenweise ein Spiel, ein Gespräch oder eine therapeutische Aktivität Ablenkung von der Symptomatik bieten" (Kipp und Jüngling 2007).

Das ambulante ergotherapeutische Behandlungsangebot sollte insbesondere zu Beginn Einzeltherapie mit klientenzentrierter Gesprächsführung nach Rogers umfassen, um eine stabile und vertrauensvolle therapeutische Beziehung aufbauen zu können. Bei Gruppenfähigkeit des Patienten ist dann eine Therapiegruppe mit drei bis fünf Patienten möglich. Ausdrucks- und kompetenzzentrierte Methoden wie handwerkliches oder bildnerisches Gestalten, interaktives Malen oder Ausdruck innerer Bilder können nonverbale Kompetenzen fördern, Freude an Kreativität und nicht leistungsbezogenem Schaffen wecken und dazu beitragen, Hemmungen zu überwinden und Erfolgserlebnisse zu vermitteln. Des Weiteren kommen auch im ambulanten Setting die in ▶ Abschn. 14.2 beschriebenen ergotherapeutischen Methoden der betätigungsbasierten Intervention und zielgerichteten Aktivierung, des vorbereitenden Funktionstrainings sowie Beratungsprozesse und die interaktionelle Methode zur Anwendung.

3. **Ergebnisevaluation**
Nach jeweils 9 Therapieeinheiten wird zu den herausgearbeiteten Zielen erneut die Performanz und die Zufriedenheit ermittelt. Die Differenz zwischen den Werten der ersten und zweiten bzw. den nachfolgenden Erhebungen zeigt die subjektiv erlebte Veränderung für den Patienten an. Nach jeweils 10 ergotherapeutischen Einheiten wird ein Therapiebericht für den verordnenden Arzt erstellt. Darin werden der aktuelle Befund in Anlehnung an ICF, die Therapieziele und -erfolge sowie eine Prognose bei Weiterbehandlung beschrieben.

14.6 Ausblick

In ihrer Literaturübersicht über evidenzbasierte Behandlungselemente bei Depression beschreiben Dirmaier et al. (2010) eine nur mäßige Evidenzlage für die Wirksamkeit von Ergotherapie, jedoch eine moderate bis gute Wirksamkeit für viele Methoden und Techniken, die auch in der Ergotherapie zum Einsatz kommen (Psychoedukation, Bewegungstherapie, Rekreationstherapie, Problemlösetherapie, Entspannungsverfahren und Training sozialer Kompetenzen). Moderne Ergotherapie sollte sich bei Berichten an die verordnenden Ärzte auf diese bereits bestehende Evidenz beziehen und immer wieder erläutern, wie sie wirksame Techniken einsetzt, um sinnvoll und erfolgreich erlebte Betätigung im Alltag des Patienten zu implementieren. Gühne et al. (2014) arbeiten in ihrem Literaturüberblick zur Behandlung depressiver alter Menschen heraus, dass kollaborative und aufsuchende Ansätze im ambulanten Setting sehr erfolgreich sind. Häusliche kollaborative Ergotherapie bei geriatrischer Klientel hat sich in den USA als wirksam erwiesen (Gitlin et al. 2010; Szanton et al. 2011) und könnte bei Altersdepression bereits unter den jetzigen Rahmenbedingungen des Heilmittelkataloges in enger Zusammenarbeit mit Hausärzten und weiteren Gesundheitsberufen erfolgen.

Literatur

Baron K, Kielhofner G, Goldhammer V, Wolenski J (2011) Benutzerhandbuch für das Occupational Self Assessment (OSA): Ein Selbsteinschätzungsinstrument, Version 2.2, Reinhartz S (Übers). Marotzki U, Mentrup C, Weber P (Hrsg) EDITION VITA ACTIVA. Schulz-Kirchner, Idstein

de las Heras CG, Geist R, Kielhofner G, Li Y (2009) Handbuch zum Volitionsbogen (Volitional Questionnaire), Version 4.1, Dehnhardt B, Dehnhardt J (Übers). Marotzki U, Mentrup C, Weber P (Hrsg) EDITION VITA ACTIVA. Schulz-Kirchner, Idstein

DIMDI (2005) ICF – Internationale Klassifikation der Funktionsfähigkeit, Behinderung und Gesundheit. http://www.icf-core-sets.org/de. Zugegriffen: 8. Juni 2016

Dirmaier J, Krattenmacher T, Watzke B, Koch U, Schulz H, Barghaan D (2010) Evidenzbasierte Behandlungselemente in der Rehabilitation von Patienten mit Depression – Eine Literaturübersicht. Psychother Psychosom Med Psychol 60(3–4):83–97

Forsyth K, Deshpande S, Kielhofner G, Henriksson C, Haglund L, Olson L, Skinner S, Kulkarni S (2010) OCAIRS – Interview zu Betätigungsbedingungen. Handbuch mit Bewertungsskala, Version 4.0, Dehnhardt B, Dehnhardt J (Übers). Marotzki U, Mentrup C, Weber P (Hrsg) EDITION VITA ACTIVA. Schulz-Kirchner, Idstein

Forsyth K, Simon S, Salamy M, Kielhofner G (2011) The assessment of communication and interaction skills (ACIS): Das Assessment der Kommunikations- und Interaktionsfertigkeiten, Version 4.0, Dehnhardt B, Dehnhardt J (Übers). Marotzki U, Mentrup C, Weber P (Hrsg) EDITION VITA ACTIVA. Schulz-Kirchner, Idstein

Gitlin LN, Winter L, Dennis MP, Hodgson N, Hauck WW (2010) A biobehavioral home-based intervention and the well-being of patients with dementia and their caregivers: the COPE randomized trial. JAMA 304(9):983–991

Grigsby J, Kaye K, Baxter J, Shetterly SM, Hamman RF (1998) Executive cognitive abilities and functional status among community-dwelling older persons in the San Luis Valley Health and Aging Study. J Am Geriatr Soc 46(5):590–596

Gühne U, Luppa M, König HH, Hautzinger M, Riedel-Heller S (2014) Ist Psychotherapie bei depressiven Erkrankungen im Alter wirksam? Psychiat Prax 41(08):415–423

Habermann C, Wittmershaus C (Hrsg) (2005) Ergotherapie im Arbeitsfeld Geriatrie. Thieme, Stuttgart

Hagedorn R (2009a) Theorie in der Ergotherapie – eine konzeptionelle Grundlage für die Praxis. In: Jerosch-Herold, C, Marotzki U, Hack B (Hrsg) Konzeptionelle Modelle für die ergotherapeutische Praxis. Springer, Heidelberg, S 1–14

Hagedorn R (2009b) Praxismodelle in der Ergotherapie. In: Jerosch-Herold C, Marotzki U, Hack B (Hrsg) Konzeptionelle Modelle für die ergotherapeutische Praxis. Springer, Heidelberg, S 15–28

Hirsch RD (2000) Psychische Krankheiten im Alter. Schriftenreihe der Bundesarbeitsgemeinschaft Hilfe für Behinderte.

Kielhofner G, Forsyth K (2008) Therapeutic reasoning: Planning, implementing, and evaluating the outcome of therapy. In: Kielhofner G (Hrsg) Model of Human Occupation: theory and application, 4. Aufl. Lippincott Williams & Wilkins, Baltimore MD, S 143–154

Kielhofner G, Mallinson T, Crawford C, Nowak M, Rigby M, Henry A, Walens D (2008) OPHI-II. The Occupational Performance History Interview: Interview zur Betätigungsvorgeschichte, Version 2.1, Dehnhardt B, Dehnhardt J (Übers). Marotzki U, Mentrup C, Weber P (Hrsg) EDITION VITA ACTIVA. Schulz-Kirchner, Idstein

Kielhofner G, Mentrup C, Langlotz A (2012) Checklisten des Model of Human Occupation. Interessen-Checkliste – Rollen-Checkliste – Aktivitäten-Protokoll – Fragebogen zur Betätigung. Mentrup C, Langlotz A (Übers). Marotzki U, Mentrup C, Weber P (Hrsg) EDITION VITA ACTIVA. Schulz-Kirchner, Idstein

Kipp J, Jüngling G (2007) Einführung in die praktische Gerontopsychiatrie. 4. aktual Aufl. Reinhardts Gerontologische Reihe, Bd 19. Ernst Reinhardt, München

Law M, Baptiste S, Carswell A, McColl M, Polatajko H, Pollock N (2009) COPM – Canadian Occupational Performance Measure, 4. Aufl, Dehnhardt B, George S, Harth A (Übers). Marotzki U, Mentrup C, Weber P (Hrsg) EDITION VITA ACTIVA. Schulz-Kirchner, Idstein

Leibold ML, Holm MB, Raina KD, Reynolds CF 3rd, Rogers JC (2014) Activities and adaptation in late-life depression: a qualitative study. Am J Occup Ther 68(5):570–577

Mentrup C (2011) Model of Human Occupation (MOHO). In: Scheepers C, Steding-Albrecht U, Jehn P (Hrsg) Ergotherapie – Vom Behandeln zum Handeln. Lehrbuch für Ausbildung und Praxis, 4. Aufl. Thieme, Stuttgart, S 127–137

Rahmenempfehlungen (2016) über die einheitliche Versorgung mit Heilmitteln gemäß § 125 Abs. 1 SGB V, für den Bereich Ergotherapie, in der Fassung vom 15.04.2016. https://www.gkv-spitzenverband.de/media/dokumente/krankenversicherung_1/ambulante_leistungen/heilmittel/heilmittel_rahmenempfehlungen/heilmittel_ergotherapie/20160314_Rahmenempfehlung_Ergotherapie_Unterschriftsfassung.pdf. Zugegriffen: 23. Nov 2016

Riedel-Heller SG, Weyerer S, König HH, Luppa M (2012) Depression im Alter. Nervenarzt 83(11):1373–1378

Roley SS, DeLany JV, Barrows CJ, Brownrigg S, Honaker D, Sava DI, Talley V, Voelkerding K, Amini DA, Smith E, Toto P, King S, Lieberman D, Baum MC, Cohen ES, Cleveland PA, Youngstrom MJ (2008) Occupational therapy practice framework: domain & practice. 2. Aufl. Am J Occup Ther 62(6):625–683

Szanton SL, Thorpe RJ, Boyd C, Tanner EK, Leff B, Agree E, Xue QL, Allen JK, Seplaki CL, Weiss CO, Guralnik JM, Gitlin L (2011) Community aging in place, advancing better living for elders: a bio-behavioral-environmental intervention to improve function and health-related quality of life in disabled older adults. J Am Geriatr Soc 59(12):2314–2320

Scheepers C (2011) Einführung und Gegenstand psychosozialer Behandlungsverfahren. In: Scheepers C, Steding-Albrecht U, Jehn P (Hrsg) Ergotherapie – Vom Behandeln zum Handeln. Lehrbuch für Ausbildung und Praxis, 4. Aufl. Thieme, Stuttgart, S 416–418

Strukturqualität von Reha-Einrichtungen – Anforderungen der Deutschen Rentenversicherung (2014) Broschüre der Strukturanforderungen der Deutschen Rentenversicherung für medizinische Rehabilitationseinrichtungen. 2. überarb u erw Aufl. http://www.deutsche-rentenversicherung.de/cae/servlet/contentblob/208182/publicationFile/11642/2010_Brosch%C3%BCre_Strukturanforderungen.pdf. Zugegriffen: 8. Juni 2016

Tighe SK, Leoutsakos JM, Carlson MC, Onyike CU, Samus Q, Baker A, Brandt J, Rabins PV, Mayer L, Rosenblatt A, Lyketsos CG (2008) The association between activity participation and time to discharge in the assisted living setting. Int J Geriatr Psychiatr 23(6):586–591

Townsend EA, Polatajko HJ (2007) Introduction. In: Enabling occupation II: Advancing an occupational therapy vision for health, well being & justice through occupation. CAOT Publications ACE, Ottawa CAN, S 1–8

Verghese J, Lipton RB, Katz MJ, Hall CB, Derby CA, Kuslansky G, Ambrose AF, Sliwinski M, Buschke H (2003). Leisure activities and the risk of dementia in the elderly. N Engl J Med 348(25):2508–3516

Wolfersdorf M, Schüler M (2005) Depressionen im Alter. Kohlhammer, Stuttgart

Kunsttherapie

Kathrin Seifert

15.1 Einführung – 168

15.2 Wirkfaktoren der Kunsttherapie – 169

15.3 Methoden der Kunsttherapie bei Altersdepressionen – 169
15.3.1 Kunstpostkarte als Impuls – 170
15.3.2 Übermalung – 172
15.3.3 Collage – 173

15.4 Zusammenfassung – 174

Literatur – 175

© Springer-Verlag GmbH Deutschland 2017
A. Fellgiebel, M. Hautzinger (Hrsg.), *Altersdepression*,
DOI 10.1007/978-3-662-53697-1_15

15.1 Einführung

Der Kenntnisstand über Methoden und Wirkungen der Kunsttherapie basiert auf breiten nationalen und internationalen Praxiserfahrungen. Die Wirkung von Kunst im klinischen Bereich wird nicht nur von Kunsttherapeuten propagiert, sondern ebenso von Ärzten, Psychologen und dem Pflegepersonal.

Evidenzbasierte Studien sind in der Kunsttherapie bislang nur im geringen Ausmaß durchgeführt worden, obwohl ein Konsens darüber existiert, dass sie zur Anerkennung bei den Kostenträgern erstellt werden müssen (Gruber et al. 2014). Demgegenüber stehen aber auch Auffassungen, dass das wissenschaftliche Vorgehen eigene Wege gehen sollte (Jakabos und Petersen 2002). Dazu gehört u. a. die Feststellung der Wirkungen der Kunsttherapie anhand von Einzelfallstudien, wie sie u. a. Kiene (von Bonin 2016) diskutiert hat. Unter den Studien, die sich mit Kunsttherapie und Altersdepression befasst haben (vgl. Datenbanken „Web of Science" und „PubMed"), können lediglich 4 Beispiele genannt werden, die mit evidenzbasierten wissenschaftlichen Untersuchungsmethoden durchgeführt wurden. Variationen im Untersuchungsdesign und in der Selektion der Wirkfaktoren differenzieren die Ergebnisse, wie im Folgeabschnitt dargestellt wird.

In der finnischen cluster-randomisierten Studie von Pitkälä et al. (2011) wurde die Wirkung verschiedener psychosozialer Interventionen („Therapeutisches Schreiben", „Kunstinterventionen", „Körperliche Betätigung") auf ältere, einsame Menschen untersucht. Eine Gruppe davon partizipierte Kunsterlebnisse, indem sie künstlerische Veranstaltungen besuchte, selbst Kunst produzierte und darüber diskutierte. Nach 12 Monaten Behandlung wurde festgestellt, dass sich die psychische Lebensqualität ($p = 0,048$) bei den Interventionsgruppen im Vergleich zur Kontrollgruppe verbesserte und dies mit einer Überwindung von Einsamkeit einherging. Zusätzlich waren nach 3 Monaten bei den Teilnehmern der Interventionsgruppe die Kognitionen verbessert. Die Kunstinterventionsgruppe erreichte einen p-Wert von 0,17 und lag im mittleren Bereich. Altersdepression war jedoch kein Einschlusskriterium, sodass möglicherweise viele Probanden mit weiteren Erkrankungen (vergleichsweise Demenz) in der Studie erfasst wurden. Insgesamt kann eine Reihe von Wirkfaktoren bei dem o. a. Klientel postuliert werden, insbesondere die Durchführung positiver sozialer Aktivitäten Gleichgesinnter (Pitkälä et al. 2011).

In der 2012 von Tse et al. durchgeführten randomisierten Studie wurde die Wirksamkeit eines multisensorisch ausgerichteten Schmerz-Management-Programms mit integrierten körperlichen und künstlerisch/handwerklichen Übungen überprüft. Der differenzielle Effekt der Kunsttherapie wurde nicht untersucht, es handelt sich hier um eine komplexe Intervention (inklusive Schulungsprogramm und Psychoedukation). Die Probanden konnten durch das 8-wöchige Programm ihre Schmerzen reduzieren ($p < 0,001$). Ebenfalls wurde eine signifikante Verbesserung im Hinblick auf die Parameter Wohlbefinden, Glück, Lebenszufriedenheit und Depression ($p < 0,05$) festgestellt (Tse et al. 2012).

Sunhee (2013) untersuchte Effekte der Kunsttherapie bei älteren Amerikanern koreanischer Abstammung. Zuerst gibt sie eine Übersicht künstlerischer Wirkmechanismen. Sie rezensiert u. a., dass Kunst
- kommunikative Prozesse anregt,
- ein Medium für den individuellen, nonverbalen Selbstausdruck ist,
- zur persönlichen und geistigen Entwicklung beiträgt,
- zur Verbesserung sozialer Interaktionen führt.

Darüber hinaus werden durch die verwendeten Materialien unterdrückte, auch konflikthafte Emotionen generiert, die in einen nachfolgenden Gestaltungsprozess integriert werden. Lebensprobleme und Erinnerungen werden aufgedeckt und damit eine Verbindung zwischen internaler und externaler Realität hergestellt. Künstlerische Gestaltungsprozesse sind dynamische Prozesse, die fortwährend ablaufen. Die Autorin beruft sich u. a. auf die Theorien des visuellen Denkens von Arnheim (1969) und Nucho (2003). Sunhee erarbeitet des Weiteren wesentliche Eckpunkte für die therapeutische Arbeit mit älteren und alten Menschen. Sie wirbt u. a. für
- einen respektvollen, würdigen Umgang mit diesem Klientel,
- eine positive therapeutische Beziehung,
- eine progressive, adaptive Entwicklung des Klienten.

Die Ergebnisse der durchgeführten Studie mit 50 Probanden (50 Probanden der Kontrollgruppe und 50 Probanden der Therapiegruppen) zeigen, dass das von ihr entwickelte Programm zu einer signifikanten Überwindung von Ängstlichkeit (70,6 %) sowie zu einer Verringerung negativer Emotionen (84,6 %) führte. Das ging mit einem verbesserten Selbstwertgefühl einher (Sunhee 2013).

Seifert (2013) entwickelte, erprobte und evaluierte ein fototherapeutisches Behandlungsmodell für Patienten mit depressiven Erkrankungen. In der vergleichenden Analyse wurden u. a. die Ergebnisse für Altersgruppen (unter 50/über 50) und geschlechtsspezifische Merkmale differenziert. Die im Pre-/Post-Test erhobenen Resultate zeigten – gemessen mit der Hamilton Depressionsskala (HAM-D) – neben einer Steigerung der Kognitionen bei der Betrachtung von Bildmaterial mit hohem künstlerischen Ausdruck (in allen Altersgruppen) auch signifikante Verbesserungen im emotionalen Erleben mit positiven Auswirkungen auf die Verringerung der Depressivität (Seifert 2013).

15.2 Wirkfaktoren der Kunsttherapie

Die Erhebung von Wirkfaktoren zur Legitimation therapeutischer Verfahren setzt profunde Kenntnisse in der empirischen Forschung voraus. Die künstlerischen Therapien sind auch aufgefordert, empirisch basierte Taxonomien zur Weiterentwicklung ihrer Fächer zu erbringen, um dadurch die Anerkennung im Verbund mit anderen Therapien voranzutreiben (DGPPN Gesundheitsfachberufe 2014).

Aus den Kenntnissen der depressiven Symptomatik, speziell der Altersdepression, und aus der kunsttherapeutischen Praxiserfahrung mit diesem Klientel können verschiedene Zielsetzungen und Wirkfaktoren abgeleitet werden. So gewonnene therapeutische Zielsetzungen lassen sich in verschiedene Feinziele unterteilen, um die jeweiligen situativen Bedingungen, individuellen Persönlichkeiten und besonderen Symptome der Altersdepressivität berücksichtigen zu können. Nach Hautzinger (2000, S. 6, ▶ Kap. 10) liegen allgemeine psychotherapeutische Zielsetzungen für altersdepressive Menschen auf der „emotionalen, physiologisch-vegetativen, imaginativ-kognitiven, motivationalen und auch auf der motorisch-behavioralen und interaktionellen Ebene". Mittels „kurzfristiger (Krisenintervention u. a.), informierender (Psychoedukation) und koordinierender Maßnahmen bis hin zu mittel- und längerfristigen psychotherapeutischen Maßnahmen" wird ein Gesundheitszustand beeinflusst, der sich in der Verbesserung der depressiven Verstimmung, der Entwicklung von Interessen, Lebensfreude und dem Aufbau sozialer Kontakte, dem Abbau von Müdigkeit, innerer Unruhe und Hemmungen, dem Aufbau von Selbstbewusstsein und eigenen Wertvorstellungen, Umstrukturierung dysfunktionaler Gedanken, der Förderung von Konzentration und der Ablenkung von Suizidideen zeigt (Hautzinger 2000, ▶ Kap. 10).

Erkranken ältere Personen an Depressionen, werden diese primär von körperlichen Symptomen sowie kognitiven Verstimmungen (▶ Kap. 10) bestimmt. Diese Krankheitszeichen müssen in einem kunsttherapeutischen Setting Berücksichtigung finden.

Eine Besonderheit der Kunsttherapie besteht darin, dass sich die Zielsetzungen nicht nur aus der Krankheitssymptomatik ableiten, sondern auch aus den „Wirkungen der Kunst": Dies sind Funktionen wie z. B. „Persönlichkeitsbildung", aber auch „Katharsis, Sublimierung, Kompensation, Heilung" (Wichelhaus 2007, S. 120) und Kreativitätsentwicklung (Riedel 2006, S. 46). „Kreativität wird als eine der stärksten Heilfaktoren im Alter gesehen" (Riedel 2006). Es kann sich dabei um eine wiederentdeckte, aber auch neu entdeckte oder auch im Rahmen der Altersveränderung neu entwickelte Kreativität handeln. In den Kreativitätsprozessen können immer wieder neue mit Lebenssinn verknüpfte Symbole erinnert und entwickelt werden. Sie fördern Denk- und Verhaltensmuster, die unter therapeutischer Begleitung zur Integration und Kompensation abgespaltener Gefühle und Erinnerungen beitragen (Wichelhaus 2006).

15.3 Methoden der Kunsttherapie bei Altersdepressionen

In einer Befragung von Patienten zu kunsttherapeutischen Vorlieben stellten sich Unterschiede heraus, die nicht nur individuell, sondern auch altersbedingt waren (Seifert 2007). Je älter die Patienten waren, desto mehr wünschten sie sich Kunstwerke als Material zur Betrachtung und Ideengeber für die eigene künstlerische Arbeit. Auf der Basis dieser Erkenntnisse wurde ein Methodenspektrum entwickelt und eingesetzt, in dem Kunstdrucke, z. B. Kunstpostkarten, Verwendung finden. Solche in der Kunsttherapie als niederschwellig bezeichnete Angebote haben einen hohen Aufforderungscharakter für ungeübte Laien, künstlerisch tätig zu werden. Das Ausgangsmaterial, z. B. eine Kunstpostkarte, kann als Inspiration für die eigene Gestaltung verwendet werden. Sie kann aber auch durch Übermalungen verfremdet oder durch Collagieren in einen neuen Gestaltungskontext überführt werden. Die nachfolgenden Fallbeispiele sind exemplarisch für Patienten mit Altersdepression.

15.3.1 Kunstpostkarte als Impuls

Mit Kunstpostkarten kunsttherapeutisch zu arbeiten, ist von Ratcliff (1977) erstmals entwickelt worden, um den Patienten Möglichkeiten zu eröffnen, neue Ordnungs- und Beziehungszusammenhänge zu finden und darüber mit ihnen in ein therapeutisches Gespräch zu kommen (Wichelhaus 2007). Aus einer Sammlung wählen die Patienten eine oder mehrere Kunstpostkarten aus. Anschließend wird darüber reflektiert und ein Kunstwerk als Ausgangspunkt für eine eigene Produktion gewählt. Diese Methode vereint sowohl rezeptive als auch produktive Verfahren.

- **Fallbeispiel: Arbeiten mit einer Impulspostkarte**

Eine 64-jährige verheiratete Patientin, die seit ca. 10 Jahren unter einer saisonal abhängigen Depression litt, hatte aktuell eine schwere depressive Episode, verstärkt durch eine Neuroborreliose und psychosozialen Stress. Sie gab an, nicht mehr in der Lage zu sein, ihren Tag organisieren zu können. Sie klagte über eine „Leere im Kopf", Konzentrationsschwierigkeiten, Antriebsschwäche und litt unter Einschlaf- und Durchschlafstörungen.

Sie hatte Pädagogik mit den Fächern Textile Gestaltung und Handarbeit studiert und besuchte zusätzlich Kurse an der Gewerbeschule, wo sie sich intensiv mit der Farbenlehre auseinandersetzte, da Farbe ihr wichtig war. Nach der Eheschließung unterstützte sie ihren Mann in eigenen Schmuck- und Uhrmachergeschäften. Der Umfang der anfallenden Tätigkeiten nahm stetig zu, sodass sie sich irgendwann „ausgebrannt" fühlte. Aufgrund ihrer künstlerischen Orientierung äußerte sie hohe Erwartungen an die Kunsttherapie.

Sie nimmt am kunsttherapeutischen Gruppenangebot der Klinik teil und wählt eine Postkarte aus einem Konvolut von Kunstkarten aus: Die Abbildung ist die Reproduktion eines Bildes des zeitgenössischen Malers Robert Zandvliet aus dem Jahr 2002 (◘ Abb. 15.1). Diese Nachbildung ist für sie Impuls für das eigene Arbeiten. Die Werke der Patientin verweisen auf eine gestalterische Kompetenz, die sich in der differenzierten Zuordnung der Farben, der spannungsreichen Komposition und der Variationen von Form und Farbe in 3 unterschiedlichen „ungegenständlichen" Bildern zeigt und im Folgenden differenziert dargestellt wird.

Sie begründet ihre Selektion damit, dass sie in der Gestaltung die „größtmögliche Freiheit" im Umgang mit Farben und Formen sieht. Ihr erstes Bild (◘ Abb. 15.2) grundiert sie hellblau und zieht mit verschiedenen Blau-, Violett-, Rottönen breite Pinselstriche über eine Leinwand. Teilweise wird die Farbe aus den Farbbändern mit einem Schwamm transparent gewischt. Sie kommentiert: „Blaue Bänder sind für mich zarte, kühle Bänder … normalerweise nehme ich kräftigere Farben. … Die Farbe, die ausläuft, gleicht Tränen. … Ich habe keine Kraft, diese zurück zu halten. Das Bild repräsentiert meinen schlimmsten Zustand."

In einem weiteren Bild (◘ Abb. 15.3) variiert sie das Motiv „transparente Farbbänder", indem sie eine andere Farbigkeit und eine andere Gestik beim Auftrag der Farbspuren wählt. Sie kommentiert: „Rot ist dominant, tut mir gut und ist für mich ein Symbol für Kraft."

Das dritte Bild (◘ Abb. 15.4) zeigt Parallelen zum Ausgangswerk von Zandvliet und den beiden eigenen Malereien. Sie ist überrascht, dass es dem „Original" am nächsten kommt. Sie kommentiert: „Gelb ist für mich Leichtigkeit, Aufschwung. Ich habe neue Farben und Formen und vor allem einen neuen, transparenten Farbauftrag entwickelt!" Das ist für sie ein kreativer Moment, der sie mit Freude, Stolz

15.3 · Methoden der Kunsttherapie bei Altersdepressionen

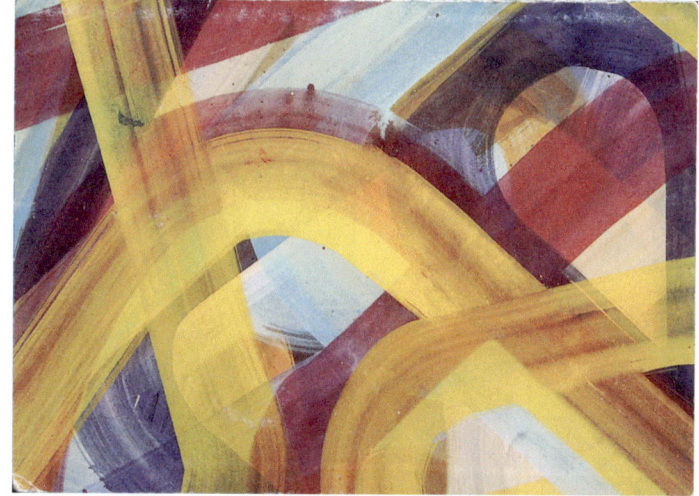

Abb. 15.1 Impulskarte (13,5 cm ×10 cm): Robert Zandvliet, o. T. (2002), Tempera auf Leinwand (262 cm × 203 cm). (© R. Zandvliet; mit freundl. Genehmigung)

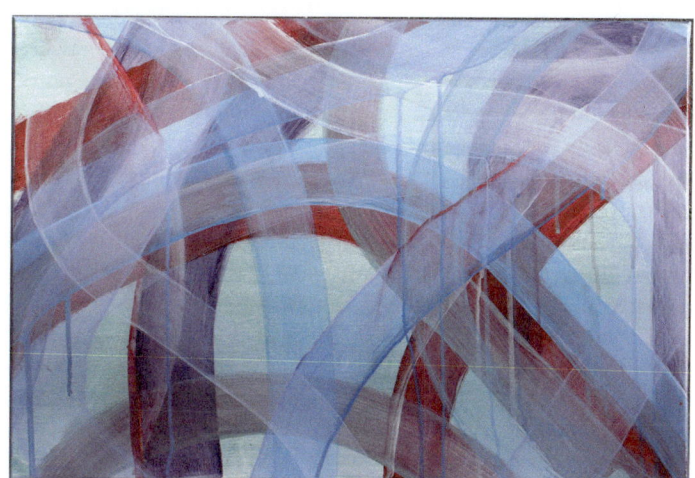

Abb. 15.2 Pat. H., Bild 1, 60 cm × 40 cm

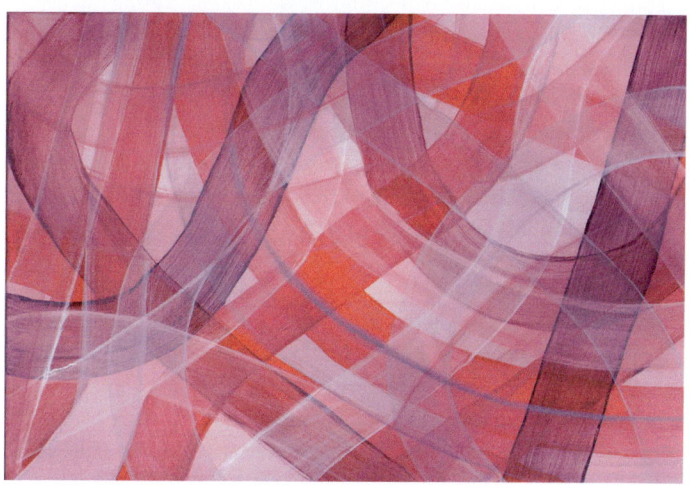

Abb. 15.3 Pat. H., Bild 2, 60 cm × 40 cm

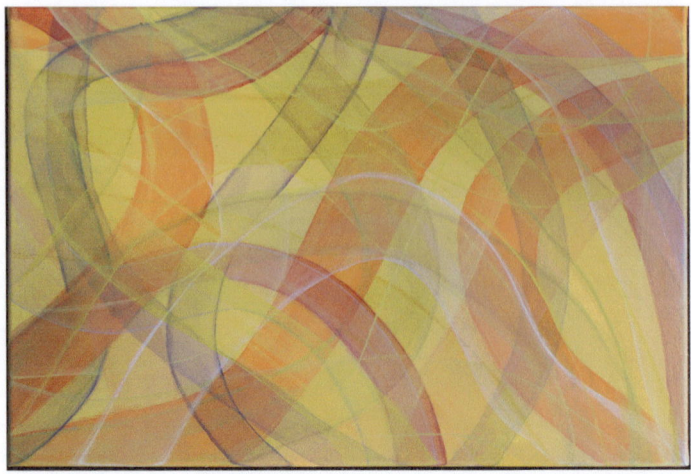

◘ Abb. 15.4 Pat. H., Bild 3, 60 cm × 40 cm

erfüllt. Gleichzeitig bahnt sich Hoffnung auf eine Gesundung an. Im Verlauf des Prozesses entwickelt sie Motivation und eine zunehmende Lebendigkeit. Gleichzeitig kann sie, wie es sich in der Evaluation herausstellt, die alltäglichen Probleme zurücklassen. Sie kann sich entspannen, Stress abbauen und die Konzentrationsfähigkeit verbessern. Ihre „Leere im Kopf" nimmt ab, je mehr sie sich produzierend mit dem Künstler und sich selber auseinandersetzt. Stolz und selbstbewusst verknüpft sie die Ergebnisse mit persönlichen Wünschen und Hoffnungen für ihre Zukunft.

15.3.2 Übermalung

Die Übermalung von Kunstdrucken ist eine imitative Technik und kann unterschiedliche Prozesse in Gang setzen. Sie fördert z. B. die Kreativität, intensiviert die Wahrnehmung und verbindet Vorgegebenes und Weiterentwickeltes mit eigenen Erfahrungen (Bickelhaupt 2009). Sie nimmt altersdepressiven Patienten die Angst vor der leeren Malfläche und vor einem Misserfolg. Das Ausgangsbild wird selber gewählt. Auch eigene Fotos können geeignet sein.

- **Fallbeispiel: Übermalung**

Eine verheiratete 81-jährige depressive Patientin mit den Symptomen niedergedrückte, gereizte Stimmung sowie Interessensverlust, Antriebsminderung, Schlaf- und Appetitstörungen, hohe Anspannung, Ängstlichkeit und Zwangshandlungen nimmt am kunsttherapeutischen Gruppenangebot teil. Sie macht einen unauffälligen Eindruck und hat eine realistische Einstellung zu ihrer Erkrankung. Im Unterschied zu anderen Patienten bringt sie selber eine Kunstpostkarte mit. Eine Reproduktion des Bildes „Blühende Wiesen" (1903) (◘ Abb. 15.5) von Schmidt-Rottluff (1884–1976). Sie hat als Kind in Chemnitz neben dem Maler gewohnt und ging dort ein und aus. Alle Motive der Postkarte von Schmidt-Rottluff kannte sie aus eigener Anschauung: den Bach, die Wiesen, den „Kupferberg", die Mühle und den Bauernhof. Die Karte bekam sie von ihrer Schwester ins Krankenhaus geschickt, was sie überraschte und zusätzlich motivierte, damit künstlerisch zu arbeiten. Die Patientin hatte zunächst Ängste und Hemmungen, an der Kunsttherapie teilzunehmen. Um der künstlerisch noch sehr unerfahrenen Patientin eine bildnerische Auseinandersetzung mit dem Maler Schmidt-Rottluff und dem für sie erinnerungsträchtigen Motiv zu ermöglichen, wurde die Kunstpostkarte auf ein DIN A4-Format (schwarz/weiß) kopiert. Ihre Aufgabe bestand darin, die Kopie farbig zu übermalen, zu ergänzen und zu verändern. Sie wählte dafür Acrylfarben (◘ Abb. 15.6).

Die Patientin konnte ihre künstlerischen Fähigkeiten erproben und verbessern und Sozialkontakte anbahnen. Dadurch gelang es ihr, Unsicherheiten und ihre anfängliche Hilfslosigkeit zu überwinden und ihre Stimmung zu verbessern. Sie erinnerte sich an eine schöne Kindheit, über die sie nun auch sprechen konnte. Es motivierte sie, weitere therapeutische Hilfe zu akzeptieren, da sie sich an- und ernstgenommen fühlte.

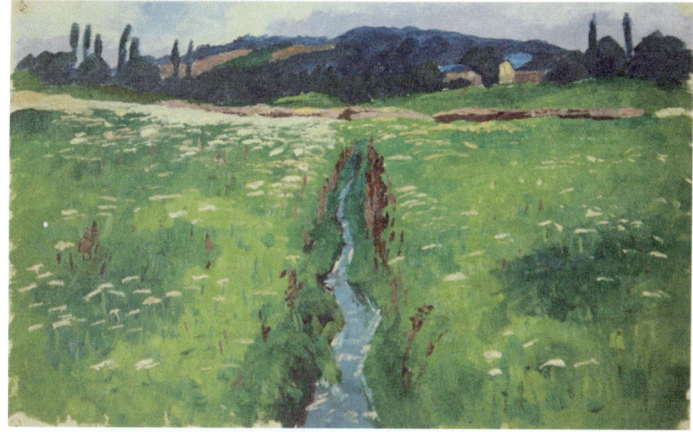

Abb. 15.5 Kunstpostkarte (14,6 cm × 10,5 cm): Schmidt-Rottluff „Blühende Wiesen" (1903), Öl auf Leinwand (44 cm × 28 cm). (© Bild-Kunst Verwertungsgesellschaft; mit freundl. Genehmigung)

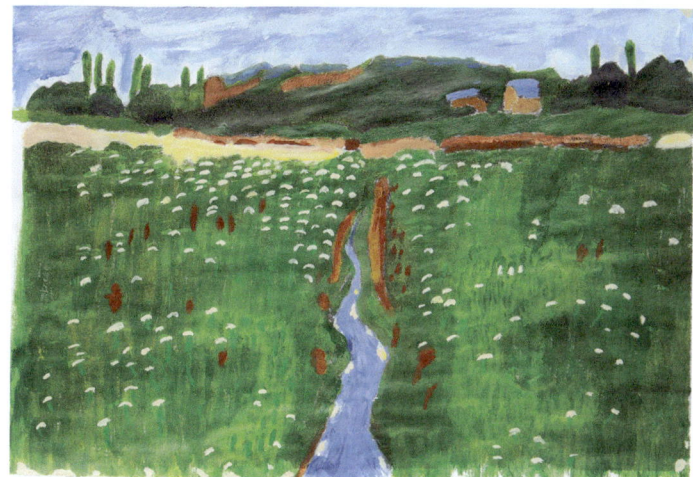

Abb. 15.6 Pat. I: Übermalung, 29,7 cm × 21 cm

15.3.3 Collage

Die Collage ist ein allgemein bekanntes Verfahren. Dabei wird aus unterschiedlichen, auch heterogenen Materialien ein Bild geklebt (frz. coller: kleben). Das Ergebnis kann zu ungewöhnlichen Effekten und Aussagen führen.

- **Fallbeispiel: Arbeiten mit Collagieren**

Eine verwitwete 81-jährige Patientin mit einer rezidivierenden depressiven Störung wurde mit folgenden Hauptsymptomen stationär aufgenommen: deutliche affektive Verstimmung, Antriebshemmung, Anhedonie, religiöse Ängste (besonders morgens) mit wahnhaften Anteilen, verlangsamte Bewegungen und pseudodemenzielles Verhalten. Die Abgrenzung zu einer beginnenden Demenz ist mitunter schwierig, aber notwendig (Fellgiebel und Wolf 2012).

Im Verlauf der Behandlung gab es unterschiedliche Aktivitätsphasen: Manchmal saß die Patientin regungslos und wie gebannt vor Angst im Sessel oder Bett, an anderen Tagen war sie aktiv und konnte motiviert werden. In die Kunsttherapiegruppe war die Patientin gut integriert. Sie verfügte über keine gestalterischen Vorkenntnisse, arbeitete jedoch intensiv an der Erstellung einfacher Collagen. Dazu wurden ihr 6 Kopien von einem Kunstdruck nach dem Bild „Roter Mohn" (71 × 61 cm) von Georgia O´Keeffe zur Verfügung gestellt. Das Kunstwerk zeigt einen geöffneten Blütenkopf einer Mohnblume in zartem Rot, die sich – obwohl vorwiegend in Seitenansicht gemalt – nach vorne zum Betrachter öffnet und den Blick auf mehrere Blütenstempel freigibt. Die Blüte ist flächenfüllend auf blauem Hintergrund gestaltet und läuft über die Bildfläche hinaus. Das Motiv, aber auch die Kraft, mit der es von

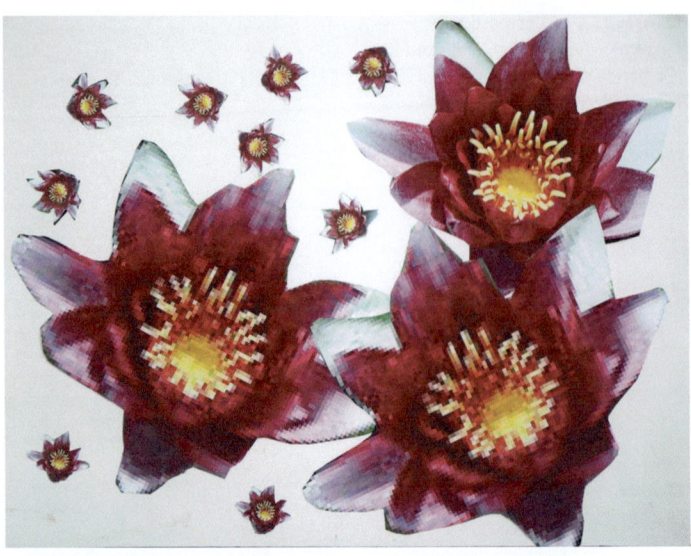

Abb. 15.7 Pat. S: Collage aus ausgedruckten Blüten, 32 cm × 24 cm

Georgia O`Keeffe ins Bild gesetzt wurde, sprechen die Patientin an. Nachdem sie die Blüten mehrmals ausgeschnitten hatte, wurden diese auf einer Bildfläche arrangiert und dann mit doppelseitigem Klebeband befestigt. Die Patientin wählte dafür eine sehr einfache Gestaltungsform: die Reihung auf 2 Ebenen. Eine Strukturierung, die ihr offenbar in ihrer labilen Lebensphase haltgebenden Charakter vermittelte.

Der Erfolg der ersten Collage mit einem für die Patientin sehr zufriedenstellenden Ergebnis und das Ausstellen im Klinikflur motivierte sie weiterzuarbeiten. Sie verwendete dazu wieder die Technik der Collage mit Blütenmotiven. Diese wurden im Internet gesucht und anschließend ausgedruckt. In der Anordnung probierte sie neue Möglichkeiten, aber stets mit strengen Ordnungsprinzipien, aus. Diese Gestaltungsprinzipien nutzte sie offenbar, um ihrem inneren Chaos etwas entgegenzusetzen (Abb. 15.7 und Abb. 15.8). Der künstlerische Prozess und die Ergebnisse milderten die affektive Verstimmung und die Antriebshemmung ab. Gleichzeitig konnten Sozialkontakte angebahnt werden.

15.4 Zusammenfassung

Das kunsttherapeutische Arbeiten mit altersdepressiven Patienten sollte formal und inhaltlich breit aufgestellt sein, um individuell auf die Bedürfnisse der Patienten eingehen zu können.

Empirische Studien, die altersspezifische Belange auf kunsttherapeutischer Basis ausreichend thematisieren, sind unterrepräsentiert. In den recherchierten randomisiert kontrollierten Studien (Pitkälä et al. 2011; Sunhee 2013; Tse et al. 2012; Seifert 2007, 2013) wurden positive Effekte, wie die Steigerung von Wohlbefinden, Glück, Lebensfreude, Konzentration und Kognitionen, durch die Partizipation von Kunst aufgezeigt.

Die 3 Fallbeispiele zeigen niederschwellige Techniken zur Anwendung bei altersdepressiven Patienten (Übermalung, Collage, Kunstpostkarte als Impuls). Sie haben einen hohen rezeptiven Anteil und geben einen Einblick in spezifisch kunsttherapeutische Ziele. Ausgangspunkt der therapeutischen Arbeit ist die Rezeption einer Kunstreproduktion. Bereits bei der Betrachtung „guter Kunst" kommt es zu einer emotionalen Begegnung zwischen Werk und Rezipient. Der Betrachter wird ergriffen, begeistert, entfesselt: aus der „emotionalen Begegnung wird Katharsis" (Wichelhaus 2007, S. 119). Ästhetisch schön empfundene Werke schaffen Orientierung, wirken lebensbejahend, sinngebend (Schurian 1986) und motivieren, neue Handlungen auszuprobieren, die zu originellen Ergebnissen führen.

Der Fokus der kunsttherapeutischen Behandlung kann auf biografisches und/oder gestalterisches Arbeiten gelegt werden. In der 2. Falldarstellung wird die positive Wirkung durch die Verknüpfung beider Ansätze besonders deutlich. Lebenserinnerungen

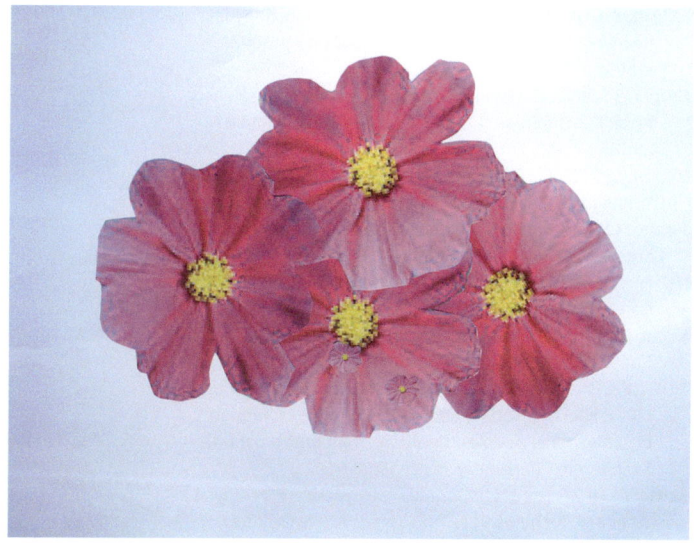

Abb. 15.8 Pat. S: Collage aus ausgedruckten Blüten, 70 cm × 50 cm

wurden verarbeitet, neu betrachtet und integriert. In allen 3 Fallbeispielen wurden selbst- und fremdkommunikative Prozesse angeregt und vertieft. Die Ausstellungen eigener, „gelungener Werke" innerhalb der Klinik unterstützten dabei diese Heilungsprozesse.

Die vorgestellten Patienten konnten sowohl mit allgemeinen therapeutischen Zielsetzungen (Hautzinger 2000, ▶ Kap. 10) als auch mit Zielen, die an den Einsatz von Kunst in der Therapie gebunden sind (Wichelhaus 2007; Riedel 2006), erreicht werden.

Hinsichtlich des SOK-Modells (Selektion, Optimierung, Kompensation) (▶ Kap. 10) wurde die Kunsttherapie eingesetzt zur
- Tagesstrukturierung,
- zum Aufbau angenehmer Tätigkeiten,
- zur Verbesserung des subjektiven Befindens durch Entspannung und Entwicklung eines positiven Erfolgserlebnisses bei allen drei Patientinnen.

Hier setzte auch die Umstrukturierung dysfunktionaler Gedanken zur Überwindung der depressivpessimistischen Lage und der „erlernten Hilflosigkeit" („Ich kann nicht malen ... ") ein. Zusätzlich kam es bei allen drei Patientinnen zu einer Erprobung und Anpassung an altersbedingte künstlerische Möglichkeiten und zum Erlernen und Training neuer Fertig- und Fähigkeiten. Diese Ressourcenaktivierung führte zu einer Steigerung von Handlungsmotivation und zum Erwecken des Lebenssinns.

In unseren Fallbeispielen drückte insbesondere Patientin H. mittels Malerei ihre inneren Spannungen und Konflikte aus, machte sie sich bewusst, konnte sie abbauen (Katharsis), umlenken (Sublimierung) und transformieren. Sie ordnete ihre Gefühle und Gedanken. Das führte bei ihr zu Selbsterkenntnisprozessen und förderte Wünsche und Hoffnungen für die Zukunft („Ich möchte in der Zukunft mehr künstlerisch tätig sein ... "). In diesem Zusammenhang entdeckte sie neue, kreative Möglichkeiten, ein originelles, individuelles Produkt entstehen zu lassen, das mit ihrer Lebensgeschichte im Einklang stand. Das wirkte aktivierend und heilend. Voraussetzung hierfür ist eine positive, offene, warmherzige therapeutische Beziehungsgestaltung, wie sie auch Hautzinger (▶ Kap. 10) postuliert.

Literatur

Arnheim R (1969) Visual thinking. University of California Press, Los Angeles CA
Bickelhaupt T (2009) Malerei muss mich berühren. Malen als Ausdrucksmöglichkeit für persönliche Anliegen. Kunst+Unterricht 336/337:43–45
Bonin D von (2016) Aktuelle Forschungsansätze in der Kunsttherapie. https://www.gpk.ch/HOMEPAGE%20DATEIEN/FORUM/von Bonin.pdf. Zugegriffen: 15. Mai 2016
DGPPN, Gesundheitsfachberufe (2014) https://www.dgppn.de/referate/gesundheitsfachberufe.html Zugegriffen: 27. März 2016

Fellgiebel A, Wolf D (2012) Hinweis auf eine beginnende Alzheimer-Demenz? springer.com/content/pdf/10.1007/s15005-012-0212-x.pdf. Zugegriffen: 27. März 2016

Gruber H, Schulze C, Elbing U (2014) Editorial. Forschung in der Kunsttherapie. Musik-, Tanz- und Kunsttherapie 25:185

Hautzinger M (2000) Depression im Alter. Praxismanual. Beltz, Weinheim

Jakabos Ch, Petersen P (2002) Kunsttherapie in der Onkologie. Ergebnisse einer Literaturstudie. In: Petersen P (Hrsg) Forschungsmethoden Künstlerischer Therapien: Grundlagen-Projekte-Vorschläge. Mayer, Stuttgart, S 323–340

Nucho AO (2003) The psychocybernetic model of art therapy. Charles C Thomas Publisher, Springfield IL

Pitkälä KH, Routasalo P, Kautiainen H, Sintonen H, Tilvis RS (2011) Effects of socially stimulating group intervention on lonley, older peoples cognition: a ranomized, controlled trial. Am J Geriatr Psychiatry 19:654–663

Ratcliff ER (1977) The old masters art collage: An art therapy technique for heuristic self-discovery. Art Psychother 4 (1977):29–32

Riedel I (2006) Sinnerfahrung, Kreativität und Spiritualität im Alter – Erfahrungen aus der Kunsttherapie. In: Renata J, Traber Y, Kalbermatten U (Hrsg) Psychotherapie im Alter. Weißensee, Berlin, S 35–54

Schurian W (1986) Psychologie ästhetischer Wahrnehmungen. Selbstorganisation und Vielschichtigkeit von Empfindung, Verhalten und Verlangen. Westdeutscher Verlag, Opladen

Seifert K (2007) Effektivitätsprüfung der Kunsttherapie in einer Klinik für Psychiatrie und Psychotherapie. Kunst & Therapie:92–95

Seifert K (2013) Kunsttherapie bei Menschen mit unipolaren Depressionen im klinischen Bereich. Entwicklung, Durchführung und Evaluation eines fototherapeutischen Behandlungsmodells. Claus Richter, Köln

Sunhee KK (2013) A randomized, controlled study of effects of art therapy on older Korean-American´s healthy aging. Art Psychother 40:158–164

Tse MM, Vong SK, Ho SS (2012) The effectiveness of an integrated pain management program for older persons and staff in nursing homes. Arch Gerontol Geriat 54: e203–e212

Wichelhaus B (2006) Kunstbegriff und Therapieverständnis in aktuellen kunsttherapeutischen Konzepten. In: Matthiesen PF, Wohler D (Hrsg) Die schöpferische Dimension der Kunst in der Therapie. Ein interdisziplinäres Symposion. Vas, Frankfurt a. M., S 43–49

Wichelhaus B (2007) Kunstrezeption als Therapie. In: Wie Kunst wirkt: Dokumentation der Tagung im Juni 2007. Stiftung Künstlerdorf Schöppingen, 118–128

Musiktherapie

Jasmin Eickholt

16.1	Einführung – 178
16.2	Methoden – 179
16.3	**Phasenmodell – 180**
16.3.1	A Beziehungsaufbau zum Instrument, Therapeuten, zur Gruppe – 181
16.3.2	B Erkennen/Zulassen von Gefühlen – 181
16.3.3	C Erkennen bisheriger Lösungsstrategien – 182
16.3.4	D Neue Verhaltensweisen testen – 183
16.3.5	E Übertragung/Generalisierung – 183
	Literaturverzeichnis – 185

© Springer-Verlag GmbH Deutschland 2017
A. Fellgiebel, M. Hautzinger (Hrsg.), *Altersdepression*,
DOI 10.1007/978-3-662-53697-1_16

16.1 Einführung

Wenn ältere Menschen an einer Depression leiden, kann Musiktherapie ein Weg sein, über eine nonverbale Ebene den physiologischen, psychischen und sozialen Bedürfnissen zu begegnen, Alltagskompetenzen zu trainieren und somit die Lebensqualität zu steigern. Daher wird die Musiktherapie bereits häufig in der Behandlung von Depression eingesetzt. Der Musiktherapeut arbeitet hierzu systematisch mit den vorhandenen Ressourcen, der Biografie des Patienten und der vorherrschenden Atmosphäre. Er bedient sich einerseits der Musikwissenschaft, andererseits des Wissens der Medizin, Psychologie und der Gesellschaftswissenschaften.

Die Themen von Betroffenen einer Altersdepression sind sehr vielfältig und reichen vom Übergang der steigenden Schwierigkeiten der beruflichen Anforderungen und altersbedingten Arbeitsverlusten bis hin zur Rente und dem Verlust bisheriger Hauptaufgaben, aber auch von Angehörigen, Freunden oder dem Partner. Mit schwindenden Fähigkeiten steht nicht selten auch der Verlust des Hauses oder der Wohnung im Raum, wenn deren Versorgung für den Betroffenen zu viel wird. Es folgt die Entscheidung zu einem Einzug in ein Altenheim oder betreutem Wohnen, die nicht selten durch andere getroffen wird. Der alternde Mensch verliert nach und nach seinen aktuellen sozialen Status in der Gesellschaft und seinen Habitus. Nach Erikson (1988) ist die Lebensaufgabe älterer Menschen der Umgang mit den Einschränkungen und Verlusten, im Wunsch nach Integrität und Zusammenhalt, mit der Gefahr einer auftretenden Verzweiflung. Psychischer Stress entsteht auch durch das Aufarbeiten von unerledigten Aufgaben im hohen Alter, insbesondere wenn der alte Mensch seine körperlichen, psychischen und sozialen Verluste leugnet und nicht verarbeitet (Feil und Klerk-Rubin 2013). Diese Faktoren können Depression auslösen und aufrechterhalten. Das Erleben des Verlustes der Integration, der eigenen Fähigkeiten und das Resümieren sowie Verarbeiten des eigenen Lebens stehen im Mittelpunkt der Musiktherapie. Die Musik unterstützt die Betroffenen, ohne Sprache mit sich und der Umwelt zu kommunizieren. Sie hilft, die innere Erlebniswelt zum Ausdruck zu bringen, was klärend und erleichternd wirken kann. Leidet der depressiv Erkrankte nach einer Hirnschädigung an einer Aphasie, kann vertraute Musik entlastend wirken und Sicherheit geben, durch Singen sogar zur Sprache zurückführen. Sie löst Gefühle aus, die durch frühere Erinnerungen geprägt sind. Als nonverbales Medium lässt sie den Betroffenen auch noch bei schweren physischen und kognitiven Einschränkungen teilnehmen, sei es eher rezeptiv durch die ausgelösten Gefühle und Erinnerungen oder aktiv mit einer Beziehungsgestaltung zum Instrument und zu anderen Personen. Je nach Schwere und Auswirkung der Depression, den psychosozialen Bedingungen und kognitiven Fähigkeiten werden die Ziele in der Musiktherapie individuell abgestimmt. So können (neben anderen) sowohl eine psychische Stabilisierung, der Zugang zu Gefühlen und Selbstausdruck, die Steigerung des Selbstbewusstseins oder auch das Erlernen von Entspannung ebenso wie die Beteiligung an der Gruppe im Fokus der Intervention stehen. Die Stimmung kann verbessert, ein neuer Sinn im Alltag gefunden und Konflikte der Vergangenheit und Gegenwart möglicherweise besser aufgearbeitet werden.

Die ersten konkreten Beschreibungen von Musiktherapie-Interventionen in der Geriatrie und Gerontopsychiatrie gab Schwabe im Jahre 1978 (Wosch 2011), von da an bis in die 90er Jahre fand eine systematische und großflächige Institutionalisierung in verschiedenen Einrichtungen statt, von stationärer Therapie in Alters- und Pflegeheimen, über Psychiatrien und Krankenhäuser bis zu teilstationären und ambulanten Tageskliniken oder Privatpraxen. Angewendet wird sie je nach Bedürfnissen und Zielstellungen des Betroffenen in Einzel- und Gruppentherapien. Die Hauptunterscheidung findet in der aktiven und rezeptiven Musiktherapie statt. In der aktiven Musiktherapie wird der Patient aktiv durch das Spiel mit Instrumenten oder Singen an der Musik beteiligt, in der rezeptiven Musiktherapie werden über das Hören von präferierter, biografischer oder auch nach verschiedenen Parametern ausgesuchter Musik Gefühle und Erinnerungen ausgelöst, die wiederum reflektiert und bearbeitet werden können. Eine genauere Beschreibung von Methoden findet sich in ▶ Abschn. 16.2.

Eine Reihe von Untersuchungen konnte die Effektivität von Musiktherapie bei Depression und Altersdepression nachweisen. Maratos et al. (2008) konnten in einer Metaanalyse die Wirkung von

Musiktherapie nachweisen, Gold et al. (2009) haben zudem herausgefunden, dass bei einer schweren Depression zusätzlich die Dosis eine große Rolle spielt, mit steigender Stundenanzahl ist die Wirkung von Musiktherapie höher. Bezogen auf die Altersdepression haben Zhao et al. (2016) eine Metaanalyse veröffentlicht, in der sich in 10 von 19 Studien eine hohe signifikante Verringerung depressiver Symptome in der Kombination Musiktherapie in Verbindung mit einer Standardversorgung zeigte. In den 9 weiteren Studien wurde die Musiktherapie mit der Standardversorgung verglichen und zeigte keine statistische Signifikanz in der Senkung depressiver Symptome, weshalb die Musiktherapie insbesondere als komplementäre Therapie zu empfehlen ist (Zhao et al. 2016).

Eine wichtige Unterscheidung ist die Einsatzform von Musik. Während bereits einige Studien die Wirkung von Musiktherapie bestätigt haben, ist die Unterscheidung des Musiknutzens und die Qualifikation des Ausübenden bisher wenig erforscht. Werner et al. (2015) fanden heraus, dass die interaktive Musiktherapie im Vergleich zu einem Gruppensingen als Freizeitbeschäftigung, angeleitet durch einen Nicht-Musiktherapeuten, eine deutlich höhere Wirkung auf die Senkung depressiver Symptome von Bewohnern eines Alten- und Pflegeheims hatte.

16.2 Methoden

- **Instrumentalimprovisation**

Die Instrumentalimprovisation bindet den Betroffenen durch das Spiel mit Instrumenten ein. Sie lässt sich in der Gruppentherapie je nach Zielstellung unterscheiden. In der musikorientierten (Re-)Produktion spielen die Teilnehmer z. B. Lieder und Rhythmen nach, bauen einen Kanon oder Rondo auf, ohne direkt miteinander in Beziehung zu treten. Diese Spielweise wird angewendet, wenn der Beziehungsaufbau im Gruppenprozess noch nicht möglich ist. Bei einem musikalischen Spiel mit außermusikalischer Handlungsanweisung erarbeiten die Teilnehmer z. B. ein gemeinsames Gruppenmetronom. Sie passen sich der Gruppe an oder setzen das eigene Spiel durch. Das eigene Verhalten, Strategien und Beziehungsmuster stehen im Vordergrund. Die Improvisation ermöglicht das Darstellen von Gefühlen, sich selbst und die vorhandene Stimmung zu spüren, sie zu spiegeln, Extreme wie Wut und ungehaltene Freude zu spielen, diese Gefühle auf sich wirken zu lassen und sich einer Balance anzunähern. Ein Spiel, bei dem eine Münze auf einer Pauke „gespielt" wird, fördert indirekt den Mut, laut zu sein, gesehen zu werden oder auch lang unterdrückte negative Erregung zuzulassen. Dieser erste Schritt des Sichöffnens kann im Anschluss bearbeitet und nach und nach eingeübt werden. Im außermusikalischen themengebundenen Spiel mit musikalischen Mitteln werden verschiedene Ebenen angesprochen. Es können objekt- oder sachbezogene äußere Situationen dargestellt und das eigene subjektive Empfinden in einer Situation ausgedrückt werden. Beziehungsbezogene Situationen, die innerhalb oder außerhalb der Gruppe entstehen, können ebenfalls bearbeitet werden. So kann eine für den Patienten unangenehme Gruppenatmosphäre Frust und Ärger auslösen, die er z. B. mit der Pauke darstellt. Durch den Schlag auf die Pauke kann er seine Emotionen verarbeiten und gleichzeitig einen Auftakt zu einer Neugestaltung der Gruppenatmosphäre geben. Das Spiel an der Harfe oder dem Monochord kann bspw. bei Trauer Trost und Entspannung geben, eine neue Erfahrung im Trauerprozess sein. In der Einzeltherapie werden diese Zielstellungen zunächst mit dem Therapeuten erarbeitet (Rudloff und Schwabe 1997),

- **Rezeptive Musiktherapie**

Rezeptive Musiktherapie unterscheidet sich je nach Zielstellung. Oftmals ist bei depressiv Erkrankten die Möglichkeit zu genießen deutlich reduziert. Sie kann durch präferierte und biografische Musik deutlich gesteigert bzw. wiederentdeckt werden. Trotz der Depression darf sich der Betroffene über eine Erinnerung der Vergangenheit freuen. Dies unterstützt die Sicht, von negativen auf positive Empfindungen zu erweitern, eine Ambivalenz anzunehmen, ebenso sich Wünschen und Sehnsüchten bewusst zu werden.

- **Regulative Musiktherapie**

In der regulativen Musiktherapie wird durch klassische Musik die Selbstwahrnehmung in den Ebenen Gedanken, Gefühle, Stimmungen, Körperwahrnehmungen und Musik intensiviert und in anschließenden Gesprächen reflektiert. Der Betroffene nimmt seine Reaktionen und Abwehrmechanismen, eigene

Strategien und Hintergründe wahr, lernt Unveränderbares zu akzeptieren und durch eigene Aktivitäten auf Veränderbares Einfluss zu nehmen (Schwabe 2012).

- **Musikgeleitete Imagination**

In der musikgeleiteten Imagination (Guided Imagery and Music) wird klassische Musik genutzt, indem der Patient entstehende Gefühle, Bilder, Körperempfindungen und Erinnerungen während des Hörens mitteilt und der Therapeut durch Fragen Prozesse zum Abbau von Blockaden und Persönlichkeitsentwicklung unterstützt, weiterentwickelt oder fokussiert (Bruscia und Grocke 2002).

- **Singen**

Das Singen von Liedern stellt bei älteren Menschen eine wichtige Methode dar, insbesondere biografieorientierte Lieder stehen für Situationen und Gefühle der Vergangenheit. Sie können helfen, sich auszudrücken, sich der eigenen Gefühle bewusst zu werden und sich zu reflektieren. Im sozialen Umfeld hilft das Singen, dem Gefühl von Frustration und Einsamkeit sowie dem Rückzug aus sozialen Aktivitäten entgegenzuwirken, somit die Folge der Isolation und Depression zu vermeiden (Clark und Harding 2012). Insbesondere ältere Menschen haben oft nicht gelernt, über eigene Gefühle und Bedürfnisse zu sprechen, Liedtexte können einen Impuls dafür geben (Hamberger 2008). So kann beispielsweise das Lied „Wahre Freundschaft" an einen verlorenen Angehörigen oder Freund erinnern, das Lied „Die Gedanken sind frei" kann Unterdrückung stellvertreten. Der Therapeut nutzt das Singen von Liedern mit verschiedenen Schwerpunkten. Einerseits können Lieder biografiebezogen ausgewählt und es kann mit Erinnerungen gearbeitet, andererseits können die Lieder atmosphärisch und gemäß den Bedürfnissen des Patienten angepasst werden. Durch die Anpassung verschiedener Parameter wie Tempo, Textinhalte, Spielweise, Stimmungen, Lautstärke, Intensität und Ausdrucksweisen können sie Sicherheit geben und schlussendlich die soziale Kommunikation fördern (Muthesius 1997; Ridder 2011; Sonntag 2013).

- **Therapeutisches Songwriting**

Zusätzlich zum Singen von bekannten Liedern kann ein therapeutisches Songwriting helfen, Gefühle auszudrücken und tief verborgene Wünsche zu verbalisieren. So können vorhandene Konflikte, die mit dem Alterungsprozess zusammenhängen, aber auch unverarbeitete Aufgaben thematisiert werden. Im Verlauf eines Songwritings kann der Patient von seinen negativen Empfindungen zu einem ressourcenorientierten und somit hoffnungsvollen Ausblick geführt werden. Der Austausch mit anderen hilft, sich verstanden, angenommen und ernst genommen zu fühlen sowie die gemeinsamen Wünsche und individuellen Möglichkeiten in der Gruppe zu evaluieren. (Rolvsjord 2005; Baker 2015, Eickholt 2017)

16.3 Phasenmodell

Je nach Einsatzgebiet, Rahmenbedingungen und Zielstellungen sind die Abläufe der Musiktherapie verschieden gestaltet. Im Folgenden soll ein möglicher Ablauf erläutert werden, der in einer stationären Gerontopsychiatrie und gerontopsychiatrischen Tagesklinik in halboffenen Gruppen, in angepasster Form in einem Alten- und Pflegeheim in offenen Gruppen und Einzeltherapien (vgl. Fallbeispiel in ▶ Abschn. 16.3.5) bei Menschen mit einer Altersdepression angewendet wird. Es stellt einen häufigen Ablauf dar, ist jedoch nicht für alle Patienten generalisierbar. Die übergeordneten Zielstellungen und die der einzelnen Phasen richten sich neben der Aufenthaltsdauer primär nach den individuellen persönlichen Voraussetzungen und der Dauer, die der Patient in einer Phase verweilt. Ist eine völlige Genesung während des Klinikaufenthalts nicht möglich, so steht dennoch die Verbesserung der Symptomatik und der Lebensqualität im Vordergrund. Der Patient soll neue Ziele und Wertigkeiten erfahren, wie bspw. wieder Zeit für sich zu haben, um das Leben in seinen aktuellen Möglichkeiten zu genießen, sich gleichzeitig ohne Verbitterung von nicht gelebten Möglichkeiten zu verabschieden (Staudinger 2002). Die Therapieeinheiten sind geprägt von den Ausgangsbedingungen wie Stimmungen und aktuellen Erlebnissen der Patienten. Entsprechend wird dies nach der Begrüßung innerhalb eines Blitzlichts ermittelt. Zum Ende der Therapieeinheit werden die Stunde, die Erkenntnisse sowie Übertragungen auf das Leben der Patienten resümiert. Auf diese Weise sind der Anfang und das Ende ritualisiert, und es gelingt dem Patienten, seine Gefühle, beeinflussende Bedingungen und den Prozess zu reflektieren. ◘ Abb. 16.1 zeigt den Ablaufplan, der im Folgenden erläutert werden soll.

16.3 · Phasenmodell

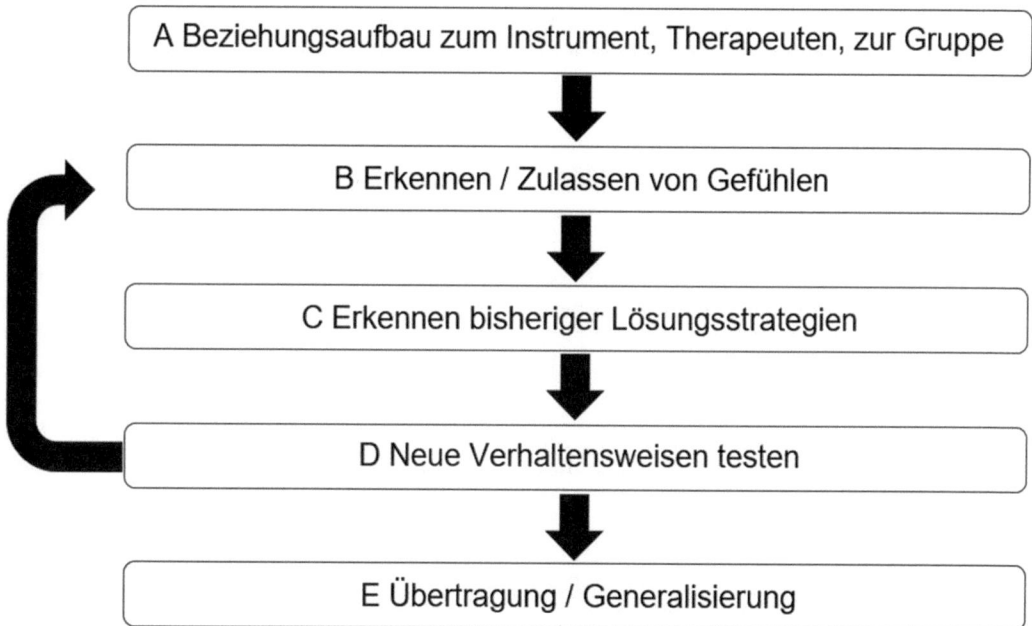

Abb. 16.1 Ablaufplan zum Phasenmodell Musiktherapie bei Depression im Alter

16.3.1 A Beziehungsaufbau zum Instrument, Therapeuten, zur Gruppe

Das typische Verhalten von depressiv Erkrankten zu Beginn der Musiktherapie ist die Angst, etwas falsch zu machen. Sie nehmen oftmals zunächst rezeptiv teil, was zu einer Verbundenheit mit der Gruppe und der Musik führt, ohne selbst aktiv zu werden. Die Angst hemmt die Betroffenen, frei zu spielen, die Erwartung von „Harmonie" basiert nicht selten auf einer vorhandenen Leistungsorientierung. Das Spiel ist leise, die Entscheidung für ein bestimmtes Instrument fällt schwer, da keins „gelernt" wurde. Nicht selten wird eine Improvisation ohne vorgegebene Struktur (reproduzierend, produzierend, dirigierend) zunächst abgelehnt. Findet der Patient ein Instrument, das zu ihm passt, bleibt er meist lange bei diesem einen, das ihm Sicherheit gibt. In den reflektiven Gesprächen berichtet er nicht selten von ähnlichen Erfahrungen bei neuen Hobbys. Der depressiv Erkrankte nimmt andere weniger wahr, bleibt bei sich, seinem Tempo, Rhythmus und seiner Melodie, fragt den Therapeuten im Anschluss, ob er es richtiggemacht hat (Hamberger 2008). Das Ziel in dieser Phase ist das Sichöffnen und In-Beziehung-Treten mit dem Instrument, dem Therapeuten und den anderen Teilnehmern. Der erste Austausch kann entlastend wirken, der Patient wird Teil der Gruppe, und es lassen sich erste Beziehungsmuster und Strukturen erkennen. Mit dem Beginn des Beziehungsaufbaus zur Gruppe sind der gegenseitige Austausch und die gegenseitige Hilfestellung begünstigt. Die Patienten kommunizieren über die Musik und in den gemeinsamen Gesprächen, nehmen das Gruppenspiel viel harmonischer wahr. In diesem Status wird es für sie unwichtig, dass die Gruppe tendenziell aus Nicht-Musikern besteht, und sie genießen das Gruppengefühl.

16.3.2 B Erkennen/Zulassen von Gefühlen

In der zweiten Phase ist es das Ziel, positive und negative Gefühle akzeptieren zu lernen. Noch immer haben die Patienten Bedenken, etwas kaputt zu machen oder sozial nicht erwünschtes Verhalten zu zeigen. Aggressionen werden als Gefühl nicht akzeptiert, sie wurden teilweise jahrelang unterdrückt und dürfen nicht auftreten. Die Patienten zeigen häufig den Drang zur Pauke, spielen diese dann jedoch sehr leise. Sie haben nicht gelernt, dieses Gefühl zuzulassen und zu verarbeiten, durch Trommeln oder den Gong können sie diese unterdrückte Energie rauslassen.

Besonders innerhalb einer Instrumentalimprovisation und in der regulativen Musiktherapie werden Gefühle, aber auch der Körper und die gegenseitige Wechselwirkung wahrgenommen. Eigene Wünsche wie Gebrauchtwerden und Orientierung sollen klarwerden, der Patient soll lernen, auf sein Inneres zu hören, was er fühlt und für sich braucht. Erinnerungen werden aufgearbeitet, das Leben resümiert, Trauer wahrgenommen, erkannt und zugelassen. Der Therapeut unterstützt den Patienten, seine Gefühle in einem geschützten Raum zuzulassen, um ihn anschließend wieder hinaus zu führen und zu stabilisieren. Insbesondere bei traumatisierenden Erlebnissen ist dies ein wichtiger Prozess. Gefühle und Verarbeitungsmuster, die teils mehrere Jahrzehnte vorherrschen, können sehr verhärtet sein und nur langsam im Spiel und in Gesprächen aufgeweicht werden.

16.3.3 C Erkennen bisheriger Lösungsstrategien

Da die Patienten oft nur über somatische Symptome klagen, die Kernsymptome der Depression jedoch nicht sehen, ist die Krankheitseinsicht teilweise sehr schwer. Eine Depression existiere nicht, man sei doch nicht verrückt. Die Krankheit, die sich daraus entwickelten Strategien, müssen zunächst erkannt und akzeptiert werden. Es bestehen oft einseitige Wahrnehmungs- und Denkmuster, die in dieser Phase aufgeweicht und erweitert werden. In Anlehnung an die von Hautzinger (2000, S. 27) beschriebenen Problembereiche werden innerhalb der Musiktherapie folgende Bereiche analysiert:
- Vorhandene Strategien/Verhaltens- und Handlungsabläufe, die zur Belastung und Entlastung führen, mit den Reaktionen auf Stimuli und der Beeinflussung persönlicher Einstellungen, Überzeugungen und Motive;
- Ermittlung bisheriger erfolgreicher und fehlgeschlagener Selbstmanagementversuche;
- Funktion der Erkrankung und des Klinikaufenthalts (z. B. Hilfserwartungen gegenüber anderen, Struktur durch vorgegebenen Tagesrhythmus, Sinn und Verständnis während des Klinikaufenthalts), Erklärungskonzepte für die Krankheit;
- Rahmenbedingungen für aktuelle und neue Strukturen (soziale, familiäre, partnerschaftliche sowie kulturelle und physische Umwelt).

Besonders im Alter ist in der Analyse und Bearbeitung von Strategien zu bedenken, dass die Verhaltensmuster jahrzehntelang angewendet wurden und sehr vertraut sind, wenngleich sie nicht, nur teilweise oder aufgrund äußerer Rahmenbedingungen oder schwindender Fertigkeiten nur temporär halfen. Sich selbst in seinen Gefühlen und Strukturen kennenzulernen und diese zu akzeptieren, kann sehr schwer sein. Während des Krieges und der Nachkriegszeit mussten die Betroffenen überleben und konnten oft keine Rücksicht auf die eigenen Empfindungen nehmen, sie haben nicht gelernt, für ihr psychisches Wohlbefinden zu sorgen, sondern arbeiteten existenziell. Diese Lebenseinstellung übertrug sich auch auf den Erziehungsstil, Gefühle wurden nicht gezeigt, Bedürfnisse zurückgestellt. Die Folge der Verpflichtungen im Aufbau der materiellen Lebensgrundlage, später in der Versorgung der Kinder, teilweise der Enkel, war, dass Bedürfnisse und Traumata durch Kriegserlebnisse oft nicht zugelassen und verarbeitet werden konnten. Mit dem Wegfall dieser Verpflichtungen fällt einerseits eine große Lebensaufgabe weg, andererseits führt die vorhandene Leere zu einem Wiederaufkommen von Traumata, die der natürliche Schutzmechanismus zunächst zu unterdrücken versucht.. Auch gewohnte, meist konservative, Rollenverteilungen werden zum Thema, wenn der Partner verstirbt oder nicht mehr in seiner bisherigen Rolle fungieren kann. Ein Mann, dessen Frau sich um den Haushalt und das Essen gekümmert hat, steht vor einer schwierigen Aufgabe, wenn er es unerwartet selbst übernehmen muss. Eine Frau, die ihren Mann stets versorgt hat, fühlt sich ohne ihn leer und sieht keinen Sinn darin, das Lebensumfeld ohne den Partner zu gestalten. Ziel dieser Phase ist es, in eine Metaebene zu gelangen und die eigenen Handlungs- und Vermeidungsstrategien zu erkennen.

16.3.4 D Neue Verhaltensweisen testen

Bisherige Strategien, die die Depression begünstigen, sollen in kognitiven Erlebnis- und Verhaltensänderungen aufgelöst werden. Wenn der Betroffene von außen Druck spürt, kann er in der Musiktherapie in einem geschützten Rahmen Selbstbestimmung erfahren. Statt der Aufforderung, ins Altenheim zu gehen, die Wohnung aufzugeben und anderen gutgemeinte Hilfen, die die verbleibenden Fertigkeiten des Betroffenen verkümmern lassen, kann er in der Musiktherapie seine Autonomie und Fähigkeiten (neu) entdecken, zunächst in der Auswahl von Instrumenten, der eigenen Spielweise, der Wahl der eigenen Position und Beeinflussung des Gruppengeschehens, später in der Eigenständigkeit der Lösungssuche. Die Zusammenarbeit mit Ärzten, Psychologen, anderen Therapeuten und Sozialpädagogen unterstützt die Bearbeitung von einzelnen Themen durch verschiedene Herangehensweisen und mit verschiedenen Medien, sodass diese Erfahrung auf mehreren Ebenen stattfindet, bisherige Strategien und zukünftige Möglichkeiten besser zu erkennen und umzusetzen sind. Die daraus resultierenden neuen Ziele und Erwartungen sollen auf der Grundlage von vorhandenen Ressourcen und unter Berücksichtigung der Umsetzbarkeit gestaltet werden. Um einer Überforderung entgegenzuwirken, muss dies sehr reflektiert und anpassend stattfinden.

Ein Beispiel zur kognitiven Verhaltensänderung unter Berücksichtigung der verbleibenden Ressourcen: Ein Patient sollte von der unteren Wohnung des Hauses in die kleinere obere ziehen, er verlor seinen Garten mit seiner Rosenlandschaft und sollte sich mit einem kleinen Balkon zufriedengeben. Er litt unter dem Verlust und stritt sich oft mit seinem Sohn. Ziel in dieser Stunde war es, dass er seine Sicht auf die positiven Eigenschaften des Wechsels erkennt. In einer Instrumentalimprovisation wurde der Garten dargestellt, die schwierigen Arbeiten waren gut zu hören: Die Trommel stand für das mühselige Schneiden der Hecken, der Daumen, über die Pauke ziehend, stellte das anstrengende und prägnante Rasenmähen dar. Die Oceandrum erinnert an das viele Blumengießen, was für die Rosenpracht nötig war. Im Anschluss wurden die Möglichkeiten des Balkons gespielt: Die detailreichen kleinen Blüten in den Blumenkübeln wurden mit dem Glockenspiel, die Hängeblumen mit der Harfe dargestellt, das Blumengießen wurde zum sanften Regenrohr. Im anschließenden Gespräch resümierte der Betroffene mit der Gruppe, dass der Balkon viel leichter zu gestalten ist, die schwere Arbeit wegfällt und er mehr Zeit zum Genießen haben wird. Er änderte die Sicht auf den Wechsel und ließ seine bisherige Strategie los, festzuhalten und mit dem Sohn um den Garten zu streiten. Im Folgenden wurden die kreativen Möglichkeiten in der Gruppe besprochen und erste Gestaltungen zwischen den Therapien erfolgreich umgesetzt. Eine erneute Improvisation zum neuen Balkon bestätigte und festigte das nun positive Gefühl in einem klangvollen Spiel.

Eine weitere Form dieser Änderung kann das Songwriting sein, das bspw. den aktuellen Stand, die dazugehörigen Gefühle und die eigenen Strategien in einem Text verfasst, dann die Wünsche im Refrain und weitere Möglichkeiten in weiteren Strophen darstellt. Das Gleiche gilt innerhalb musikgeleiteter Imagination, in denen die Wahrnehmung und das Denkmuster erkannt, erweitert und so geändert werden kann.

Die Phase der Testung neuer Strategien und das Erkennen von vorhandenen und neu gelernten Strategien stehen in steter reflektierender Wiederholung und führen zu einer erweiterten Wahrnehmung des Selbst und der eigenen Möglichkeiten.

16.3.5 E Übertragung/Generalisierung

Die Wahrnehmung der eigenen Strategien, der Aufbau neuer Strategien sowie die Intensivierung des Trainings sollen nach der Musiktherapie in den Alltag übertragen werden. Dies geschieht durch kleine geplante Schritte, unter Berücksichtigung der verbleibenden Ressourcen und einer möglichen Überforderung, durch die Imagination belasteter Situationen mit entsprechendem Umgang zunächst musikalisch, dann im Alltag übend. Auf diese Weise soll der depressiv Erkrankte lernen, auch in Zukunft seine eigenen Strategien und individuellen

Möglichkeiten durch die Wahrnehmungserweiterung zu erkennen. Im Setting eines Alten- und Pflegeheims steht v. a. die ressourcenorientierte Integration des Patienten in den Stationsalltag im Vordergrund. Die Generalisierung und Planung neuer außermusikalischer Strategien kann in allen Lebensbereichen stattfinden, jedoch auch musikalisch kann die Musiktherapie zu einer sinnvollen Freizeitbeschäftigung motivieren: ein Instrument wird gelernt oder wieder gespielt, eine Mitgliedschaft im Seniorenchor kann den Aufbau von sozialen Beziehungen und Netzwerken begünstigen und wieder Lebensaufgaben vermitteln. Das Gefühl von Anerkennung als Mitglied einer Gruppe wird nach außen getragen, der Betroffene zeigt sich, seine Autonomie und seine Fähigkeiten.

- **Fallbeispiel: Musiktherapie in der Langzeitversorgung**

Im Folgenden wird das oben dargestellte Phasenmodell angepasst auf eine Langzeittherapie in einem Alten- und Pflegeheim vorgestellt. Durch die Phasen C und D („Erkennen des Selbst", „Erkennen von eigenen Strategien" und „Neue Verhaltensweisen testen") werden verschiedene Themen erarbeitet. Da die Patientin Musiktherapie in ihrem direkten Lebensumfeld erhält, findet die Generalisierung in diesem Fall durch die ressourcenorientierte Integration in verschiedene Projekte des Hauses und in die folgenden Musiktherapie-Interventionen statt.

Die Therapeutin lernte Frau M. (84 Jahre) im Rahmen einer Studie kennen, in der sie die Wirkung von Musiktherapie bei Altersdepression untersuchte. Es wurde erstmals Musiktherapie in ihrem Alten- und Pflegeheim 2-mal wöchentlich angeboten. Als Methoden nutzte die Therapeutin Gruppensingen, Spiel mit Perkussionsinstrumenten sowie rezeptive Musiktherapie mit und ohne Gesang, durch aufgenommene Lieder oder Gitarrenspiel. Nach einem Schlaganfall war Frau M. halbseitig gelähmt und saß in einem Pflegerollstuhl. Sie wirkte sehr leidend, weinte viel und sprach wenig. Dennoch zeigte sie von Anfang an ein enthusiastisches, übermäßiges Spiel mit kleinen Instrumenten, nach und nach sang sie Lieder mit. Auch rezeptive Elemente schien sie stark emotional zu erleben. Die ersten Gründe für ihr Weinen fand die Therapeutin nach einigen Stunden heraus, sie vermisste ihre Schwester, die in den USA wohnte und sie nicht besuchen kommen konnte.

Auch aus Freude weinte sie, verglich die positiven Gefühle in der Therapie mit den guten Zeiten mit ihrem Mann und ihrem Sohn. Insgesamt konnte sie ihre Emotionen schwer regulieren. Zur Studienüberprüfung wurde die Montgomery-Åsberg Depression Rating Scale (MADRS) verwendet (▶ Kap. 4). Innerhalb dieser Studie ermittelte das Pflegepersonal einen MADRS-Wert von 34 Punkten, einer mittel- bis schwergradigen Depression entsprechend. Nach 10 Wochen Intervention sanken die depressiven Symptome auf 22 Punkte. Verbessert hatten sich die sichtbare und berichtete Traurigkeit, die pessimistischen Gedanken, Anspannung und Untätigkeit sowie das Gefühl der Gefühllosigkeit. Das Pflegepersonal beobachtete zudem eine gesteigerte Gruppenintegration, Fröhlichkeit, Aufmerksamkeit und Aktivierbarkeit.

Aufgrund dieser Erfolge wurde die Musik in dem Alten- und Pflegeheim fortgeführt. Einmal wöchentlich für 45 min fand die Musiktherapie auf der Station statt. Zudem konnte die Therapeutin mit Frau M. und ihrer besten Freundin, einer weitere Bewohnerin, innerhalb einer Kleingruppe weitere 45 min arbeiten. Sie erfuhr mehr Details und von weiteren Schicksalsschlägen. So verlor Frau M. ihren Mann kurz nach dem Schlaganfall durch einen Herzinfarkt, sodass sie ebenso das Haus verlor und in das Alten- und Pflegeheim einziehen musste. Ihr Sohn litt an einer schweren Depression und suizidierte sich. Ihre Schwester schrieb ihr gelegentlich Briefe, jedoch war es ihr nicht möglich, nach Deutschland zu kommen. Die Sehnsucht nach ihr spiegelte sich einerseits in dem Lied „Oh my darling", in dem es um die Trennung zweier sich Liebender in den USA geht, stellvertretend für die Trennung von ihrer Schwester; hier sang sie besonders häufig die Passage „kann doch nicht mehr bei dir sein". Zum anderen in dem Lied „My Bonnie is over the ocean", in dem es um den Wunsch geht, diesen geliebten Menschen wiederzusehen. Das Meer in seiner Weite spiegelt die große Entfernung und die Schwierigkeit, in Kontakt zu treten. Oft sang sie mehrfach hintereinander „bring back my Bonnie, bring back my Bonnie". Mit den Liedern drückte sie ihre Gefühle und Wünsche aus. Ihre bisherige Strategie im Umgang mit der ausgewanderten Schwester bestand aus Weinen und Trauern um den Verlust (Phase C). In anschließenden Gesprächen, die dann oftmals auf Englisch waren, sprach sie über das Leben mit der Schwester vor und nach der Auswanderung. Es stellte sich heraus, dass der Kontakt über Briefe trotz der Entfernung etwas ganz Persönliches ist, das sie einander näher bringt. Zudem sang Frau M. mit der Therapeutin für die jeweilige Kultur bedeutsame Lieder. Statt den fehlenden Möglichkeiten nachzutrauern, reflektierte und genoss Frau M. die verschiedenen Vorteile der jeweiligen Wunschheimat und schrieb mit Hilfe einer ehrenamtlichen Mitarbeiterin weitere Briefe, um die Verbundenheit stärker zu spüren (Phase D und E). Zusätzlich änderte die Therapeutin die zweite Strophe von „My Bonnie is over the ocean" auf „I dreamed that my Bonnie was back" anstatt „dead", sodass der Wunsch von Frau M. reflektiert wurde. Diese Lieder wurden regelmäßig wiederholt und erinnerten so an die neue positive Sichtweise. Die empfundene Einsamkeit füllte sich mit Erinnerungen und Vorstellungen einer familiären Geborgenheit.

Traumata zu Kriegszeiten wurden nicht behandelt. Frau M. berichtete allerdings wiederholt fiktive Vorstellungen in Form von zugefügten Verbrennungen im Gesicht, der Vorstellung, gefesselt auf einer Metallplatte gewesen zu sein und eine weitere Tochter gehabt zu haben, die man ihr wegnahm. Durch Gespräche, mit reflektierenden Liedern und Instrumentalimprovisationen arbeiteten sie an ihrer Trauer, dem Verlust der Familie und ihrer Fähigkeiten sowie mit ihren Ängsten. Validierend (Feil 2013) nahm die Therapeutin ihre Gefühle und ihre Wirklichkeit (Trauer und Wahnvorstellungen) auf, spiegelte die dazugehörigen Gefühle und erarbeitete anschließend mit ihr den Umgang mit diesen Gefühlen. Neben den negativen Erlebnissen und traumatischen, angstbesetzten Fantasien erfuhr die Therapeutin, dass Frau M. früher sehr aktiv war. Sie liebte es, mit ihrem Petticoat, selbstgenähten Kleidern, roten Pumps und schönen Schals tanzen zu gehen und unter Menschen zu sein. Diese positiven Erfahrungen nutzte die Therapeutin, um sie positiv zu aktivieren, ihre Erinnerungen wieder aufleben zu lassen und zu entsprechender Musik mit den Händen zu tanzen, zu singen und innerhalb von Gesprächen ihr Wissen zu ihrem Hobby (Mode und Nähen) wieder zu aktivieren (Phase D). Frau M. nutzte dieses Wissen als wertvolle Ressource, um anderen das Schneidern von 50er-Jahre-Kleidern zu erklären und bei den Planungen von Feiern im Sinne der 50er und 60er Jahre zu helfen (Phase E). Diese Aufgabe gab ihr ein Gefühl des Gebrauchtwerdens und neuen Mut.

Früher träumte Frau M. davon, wie ihr Onkel von der Musik zu leben. Sie wollte das Akkordeon spielen, durfte es aber nicht, weil ihre Mutter Angst um die Zukunft ihrer Tochter hatte. Sie sagte: „Davon kann man ja nicht leben." Die Therapeutin brachte ihr ein Bandoneon mit. Dieses konnte sie, an der gelähmten Hand befestigt, mit Unterstützung der Therapeutin spielen. Dieses Erfolgserlebnis genoss sie einige Male, bis sich die Trauer um das fehlende Instrument relativierte und sie es nur noch gelegentlich und aus Freude spielte.

Die hier beschriebenen Themen des Verlustes und verpasster Gelegenheiten kamen auch im weiteren Verlauf immer wieder auf. Die musiktherapeutische Arbeit ist als stark atmosphärisch (Sonntag 2013) und biografisch (Muthesius 1997, 2010) zu beschreiben. Vor der Musiktherapie zeigte Frau M. immer wieder starke depressive Symptome, durch die Langzeittherapie mit Musiktherapie blieb sie stabil und zeigte nach 2 Jahren eine stabile Teilremission in den leicht depressiven Bereich.

Literaturverzeichnis

Baker F (2015) Therapeutic songwriting. Developments in theory, methods, and practice. Palgrave McMillan, Hampshire GB

Bruscia KE, Grocke D (Hrsg) (2002) Guided imagery and music: the Bonny Method and beyond. Barcelona Publishers, Gilsum

Clark I, Harding K (2012) Psychosocial outcomes of active singing interventions for therapeutic purposes: a systematic review of the literature. Nord J Music Ther 21(1):80–98

Eickholt J (2017) Musiktherapeutisches Songwriting. Musiktherapeutische Umschau 38(1) (im Druck)

Erikson EH (1988) Der vollständige Lebenszyklus. Suhrkamp, Frankfurt am Main

Feil N, Klerk-Rubin V de (2013) Validation. Ein Weg zum Verständnis verwirrter alter Menschen. Reinhardt, München

Gold C; Solli HP; Krüger V; Lie SA (2009) Dose-response relationship in music therapy for people with serious mental disorders: systematic review and meta-analysis. Clin Psychol Rev 29(3):193–207

Hamberger M (2008) Musiktherapie im Alter: Demenz, Depression, Sterben und Tod. Laubsänger, Freising

Hautzinger M (2000) Depression im Alter. Beltz, Weinheim

Maratos AS, Gold C, Wang X, Crawford MJ (2008) Music therapy for depression. Cochrane Database Systematic Rev 23(1):CD004517

Muthesius D (1997) Musikerfahrungen im Lebenslauf alter Menschen. Vincentz, Hannover

Muthesius D (2010) Musik – Demenz – Begegnung: Musiktherapie für Menschen mit Demenz. Mabuse, Frankfurt am Main

Ridder HM (2011) How can singing in music therapy influence social engagement for people with dementia? Insights from the Polyvagal Theory. In: Baker F, Uhlig S (Hrsg) Voicework in music therapy – research and practice. Jessica Kingsley Publishers, London GB

Rolvsjord, R (2005) Collaborations on songwriting with clients with mental health problems. In: Baker F, Wigram T (Hrsg) Songwriting. Methods, techniques and clinical applications for music therapy clinicians, educators and students. Jessica Kingsley Publishers, London GB, S 97–115

Rudloff H, Schwabe C (Hrsg) (1997) Aktive Gruppenmusiktherapie für erwachsene Patienten – Theoretischer und methodologischer Kontext. Crossener Schriften zur Musiktherapie, Bd 4. Akademie für angewandte Musiktherapie, Crossen

Schwabe C (2012) Regulatives Musiktraining – Selbstentspannung mit Musik. Crossener Schriften zur Musiktherapie, Bd 21. Akademie für angewandte Musiktherapie, Crossen

Sonntag J (2013) Demenz und Atmosphäre. Musiktherapie als ästhetische Arbeit: Stimmung und Wahrnehmung in der Musiktherapie gestalten. Mabuse, Frankfurt am Main

Staudinger W (2002) Das Leben ist wie ein Regenbogen – Musiktherapie mit alten Menschen. In: Kraus W (Hrsg) Die Heilkraft der Musik – Einführung in die Musiktherapie. C. H. Beck, München, S 194–200

Werner J, Wosch T, Gold C (2015) Effectiveness of group music therapy versus recreational group singing for depressive symptoms of elderly nursing home residents: pragmatic trial. Aging Ment Health 12:1–9

Wosch T (2011) Aktueller Stand der Musiktherapie bei Alter und Demenz. In: Wosch T (Hrsg) Musik und Alter in Therapie und Pflege: Grundlagen, Institutionen und Praxis der Musiktherapie im Alter und bei Demenz. Kohlhammer, Stuttgart, S 13–31

Zhao K, Bai AB, Chi I (2016) A systematic review and meta-analysis of music therapy for the older adults with depression. Int J Geriatr Psychiatry 31(11):1188–1198

Sport und Bewegung zur Therapie und Prävention

Nils Haller, Perikles Simon

17.1 Einführung – 188

17.2 Theoretischer Hintergrund und Wirkungsweisen – 188

17.3 Studienlage Sport und Altersdepression – 190

17.4 Sport zur Prävention? – 191

17.5 Guidelines und unsere Empfehlungen bei Altersdepression – 191

17.6 Methodisch-didaktische Überlegungen für die Praxis – 192

17.7 Praktische Umsetzung Sport bei Altersdepression – 193

17.8 Was ist gesichert? Ausblick – 194

Literatur – 195

© Springer-Verlag GmbH Deutschland 2017
A. Fellgiebel, M. Hautzinger (Hrsg.), *Altersdepression*,
DOI 10.1007/978-3-662-53697-1_17

17.1 Einführung

„Sport vertreibt selbst schwere Depressionen" oder „Sport hilft so gut wie ein Antidepressivum" verlauten typische Medienberichte, die sich mit dem Thema des Einflusses von Bewegung auf die Depression befassen. Durchweg auf positive Wirkungen des Sports verweisen auch zahlreiche regionale und überregionale Bewegungsangebote von Vereinen, Verbänden und Interessensgruppen und berufen sich auf die heilende Wirkung des Sports bei Patienten mit klinisch gesicherter Depression oder Menschen mit depressiver Verstimmung. Diese öffentlichen Darstellungen beruhen auf wissenschaftlichen Studien, aber geben die Erkenntnisse dieser Studien oftmals nicht ausreichend differenziert wieder. Denn die Effekte von Sport auf die Genesung einer klinisch gesicherten Depression sind nicht so eindeutig belegt, wie sie einer breiten Öffentlichkeit über die Medien vermittelt werden.

Metaanalysen, also Analysen, die viele Primärstudien zusammenfassen und beurteilen, wie die aktuelle Cochrane-Veröffentlichung von 2013 oder die Arbeit von Josefsson et al. (2014) haben die Studienlage zusammengefasst und kamen zu dem Ergebnis, dass Sport positive Auswirkungen bei Depression haben kann. Die Literatur ist sich jedoch ebenfalls einig, dass die Studien oftmals methodische Mängel aufweisen. So sind in manchen Studien etwa Ärzte, die Patienten hinsichtlich Depressionsskalen bewerten, nicht „blind" in ihrer Beurteilung, was zur Folge hat, dass die Effekte des Sports möglicherweise überbewertet werden.

Deshalb fassten beide Autorengruppen die methodisch besten Arbeiten zusammen und fanden nur noch moderate und nicht mehr sicher signifikante Effekte. Obwohl Blumenthal et al. (2007) in seiner qualitativ hochwertigen Längsschnittanalyse über mehrere Wochen herausfanden, dass Sport ähnliche Effekte wie ein Antidepressivum zeigte, sind v. a. Langzeiteffekte über den Interventionszeitraum hinaus nicht vollständig geklärt. Auch muss man bei der öffentlichen Darstellung solch positiver Studienergebnisse wie bei Blumenthal beachten, dass sie allenfalls für Patienten mit leichter bis mittlerer Depression Gültigkeit besitzen und bislang nicht auf Patienten mit schwerer Depression oder einer Depression mit klar suizidaler Gefährdung übertragen werden können. Ebenfalls unsicher ist man zudem, welche Sportart sich am besten eignet und eine eindeutige Aussage über die Dosis-Wirkungsbeziehung von Sport auf depressive Symptome konnte ebenfalls noch nicht generiert werden. Studien zu Kraft, Ausdauer oder Entspannungstherapie kommen auch innerhalb der jeweiligen Gruppe noch zu unterschiedlichen Ergebnissen, weswegen weitere klinische Studien notwendig sind, um Klarheit zu schaffen, welche Belastungsnormative (Intensität, Dauer, Art der Belastung) eingesetzt werden sollten.

Die Effekte des Sports sind bisher nicht eindeutig bestimmbar und Therapieansätze hinsichtlich verbesserter Lebensqualität und Kosteneffektivität bei weitem nicht ausgeschöpft (Schulz et al. 2012). Leider schließt ein Großteil der Studien gerade ältere Patientenkollektive aus. Das liegt unter anderem daran, dass häufig Mehrfacherkrankungen vorliegen und dadurch ein Bias, also eine Verzerrung der Untersuchungsergebnisse, nicht auszuschließen wäre. Hier offenbart sich ein weiteres Problem der Studienlage zu Bewegung und Depression. Studien werden häufig an hochselektierten Patientenkollektiven durchgeführt und sind im Sinne einer mangelnden externen Validität damit aber nur noch eingeschränkt generalisierbar. Allerdings befassten sich bereits mehrere Forschungsgruppen sowohl mit unmittelbaren Auswirkungen von Sport auf Altersdepression als auch mit möglichen Präventionsstrategien und fanden dabei durchaus positive Ergebnisse auf depressive Symptome. Die folgenden Abschnitte dieses Kapitels beleuchten diesbezüglich die theoretischen Hintergründe, die Studienlage sowie die gängigen Empfehlungen für Therapeuten und Patienten.

17.2 Theoretischer Hintergrund und Wirkungsweisen

Eine Ausübung körperlicher Aktivität wird im Allgemeinen selbst im hohen Alter empfohlen, da der Sport prinzipiell vielfältige positive Wirkungsweisen auf die unterschiedlichen für uns im Alltag relevanten Ebenen zu bieten hat (◘ Abb. 17.1). Die in der Abbildung aufgeführten Punkte orientieren sich an der Arbeit von Kapustin (1980).

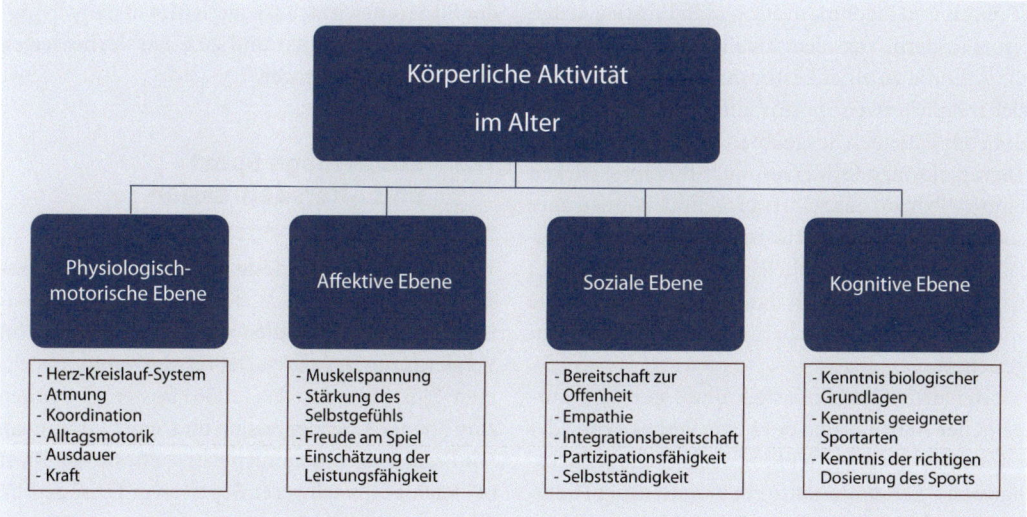

Abb. 17.1 Körperliche Aktivität im Alter

Neben einem Erhalt oder einer Verbesserung auf physiologisch-motorischer Ebene, etwa der Verbesserung der Koordination und einem Erhalt des Kraftniveaus, sind auch die affektive Ebene (Spaß und Freude am Sport) und die soziale Ebene von hoher Bedeutung im Alter. Folgende Abbildung beleuchtet genauer, wie Sport positiv bei depressiver Symptomatik wirken könnte (Abb. 17.2).

Die Frage, ob Sport ein verbessertes Selbstwertgefühl fördert oder umgekehrt ein verbessertes Selbstwertgefühl zu einer erhöhten Bereitschaft führt, körperlich aktiv zu werden, wird gegenwärtig diskutiert (Schulz et al. 2012). Wir vermuten eine wechselseitige Beziehung zwischen beiden Komponenten mit verschiedenen Einflussfaktoren. So könnten motivationale Aspekte

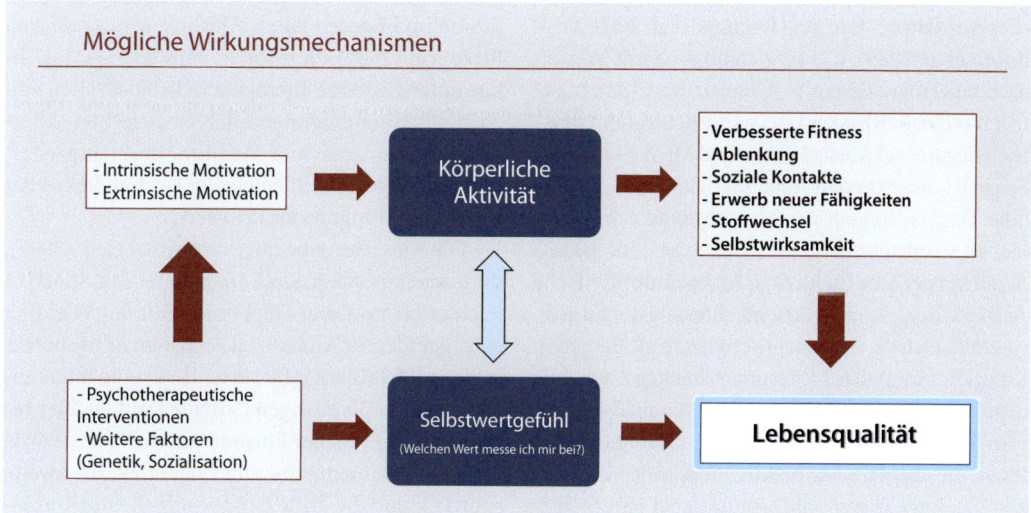

Abb. 17.2 Körperliche Aktivität und mögliche Wirkungsweisen bei Depression

(Fremd- und Eigenmotivation) den Einstieg in den Sport fördern. Vor allem die Eigenmotivation und die Affinität zu einer bestimmten Sportart wirken sich möglicherweise positiv auf die Dauerhaftigkeit des vom Patienten ausgeübten Sports aus. Weitere Therapieformen (etwa Gesprächstherapie) wirken unmittelbar auf das Selbstwertgefühl, können aber auch im Sinne einer extrinsischen Motivation ebenfalls helfen, einen sportlich aktiveren Lebensstil zu triggern. Ob sie jedoch dauerhaft Effekte auf die sportliche Aktivität erbringen können, ist nicht gesichert.

Bei ausreichend häufiger und intensiver körperlicher Aktivität sind etwa eine Verbesserung der Fitness, ein verbesserter Stoffwechsel des „Glückshormons" Serotonin sowie ein Erwerb neuer Fähigkeiten auch im hohen Alter möglich. Sport innerhalb einer Gruppe regt zudem zum Knüpfen sozialer Kontakte an. Überhaupt sportlich aktiv zu werden, zeigt dem Patienten, selbstwirksam zu sein („Ich gehe zum Sport, wenn ich mir das vornehme!"). Dies ist gerade im Hinblick auf das Konzept der „erlernten Hilflosigkeit" (Seligman 1975) interessant, da der Patient erfährt, dass sein Handeln wieder eine Wirkung entfaltet.

Aus sportlichem Blickwinkel sind Effekte auf die körperliche Fitness von besonderem Interesse. Das Kollektiv depressiver und altersdepressiver Patienten zeichnet sich, auch aufgrund teils monatelanger Abstinenz von körperlicher Aktivität, durch ein schwaches Ausdauerniveau aus (Boettger et al. 2009; Martinsen et al. 1989), das vergleichbar ist mit Werten nach tagelanger Bettruhe (Convertino 1982). Inaktivität (etwa Bettlägerigkeit) wirkt sich zudem drastisch negativ auf Muskelmasse und Muskelkraft aus. Folglich können bereits Alltagsaktivitäten wie Putzen oder Treppensteigen dementsprechend schwerfallen. Hier entsteht möglicherweise ein Teufelskreis durch körperliche Inaktivität: Mangelnde physische Aktivität bewirkt eine Verschlechterung der Fitness, was mit erschwerten Alltagsaktivitäten einhergehen kann. Dies kann sich wiederum weiter negativ auf die depressive Symptomatik des Patienten niederschlagen. Alterstypisch sind zudem sturzbedingte Frakturen, die ebenfalls zur Inaktivitätsspirale beitragen können. Ein Ansatzpunkt könnte daher eine Steigerung der Ausdauerleistungsfähigkeit, der Koordination sowie des Kraftniveaus sein. Eine Steigerung der Fitness bewirkt, dass „activities of daily living" wieder leichter fallen und zu einer verbesserten Lebensqualität beitragen.

17.3 Studienlage Sport und Altersdepression

Versucht man die Effekte des Sports bei Altersdepression in Zahlen zu erfassen, stößt man zunächst auf das Problem, dass die Studien zur Altersdepression im Vergleich zur „regulären Depression" rapide abnehmen. Sjösten und Kivela (2006) fassten 13 Studien zum Thema Altersdepression und Sport zusammen. Die Ergebnisse deuten auf positive Effekte von Sport bei leichter bis schwerer depressiver Episode hin. Geringere Effekte hingegen ergaben sich bei Personen, die nicht unter einer klinisch relevanten Depression litten. Die Autoren weisen jedoch darauf hin, dass die Ergebnisse aufgrund geringer Studienqualität (keine „Verblindung", zu geringe Stichprobengröße, fehlende Intention-to-treat-Analyse) mit Vorsicht betrachtet werden sollten. Zudem wird auf die vermutlich notwendige Dauerhaftigkeit körperlicher Aktivität im Alltag der Patienten hingewiesen.

Auch die Forschungsgruppe um Bridle (2012) geht nach Analyse von 7 Studien von kleinen, aber klinisch relevanten Effekten aus. Für Sportarten wie Tai-Chi oder Qi-Gong gibt es derzeit keine Evidenz hinsichtlich einer Verminderung depressiver Symptome im höheren Alter. Ähnlich argumentieren Blake et al. (2009), die im Sport zumindest eine wichtige unterstützende Therapiemöglichkeit sehen und ebenfalls von moderaten Effekten ausgehen. Allerdings werden auch hier Medium- und Langzeiteffekte in Frage gestellt sowie die Kosteneffektivität bestimmter Programme kritisiert.

Die Arbeitsgruppe um Blumenthal et al. (2007), die in einer größeren Studie nahelegte, dass Sport bei leichter bis mittlerer Depression mit der Wirkung eines Antidepressivums vergleichbar ist, führte bereits im Jahr 1999 (Blumenthal et al. 1999) eine Intervention bei über 50-jährigen Patienten mit leichter bis schwerer depressiver Episode durch. Dabei wurde eine Gruppe medikamentös behandelt, die zweite sportlich und die dritte Gruppe erhielt eine Kombination aus beidem, wobei auf eine Kontrollgruppe verzichtet wurde. Die „Medication-only"-Gruppe reagierte am schnellsten hinsichtlich einer Reduktion depressiver Symptome, allerdings gab es nach Studienende (16 Wochen) interessanterweise keinen statistisch bedeutenden Unterschied mehr zwischen den Gruppen. Die Wissenschaftler stellten Sport als Alternativtherapie zu einer medikamentösen Behandlung heraus. Diese Alternative könnte v. a. für Patienten gewinnbringend sein, die auf eine medikamentöse Behandlung kaum ansprechen, wie Mather et al. (2002) herausfanden. Eine Studie über 6 Wochen von Rybarczyk et al. (1999) stellte zudem eine multimodale heimbasierte Betreuung, bestehend aus Entspannungstraining, Verhaltenstherapie und Sport, als kostensparende Therapiemöglichkeit bei depressiven Symptomen im hohen Alter heraus.

Negative Ergebnisse hingegen fanden Underwood et al. (2013), die in einem Kollektiv über 65-jähriger Pflegeheimbewohner intervenierten und sowohl bei depressiven als auch bei „gesunden" Patienten keine Verbesserung depressiver Symptome feststellten. Allerdings war die Intensität des Sports nur sehr moderat und 2-mal wöchentlich, weswegen die Autoren ergänzten, dass Sport möglicherweise in fitteren Kollektiven Wirkung zeigen könnte, wenn mit höherer Intensität trainiert würde.

Kleine bis moderate Effekte von Sport auf depressive Symptome im Alter sind nach Analyse der Studienlage nicht unwahrscheinlich. Unklar bleibt jedoch eine Aussage über den Zusammenhang von Dosis und Wirkung des Sports bei Altersdepression. Zusätzlich wird häufig eine schlechte Kosteneffektivität der Sportprogramme beklagt. Obwohl die Wissenschaft in den vergangenen Jahren beachtliche Fortschritte hinsichtlich der Entschlüsselung der Prozesse, inwiefern Sport günstig auf den Verlauf einer Depression auswirkt, gemacht hat, „ ... gilt es weiterhin als unklar, wie eine sporttherapeutische Intervention gestaltet sein muss, um für psychisch erkrankte Erwachsene sowie Kinder und Jugendliche auch umsetzbar und gleichzeitig effektiv zu sein" (Schulz et al. 2012).

17.4 Sport zur Prävention?

Die präventive Wirkung von Sport auf depressive Symptome wird häufig diskutiert und gilt nicht als vollständig gesichert (Blazer 2003; Ströhle et al. 2009). So ermittelten Camacho et al. (1991) ein höheres Risiko, an einer Depression zu erkranken, bei Personen, die wenig oder keinen Sport ausübten. In die gleiche Richtung argumentieren Aberg et al. (2012), die mangelnde kardiovaskuläre Fitness als Risikofaktor sehen, im späteren Leben an einer Depression zu erkranken. Goodwin (2003) ermittelte nach Analyse seines Datensatzes (n = 8098), einen negativen Zusammenhang zwischen regelmäßigem Sport und depressiven Symptomen sowie Angststörungen. Darüber hinaus scheinen Patienten, die es nach Remission schafften, den Sport dauerhaft in ihren Alltag zu integrieren, seltener unter depressiven Symptome zu leiden als Patienten, die keinen Sport mehr ausüben (Blumenthal et al. 2007; Hoffmann et al. 2011). Kritz-Silverstein et al. (2001) vermuten körperliche Aktivität hingegen nicht als Mittel zur Primärprävention, sondern allenfalls als Mittel zur Sekundär- und Tertiärprävention. Underwood et al. (2013) zeigten in der in ▶ Abschn. 17.3 beschriebenen Studie keine Verbesserungen hinsichtlich depressiver Symptome bei gesunden Patienten.

Die präventive Wirkung von Sport muss daher in weiteren Studien belegt werden. Speziell für Menschen, die ein erhöhtes Risiko besitzen, an einer Depression zu erkranken, etwa aufgrund genetischer Veranlagung oder traumatischer Ereignisse, könnten diese Effekte von hoher Bedeutung sein (Ströhle 2009).

17.5 Guidelines und unsere Empfehlungen bei Altersdepression

Die in ▶ Abschn. 17.2 aufgezeigten Wirkungsmechanismen und die Studienlage rechtfertigen die Position des Sports in der Therapie bei Depression durchaus. Gleichzeitig unterscheidet sich eine Depression von Person zu Person, weswegen Sport möglicherweise bei jedem Patienten eine unterschiedlich starke Wirkung entfalten kann und deshalb nicht wie häufig zitiert als Allheilmittel der Therapie verstanden werden darf. Ein multimodales Behandlungskonzept (Therapiekonzept mit mehreren Bausteinen) wird heute in der Behandlung allgemein anerkannt und empfohlen (Kraus et al. 2015; Jane-Llopis 2003). Körperliche Aktivität wird bei Depression und anderen psychischen Erkrankungen zunehmend in dieses Therapiekonzept eingebunden und wird unter Berücksichtigung der Leistungsfähigkeit mit dem Empfehlungsgrad B („sollte") angegeben (S3-Leitlinie; DGPPN et al. 2015). Weiterhin wird eine strukturierte und angeleitete Durchführung des Sports empfohlen. Ähnliches beschreibt die „NICE-Leitlinie Depression" (NICE 2009). Empfehlungen bei leichter bis mittelschwerer Depressionen sind strukturierte, angeleitete Bewegungsprogramme 3-mal wöchentlich für eine Dauer von etwa 45–60 min über zumindest 10–14 Wochen.

Der Übertrag zur Altersdepression fällt nicht leicht, da körperliche Beeinträchtigungen zunehmend Auswirkungen auf die Leistungsfähigkeit der Patienten haben können. Zudem gibt es keine speziellen sportlichen Richtlinien für dieses Kollektiv. Ebenfalls existieren unterschiedliche Meinungen zur Wirksamkeit, Wirkungsweise und Kosteneffektivität von Sportprogrammen bei Altersdepression.

Die Studienlage zeigt, dass nicht nur aerobe Aktivitäten (z. B. Walken, Joggen, Radfahren) positive Effekte auf depressive Symptome haben können (Blazer 2003). Bridle et al. (2012) empfehlen einen Mix aus Kraft- und Ausdauertraining, während Unützer (2007) ein aerobes Ausdauertraining oder Walking bei milder bis moderater Depression im Alter empfiehlt, falls dies vom Patienten gewünscht und akzeptiert wird. Gerade die Akzeptanz und die Zugänglichkeit zum Sport sehen Mather et al. (2002) als große Herausforderung, da depressive Symptome häufig wie eine Barriere vor einer Teilnahme am Sport wirken können. Patienten müssen daher zum Sport motiviert werden, und umgekehrt sollten Patienten dem Sport nachgehen, der sie am meisten anspricht. Dies erhöht die Wahrscheinlichkeit einer dauerhaften Ausübung des Sports (Schulz et al. 2012), die in der Literatur allgemein empfohlen wird. Blumenthal et al. (2007) und Hoffmann et al. (2011) zeigten in ihrem Follow-Up, dass Patienten, die es schafften, den Sport dauerhaft in ihren Alltag zu integrieren, weniger depressive Symptome hatten als Patienten, die keinen Sport mehr ausübten.

Insgesamt besteht aufgrund der Antriebsminderung, der möglicherweise verlangsamten Motorik und der teils wochenlangen Abstinenz von körperlicher Aktivität der Bedarf nach einem an den Leistungsstand des Patienten angepassten Training. Der Bewegungsstart ist daher v. a. im älteren Kollektiv häufig von kurzen Einheiten mit Pausen gekennzeichnet und sollte an der „psychischen, physischen und motorischen Belastbarkeit" (Oertel-Knöchel et al. 2016) des Patienten ausgerichtet sein.

Zudem gilt es, alterstypische Besonderheiten zu beachten, wie etwa eine Abnahme der Ausdauerleistungsfähigkeit, der fettfreien Masse sowie der Muskelkraft, die ohne Sport als Präventivmaßnahme beschleunigt auftreten. Die Verminderung der koordinativen Fähigkeiten und damit eine erhöhte Gefahr von Stürzen bei einer verringerten Knochendichte unterstreicht die Wichtigkeit eines angeleiteten Trainings mit zusätzlichen koordinativen Elementen. Spezielle Programme zur Sturzprophylaxe haben sich in Studien als effektiv in älteren Kollektiven erwiesen und konnten Stürze und Verletzungen um etwa 40 % reduzieren (Robertson et al. 2002). Patienten, die eine Vorgeschichte von Stürzen während körperlicher Aktivität haben, sollten zunächst von qualifiziertem Personal betreut werden, die über einen großen Erfahrungsschatz mit diesen Kollektiven verfügen (Skelton und Beyer 2003).

Gerade im altersdepressiven Kollektiv muss jedoch nicht zwangsläufig ein Leistungszuwachs im Fokus der Therapie stehen. Petrich (2011) befürwortet Gruppenaktivitäten, da gerade ältere Menschen häufig unter sozialer Isolation leiden und soziale Kontakte durch eine Teilnahme gefördert werden können. Weiterhin schulen die zwischenmenschliche Interaktion sowie die Eigen- und Fremdwahrnehmung die Patienten (◘ Abb. 17.1 – soziale Ebene). Neben Physiotherapie-Gruppenstunden im klinischen Setting bieten sich Lauf-/Walkingtreffs oder Gruppentrainingsstunden (Krafttraining, Yoga etc.) mit verschiedenen Leistungskategorien ohne Leistungsdruck an.

17.6 Methodisch-didaktische Überlegungen für die Praxis

Im Folgenden sollen einige methodisch-didaktische Überlegungen für Gruppenleiter/Therapeuten und Ideen für Patienten gegeben werden. Ebenfalls sind für das Kollektiv geeignete sportliche Inhalte dargestellt (eigene Überlegungen; Kapustin 1980; Braun et al. 2004; Oertel-Knöchel et al. 2016).

Überlegungen für die Praxis (Therapeut)
- Voraussetzung im Optimalfall: Sportwissenschaftliche Ausbildung sowie psychologische und psychotherapeutische Kenntnisse
- Ziel einer Einheit/Stunde festlegen → Inhalte, Methodik, Medien/Mittel
  - Mögliche Ziele: Körperliche Fitness, Motivation und Aktivierung, Reduktion der Psychopathologie (etwa Schulung der Körperwahrnehmung)
- Bedingungsfaktoren beachten (räumliche/zeitliche Rahmenbedingungen, alterstypische Besonderheiten)
- Ausdauer, Kraftniveau, Beweglichkeit und Koordination des Patienten erhalten oder verbessern
- Soziale Aspekte in Gruppensettings fördern
- Bewegung der Patienten fördern
- Leistungsdruck und Überforderung vermeiden
- Binnendifferenzierung: produktiver Umgang mit heterogenen Gruppen; geeignete Übungen möglichst für alle Teilnehmer; „Werkzeugkasten" aus Übungen mit Variationsmöglichkeiten für verschiedene Leistungsniveaus
- Mehrperspektivische Ansätze bieten (Verbindung von Ausdruck, Eindruck, Miteinander, Wagnis und Verantwortung, Leistung verstehen und einschätzen, Gesundheit fördern; Kurz 1992)
- Differenzierte und abwechslungsreiche Ansätze in Gruppenstunden bieten
- Erziehung zum Sport: Effekte des Sports aufzeigen und zum dauerhaften Sport motivieren
- Feste Rituale, Begrüßung, Verabschiedung
- Lob und Bestätigung einbauen
- Auf Wünsche und Interessen der Patienten eingehen, falls möglich
- Realistische Zielsetzungen vermitteln
- Gefährliche Übungsauswahl vermeiden (z. B. Springen, Wackelbretter, Wettläufe auf Zeit)
- Progression erlauben – „vom Leichten zum Schweren", „vom Bekannten zum Unbekannten"
- Eigene Lösungen für Bewegungsaufgaben erlauben

Überlegungen für die Praxis (Patient)
- Körperliche Aktivität als dauerhafte Komponente in den Alltag integrieren
  - Ziel: Ausdauer, Kraft, Beweglichkeit und Koordination erhalten oder verbessern
  - Realistische Ziele setzen (z. B. Start mit 2 Einheiten pro Woche)
  - Geeignete Sportart wählen (intrinsischer, eigener Motivation nachgehen)
  - „Ersten Schritt" wagen
  - Gruppenangebote in Erwägung ziehen
- Geeignete sportliche Inhalte
  - Ausdauertraining: Joggen/Walking/Wandern/Schwimmen (evtl. mit Pulskontrolle und vorheriger medizinischer Abklärung)
  - Aktivitäten im Freien/in der Natur
  - Moderates Krafttraining (etwa mit Widerstandsbändern)
  - Rhythmusschulung (bspw. Tanzen)
  - Entspannungsverfahren
  - Koordinative Übungen (z. B. Linienlauf, Schulung des Objektgleichgewichts)

17.7 Praktische Umsetzung Sport bei Altersdepression

Während Sport und Bewegungstherapie heutzutage in fast allen Kliniken Anwendung findet, fehlt es oftmals noch an speziellen Angeboten für ältere Patienten. Einige Schwerpunktzentren bieten im Rahmen von Seniorensportgruppen beispielsweise ein Sturzprophylaxe-Training, eine Erhaltung und Verbesserung der Alltagsaktivitäten der Körperhaltung sowie eine Förderung der Konzentration und Merkfähigkeit und der sozialen Interaktion. Weniger wird eine Verbesserung der konditionellen Leistungsfähigkeit angestrebt, die auch aufgrund räumlicher (große Gruppen, wenig Platz) und zeitlicher Einschränkungen (kurze Therapiedauer) nur bedingt geleistet werden kann.

Dieses Bewegungstherapiekonzept, wie es vielen Kliniken praktiziert wird, hat sowohl Stärken als auch Schwächen. Als positiv gilt es, die soziale Komponente hervorzuheben, da durch die Gruppentherapie soziale Kontakte und die Partizipationsfähigkeit der Patienten gefördert werden. Allerdings bringen die teils großen und heterogenen Gruppen naturgemäß ein breites Spektrum an Leistungsbereitschaft und Leistungsvermögen mit. Gerade im älteren Kollektiv gibt es zusätzliche Einschränkungen bei Patienten, die bereits auf Gehhilfen, Prothesen oder Rollstühle angewiesen sind (Braun et al. 2004). Komorbiditäten (Begleiterkrankungen) wie Diabetes mellitus, Atemwegserkrankungen oder Osteoporose, die im Alter vermehrt auftreten, verlangen nach differenzierten Therapieansätzen und kleinen Gruppen, die in der Praxis jedoch kaum realisiert werden können. Folglich besteht die Gefahr der Über- bzw. Unterforderung mit all ihren sekundären Begleiterscheinungen, die in erster Linie wieder die körperliche Inaktivität fördern. Einen interessanten Ansatz bieten Gruppen, bei denen jeder Teilnehmer seine Intensität frei wählen kann, etwa Walking-Gruppen ohne vorgeschriebenes Tempo.

Die beschrieben strukturellen Gegebenheiten lassen zunächst den Schluss nach verbesserten Therapiekonzepten, mehr Personal, kleineren, homogeneren Gruppen und einer Mehrzahl Therapieeinheiten pro Woche zu. Umgekehrt ließe das die in Studien häufig kritisierte mangelnde Kosteneffektivität noch weiter zurückgehen. Das Problem: Die Studienlage lässt Rückschlüsse auf moderate Effekte von Sport zu, woraus sich eine Rechtfertigungsproblematik ergibt: mehr Investitionen für moderate Effekte? Die damit verbundenen Mehrkosten ohne exaktes Wissen über Dosis und Wirkung von Sport sind kaum zu rechtfertigen. Weiterführende Studien in diesem Bereich, v. a. hinsichtlich Kosteneffektivität, sind daher zunächst notwendig. Statt also „blind" zu investieren, gilt es, mit den Gegebenheiten zunächst zurechtzukommen und einen Schwerpunkt darauf zu legen, das Bewusstsein der Patienten für einen dauerhaften, gesundheitsbewussten Sport zu fördern. Dies kann von den Therapeuten mit dem nötigen Hintergrundwissen in den Therapiestunden vergleichsweise gut geleistet werden.

Darüber hinaus gilt es, Anknüpfungspunkte an den stationären Aufenthalt zu bieten, da der erste Schritt der (sportlichen) Wiedereingliederung für die Patienten häufig die größte Hürde darstellt und der Sport nach der klinischen Behandlung oftmals eingestellt wird. Eine bessere Verzahnung zwischen Klinik und regionalen Sportgruppen und Vereinen wäre wünschenswert, um Patienten auch über den Klinikaufenthalt hinaus die Partizipation am Sport zu erleichtern. Auch könnte eine Zusammenarbeit mit sportmedizinischen Zentren den richtigen Einstieg erleichtern und mittels individueller sporttherapeutischer Empfehlungen eine Überforderung vermieden werden.

17.8 Was ist gesichert? Ausblick

Sport gilt bei depressiver Symptomatik als Baustein des multimodalen Therapiekonzeptes und wurde bereits in zahlreichen Studien untersucht. Stationäre Einrichtungen bieten in vielen Kliniken Konzepte zur Bewegungstherapie an. Dieses durch geschultes Personal durchgeführte Konzept kann eine unterstützende Möglichkeit in der Therapie bei Altersdepression darstellen und sich möglicherweise positiv auf Krankheitssymptome auswirken, wobei die Dauerhaftigkeit ein entscheidender Faktor zu sein scheint. Leider ist in diesem Alterskollektiv die Studienqualität nicht immer ausreichend, weswegen weitere klinische Studien notwendig sind, um diese These weiter zu stützen.

Dabei sollte der Sport individuell je nach Patient und Motivation Anwendung finden, falls Bereitschaft besteht und die körperlichen Voraussetzungen gegeben sind, an solchen Programmen aktiv teilzunehmen. Auch wenn einige Artikel keine positiven Effekte des Sports hinsichtlich der depressiven Symptomatik nachweisen konnten, stellten Bridle et al. (2012) die Vorteile von körperlicher Aktivität heraus. Körperliche Aktivität verbessert oder erhält zumindest wichtige physiologische Funktionen und verbessert koordinative Fähigkeiten, die im Alter zunehmend von Bedeutung sind.

Die Sportangebote im Seniorenbereich sind vielfältig, und auch spezielle Gruppenstunden für depressive Patienten sind bereits etabliert, werden allerdings noch zu selten genutzt. Dabei scheint die Barriere, körperlich überhaupt wieder aktiv zu werden, oftmals das größte Hindernis darzustellen, das es zunächst gemeinsam zu überwinden gilt. Ein kommunales Netzwerk zwischen Klinik und Vereinen kann den Patienten den Einstieg in den Sport erleichtern. Dabei muss der Leistungsaspekt nicht unbedingt im Vordergrund stehen; oftmals ist die Interaktion in der Gruppe und das Knüpfen von sozialen Kontakten im hohen Alter ein ebenso bedeutsamer und förderungswürdiger Aspekt, der die depressive Symptomatik durchaus lindern kann.

Aktuelle Forschungen beschäftigen sich v. a. mit kosteneffektiven, flächendeckenden, heimbasierten Betreuungskonzepten (Internet, Anleitungen für den Alltag), die schon in depressiven Kollektiven getestet wurden (Spek et al. 2007; Rybarczyk et al. 2001). Hier bieten sich Aktivitätspläne (etwa Wochenpläne) an, die therapeutische Maßnahmen enthalten, die durch wöchentliche Präsenzstunden ergänzt werden könnten. Ein Selbsthilfeprogramm für den Alltag erwies sich als moderat effektiv, wobei von dieser Art der Betreuung ein großes Potenzial hinsichtlich der bisher in vielen Studien kritisierten mangelnden Kosteneffektivität ausgeht. Inwieweit diese Interventionen auch im altersdepressiven Kollektiv wirksam sein könnten, werden weitere Studien belegen müssen.

Zusammengefasst ist die Frage, ob körperliche Aktivität zur Therapie der Altersdepression Anwendung finden sollte, individuell abzuwägen und vom Leistungsstand und der Bereitschaft des Patienten abhängig. Zeigt sich ein Patient motiviert, kann der Fokus im klinischen Setting auf die Vermittlung eines gesundheitsorientierten Sports gelegt werden, für den Alltag gilt es, die Zugänglichkeit zu Vereinen oder Gruppen zu erleichtern und schließlich die Fitness zu verbessern oder zu erhalten.

Literatur

Åberg MA, Waern M, Nyberg J, Pedersen NL, Bergh Y, Åberg ND, Nilsson M, Kuhn HG, Torén K (2012) Cardiovascular fitness in males at age 18 and risk of serious depression in adulthood: Swedish prospective population-based study. Br J Psychiatry 201(5):352–359

Blake H, Mo P, Malik S, Thomas S (2009) How effective are physical activity interventions for alleviating depressive symptoms in older people? A systematic review. Clin Rehabil 23(10):873–887

Blazer DG (2003) Depression in late life: review and commentary. J Gerontol A Biol Sci Med Sci 58(3):M249–M265

Blumenthal JA, Babyak MA, Moore KA, Craighead WE, Herman S, Khatri P, Waugh R, Napolitano MA, Forman LM, Appelbaum M, Doraiswamy PM, Krishnan KR (1999) Effects of exercise training on older patients with major depression. Arch Intern Med 159(19):2349–2356

Blumenthal JA, Babyak MA, Doraiswamy PM, Watkins L, Hoffman BM, Barbour KA, Herman S, Craighead WE, Brosse AL, Waugh R, Hinderliter A, Sherwood A (2007) Exercise and pharmacotherapy in the treatment of major depressive disorder. Psychosom Med 69(7):587–596

Boettger S, Wetzig F, Puta C, Donath L, Müller HJ, Gabriel HH, Bär KJ (2009). Physical fitness and heart rate recovery are decreased in major depressive disorder. Psychosom Med 71(5):519–523

Book S, Luttenberger K (2015) Ein neuer Weg in der Behandlung depressiver Symptome. DNP 16(11):30–34

Braun E (2004) Der physiotherapeutische Arbeitsplatz in der Psychiatrie. In: Hüter-Becker A, Dölken M (Hrsg) Physiotherapie in der Psychiatrie. Thieme, Stuttgart, S 3–20

Bridle C, Spanjers K, Patel S, Atherton NM, Lamb SE (2012) Effect of exercise on depression severity in older people: systematic review and meta-analysis of randomised controlled trials. Br J Psychiatry 201(3):180–185

Camacho TC, Roberts RE, Lazarus NB, Kaplan GA, Cohen RD (1991) Physical activity and depression: evidence from the Alameda County Study. Am J Epidemiol 134(2): 220–231

Convertino V, Hung J, Goldwater D, DeBusk RF (1982) Cardiovascular responses to exercise in middle-aged men after 10 days of bedrest. Circulation 65(1):134–140

Cooney GM, Dwan K, Greig CA, Lawlor DA, Rimer J, Waugh FR, McMurdo M, Mead GE (2013) Exercise for depression. Cochrane Database Syst Rev 12(9):CD004366

DGPPN, BÄK, KBV, AWMF, AkdÄ, BPtK, BApK, DAGSHG, DEGAM, DGPM, DGPs, DGRW (Hrsg) für die Leitliniengruppe Unipolare Depression* (2015) S3-Leitlinie/Nationale VersorgungsLeitlinie Unipolare Depression – Langfassung, 2. Aufl, Vers 2, Nov 2015. (*Organisationen, die in der Leitliniengruppe kooperierten: DGPPN, BÄK, KBV, AWMF, ACKPA, AkdÄ, BPtK, BApK, DAGSHG, DEGAM, DGPM, DGPs, DGRW, BDK, BDP, BPM, BVDN, BVDP, BVVP, CPKA, DÄVT, DFT, DGGPP, DGPT, DGVT, DPG, DPV, DPtV, DVT, GwG, Stiftung Deutsche Depressionshilfe). doi:10.6101/AZQ/000266. http://:www.depression.versorgungsleitlinien.de. Zugegriffen: 25. Juni 2016

Goodwin RD (2003) Association between physical activity and mental disorders among adults in the United States. Prev Med 36(6):69870–69873

Hoffman BM, Babyak MA, Craighead WE, Sherwood A., Doraiswamy PM, Coons MJ, Blumenthal JA (2011) Exercise and pharmacotherapy in patients with major depression: one-year follow-up of the SMILE study. Psychosom Med 73(2):127–133

Jane-Llopis E, Hosman C, Jenkins R, Anderson P (2003) Predictors of efficacy in depression prevention programmes. Br J Psychiatry 183(5):384–397

Josefsson T, Lindwall M, Archer T (2014) Physical exercise intervention in depressive disorders: Meta-analysis and systematic review. Scand J Med Sci Sports 24(2):259–272

Kapustin P (1980) Senioren und Sport. Limpert, Bad Homburg

Kraus U, Haagen J (2015) Körperliche Aktivität bei unipolaren Depressionen. Bewegung als evidenzbasierter Baustein der multimodalen Therapie. InFo Neurologie&Psychiatrie 17 (12):38–44

Kritz-Silverstein D, Barrett-Connor E, Corbeau C (2001) Cross-sectional and prospective study of exercise and depressed mood in the elderly the Rancho Bernardo Study. Am J Epidemiol 153(6):596–603

Kurz D (1992) Sport mehrperspektivisch unterrichten – warum und wie? In: Zieschang K (Hrsg) Sport zwischen Tradition und Zukunft. Bericht über den 11. Kongreß des Ausschusses Deutscher Leibeserzieher (ADL). Hofmann, Schorndorf, S 15–18

Martinsen EW, Strand J, Paulsson G, Kaggestad J (1989) Physical fitness level in patients with anxiety and depressive disorders. Int J Sports Med 10(1):58–61

Mather AS, Rodriguez C, Guthrie MF, McHARG AM, Reid IC, McMURDO ME (2002) Effects of exercise on depressive symptoms in older adults with poorly responsive depressive disorder: randomised controlled trial. Br J Psychiatry 180(5):411–415

NICE (National Institute for Health and Clinical Excellence) (2009) Depression in adults: recognition and management (NICE guidelines – CG90). http://www.nice.org.uk/guidance/CG90. Zugegriffen: 24. Juni 2016

Oertel-Knöchel V, Mehler P, Elsner S, Bremke L, Hänsel F (2016) Aktiv für die Psyche – eine Einführung. In: Oertel-Knöchel V, Hänsel F (Hrsg) Aktiv für die Psyche. Springer, Heidelberg, S 3–10

Petrich D (2011) Einsamkeit im Alter. Notwendigkeit und (ungenutzte) Möglichkeiten Sozialer Arbeit mit allein lebenden alten Menschen in unserer Gesellschaft. Jenaer Schriften zur Sozialwissenschaft Bd 6.

Robertson, MC, Campbell AJ, Gardner, MM Devlin N (2002) Preventing injuries in older people by preventing falls: a meta-analysis of individual-level data. J Am Geriatr Soc 50(5):905–911

Rybarczyk B, DeMarco G, DeLaCruz M, Lapidos S (1999). Comparing mind-body wellness interventions for older adults with chronic illness: classroom versus home instruction. Behav Med 24(4):181

Schulz KH, Meyer A, Langguth N (2012) Körperliche Aktivität und psychische Gesundheit. Bundesgesundheitsblatt-Gesundheitsforschung-Gesundheitsschutz 55(1):55–65

Seligman MEP (1975) Helplessness: On depression, development, and death. WH Freeman, San Francisco CA

Sjösten N, Kivelä SL (2006) The effects of physical exercise on depressive symptoms among the aged: a systematic review. Int J Geriatr Psychiatry 21(5):410–418

Skelton DA, Beyer N (2003) Exercise and injury prevention in older people. Scand J Med Sci Sports 13(1):77–85

Spek V, Cuijpers PIM, Nyklícek I, Riper H, Keyzer J, Pop V (2007) Internet-based cognitive behaviour therapy for symptoms of depression and anxiety: a meta-analysis. Psychol Med 37(03):319–328

Ströhle A (2009) Physical activity, exercise, depression and anxiety disorders. J Neural Transm 116(6):777–784

Underwood M, Lamb SE, Eldridge S, Sheehan B, Slowther AM, Spencer A, Thorogood M, Atherton N, Bremner SA, Devine A, Diaz-Ordaz K, Ellard DR, Potter R, Spanjers K, Taylor SJ (2013) Exercise for depression in elderly residents of care homes: a cluster-randomised controlled trial. Lancet 382(9886):41–49

Unützer J (2007) Late-life depression. N Engl J Med 357(22):2269–2276

Depression bei pflegenden Angehörigen

Klaus Pfeiffer

18.1 Einleitung – 198

18.2 Übernahme von Pflegeaufgaben – 198

18.3 Belastungsfaktoren und Ressourcen – 198

18.4 Pflegebelastung und Depressivität – 199

18.5 Diagnostik – 200

18.6 Therapie und Beratung – 202
18.6.1 Anamnese – 202
18.6.2 Wissen und Information – 203
18.6.3 Umgang mit belastenden Situationen – 203
18.6.4 Umgang mit belastenden Emotionen und Verlusterfahrungen – 204
18.6.5 Ressourcen und Selbstfürsorge – 204
18.6.6 Unterstützung – 205
18.6.7 Gewalt in der Pflege – 205
18.6.8 Grenzen der häuslichen Pflege – 205
18.6.9 Sterben und Tod – 206

Literatur – 206

© Springer-Verlag GmbH Deutschland 2017
A. Fellgiebel, M. Hautzinger (Hrsg.), *Altersdepression*,
DOI 10.1007/978-3-662-53697-1_18

18.1 Einleitung

Von den 2,6 Mio. Pflegebedürftigen in Deutschland werden ungefähr 1,86 Mio. zuhause betreut oder gepflegt. Der überwiegende Teil (82,7 %) der Pflegebedürftigen ist 60 Jahre alt oder älter. Ungefähr 8 % aller Leistungsempfänger der Pflegeversicherung haben einen Migrationshintergrund (aktuell noch überwiegend Spätaussiedler mit deutscher Staatsangehörigkeit). Jeder zweite Pflegeverlauf dauert länger als 2 Jahre. Wenn die Pflegebedürftigkeit nach dem 60. Lebensjahr eintritt, dauert sie bei Frauen durchschnittlich 4,9 Jahre und bei Männern 3,6 Jahre. Von den zuhause betreuten oder gepflegten Personen werden über 60 % ausschließlich von ihren Angehörigen ohne zusätzliche professionelle Hilfe gepflegt (Schmidt und Schneekloth 2011; Pflegestatistik 2013, 2015; Rothgang et al. 2015). Die absolute Anzahl an pflegenden Angehörigen in Deutschland wird bei einem Anteil von zwei Drittel Frauen auf 3,7 Mio. Personen geschätzt (Rothgang et al. 2015). Während sich der Frauenanteil mit zunehmenden Pflegeaufgaben erhöht, nimmt die Bereitschaft zu pflegen mit zunehmendem Sozialstatus ab. Ungefähr jede zehnte Pflegeperson ist ein Freund, Bekannter oder Nachbar und nicht mit dem Pflegebedürftigen verwandt. In der Altersgruppe der 55- bis 69-Jährigen unterstützen 11,9 % der Frauen und 6,0 % der Männer einen pflegebedürftigen Angehörigen (Wetzstein et al. 2015). Etwas über die Hälfte (55 %) der Pflegenden ist zumindest in Teilzeit berufstätig.

18.2 Übernahme von Pflegeaufgaben

Die Gründe für die Übernahme von Pflegeaufgaben und -verantwortung, die den Angehörigen nicht unbedingt bewusst sein müssen, können vielfältig sein und aus persönlicher (z. B. zum Erhalt der Beziehung zu einer geliebten Person), moralischer (z. B. Pflicht als Ehepartner) oder struktureller Verpflichtung (z. B. sozialer Druck, fehlende Alternativen) heraus erfolgen (Blieszner und Shifflett 1989). Besonders belastend ist die Übernahme der Pflege dann, wenn diese aufgrund von Normen oder äußeren Zwängen geschieht und als alternativlos wahrgenommen wird. Extrinsisch motivierte Pflegende fühlen sich besonders belastet, wenn die gepflegte Person oder Familienmitglieder keine Dankbarkeit zum Ausdruck bringen oder sich die Pflege konflikthaft gestaltet.

18.3 Belastungsfaktoren und Ressourcen

Die von den pflegenden Angehörigen geleistete häusliche Versorgung kann viele Aspekte umfassen. Hierzu zählen körpernahe pflegerische, organisatorische, bürokratische Tätigkeiten, die Sicherung des Alltagslebens oder auch die emotionale Unterstützung der Pflegebedürftigen. Je nach deren Erkrankung entwickeln sich die Unterstützungsbedarfe in einem mehr oder weniger dynamischen Prozess, in welchem die pflegenden Angehörigen immer wieder Krisen bewältigen und neue Versorgungsroutinen etablieren müssen (von Kutzleben et al. 2015).

Pflegende Angehörige sind mit primären Stressoren, die im unmittelbaren Zusammenhang mit den Anforderungen der Pflege stehen, und sekundären Stressoren, die sich nachfolgend aufgrund der Übernahme der Pflege ergeben, konfrontiert (Pearlin et al. 1990). Zu den sekundären Stressoren zählen beispielsweise die Übernahme oder Definition neuer Rollen (z. B. das Kind ist nun für die Eltern verantwortlich, erstmalige Verantwortung für den Haushalt oder die Finanzen), die Vereinbarkeit der neuen Rolle mit bisherigen Rollen (z. B. Pflege und Beruf) oder auch mögliche pflegebedingte finanzielle Engpässe. Hinzu kommen Stressoren auf der psychischen Ebene wie mangelnde (pflegebezogene) Selbstwirksamkeit, die Aufgabe aller eigenen Interessen und Aktivitäten aufgrund der Pflege oder ein zunehmend geringerer Selbstwert.

Als besonders herausfordernd gilt die Pflege von Personen mit Hirnschädigungen (z. B. nach Schlaganfall), neurodegenerativen (z. B. Demenz) oder malignen Erkrankungen.

Für den adaptiven Umgang mit den genannten Stressoren sind die Ressourcen des Pflegenden von großer Bedeutung (z. B. Coping, Unterstützung). Beim Coping werden problem-, emotions- und bedeutungsfokussierte Formen unterschieden (Folkman 2008). Wenn eigene Kontrollmöglichkeiten vom Pflegenden wahrgenommen werden, richten sich seine Anstrengungen eher auf ein problemfokussiertes Coping. In Situationen, die als schlecht kontrollierbar erlebt werden, versuchen Pflegende dagegen, eher ihre Emotionen zu kontrollieren, was auf die Dauer mit erheblicher Anstrengung verbunden sein kann. Pflegende Angehörige fühlen sich oft hilflos, haben Angst vor der Zukunft (z. B. davor, dass sie die Pflege nicht mehr leisten können) oder empfinden Trauer wegen der erfahrenen oder noch bevorstehenden Verluste (z. B. der gewohnten und wertgeschätzten Interaktionen mit dem Pflegebedürftigen). Frustration und Wut können sich in belastenden Pflegesituationen in aggressivem Verhalten zeigen und mit nachfolgenden Selbstvorwürfen und Schuldgefühlen einhergehen. Unabhängig von der erlebten Kontrolle wird das bedeutungsfokussierte Coping in sehr viel geringerem Umfang angewandt (Brannen und Petite 2008). Hierunter zählen zum Beispiel die Neubewertung der Pflege vor dem Hintergrund eigener Werte oder auch die Wertschätzung der geleisteten Pflege und der Beziehung zum Pflegebedürftigen. Wird die Pflege als positiv und sinnerfüllend erlebt, stellt dies in der Regel eine starke Ressource für den pflegenden Angehörigen dar. Förderliche Faktoren hierfür sind eine bereits vorausgegangene positive Beziehung zum nun Pflegebedürftigen, Religiosität, eine positiv wahrgenommene eigene Kompetenz sowie eine hohe intrinsische Motivation und das Gefühl, nicht in der Pflegerolle gefangen zu sein (Quinn et al. 2012). In diesem Zusammenhang sind auch die von den Pflegenden vielfach geäußerten positiven Aspekte der Pflege (z. B. persönliches Wachstum, Sinnhaftigkeit, Stärkung des Selbstwerts) zu sehen.

Neben den genannten individuellen Ressourcen gibt es zahlreiche weitere Ressourcen, die bei der Bewältigung der Pflegesituation hilfreich sein können. Wohltuende (Freizeit-)Aktivitäten, aber auch die Berufstätigkeit wird zumindest von einem Teil der Pflegenden als entlastende und wichtige Auszeit wahrgenommen. Andere Pflegende berichten dagegen von beruflichen Schwierigkeiten aufgrund der Pflege. Soziale Unterstützung und deren oft als schwierig empfundener Erhalt (z. B. wegen Rückzug aufgrund von Scham oder fehlender Zeit) sind ebenfalls von großer Bedeutung für das Wohlbefinden vieler Pflegender. Weitere Ressourcen stellen die lokal verfügbaren und in einem gewissen Umfang über die Pflegeversicherung finanzierbaren Leistungen dar (z. B. professionelle Pflege, hauswirtschaftliche Hilfen, Betreuungsangebote). In ◘ Abb. 18.1 sind Ressourcen, Stressoren (Pearlin et al. 1990) und Copingstile (Folkman 2008) zusammenfassend dargestellt.

18.4 Pflegebelastung und Depressivität

Von den pflegenden Angehörigen, die mit der pflegebedürftigen Person in einem Haushalt leben, geben 48 % eine eher starke und 29 % eine sehr starke pflegebedingte Belastung an (Schmidt und Schneekloth 2011). Untersuchungen zeigen, dass pflegende Angehörige einen signifikant schlechteren allgemeinen Gesundheitszustand, eine stärkere psychische Belastung sowie deutlich mehr depressive Symptome aufweisen als nicht pflegende Vergleichspersonen. Unter den Pflegenden sind Pflegende von demenziell Erkrankten in besonderem Maße belastet (Wetzstein et al. 2015; Pinquart und Sörensen 2003). Längsschnittliche Verläufe von depressiven Symptomen sind bislang erst wenig untersucht. So wird bei Pflegenden von Schlaganfallpatienten eine Zunahme der Depressivität im Zusammenhang mit abnehmenden Sozialkontakten und einer Verschlechterung der Beziehungsqualität zum Gepflegten gesehen (Visser-Meily et al. 2009). Bei pflegenden Angehörigen von demenziell Erkrankten scheint die Belastung dagegen eher in Abhängigkeit von den neuropsychiatrischen Symptomen des Pflegebedürftigen anzusteigen (Borsje et al. 2016). Ein Umzug des demenziell Erkrankten in ein Pflegeheim bringt für solche Ehepartner, die ihre pflegebedürftigen Frauen oder Männer täglich besuchen und weiterhin pflegerische Unterstützung leisten, keine emotionale oder psychische Entlastung (Schulz et al. 2004).

Inwiefern die häufig anzutreffenden depressiven Symptome mit einer erhöhten Prävalenz von psychischen Störungen einhergehen, kann auf Basis der vorliegenden internationalen Daten nicht konsistent belegt werden. Die uneinheitliche Datenlage in der internationalen Literatur ist vermutlich neben methodischen Gründen auch in den länderspezifischen Beratungs- und Entlastungsmöglichkeiten für pflegende Angehörige begründet (z. B. Tuithof et al. 2015; Torres et al. 2015). Pflegeaufgaben und -verantwortung scheinen jedoch im Zusammenspiel mit weiteren Risikofaktoren die Entwicklung einer

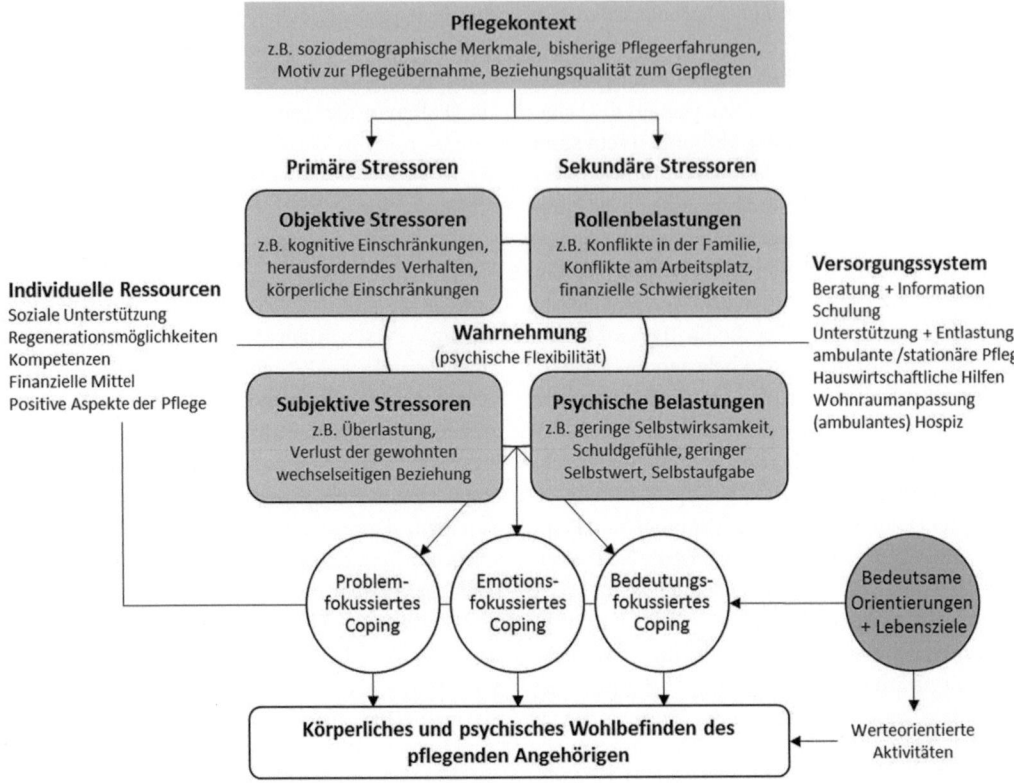

 Abb. 18.1 Stresserleben und Coping

psychischen Störung zu begünstigen. Psychische und körperliche Symptome bei pflegenden Angehörigen sollten deshalb zunächst immer auch als mögliche Überlastungsreaktion auf herausfordernde Pflege- und Betreuungsaufgaben gesehen werden.

In einer mit der Universität Jena durchgeführten Online-Befragung gaben 62 % der 91 befragten Psychotherapeuten an, dass die Anzahl der von ihnen behandelten Klienten, die derzeit ein Familienmitglied betreuen oder pflegen, bei 1–15 liegt. Die häufigsten vergebenen Diagnosen dieser Klienten waren Anpassungsstörungen, rezidivierende depressive Störungen und depressive Episoden.

18.5 Diagnostik

Der diagnostische Prozess unterscheidet sich bei einem Klienten, der einen Angehörigen pflegt, nicht prinzipiell von anderen Klienten. Neben der Abklärung der Erwartungen sollte ein kurzer Überblick über dessen aktuelle Lebens- und Pflegesituation gewonnen werden. Bei Vorliegen einer klinisch-auffälligen Symptomatik sollte eine differenzierte klinisch-diagnostische Untersuchung erfolgen und eine mögliche Suizidalität abgeklärt werden. Stellen subdiagnostische Symptome keine ausreichende Indikation für eine Psychotherapie dar, sollte dennoch mit dem Klienten überlegt werden, welche alternativen (psychoedukativen) Beratungsangebote für pflegende Angehörige zur Unterstützung und Entlastung in Frage kommen.

Zur Erfassung der psychischen Gesundheit können die bekannten Instrumente benutzt werden. Bei der Erfassung von Schlafstörungen ist zu beachten, inwiefern diese pflegebedingt sind (z. B. nächtliches Aufstehen aufgrund der Dranginkontinenz des Pflegebedürftigen). Spezifische diagnostische Instrumente zur Erfassung von Veränderungen bzw. Belastungen aufgrund der übernommenen Pflege finden sich in Tab. 18.1. Für alle Instrumente existieren auch Kurz- oder Screeningversionen.

18.5 · Diagnostik

Tab. 18.1 Spezifische diagnostische Instrumente zur Erfassung von Pflegebelastung

Zarit Burden Interview (ZBI) (Braun et al. 2010)	22 Fragen, 5-stufige Antwortskala < 21: kaum belastet, 21–40: wenig belastet, 41–60: moderat belastet, > 60: schwerwiegend belastet
Häusliche Pflegeskala (HPS) (Gräßel 2001)	28 Fragen, 4-stufige Antwortskala Pflegebelastung: 0–35: nicht vorhanden bis gering, 36–45: mittelgradig, 46–84: stark bis sehr stark
Sense of Competence Questionnaire (SCQ) (Pendergrass et al. 2015)	27 Fragen (davon 18 Fragen aus dem Zarit Burden Interview), 5-stufige Antwortskala Subskalen: (1) Zufriedenheit mit dem Pflegebedürftigen, (2) Zufriedenheit mit der eigenen Leistung als pflegender Angehöriger, (3) Auswirkungen der Pflege auf das persönliche Leben des pflegenden Angehörigen
Berliner Inventar zur Angehörigenbelastung – Demenz (BIZA-D) (Zank et al. 2006)	88 Fragen mit 20 Subskalen aus den Dimensionen objektive praktische Betreuungsaufgaben, subjektive Belastung durch Verhaltensänderungen, subjektiv wahrgenommene Bedürfniskonflikte und positive Aspekte der Pflege und Rollenkonflikte. Aus Subskalen des BIZA-D kann eine Kurzversion zusammengestellt werden, die für die Entstehung problematischer Pflegesituationen (z. B. Misshandlung und Vernachlässigung von Pflegebedürftigen) Risikofaktoren darstellen

- **Fallbeispiel: Pflegende Angehörige mit depressiver Symptomatik**

Frau V. ist 59 Jahre alt und hat vor ihrer Pensionierung eine soziale Einrichtung geleitet. Sie lebt zusammen mit ihrem Ehemann und ihrer Schwiegermutter in getrennten Wohnungen in einem Haus. Ihre drei erwachsenen Kinder sind bereits ausgezogen. Seit 10 Jahren betreut und pflegt Frau V. zusammen mit ihrem Mann ihre Schwiegermutter. Mittlerweile ist ihre Schwiegermutter bettlägerig (Pflegestufe 3) und wird von einem Pflegedienst, der 3-mal täglich kommt, mitversorgt.

Kurz nach der Pensionierung von Frau V. erleidet ihre eigene 89-jährige Mutter, die ca. 15 Kilometer entfernt allein in ihrer Wohnung wohnt, einen Schlaganfall. Sie ist anschließend motorisch stark verlangsamt und beim Gehen auf einen Rollator angewiesen. Des Weiteren ist sie teilweise inkontinent. Ihre Aufmerksamkeit und ihr Kurzzeitgedächtnis sind eingeschränkt, ihr Sprachfluss verlangsamt. Nach ihrer Entlassung aus der Rehabilitation ist sie auf Unterstützung im Alltag angewiesen (Einkaufen, Begleitung beim Verlassen der Wohnung, bei der Zubereitung warmer Mahlzeiten, Morgentoilette und Duschen, teilweise auch beim Anziehen).

Frau V. vereinbart mit ihrer Cousine, die im gleichen Haus wie ihre Mutter wohnt, dass jeder einen Teil der Betreuung übernimmt. An den 5 Tagen, an denen Frau V. verantwortlich ist, wohnt ihre Mutter bei ihr zuhause in einem der ehemaligen Kinderzimmer. Wegen dieses Arrangements kommt es zum Streit zwischen Frau V. und ihrem Ehemann, der findet, dass Frau V.s Mutter besser in ein Pflegeheim gehen sollte. Hierüber ist Frau V. sehr verärgert. Sie möchte ebenfalls, dass ihre Mutter so lange wie möglich zuhause gepflegt wird. Von da an kümmert sich jeder nur noch um seine eigene Mutter. Ihr Mann zieht sich in die Wohnung seiner Mutter zurück, wenn seine Schwiegermutter anwesend ist. Die Kommunikation mit ihrem Mann fällt Frau V. zunehmend schwer. Meist reden sie ihrer Meinung nach nur noch Oberflächliches.

Die Betreuung und Pflege von Frau V. gestaltet sich ebenfalls nicht konfliktfrei. Die Langsamkeit, Vergesslichkeit, aber auch Antriebslosigkeit ihrer Mutter sind für Frau V. sehr herausfordernd. Ihr fällt es schwer, dass sie nichts mehr spontan planen kann. Aber auch geplante Dinge lassen sich nicht in der gewünschten Weise umsetzen, da Frau V.s Mutter getroffene Abmachungen vergisst oder plötzlich neue Wünsche und Vorstellungen äußert, die mit dem Geplanten nicht vereinbar sind. Unterhaltungen sind nicht mehr wie früher möglich. Meist sitzt die Mutter von Frau V. schweigend im Sessel.

Frau V. ist oft ungeduldig und reagiert manchmal aggressiv und gereizt auf ihre Mutter, was ihr im Anschluss dann wieder Schuldgefühle bereitet. Wenn sie ihr Enkelkind vom Kindergarten abholt, hat sie ein schlechtes Gewissen, ihre Mutter allein im Haus zu lassen. Frau V. fühlt sich zerrieben zwischen allen Fronten. Sie findet nur noch selten die Zeit und Kraft, sich an ihren „freien Tagen" mit Freundinnen zu treffen. Sie schläft schlecht und wacht oft nach 2 Stunden wieder auf und ist hellwach. Ihr gehen auch in der Nacht immer viele Gedanken durch den Kopf, die sie nicht stoppen kann. Am Morgen fühlt sie sich unausgeschlafen und erschöpft. Frau V. empfindet, dass sie im Alltag nur noch funktioniert, ohne mitzubekommen, was sie eigentlich tut. Sie hat Angst, dass ihre Cousine die Unterstützung auch noch aufkündigen könnte und alles noch schlimmer wird.

- **Diskussion des Fallbeispiels**

Die Intervention mit Frau V., die im Rahmen eines Projekts (Pfeiffer et al. 2014) nach einem Hausbesuch telefonisch erfolgte, basierte auf einem strukturierten Problemlösen unter Einbeziehung weiterer kognitiv-verhaltenstherapeutischer Elemente mit folgenden Schwerpunkten:

- Interaktion mit dem Ehemann (vielzählige eigene Erwartungen und Vorwürfe an ihn erkennen, Akzeptanz seiner Eigenständigkeit, konkrete Äußerung eigener Wünsche und Bedürfnisse ihrem Ehemann gegenüber, Abgrenzung, Aufgabenteilung und Schließen von Kompromissen, nach dem Tod der Schiegermutter: Umgang mit der eigenen Trauer und der Trauer des Ehemanns, Wiederaufnahme gemeinsamer Aktivitäten);
- Umgang mit eigenen Emotionen (Wahrnehmung und akzeptierende Haltung);
- Selbstfürsorge (Achtsamkeitsübungen mit Hilfe einer CD, freier Nachmittag und dessen Gestaltung, Pflege sozialer Kontakte);
- Emotionsregulation in kritischen Situationen (z. B. Frau V.s Ungeduld und Ärger bei der Morgentoilette ihrer jammernden Mutter: Körpersignale und damit verbundene Emotionen wahrnehmen, Annahme des negativen Zustands, Schwerkraft spüren, Verbindung von Atmen und Fühlen, gegebenenfalls Badezimmer verlassen);
- Interaktion mit der Mutter (eigene Bedürfnisse gegenüber der Mutter äußern, kleine Aufgaben wie das Zusammenlegen der Wäsche an die Mutter delegieren, die Mutter nicht mit ihren Defiziten konfrontieren, Selbstdistanzierung vom Klagen ihrer Mutter);
- Kommunikation mit ihrer Cousine (Klärung und Anpassung der Versorgung, Cousine als Unterstützung behalten);
- Information über Tagespflegeangebote in ihrer Umgebung und andere lokale Entlastungsangebote zunächst für den Notfall (z. B. falls die Cousine ihre Unterstützung aufkündigt), aber auch perspektivisch.

Die depressive Symptomatik von Frau V. ging, gemessen mit der Allgemeinen Depressionsskala von 35 (vor Beginn der Intervention), 31 (nach 3 Monaten), 26 (nach 12 Monaten) auf 11 (nach 24 Monaten bzw. 12 Monate nach Interventionsende) zurück.

18.6 Therapie und Beratung

In der internationalen Forschung wurden bislang eine Reihe spezifischer Ansätze für pflegende Angehörige mit Hauptendpunkt „Depressive Symptomatik" erfolgreich evaluiert (Beinart et al. 2012; Cheng et al. 2014). Die Interventionen erfolgten sowohl telefonisch, persönlich, in gemischten Settings und in jüngerer Zeit auch über das Internet und sind teilweise als Manuale verfügbar (z. B. Wilz et al. 2015).

In der Versorgung haben diese Ansätze, die sich v. a. auch an Personen mit subklinischer Symptomatik richten, bislang jedoch eine nur geringe Verbreitung gefunden (Gitlin et al. 2015). Im nationalen Kontext stellt sich die Frage, wie zukünftig Hilfen für pflegende Angehörige mit Überlastungsreaktionen (gesetzlich) verankert werden können, die gezielt subklinische psychische Belastungsfaktoren adressieren, aber unterhalb einer Psychotherapie liegen.

Im Folgenden wird ein kurzer Überblick über wichtige Themen und Methoden bei der Therapie und Beratung von pflegenden Angehörigen gegeben.

18.6.1 Anamnese

Pflegende Angehörige sind häufig darüber beschämt oder fühlen sich als Versager, weil sie die Pflege und Betreuung ihres Angehörigen nicht mehr alleine schaffen und (psychotherapeutische) Hilfe benötigen. Solche Schamgefühle sollten zu Beginn der Therapie oder Beratung empathisch adressiert werden. Hierbei sollte darauf hingewiesen werden, dass viele Pflegende diese Erfahrung machen („Normalisierung") und die meisten Pflegenden im Lauf der Pflege irgendwann Hilfe benötigen.

Pflegende Angehörige haben vor Beginn einer Psychotherapie oft über Jahre ihr ganzes Leben an der Pflege und Betreuung ihres Angehörigen ausgerichtet und eigene Wünsche und Bedürfnisse zurückgestellt. Sie erleben es deshalb am Beginn der Therapie als sehr entlastend und befreiend, manchmal jedoch auch als befremdlich, wenn sie (oft erstmalig) über ihr Erleben, ihre Probleme, Sorgen und Enttäuschungen, aber auch ihre erworbenen Kompetenzen und Leistungen in der Pflege berichten können. Die Pflegeleistung sollte vom Therapeuten explizit gewürdigt werden, da Pflegende häufig die Erfahrung machen, dass ihre Arbeit weder von Außenstehenden noch vom Pflegeempfänger selbst offen wertgeschätzt wird. Im therapeutischen Prozess ist jedoch zu beachten, dass vorhandene und nicht erfüllte Erwartungshaltungen bezüglich Anerkennung und Dank im Alltag zu Konflikten und Beziehungsabbrüchen führen können.

Am Beginn der Therapie ist eine detaillierte Erhebung des aktuellen Pflegealltags wichtig. Es sollten bislang in Anspruch genommene informelle und professionelle Unterstützung, sowohl gut gelingende als auch problematische Aspekte der Pflege, die Motivation zur Pflegeübernahme, die frühere und aktuelle Beziehungsqualität zum Pflegebedürftigen sowie das aktuelle soziale Netzwerk erfragt werden. In exemplarischen Mikroanalysen können mögliche dysfunktionale Gedanken und Schemata identifiziert (z. B. Perfektionismus, Schuldgefühle) und weitere Informationen gewonnen werden. Als Besonderheit im Kontext Pflege und insbesondere bei degenerativen Erkrankungen des Pflegebedürftigen sind die häufig notwendigen Anpassungen zur Stabilisierung des Pflegearrangements zu beachten. Somit beinhaltet die Psychotherapie oder auch die psychosoziale Beratung in diesem Feld immer eine kontinuierliche Begleitung dieser oft dynamischen Anpassungsprozesse.

Im Folgenden werden zentrale und häufige therapeutische Schwerpunkte mit dieser Zielgruppe kurz umrissen.

18.6.2 Wissen und Information

Für einen gelasseneren und angemessenen Umgang mit kognitiven Beeinträchtigungen (z. B. Gedächtnis), Persönlichkeitsveränderungen und Verhaltensauffälligkeiten der Pflegebedürftigen ist ein Verständnis der jeweils zugrundeliegenden Erkrankung wichtig. Hierdurch können diese besser eingeordnet, eigene Reaktionen leichter hinterfragt und alternative Interpretationen und Verhaltensweisen entwickelt werden. In der Umsetzung sollte der Pflegende dahingehend unterstützt werden, dass eine Einordnung solcher krankheitsbedingter veränderter Verhaltensweisen und damit die Möglichkeit auf eine gelassenere Reaktion nicht erst retrospektiv, sondern bereits in der konkreten Situation gelingen. Hilfreiche Informationen zu den Krankheitsbildern bieten in der Regel entsprechende Gesellschaften und Stiftungen (z. B. Deutsche Alzheimer Gesellschaft, Deutsche Schlaganfall-Hilfe).

Sofern eine Verbesserung der Pflegekompetenz notwendig erscheint, sollte die Inanspruchnahme eines Pflegekurses oder einer individuellen Pflegeschulung, deren Kosten die Pflegekassen übernehmen, angeregt werden.

18.6.3 Umgang mit belastenden Situationen

Häusliche Pflege geht in der Regel mit einer Reihe von Alltagsproblemen einher, die sich in Interaktionen oder Situationen zeigen, die als belastend erlebt werden. Gerade depressive Pflegende zeigen eher eine negative Problemorientierung und sind davon überzeugt, dass sich nichts ändern lasse oder alle Bemühungen bislang zwecklos waren. Sie vermeiden deshalb Löseversuche oder können unangemessen und impulsiv reagieren, wenn sie sich wiederkehrend mit den gleichen Schwierigkeiten konfrontiert sehen. An der Problemorientierung und Veränderungsmotivation setzen strukturierte Ansätze zur Förderung der Problemlösekompetenz, wie sie in verschiedenen Reviews für pflegende Angehörige empfohlen werden, an (z. B. Beinart et al. 2012; Cheng et al. 2014). Bei diesem Vorgehen werden nach einer Problemstrukturierung im Rahmen der vertiefenden Anamnese spezifische Problembereiche ausgewählt und a) analysiert, b) Ziele gesetzt, c) Lösungsmöglichkeiten gesammelt, d) anschließend bewertet und ausgewählt, e) deren Implementierung geplant und f) auf ihre Wirksamkeit überprüft (D'Zurilla und Nezu 2006). Bei der Problemanalyse wird zwischen Annahmen und Fakten unterschieden, und es werden Zusammenhänge betrachtet wie zwischen dysfunktionalen Kognitionen (z. B. Pflichtgefühl und Perfektionismus in der Pflege betreffend), Gefühlen und Verhalten oder auch verschiedenen Problembereichen. Die gesetzten (Zwischen-)Ziele sollten realistisch und für den Pflegenden bedeutsam sein. Lösungsmöglichkeiten werden zunächst nach dem Kriterium „Quantität vor Qualität" gesammelt. Der pflegende Angehörige wird angeregt, wieder über Alternativen nachzudenken, ohne diese sofort zu bewerten. Es sind auch Lösungen erwünscht, die vermutlich niemals umgesetzt werden. Allein die Erlaubnis, Ideen oder Fantasien auszusprechen (z. B. „Ich gebe meine Mutter ins Pflegeheim"), kann bereits eine entlastende Wirkung im Sinne der Annahme von „unerlaubten" Kognitionen haben. Die Lösungsideen werden anschließend mit Ideen des Therapeuten ergänzt und vom Pflegenden im Hinblick auf Wirksamkeit und Umsetzbarkeit bewertet. Die Umsetzung der ausgewählten Lösung wird gut und so konkret wie möglich vorbereitet (z. B. mit Hilfe von Rollenspielen). Zur Förderung der Problemlösekompetenz des Angehörigen sollte die eigenständige Anwendung der Problemlöseschritte auf neue Themen unterstützt werden.

18.6.4 Umgang mit belastenden Emotionen und Verlusterfahrungen

Soziales Problemlösen kann sowohl für problemfokussierte Ziele (z. B. Ziele, die die Veränderung einer Situation betreffen) als auch für emotionsfokussierte Ziele (z. B. Ziele, die für Situationen relevant sind, die nicht veränderbar oder kontrollierbar sind) angewandt werden.

Pflegende Angehörige sind oft über Jahre mit immer neuen Verlusten konfrontiert, was in besonderem Maße für depressive Pflegende eine große Herausforderung darstellt. Verluste können zahlreiche Facetten wie die bislang gewohnte Beziehungs- und Lebensgestaltung, die eigenen Lebenspläne, das vertraute gegenseitige Verstehen oder aber auch die schwindende gemeinsame Lebensperspektive betreffen. Neben der Trauer ist der Umgang mit Verlusten oft mit weiteren Emotionen wie Ärger, Wut, Schuld, Scham oder Angst verbunden. Von vielen pflegenden Angehörigen werden solche Verluste, die bereits zu Lebzeiten des Pflegebedürftigen eintreten, jedoch nicht im Zusammenhang mit Trauer wahrgenommen. Ein Therapieziel ist deshalb die Wahrnehmung, Einordnung und Annahme dieser Emotionen. Es sollte verdeutlicht werden, dass negative innere Zustände zu unserem Leben gehören und die Kontrolle und Unterdrückung dieser Gefühle mit einem hohen kontinuierlichen Kraftaufwand und negativen Konsequenzen einhergehen (z. B. Verhinderung eines ehrlichen Austausches mit dem Pflegebedürftigen und anderen vertrauten Personen). Um eine mehr annehmende Haltung gegenüber der Erkrankung des Pflegebedürftigen und den damit verbundenen Veränderungen zu entwickeln, wird mit den pflegenden Angehörigen schrittweise ein nichtwertendes Akzeptieren von Gedanken und Gefühlen geübt. Hierfür sind die in der „Akzeptanz und Commitment Therapie" beschriebenen Methoden wie z. B. die Verwendung von Metaphern oder Achtsamkeitsübungen hilfreich (Márquez-González et al. 2010; Hayes et al. 2014).

18.6.5 Ressourcen und Selbstfürsorge

Neben der beschriebenen Förderung von Akzeptanz sollte in der Therapie oder Beratung gleichzeitig die ressourcenstärkende Selbstfürsorge unterstützt werden. Viele Pflegende erfüllen ihre Pflegeaufgaben oft in einer fast automatisierten Routine und haben nach Jahren der Pflege leider den Bezug zu ihren meist sehr positiven Motiven (z. B. Liebe, Dankbarkeit der Mutter gegenüber), die bei der Übernahme der Pflegeverantwortung eine wichtige Rolle spielten, verloren. Dabei stellen gerade diese Motive eine wichtige Ressource dar, die im Alltag immer wieder bewusst gemacht werden sollte. Auch persönliche Werte und

Lebensziele, die nichts mit der Pflege zu tun haben (z. B. die persönliche Gesundheit), sollten erfragt werden. Diese geben wertvolle Hinweise im Hinblick auf mögliche und für den Pflegenden bedeutsame selbstfürsorgende Aktivitäten außerhalb der Pflege. Beim Aufbau und bei der Umsetzung regelmäßiger selbstfürsorgender Aktivitäten sind weitere Aspekte wie Wahrnehmung eigener Belastungsgrenzen, Identifikation von Barrieren (z. B. Schuldgefühle, sich selbst etwas Gutes zu tun) und Strategien für den Umgang mit Rückschlägen (z. B. Situationen, in den sich das Geplante nicht umsetzen lässt) zu berücksichtigen.

18.6.6 Unterstützung

Unterstützung durch Dritte ist oft nicht nur die Voraussetzung für die Aufrechterhaltung der häuslichen Pflege, sondern auch für die Freiräume des Pflegenden (z. B. für eigene Aktivitäten). Pflegende Angehörige tun sich jedoch häufig schwer, eigene Bedürfnisse oder Hilfebedarf gegenüber Familienmitgliedern auszudrücken. Die Förderung der Kommunikation (z. B. mit Hilfe von Rollenspielen) kann in diesen Fällen sehr hilfreich sein. Entsprechende professionelle Angebote werden ebenfalls oft nicht in Anspruch genommen. Gründe hierfür sind u. a. ein hohes Pflegeideal, die Scham, auf fremde Hilfe angewiesen zu sein, eine ablehnende Haltung des Pflegebedürftigen oder auch mangelnde Kenntnisse über mögliche Angebote. Neben der Förderung der Motivation zur Inanspruchnahme von Hilfe ist eine qualifizierte Beratung zu Angeboten und deren Finanzierung hilfreich (z. B. über die kommunale Altenberatung, Fachberatungsstellen der Alzheimer Gesellschaft, gerontopsychiatrische Beratungsstellen, gesetzlich verankerte Pflegeberatung [§ 7a SGB XI] an Pflegestützpunkten bzw. direkt durch die Pflegeberater der Pflegekassen). Einen deutschlandweiten Überblick zu Beratungsangeboten gibt die Online Datenbank „Beratungsangebote in der Pflege" des Zentrums für Qualität in der Pflege (http://www.zqp.de).

18.6.7 Gewalt in der Pflege

Gewalt in Pflegebeziehungen kann vom Pflegebedürftigen, aber auch vom pflegenden Angehörigen ausgehen und ist meist mit erheblichem Leid verbunden. Gewalt in diesem Kontext kann physische, psychische, sexuelle, finanzielle Formen sowie absichtliche oder unabsichtliche Vernachlässigung beinhalten. In der Therapie oder Beratung sollten mögliche kritische Situationen (z. B. Anschreien des Pflegebedürftigen) einfühlsam, aber direkt angesprochen oder bei entsprechenden vagen Hinweisen näher evaluiert werden. In der Regel sind solche Handlungen vom Pflegenden nicht intendiert, sondern Ausdruck der Überlastung und mit Scham- und Schulgefühlen verbunden. In diesen Fällen sollten mit dem Pflegenden zunächst Strategien zum Umgang in den konkreten Belastungssituationen (z. B. zur Emotionsregulation) sowie Möglichkeiten zur Verringerung der generellen Belastung (z. B. Hilfen, Selbstfürsorge) besprochen und ggf. geübt werden. Wichtig ist ein nachfolgendes engmaschiges Monitoring bei der Begleitung der Umsetzung. Bei Pflegenden, die keinen Änderungsbedarf sehen oder sich außerstande fühlen, besprochene Veränderungen umzusetzen, müssen darüber hinausgehende Schritte erwogen werden. Diese sollten ebenfalls mit dem Pflegenden transparent besprochen werden. Unter Abwägung der Schweigepflicht einerseits und dem Schutz des Pflegebedürftigen andererseits ist ggf. Kontakt mit den zuständigen lokalen Behörden bzw. Fachberatungsstellen aufzunehmen und das weitere Vorgehen zu vereinbaren. Hierbei ist auf eine gute Dokumentation aller Schritte zu achten.

Erste Empfehlungen für ein strukturiertes Vorgehen bei Gewalt in der Pflege existieren bislang erst für professionelle Pflegekräfte (Bonillo et al. 2013).

18.6.8 Grenzen der häuslichen Pflege

Die Grenzen der häuslichen Pflege zu erkennen und anzunehmen ist für pflegende Angehörige häufig ein schwieriger und schmerzhafter Prozess. Eine Auseinandersetzung mit einer perspektivisch notwendigen stationären Pflege wird meist vermieden. Deshalb erfolgen solche Wechsel oft nicht aus stabilen Versorgungssituationen heraus, sondern dann, wenn die Anpassung von Versorgungsroutinen in einer Krisensituation nicht gelingt (von Kutzleben et al. 2015). Die Auseinandersetzung mit diesem Thema und eine (vorausschauende) Entscheidungsfindung sollten deshalb in der Therapie oder Beratung aktiv gefördert werden. Auch sollte die Zeit nach einem Umzug des Pflegebedürftigen ins Pflegeheim gut vorbereitet bzw. begleitet werden, da dieser Umbruch für einen Teil der Pflegenden mit wieder neuen Belastungen einhergeht (z. B. Gewissensbisse, Wochenstruktur, Unzufriedenheit mit der Pflege im Pflegeheim).

18.6.9 Sterben und Tod

Sofern der Tod des Pflegebedürftigen nicht unerwartet eintritt, geht es in der Terminalphase ebenfalls um die Grenzen der häuslichen Pflege und die Planung der Versorgung. Der Pflegende sollte gegebenenfalls unter Einbeziehung weiterer qualifizierter Beratung, wie sie beispielsweise von Hospizen angeboten wird, in seiner Planung und Entscheidungsfindung unterstützt werden (z. B. Palliativpflege, ambulantes oder stationäres Hospiz). Weitere wichtige Themen neben der Gestaltung der Pflege sind die Begleitung des Sterbenden (z. B. die Kommunikation mit dem Sterbenden) sowie der Trauerprozess des Pflegenden (s. z. B. Müller-Busch 2015). Auch hier gilt es in der Begleitung, eine gute Balance zwischen Trauerkonfrontation und ressourcenorientiertem Vorgehen zu finden.

Literatur

Beinart N, Weinman J, Wade D, Brady R (2012) Caregiver burden and psychoeducational interventions in Alzheimer's disease: a review. Dement Geriatr Cogn Disord Extra 2:638–648

Blieszner R, Shifflett PA (1989) Affection, communication, and commitment in adult-child caregiving for parents with Alzheimer's disease. In: Mancini JA (Hrsg) Aging parents and adult children. Lexington Books, Lexington MA, S 231–242

Bonillo M, Heidenblut S, Phipp-Metzen E, Saxl S, Schacke C, Steinhusen C, Wilhelm I, Zank S (Hrsg) (2013) Gewalt in der familialen Pflege: Prävention, Früherkennung, Intervention – ein Manual für die ambulante Pflege, 1. Aufl. Kohlhammer, Stuttgart

Borsje P. Hems MAP, Lucassen PLBJ, Bor H, Koopmans RTCM, Pot AM (2016) Psychological distress in informal caregivers of patients with dementia in primary care: Course and determinants. Fam Pract 33:374–381

Brannen C, Petite K (2008) An alternative framework for understanding women's caregiving stress: A qualitative application of the ways of coping model. J Health Psychol 13:355–365

Braun M, Scholz U, Hornung R, Martin M (2010) Caregiver burden with dementia patients. A validation study of the German language version of the Zarit Burden Interview. Z Gerontol Geriatr 43:111–119

Cheng HY, Chair SY, Chau JP-C (2014) The effectiveness of psychosocial interventions for stroke family caregivers and stroke survivors: A systematic review and meta-analysis. Patient Educ Couns 95:30–44

D'Zurilla TJ, Nezu A (2006) Problem-Solving Therapy: A positive approach to clinical intervention. Springer, New York

Folkman S (2008) The case for positive emotions in the stress process. Anxiety Stress Coping 21:3–14

Gitlin LN, Marx K, Stanley IH, Hodgson N (2015) Translating evidence-based dementia caregiving interventions into practice: State-of-the-science and next steps. The Gerontologist 55:210–226

Gräßel E (2001) Häusliche Pflege Skala (HPS). Hogrefe, Göttingen

Hayes S, Strosahl KD, Wilson KG (2014) Akzeptanz- und Commitment-Therapie. Junfermann, Paderborn

Kutzleben M von, Köhler K, Dreyer J, Holle B, Roes M (2015) Stabilität von häuslichen Versorgungsarrangements für Menschen mit Demenz: Entwicklung und Konsentierung einer Definition von Stabilität durch Expertenfokusgruppen. Z Gerontol Geriatr:doi:10.1007/s00391-015-0990-0

Márquez-González M, Romero-Moreno R, Losada A (2010) Caregiving issues in a therapeutic context: new insights form the Acceptance and Commitment Therapy aproach. In: Pachana NA, Laidlaw K, Knight BG (Hrsg) Casebook of Clinical Geropsychology. Oxford University Press, New York, S 33–53

Müller-Busch HC (2015) Palliative Aspekte in der Begleitung am Lebensende. In: Maercker A (Hrsg) Alterspsychotherapie und Klinische Gerontopsychologie. Springer, Heidelberg, S 347–375

Pearlin LI, Mullan JT, Semple SJ, Skaff MM (1990) Caregiving and the stress process: an overview of concepts and their measures. The Gerontologist 30:583–594

Pendergrass A, Beische D, Becker C, Hautzinger M, Pfeiffer K (2015) An abbreviated German version of the Sense of Competence Questionnaire among informal caregivers of relatives who had a stroke: development and validation. Eur J Ageing 12:203–213

Pfeiffer K, Beische D, Hautzinger M, Berry JW, Wengert J, Hoffrichter R, Becker C, van Schayck R, Elliott TR (2014) Telephone-based problem-solving intervention for family caregivers of stroke survivors: A randomized controlled trial. J Consult Clin Psychol 82:628–643

Pflegestatistik (2013, 2015) Statistisches Bundesamt, Wiesbaden

Pinquart M, Sörensen S (2003) Differences between caregivers and noncaregivers in psychological health and physical health: A meta-analysis. Psychol Aging 18:250–267

Quinn C, Clare L, Woods RT (2012) What predicts whether caregivers of people with dementia find meaning in their role? Int J Geriatr Psychiatry 27:1195–1202

Rothgang H, Kalwitzki T, Runte R, Unger R (2015) BARMER GEK Pflegereport 2015, Schriftenreihe zur Gesundheitsanalyse. Asgard-Verlagsservice, Siegburg

Schmidt M, Schneekloth U (2011) Abschlussbericht zur Studie „Wirkungen des Pflege-Weiterentwicklungsgesetzes". Berlin

Schulz R, Belle SH, Czaja SJ, McGinnis KA, Stevens A, Zhang S (2004) Long-term care placement of dementia patients and caregiver health and well-being. JAMA 292:961–967

Torres Á, Blanco V, Vázquez FL, Díaz O, Otero P, Hermida E (2015) Prevalence of major depressive episodes in non-professional caregivers. Psychiatry Res 226:333–339

Tuithof M, ten Have M, van Dorsselaer S, de Graaf R (2015) Emotional disorders among informal caregivers in the general population: target groups for prevention. BMC Psychiatry 15:23

Visser-Meily A, Post M, van de Port I, Maas C, Forstberg-Warleby G, Lindeman E (2009) Psychosocial functioning of spouses of patients with stroke from initial inpatient rehabilitation to 3 years poststroke: Course and relations with coping strategies. Stroke 40:1399–1404

Wetzstein M, Rommel A, Lange C (2015) Pflegende Angehörige – Deutschlands größter Pflegedienst. GBE kompakt 6(3)

Wilz G, Schinköthe D, Kalytta T (2015) Therapeutische Unterstützung für pflegende Angehörige von Menschen mit Demenz. Das Tele.TAnDem-Behandlungsprogramm. Hogrefe, Göttingen

Zank S, Schacke C, Leipold B (2006) Berliner Inventar zur Angehörigenbelastung – Demenz (BIZA-D). Z Klin Psychol Psychother 35:296–305

Diabetes mellitus und Altersdepression

Frank Petrak

19.1	Einleitung – 210
19.2	**Diabetes mellitus und Depression – 210**
19.2.1	Epidemiologie und Wechselwirkungen einer gefährlichen Komorbidität – 210
19.2.2	Ältere Menschen mit Diabetes und Depression –eine Hochrisikogruppe – 211
19.3	**Forschungsstand zur Therapie – 212**
19.4	**Praxisbeispiel – Verhaltenstherapie – 213**
19.4.1	Struktur des Programms – 214
19.4.2	Besonderheiten im therapeutischen Vorgehen bei älteren Patienten – 214
19.4.3	Inhalte des Programms – 215
19.5	**Schlussfolgerung – 217**
	Literatur – 217

© Springer-Verlag GmbH Deutschland 2017
A. Fellgiebel, M. Hautzinger (Hrsg.), *Altersdepression*,
DOI 10.1007/978-3-662-53697-1_19

19.1 Einleitung

Die Volkskrankheit Diabetes mellitus betrifft im Jahre 2015 etwa 415 Mio. Menschen weltweit und nimmt seit Jahren stetig zu. In Deutschland wird geschätzt, dass etwa 7–9 % der erwachsenen Bevölkerung an einem erkannten Diabetes leiden, eine chronische Erkrankung, die nach wie vor überwiegend bei Menschen im mittleren bis älteren Alter erstmals diagnostiziert wird. Die in der Regel deutlich jüngeren Betroffenen von Typ-1-Diabetes stellen mit einem Anteil von etwa 5 % aller Diabeteserkrankungen eine relativ kleine Gruppe dar und werden in diesem Kapitel nicht behandelt.

Menschen, die mit der Diagnose eines Typ-2-Diabetes konfrontiert werden, erhalten in der Regel ärztliche Empfehlungen, langjährige Verhaltensgewohnheiten zu ändern. Dies betrifft Ernährungsgewohnheiten, körperliche Aktivität und das Befolgen eines medizinischen Behandlungsplanes. Damit stehen die Betroffenen vor der schwierigen Aufgabe, eine chronische Erkrankung und damit verbundene Einschränkungen zu akzeptieren und dauerhaft in den Alltag zu integrieren. Dies führt oftmals zu Überforderung und beeinträchtigter Lebensqualität, und etwa ein Viertel aller Menschen mit Diabetes leidet unter depressiven Symptomen unterschiedlicher Schweregrade, von der leichten depressiven Verstimmung bis zur schwersten affektiven Störung (Anderson et al. 2001).

Generell ist das Depressionsrisiko bei Menschen mit Diabetes etwa 2-fach erhöht. Diese Komorbidität stellt ein erhebliches gesundheitliches Risiko dar und ist mit Hyperglykämie, mikro- und makrovaskulären Diabeteskomplikationen sowie einer deutlich erhöhten Mortalität assoziiert. Auffallend ist dabei, dass ältere Patienten bereits bei leichten depressiven Symptomen eine deutliche Risikoerhöhung für Komplikationen und Mortalität zeigen.

Diabetespatienten mit einer Altersdepression weisen im Unterschied zu jüngeren Betroffenen öfter funktionale und kognitive Beeinträchtigungen auf, die in der Behandlung entsprechend berücksichtigt werden sollten. Zur Veranschaulichung der altersspezifischen Therapiemodifikationen wird in ▶ Abschn. 19.4 eine manualisierte verhaltenstherapeutische Gruppenverhaltenstherapie überblickshaft vorgestellt, die speziell für die Zielgruppe älterer Menschen mit Diabetes und leichterer Altersdepression entwickelt bzw. angepasst wurde (Petrak et al. 2017).

Nach dem aktuellen Forschungsstand stellen psychologische und psychopharmakologische Interventionen auch bei Patienten mit Diabetes effektive Möglichkeiten der Depressionstherapie dar. Hinsichtlich der erhöhten Risiken für diabetesbezogene Komplikationen und Mortalität konnte jedoch bisher noch keine eindeutig wirksame Therapie identifiziert werden. Bislang liegen kaum Therapiestudien vor, die altersspezifische oder altersangepasste Interventionen zur Behandlung von Depressionen bei älteren Diabetespatienten evaluiert haben. Die wenigen Ergebnisse weisen darauf hin, dass auch ältere Patienten mit Diabetes von psychologischen und psychopharmakologischen Behandlungen im vergleichbaren Umfang profitieren wie Patienten ohne Diabetes (Petrak et al. 2015a).

19.2 Diabetes mellitus und Depression

19.2.1 Epidemiologie und Wechselwirkungen einer gefährlichen Komorbidität

Depressionen treten bei Menschen mit Diabetes im Vergleich zu jenen ohne Diabetes etwa doppelt so häufig auf. So beträgt die Depressionsprävalenz in kontrollierten Studien etwa 9 %. Zählt man jedoch auch subklinische Depressionssymptome hinzu, erhöht sich die Zahl der Betroffenen auf etwa 25 % (Anderson et al. 2001). Aus diesen Zahlen lässt sich ableiten, dass in Deutschland etwa 1,6 bis 2 Mio. Menschen mit Diabetes an klinisch relevanten depressiven Symptomen leiden. Der Zusammenhang zwischen Diabetes und Depression ist keine Einbahnstraße, sondern wirkt sich in beide Richtungen ungünstig aus: So zeigte sich in einer neueren Metaanalyse zum bidirektionalen Zusammenhang beider Erkrankungen, dass Depressionen das nachfolgende Risiko, an Typ-2-Diabetes zu erkranken, um ca. 60 % erhöhen. Umgekehrt erhöht sich das Depressionsrisiko bei einem bereits bestehenden Typ-2-Diabetes um ca. 20 %.

Über viele Jahre wurde die Kausalität des Zusammenhangs zwischen Diabetes und Depressionen im Sinne eines „Henne-Ei-Problems" untersucht und diskutiert, ohne zu einem abschließenden Ergebnis zu gelangen. Zunehmend setzt sich nun die Erkenntnis durch, dass es sich bei dieser Komorbidität in weiten Teilen um ätiopathologische Prozesse handelt, die sowohl für die Genese der Depression als auch des Diabetes verantwortlich sind und im zeitlichen Verlauf eine gemeinsame Endstrecke aufweisen. Dabei geht es nicht nur um die offensichtlichen psychischen Belastungen durch das Leben mit einer chronischen Erkrankung, sondern auch um gemeinsame biologische Prozesse. Diese umfassen u. a. eine Überaktivität des Immunsystems mit entsprechenden zytokinvermittelten Entzündungsreaktionen sowie eine angenommene Dysregulation der Hypothalamus-Hypophysen-Nebennierenrinden-Achse. Durch diese biologischen Mechanismen werden eine Insulinresistenz, kardiovaskuläre Erkrankungen, Typ-2-Diabetes und insgesamt eine erhöhte Mortalität begünstigt. Im Hinblick auf die Entstehung von Depressionen nimmt man an, dass diese ebenfalls durch proinflammatorische Zytokine begünstigt werden (Moulton et al. 2016).

Gut belegt sind negative Auswirkungen depressiver Störungen auf den Verlauf einer Diabeteserkrankung. Dies betrifft die ungünstigen Auswirkungen auf die Qualität der Stoffwechseleinstellung, die erhöhte Rate an mikro- und makrovaskulären Komplikationen, die erhöhte Inanspruchnahme des Gesundheitssystems und eine vorzeitige Mortalität. Neben diesen medizinischen Variablen lassen sich eine erheblich reduzierte Lebensqualität und eine verstärkte Belastung durch den Diabetes beobachten. Die Therapieadhärenz von Patienten mit Typ-2-Diabetes ist generell unzureichend, sie nimmt jedoch bei einer depressiven Komorbidität noch weiter ab: So konnte beispielsweise gezeigt werden, dass mit zunehmendem Schweregrad einer Depression die verordneten oralen Antidiabetika unregelmäßiger eingenommen werden und die Zufriedenheit mit der Diabetestherapie deutlich sinkt. Weitere Befunde weisen zudem darauf hin, dass depressive Diabetiker im Vergleich zu nichtdepressiven Diabetikern körperlich inaktiver sind, sich weniger gesund ernähren und häufiger rauchen (Petrak et al. 2015a).

19.2.2 Ältere Menschen mit Diabetes und Depression – eine Hochrisikogruppe

Viele ältere Menschen haben sich gut an die Veränderungen dieses Lebensabschnitts angepasst und erleben das Älterwerden als bereichernd und zufriedenstellend. Für eine nicht unerhebliche Anzahl von Betroffenen trifft dies jedoch weniger zu. So leiden viele ältere Menschen an beeinträchtigenden depressiven Symptomen, die jedoch oftmals nicht die Kriterien einer depressiven Störung im engeren Sinne erfüllen. Dementsprechend wird ihre Symptomatik als „Minor Depression", „subklinische" oder „subsyndromale" Depression bezeichnet. Aufgrund der relativ geringgradigen Symptomatik besteht hier die Gefahr, die Ernsthaftigkeit der Störung zu unterschätzen.

Dass bereits eine geringgradige depressive Symptomatik für ältere Menschen mit Diabetes gefährlich ist, belegen Befunde mehrerer prospektiver Studien. So zeigte sich beispielhaft in einer Kohortenstudie von Black et al. (2003) eine sehr deutliche Risikoerhöhung für mikrovaskuläre Komplikationen und Mortalität, die nicht vom Schweregrad der depressiven Symptome abhängig war, sondern bereits bei leichten depressiven Symptomen beobachtbar war.

Ältere Diabetespatienten zeichnen sich im Unterschied zu jüngeren dadurch aus, dass bei ihnen funktionale und kognitive Beeinträchtigungen häufiger auftreten. Diese können die Umsetzung des Diabetes-Selbstmanagements erschweren und damit zu einer schlechteren Prognose beitragen. So ist beispielsweise die meist eingeschränkte Mobilität älterer Diabetespatienten bei einer komorbid vorliegenden Depression oft zusätzlich verringert. Diese Patienten haben einen eingeschränkten Bewegungsradius und sind häufiger auf Gehhilfen angewiesen als Patienten ohne depressive Störung (Bruce 2006).

Auch auf kognitiver Ebene zeigt sich, dass die Gedächtnisleistung depressiver älterer Diabetiker besonders vermindert ist (Moulton et al. 2016). Zur Erklärung der kognitiven Beeinträchtigungen in dieser Patientengruppe wurde die sog. vaskuläre Depression infolge zerebrovaskulärer Schädigungen diskutiert, wenngleich hier abschließende Befunde fehlen. Kernmerkmale der vaskulären

Depression sind eine späte Erstmanifestation der depressiven Symptome (erste Episode > 60 Jahre), stärkere funktionale und kognitive Beeinträchtigungen und Hinweise auf zerebrovaskuläre Schädigungen (Sneed 2006).

Zusammenfassend handelt es sich bei depressiven älteren Menschen mit Diabetes um eine ausgesprochene Risikogruppe. Neben den bekannten Beeinträchtigungen durch die Komorbidität von Depression und Diabetes liegen hier zusätzliche spezifische funktionale und kognitive Einschränkungen vor. Aktuelle Erklärungsmodelle unterscheiden sich in Teilbereichen von denen jüngerer Patienten (Moulton et al. 2015). Dementsprechend sollten Therapieansätze bei depressiven Diabetespatienten über 65 Jahren die besonderen Einschränkungen in dieser Patientengruppe berücksichtigen und verbleibende Ressourcen intensiv und individuell nutzen.

19.3 Forschungsstand zur Therapie

Angesichts der beschriebenen Wechselwirkungen zwischen körperlichen und psychischen Faktoren bei Menschen mit Diabetes und Depression ist es von zentraler Bedeutung, dass die Behandlungsziele immer mindestens 2 Aspekte beinhalten: Die Verbesserung der depressiven Symptomatik (primäres Behandlungsziel ist hier die vollständige Remission) und eine Verbesserung der körperlichen Parameter (Qualität der Stoffwechseleinstellung, Reduktion von Komplikationen und Mortalität). Da medizinische Komplikationen in der Regel zeitlich deutlich verzögert auftreten, wird in den meisten Interventionsstudien die Qualität der langfristigen Blutzuckereinstellung (HbA_{1c}-Wert) als primäre körperliche Outcomevariable herangezogen. Der HbA_{1c}-Wert dient dabei als Marker für die Prognose des Erkrankungsverlaufs des Diabetes. Diese gemeinsame medizinische und psychotherapeutische Zielsetzung wurde auch in den evidenzbasierten Leitlinien der Deutschen-Diabetes-Gesellschaft formuliert, in denen psychologische und medizinische Zielvariablen gleichermaßen betont werden (Kulzer et al. 2013). Angesichts dieser kombinierten medizinischen und psychologischen Zielsetzungen müsste demnach die beste Depressionsbehandlung bei Diabetes einen positiven Effekt sowohl auf die Depressionssymptome als auch auf die Qualität der Stoffwechseleinstellung haben.

Zur Therapie von Depressionen bei Menschen mit Diabetes (unabhängig von den Altersgruppen) liegen bereits mehrere Metaanalysen vor. Die Ergebnisse belegen, dass sich Depressionssymptome in dieser Patientengruppe mit moderaten Effektstärken durch verschiedene psychologische, pharmakologische und multimodale Collaborative-Care- und Stepped-Care-Ansätze günstig beeinflussen lassen. Bezüglich der Qualität der Stoffwechseleinstellung sind die Ergebnisse weit heterogener. Hier lassen sich in vielen Studien keine signifikanten Effekte der jeweiligen Interventionen beobachten. Insgesamt kommen Metaanalysen lediglich auf einen geringen bis moderaten positiven Effekt auf den HbA_{1c}-Wert für selektive Serotonin-Wiederaufnahmehemmer. Psychologische bzw. psychotherapeutische Interventionen erbrachten dagegen widersprüchliche Effekte bezüglich der Beeinflussung des HbA_{1c}-Wertes. Einschränkend ist zu beachten, dass die meisten Studien bislang in der primärmedizinischen Versorgung durchgeführt wurden (van der Feltz-Cornelis et al. 2010; Petrak et al. 2015a). Für Patienten der Sekundärversorgung (diabetologische Schwerpunktpraxen und Ambulanzen) konnte, bei gleich guter antidepressiver Wirksamkeit für beide Behandlungen, weder für eine diabetesspezifische Verhaltenstherapie noch für Sertralin ein positiver Effekt auf die Qualität der Stoffwechseleinstellung beobachtet werden (Petrak et al. 2015b).

Spezifische evidenzbasierte Behandlungsempfehlungen des Diabetes für die Untergruppe der Diabetespatienten mit Depressionen liegen bisher nicht vor. Die Diabetesbehandlung erfolgt bei dieser Komorbidität im Regelfall nicht anders als bei Diabetespatienten ohne Depressionen und sollte sich an den entsprechenden Leitlinien orientieren (Bundesärztekammer [BÄK] et al. 2013).

Der Forschungsstand zur Therapie von Altersdepression bei Diabetes ist sehr überschaubar: Bislang (Stand Juli 2016) liegt lediglich eine randomisierte kontrollierte Studie vor, die speziell zur Behandlung von Patienten mit Diabetes und Depressionen im Alter über 65 Jahren konzipiert wurde. In dieser dreiarmigen Multicenterstudie mit 166 geringgradig depressiven Patienten mit Typ-2-Diabetes wurde eine diabetesspezifische kognitive

Gruppenverhaltenstherapie für Ältere (KVT), eine „nicht therapeutische" Gesprächs- und Aktivitätengruppe (GG), sowie eine intensivierte, ärztliche Standardbehandlung („Treatment as usual"; TAU) über einen Zeitraum von 15 Monaten verglichen. Intention-to-treat-Analysen zeigten eine Verbesserung der gesundheitsbezogenen Lebensqualität und Depressivität in allen untersuchten Gruppen. Eine signifikante Überlegenheit der Verhaltenstherapiegruppe zeigte sich nur für die Prävention mittelgradiger bis schwerer depressiver Störungen im Vergleich zur ärztlichen Standardbehandlung. Im Hinblick auf die gesundheitsbezogene Lebensqualität erwies sich das vorgestellte Behandlungskonzept in der Completer-Analyse für die Patienten, die regelmäßiger an Behandlungsterminen teilnahmen, als signifikant wirksamer als die beiden anderen Interventionen. Damit weisen erste Ergebnisse auf eine gute Wirksamkeit des Behandlungskonzeptes hin, insbesondere bezüglich der Prävention einer Verschlechterung der Depression. Für Patienten, die regelmäßig das Behandlungsangebot wahrnehmen, kann darüber hinaus ein Vorteil gegenüber den anderen Behandlungsansätzen erwartet werden. Die Qualität der Stoffwechseleinstellung, die allerdings in dieser Patientengruppe bereits zu Behandlungsbeginn relativ gut war, wurde durch keine der Interventionen signifikant verändert (Petrak et al. 2016; Petrak 2017)

In 3 weiteren RCT's wurden Interventionen speziell für depressive Diabetespatienten über 60 Jahren evaluiert:

Eine durch Krankenpflegerinnen durchgeführte „minimale psychologische Intervention" mit durchschnittlich 4 Sitzungen erwies sich bei Patienten mit Typ-2-Diabetes oder einer chronischen obstruktiven Lungenerkrankung und leichten depressiven Symptomen als signifikant wirksamer bezüglich der Depressionssymptome im Vergleich zu „Usual Care". Dabei waren die beobachteten Effektstärken jedoch gering (Lamers et al. 2010).

In einer Medikamentenstudie an lediglich 23 Patienten mit Typ-2-Diabetes, mit Hypomagnesiämie und Depression wurde ein Magnesiumpräparat mit dem trizyklische Antidepressivum Trimipramin über einen Zeitraum von 12 Wochen verglichen. Beide Interventionen erwiesen sich als gleichermaßen moderat antidepressiv wirksam, was als erster Hinweis darauf betrachtet werden kann, dass eine Depression bei älteren Diabetespatienten mit nachgewiesenem Magnesiummangel durch eine Magnesiumsupplementation wirksam behandelt werden kann. Eine signifikante Veränderung des in dieser Stichprobe stark erhöhten HbA_{1c}-Wertes wurde in keiner der untersuchten Gruppen beobachtet (Barragan-Rodriguez et al. 2008).

In einer dritten Studie wurde ein „Depression Care Management" (Psychoedukation, Problemlösetechniken, Unterstützung für eine antidepressive medikamentöse Depressionsbehandlung) im Vergleich zu einer „Usual Care"-Behandlung verglichen. Auch hier zeigte sich eine moderate bis gute antidepressive Wirksamkeit, die für die Interventionsgruppe signifikant effektiver war. Ein Einfluss auf den (allerdings zu Behandlungsbeginn bereits relativ guten) HbA_{1c}-Wert konnte nicht festgestellt werden (Williams et al. 2004).

Fasst man den Forschungsstand zur Behandlung der Altersdepression bei Diabetes zusammen, beeindruckt v. a. die ausgeprägte Forschungslücke angesichts der hohen Prävalenz des Typ-2-Diabetes bei älteren Menschen. Insgesamt ergeben sich erste Hinweise auf eine gute Effektivität verschiedener Interventionen bezüglich der depressiven Symptome, bei gleichzeitiger Abwesenheit günstiger Effekte auf die Qualität der Stoffwechseleinstellung.

19.4 Praxisbeispiel – Verhaltenstherapie

Als Praxisbeispiel wird im Folgenden ein kognitiv-verhaltenstherapeutisches Therapiemanual (Petrak et al. 2017) überblickshaft vorgestellt, das speziell zur Behandlung von älteren Diabetespatienten mit depressiven Störungen entwickelt und im Rahmen einer randomisierten kontrollierten Studie evaluiert wurde.

Das Therapiemanual basiert auf etablierten verhaltenstherapeutischen Vorgehensweisen bei Depressionen für Menschen ohne Diabetes (Hautzinger 2013) und wurde für ältere Patienten mit Typ-2-Diabetes modifiziert und durch neue Elemente ergänzt. Es ist auch für die Behandlung von älteren Menschen mit leichter kognitiver Beeinträchtigung (Mild Cognitive Impairment) konzipiert und kann für die stationäre Behandlung, aber auch die Einzelpsychotherapie angepasst werden. Ergänzend wird ein Patienten-Begleitbuch mit einer Vielzahl von Materialien, im Sinne einer Bibliotherapie, eingesetzt.

19.4.1 Struktur des Programms

Das Programm umfasst insgesamt 12 zweistündige Gruppentherapiesitzungen, die in der Kurzzeitphase in wöchentlichen Abständen durchgeführt werden. Es ist als teiloffenes Gruppenkonzept konzipiert, wobei die Teilnehmer jeweils zu Beginn der Module „Aktivitätenaufbau", „Kognitionen" und „Krankheitsbewältigung" einsteigen können. Während die Module selbst inhaltlich nicht aufeinander aufbauen, sondern als einzelne Bausteine zu sehen sind, begleitet das Thema „Schrittzähler" die Teilnehmer über alle Sitzungen.

Im Anschluss an die Kurzzeitphase erfolgt eine 12-monatige Langzeitphase mit monatlichen Sitzungen. In der Langzeitphase sind 4 Sitzungen zur Rückfallprophylaxe enthalten, die anderen Sitzungen dienen der Wiederholung und Auffrischung.

19.4.2 Besonderheiten im therapeutischen Vorgehen bei älteren Patienten

Folgende Aspekte sollten in der praktischen Durchführung der verhaltenstherapeutischen Interventionen in Bezug auf die ältere Zielgruppe berücksichtigt werden (nach Petrak et al. 2017):
- Langsameres Vorgehen: Aufgrund der reduzierten Seh- und Hörfähigkeit ist es wichtig, das Tempo sowie die Darbietung den individuellen Bedürfnissen anzupassen und ggf. Pausen einzuplanen. Das Vorgehen sollte Schritt für Schritt, in einfachen, gut verständlichen Einheiten erfolgen. Die Aufnahme neuer Inhalte wird durch Wiederholungen erleichtert.
- Strukturierung: Strukturierung des Stundenablaufes mit nachvollziehbaren Instruktionen.
- Fokus auf das Thema: In den Gruppensitzungen ist vom Therapeuten ein besonders aktives Vorgehen gefordert, um zu starkes Abschweifen vom Thema zu verhindern. Die Aufmerksamkeit der Patienten soll immer wieder behutsam auf das Thema gelenkt werden, indem der Beitrag jedes Einzelnen wertgeschätzt wird, dann aber wieder gezielt zum Thema gefragt wird. Auch kann offen vermittelt werden, dass der Beitrag sehr interessant ist, dieser aber im Augenblick leider nicht weiter verfolgt werden kann. Wichtig ist, den roten Faden der Sitzung beizubehalten. Die Teilnehmer können sich jedoch gerne in der Pause oder nach der Gruppe weiter austauschen.
- Multimodale Instruktionen: Um die vorhandenen kognitiven Kapazitäten optimal zu nutzen, ist ein mehrkanaliges Lernen unumgänglich, d. h. verschiedene Sinnesmodalitäten sollten angesprochen werden. Aufgrund der Tatsache, dass das visuelle Gedächtnis länger erhalten bleibt als das verbale Gedächtnis, werden die Inhalte nicht nur verbal, sondern auch visuell durch Abbildungen präsentiert. Gerade im Begleitbuch werden die Inhalte der einzelnen Sitzungen nochmals schriftlich wiederholt und durch Abbildungen illustriert.
- Problem- und Alltagsorientierung: Die Themen sollten dem Alltag und der spezifischen Problematik der Patienten entsprechen. Daher werden die Erfahrungen und Erlebnisse der Teilnehmer aufgegriffen und, darauf aufbauend, wird das jeweilige Thema entwickelt. Immer wieder sollten Beispiele aus dem Teilnehmerkreis in die Erklärungen mit einfließen.
- Gedächtnishilfen: Neben den Begleitbüchern werden die Patienten angeregt, sich ggf. Notizen zu machen. Auch werden Termine, Telefonnummern etc. schriftlich notiert. Strategien, um Vergessen vorzubeugen, können an gegebener Stelle auch gemeinsam erarbeitet werden. Der Therapeut sollte hier sehr geduldig, wertschätzend und lösungsorientiert vorgehen.
- Explizite Berücksichtigung vorhandener Ressourcen: Vorhandene Fähigkeiten müssen regelmäßig genutzt und gestärkt werden, sonst gehen sie verloren. Das Wissen der Teilnehmer über ihre Stärken kann genutzt werden, ebenso ihre Lebenserfahrung und Kenntnisse im Umgang mit früheren Problemen und Konflikten.

- Konfrontationen dürfen nur sehr behutsam angewendet werden. Selbstwertbedrohliche Überforderungssituationen, wie sie möglicherweise in klassischen Rollenspielen entstehen können, sind zu vermeiden. Der Therapeut unterlässt negative Rückmeldungen an einzelne Patienten in der Gruppe. Bei Rückmeldungen, die als Kritik aufgefasst werden könnten, sollte er sich vorher vergewissert haben, dass der Patient dies wünscht.
- Vermeidung von Frontalunterricht: Es findet kein „Frontalunterricht" statt, die Gruppe hat Seminarcharakter.

19.4.3 Inhalte des Programms

Angesichts der großen Variationen im Funktionsniveau älterer Menschen ist es zur Förderung der Therapiemotivation entscheidend, die Erwartungen der Patienten mit dem Angebot in Übereinstimmung zu bringen. Dazu dienen zwei psychoedukative Einzel-Vorgespräche: Im ersten Vorgespräch werden Informationen zum Zusammenhang zwischen Diabetes und Depression vermittelt und Bezüge zur individuellen Symptomatik des Patienten hergestellt (◘ Abb. 19.1, ◘ Abb. 19.2).

Nach einer Aufklärung über die Vorgehensweise und die Behandlungsmöglichkeiten im Therapieprogramm werden individuelle Therapieziele festgelegt. Im zweiten Vorgespräch werden Informationen über den Nutzen körperlicher Bewegung bei Depressionen, Diabetes und Alter vermittelt und anhand von einfach dargestellten wissenschaftlichen Studienergebnissen verdeutlicht. Zur Vorbereitung des schrittzählerunterstützten Aktivierungsmoduls wird die Funktionsweise des Schrittzählers erklärt.

- **Modul A – Aktivitätenaufbau: „Aktivität und Stimmung – Aktiv zum Ziel"**

In diesem Modul erfolgt, als Begründung für den angestrebten Aktivitätsaufbau, zunächst eine

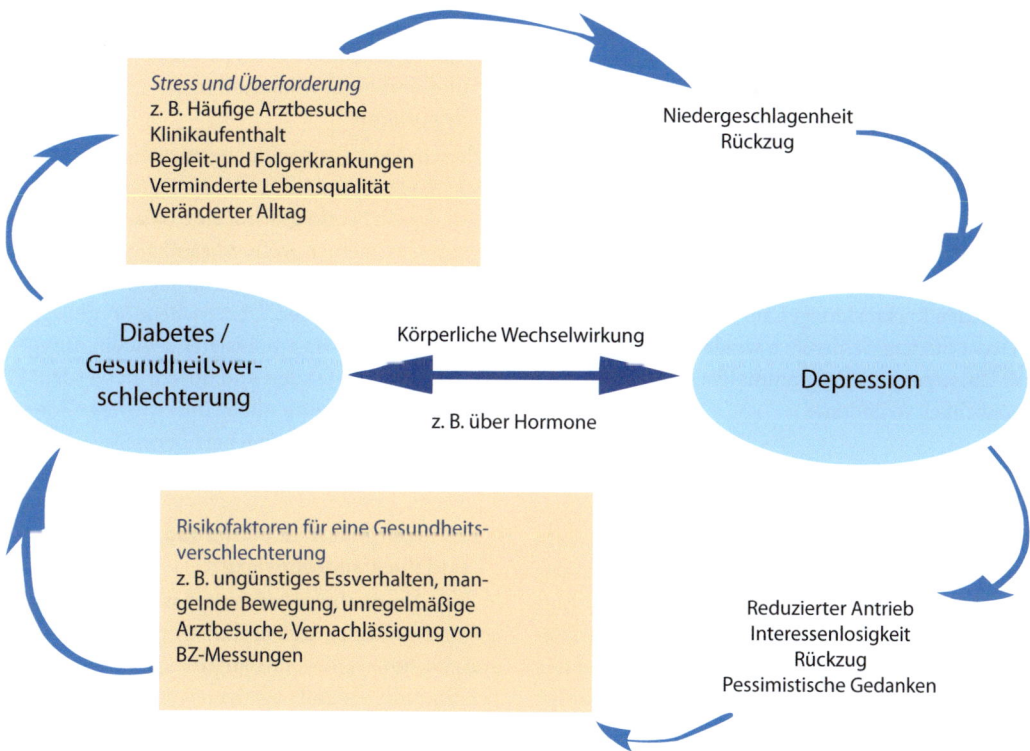

◘ **Abb. 19.1** Psychoedukation zur allgemeinen Wechselwirkung von Diabetes und Depression. (Aus Petrak 2017, S. 23, Abb. 3.1)

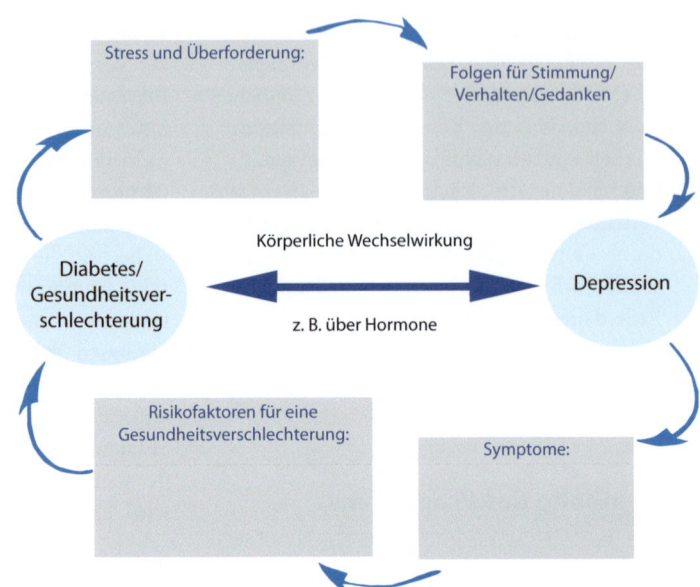

Abb. 19.2 Arbeitsblatt zur Erarbeitung eines individuellen Modells der Wechselwirkung von Diabetes und Depression (die hellgrauen Kästen sollen von den Patienten selber ausgefüllt werden). (Aus Petrak 2017, S. 24, Abb. 3.2)

psychoedukative Vermittlung der Zusammenhänge zwischen Handeln und Fühlen. Dabei werden u. a. Stimmungsprotokolle im Sinne therapeutischer Übungsaufgaben geführt, um ein persönliches Evidenzerleben für diese Zusammenhänge zu erreichen. Mit Unterstützung durch Wochenpläne sollen systematisch angenehme Aktivitäten ausgebaut werden, wobei auf eine angemessene Balance zwischen Pflichtaktivitäten und angenehmen Aktivitäten geachtet wird. Parallel dazu erfolgt die Steigerung der körperlichen Aktivierung anhand persönlicher Ziele mit Unterstützung durch die Schrittzähler und die persönlichen grafischen Rückmeldungen zur erreichten Schrittzahl in jeder Sitzung. Schließlich werden Hindernisse bei der Umsetzung des Programms identifiziert und nach Möglichkeit verändert.

- **Modul B – Kognitionen: „Gedanken, Bewertung und Wohlbefinden"**

Die zentrale Zielsetzung in diesem Modul besteht in der Identifikation, Überprüfung und Veränderung irrationaler automatischer Gedanken, die zur Aufrechterhaltung der depressiven Symptome beitragen. Zunächst erfolgt eine Psychoedukation zu den Zusammenhängen zwischen Denken und Fühlen und den Möglichkeiten, problemverschärfende automatische Gedanken zu beeinflussen. Dabei werden Gedankenprotokolle für dysfunktionale Gedanken bezüglich des Diabetes und anderer Lebensbereiche geführt und mithilfe verschiedener kognitiver Techniken modifiziert.

- **Modul C – Krankheitsbewältigung: „Diabetes und andere Krankheiten in das Leben integrieren"**

In diesem Modul wird eine angemessene Integration des Diabetes in das Leben der Patienten angestrebt, wobei das Ziel verfolgt wird, eine Balance zwischen einer angemessenen Aufmerksamkeit für den Diabetes und seine Behandlung und anderen Aspekten des Lebens herzustellen. Übertriebene Sorglosigkeit soll genauso wie katastrophisierende Befürchtungen identifiziert, verstanden und überprüft werden. Es werden Strategien zum Abbau übertriebener Sorgen und Problemlösestrategien bei übermäßigen Belastungen durch den Diabetes genutzt.

- **Langzeitphase: Stabilisierung, Vertiefung und Rückfallprophylaxe**

In der 12-monatigen Langzeitphase sollen Techniken und Strategien aus der Kurzzeitphase wiederholt und eingeübt werden, um langfristig mit depressiven Verstimmungen und negativen Folgen des Diabetes besser umgehen zu können.

Dabei ist, im Unterschied zur Kurzzeitphase, diese Behandlungsphase nicht in Modulen mit aufeinander aufbauenden Sitzungen konzipiert. Alle Sitzungen folgen einer festgelegten Struktur mit dem zentralen Element einer „Werkzeugbox" mit Inhalten und Themen zur Gestaltung der Sitzungen. Diese beinhaltet alle Techniken aus der Kurzzeitphase in Form von Arbeitsmaterialien, mit deren Hilfe die Teilnehmer ihre Punkte aus der Tagesordnung bearbeiten können. Ziel der Langzeitphase ist es, dass die Teilnehmer lernen, die Techniken selbstständig in ihrem Alltag einzusetzen.

- **Struktur der Sitzungen in der Langzeitphase**

Erstellung der Tagesordnung Zu Beginn jeder Sitzung wird von den Teilnehmern eine Tagesordnung mit zu bearbeitenden Themen selbst erstellt.

Körperliche Aktivierung Das Bewegungsniveau der Teilnehmer wird in jeder Sitzung explizit erfragt. Gelingt es nicht, das angestrebte Bewegungsniveau zu erreichen, kann gemeinsam überlegt werden, welche Technik dem Teilnehmer dabei helfen könnte. Das Verwenden der Schrittzähler ist in der Langzeitphase eine individuelle Entscheidung.

Besprechung aktueller Themen und Probleme Für aktuelle Themen oder Probleme der Teilnehmer wird eine kurze Zeit eingeplant. Ein aktuelles Problem kann auch als Tagesordnungspunkt genutzt und innerhalb der Gruppensitzung bearbeitet werden.

Themen der Tagesordnung bearbeiten Die Themen auf der Tagesordnung werden anhand der Arbeitsmaterialien aus der Werkzeugbox gemeinsam in der Gruppe bearbeitet. Die Teilnehmer sind dabei aktiv gefordert und können auch eigene Erfahrungen mit den verschiedenen Techniken einbringen. Die Werkzeugbox ist auch im Begleitbuch enthalten, sodass die Teilnehmer leicht darauf zurückgreifen können.

19.5 Schlussfolgerung

Altersdepressionen sind bei Menschen mit Typ-2-Diabetes häufig und mit einem deutlich erhöhten Risiko für Hyperglykämie, mikro- und makrovaskuläre Diabeteskomplikationen sowie einer vorzeitigen Mortalität assoziiert. Dabei ist zu berücksichtigen, dass die Risikoerhöhung bereits bei subsyndromalen und leichten Depressionen zu beobachten ist. Die Wechselwirkungen von Diabetes und Depression führen zu erheblichen Beeinträchtigungen der Lebensqualität und einer reduzierten Therapieadhärenz.

Im Gegensatz zur regen Forschungsaktivität mit dem Fokus auf jüngere Diabetespatienten ist der Forschungsstand zur spezifischen Behandlung von Patienten über 65 Jahren überwiegend von Forschungslücken geprägt. Für den deutschen Sprachraum liegt nun erstmals ein manualisiertes Behandlungsprogramm vor, das speziell für ältere Menschen mit Typ-2-Diabetes konzipiert wurde und seine Wirksamkeit im Rahmen einer randomisierten kontrollierten Studie belegt hat.

Literatur

Anderson RJ, Freedland KE, Clouse RE, Lustman PJ (2001) The prevalence of comorbid depression in adults with diabetes: a meta-analysis. Diabetes Care 24(6):1069–1078

Barragan-Rodriguez L, Rodriguez-Moran M, Guerrero-Romero F (2008) Efficacy and safety of oral magnesium supplementation in the treatment of depression in the elderly with type 2 diabetes: a randomized, equivalent trial. Magnes Res 21(4):218–223

Black SA, Markides KS, Ray LA (2003) Depression predicts increased incidence of adverse health outcomes in older Mexican Americans with type 2 diabetes. Diabetes Care 26(10):2822–2828

Bruce DG, Casey G, Davis WA, Starkstein SE, Clarnette RC, Foster JK, Ives FJ, Almeida OP, Davis TM (2006) Vascular depression in older people with diabetes. Diabetologia 49(12):2828–2836

Bundesärztekammer (BÄK), Kassenärztliche Bundesvereinigung (KBV), Arbeitsgemeinschaft der Wissenschaftlichen Medizinischen Fachgesellschaften (AWMF) (2013) Nationale VersorgungsLeitlinie Therapie des Typ-2-Diabetes – Kurzfassung. 1. Aufl, Version 4, zuletzt geändert: Nov 2014. http://www.dm-therapie.versorgungsleitlinien.de. Zugegriffen: 3. Jan 2017

Hautzinger M (2013) Kognitive Verhaltenstherapie bei Depressionen, 7. Aufl. Beltz, Weinheim

Kulzer B, Albus C, Herpertz S, Kruse J, Lange K, Lederbogen F, Petrak F (2013) S2-Leitlinie Psychosoziales und Diabetes – Langfassung. Diabetologie 8:198–242

Lamers F, Jonkers CCM, Bosma H, Kempen GIJM, Meijer JAMJ, Penninx BWJH, Knottnerus JA, van Eijk JTM (2010) A minimal psychological intervention in chronically ill elderly patients with depression: a randomized trial. Psychother Psychosoms 79(4):217–226

Moulton CD, Pickup JC, Ismail K (2015) The link between depression and diabetes: the search for shared mechanisms. Lancet Diabetes Endocrinol 3(6):461–471

Moulton CD, Stewart R, Amiel SA, Laake JP, Ismail K (2016) Factors associated with cognitive impairment in patients with newly diagnosed type 2 diabetes: a cross-sectional study. Aging Ment Health 20(8):840–847

Petrak F (2017) Ältere Menschen mit Diabetes und Depression – ein kognitiv-verhaltenstherapeutisches Manual. Springer, Berlin

Petrak F, Baumeister H, Skinner TC, Brown A, Holt RI (2015a) Depression and diabetes: treatment and health-care delivery. Lancet Diabetes Endocrinol 3(6):472–485

Petrak F, Herpertz S, Albus C, Hermanns N, Hiemke C, Hiller W, Kronfeld K, Kruse J, Kulzer B, Ruckes C, Zahn D, Muller MJ (2015b) Cognitive behavioral therapy versus sertraline in patients with depression and poorly controlled diabetes: the diabetes and depression (DAD) study: a randomized controlled multicenter trial. Diabetes Care 38(5):767–775

Petrak F, Müller M, Herpertz S, Hautzinger M (2016) „Wohlfühlen trotz Diabetes": Ein verhaltenstherapeutisches Gruppenprogramm zur Steigerung der Lebensqualität bei älteren Menschen mit Typ-2-Diabetes und leichten Depressionen (MIND-DIA, Minor Depression in Diabetes). Psychother Psych Med 66:332–336

Petrak F (2017) Ältere Menschen mit Diabetes und Depression – ein kognitiv-verhaltenstherapeutisches Manual. Springer, Heidelberg

Sneed JR, Roose SP, Sackeim HA (2006) Vascular depression: a distinct diagnostic subtype? Biol Psychiatry 60(12):1295–1298

van der Feltz-Cornelis CM, Nuyen J, Stoop C, Chan J, Jacobson AM, Katon W, Snoek F, Sartorius N (2010) Effect of interventions for major depressive disorder and significant depressive symptoms in patients with diabetes mellitus: a systematic review and meta-analysis. Gen Hosp Psychiatry 32(4):380–395

Williams JW, Katon W, Lin EHB, Nöel PH, Worchel J, Cornell J, Harpole L, Fultz BA, Hunkeler E, Mika VS, Unützer J(2004) The effectiveness of depression care management on diabetes-related outcomes in older patients. Ann Intern Med 140:1015–1024

Depression nach Schlaganfall

Klaus Pfeiffer

20.1 Definition und Epidemiologie des Schlaganfalls – 220

20.2 Prävalenz der Depression nach Schlaganfall („Poststroke Depression") – 220

20.3 Risikofaktoren, Ätiopathogenese und Folgen – 220

20.4 Diagnostik – 221

20.5 Therapie – 225

Literatur – 227

© Springer-Verlag GmbH Deutschland 2017
A. Fellgiebel, M. Hautzinger (Hrsg.), *Altersdepression*,
DOI 10.1007/978-3-662-53697-1_20

20.1 Definition und Epidemiologie des Schlaganfalls

Der Schlaganfall, auch Apoplex oder Hirninsult genannt, ist das bedeutsamste Krankheitsbild in der Gruppe der zerebrovaskulären Krankheiten (ICD-10: 160–169). Unter dem Oberbegriff Schlaganfall werden verschiedene Erkrankungen zusammengefasst, deren zentrales Merkmal eine plötzlich auftretende Schädigung von Hirnarealen ist, die durch einen Gefäßverschluss (ischämischer Schlaganfall) oder durch eine Hirnblutung (hämorrhagischer Schlaganfall) entsteht. Etwa 80 % der Schlaganfälle sind ischämische Schlaganfälle. Die mit einem Schlaganfall einhergehende lokal begrenzte oder allgemeine Funktionsstörung des Gehirns äußert sich durch unmittelbare neurologische Symptome. Hierzu zählen neben meist einseitigen Lähmungen und Gefühlsstörungen von Arm, Bein oder Gesicht, Sprach-, Schluck-, Seh- und Gleichgewichtsstörungen, Bewusstlosigkeit und heftige Kopfschmerzen.

Der Schlaganfall ist v. a. eine Erkrankung des höheren Lebensalters und zählt zu den häufigsten Erkrankungen in Deutschland. Jährlich erleiden in Deutschland ca. 196.000 Menschen erstmalig und 66.000 einen wiederholten Schlaganfall. Nach Herz- und Krebserkrankungen ist der Schlaganfall mit ca. 8 % aller Todesfälle die dritthäufigste Todesursache. Rund 20 % der Schlaganfallpatienten sterben innerhalb von 4 Wochen. Von den überlebenden Schlaganfallbetroffenen sind 3 Monate nach dem Ereignis etwa ein Viertel in ihren Alltagsaktivitäten schwer eingeschränkt (Heuschmann et al. 2010). In den ersten 3 Monaten nach dem Schlaganfall erhalten 35,6 % der Betroffenen eine Pflegeleistung. Dies sind knapp 20 % mehr als im Quartal vor ihrem Schlaganfall (Günster 2011). Ca. 25 % der Patienten erhalten im Anschluss an eine Akutbehandlung eine stationäre Rehabilitation (Heuschmann et al. 2010).

Ca. 15 % der Schlaganfallpatienten mit Rehabilitationsbedarf scheinen keine Rehabilitationsmaßnahmen zu erhalten. Als Risikofaktoren hierfür gelten höheres Alter, ein vorangegangener Schlaganfall sowie Bewusstseinsstörungen (Unrath et al. 2013). Rund jeder zehnte überlebende Patient mit einem erstmaligen Schlaganfall erleidet innerhalb eines Jahres einen weiteren Schlaganfall (Günster 2011).

20.2 Prävalenz der Depression nach Schlaganfall („Poststroke Depression")

Es wird angenommen, dass 39–52 % der Schlaganfallbetroffenen mindestens einmalig eine signifikante depressive Symptomatik in den ersten 5 Jahren nach einem Schlaganfall entwickeln. Ein Jahr nach Schlaganfall sind bei 15–57 % der Betroffenen die anfänglichen depressiven Episoden wieder remittiert (Ayerbe et al. 2013). Die große Varianz der Angaben ist u. a. in der Verwendung von Schwellenwerten von Screening- oder Symptomfragebögen für die Bestimmung einer Depression begründet.

Werden DSM-IV-Kriterien (APA 1994) zugrunde gelegt, zeigen etwas über 40 % der Schlaganfallpatienten in Akutkrankenhäusern oder Rehabilitationskliniken und knapp 50 % der ambulanten Schlaganfallpatienten ungefähr in gleichen Anteilen Symptome einer Minor bzw. Major Depression (Robinson und Jorge 2016). In einer umfangreichen Untersuchung wurden 4 verschiedene Verlaufsmuster von depressiven Symptomen in den ersten 5 Jahren nach einem Schlaganfall gefunden: 1) 6,3 % der Patienten zeigten eine schwere Symptomatik, die sich nach einer kurzfristigen leichten Verbesserung wieder verschlechterte, 2) 28,6 % hatten anfänglich moderate und 3) 49,5 % leichte depressive Symptome, die in beiden Gruppen tendenziell über die Zeit zunahmen, 4) 15,5 % zeigten stabil über die Zeit keine depressiven Symptome (Ayis et al. 2016).

In einer eigenen Erhebung am Robert Bosch Krankenhaus zeigten von 238 älteren Schlaganfallpatienten etwa die Hälfte der Betroffenen 4 Wochen nach dem Apoplex depressive Symptome (◘ Abb. 20.1).

20.3 Risikofaktoren, Ätiopathogenese und Folgen

Wesentliche Prädiktoren einer Depression nach einem Schlaganfall sind der Grad der Einschränkung, eine frühere depressive Episode, kognitive Einschränkungen (für eine Major Depression), Schlaganfallschwere und Angst. Geschlecht und Alter werden in weniger als der Hälfte der vorliegenden Studien als Risikofaktoren gesehen. Depressive Symptome sind nicht konsistent mit der Lebenssituation

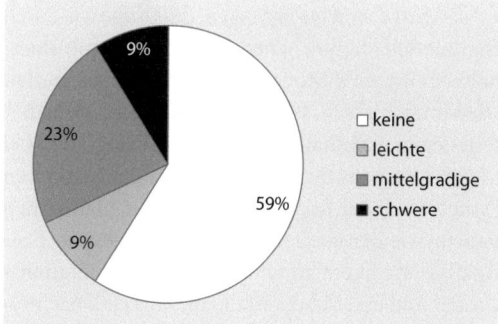

Abb. 20.1 Häufigkeit depressiver Symptomatik (GDS) bei älteren Schlaganfallpatienten

und dem Familienstand, dafür jedoch mit einer geringeren Anzahl sozialer Bindungen assoziiert.

Auf biologischer Seite gibt es zum einen ein paar wenige Hinweise auf eine genetisch bedingte Vulnerabilität sowie läsionsspezifische Hypothesen (z. B. bei linkshemisphärischen Läsionen des Frontalhirns oder der Basalganglien). Die umfangreichen vorliegenden Untersuchungen zum Einfluss der Läsionslokalisation auf depressive Symptome sind bislang dennoch nicht konsistent (Robinson and Jorge 2016). Eine Metaanalyse konnte keinen Zusammenhang zwischen Läsionslokalisation und Depression zeigen (Carson et al. 2000). Beim älteren oder hochaltrigen Schlaganfallbetroffenen müssen läsionsspezifische Hypothesen überdies immer auch vor dem Hintergrund möglicher weiterer komplexer wechselseitiger Zusammenhänge zwischen bereits vorbestehender Neuropathologie, zerebrovaskulären Erkrankungen und depressiven Symptomen gesehen werden (Butters et al. 2008). Vermutlich spielen in der akuten und subakuten Phase nach Schlaganfall andere Mechanismen als in der chronischen Phase eine dominante Rolle. Während in den ersten Monaten nach dem Schlaganfall durchaus läsionsspezifische Ursachen im Vordergrund stehen, scheinen die psychologischen Faktoren im Rahmen der Krankheitsverarbeitung in der subakuten und chronischen Phase dagegen an Bedeutung zu gewinnen. Insgesamt sind Häufigkeit und Art der depressiven Symptome jedoch ähnlich wie bei älteren Personen mit anderen chronischen Erkrankungen.

Auf psychologischer Seite stellt ein Schlaganfall, insbesondere wenn er mit deutlich wahrgenommenen Einschränkungen einhergeht, häufig eine massive und einschneidende Zäsur im Leben der Betroffenen wie auch ihrer Angehörigen dar. Der zumindest temporäre Verlust der eigenen Kontrolle, Unversehrtheit und Integrität sind zentrale Themen von Schlaganfallpatienten in der akuten und subakuten Phase. Ängste beziehen sich neben dem eigenen Überleben v. a. auf eine bleibende Behinderung und deren Folgen. Dies geht einher mit der Wahrnehmung mannigfaltiger Verluste, die der Ausgangspunkt für Trauer und depressive Affekte sind. Darüber hinaus wird häufig eine Bilanz des eigenen (nicht gelebten) Lebens gezogen. Es werden Themen reaktiviert, die im bisherigen Leben mit Hilflosigkeit oder Bedrohung verbunden waren (z. B. Kriegserlebnisse, Traumata).

Eine Depression hat wiederum einen unabhängigen negativen Einfluss auf die Genesung von einem Schlaganfall, die nachfolgende Lebensqualität sowie Mortalität (Ayerbe et al. 2013).

20.4 Diagnostik

In stationären Settings empfiehlt sich in der Regel ein in seinem Umfang gestaffeltes Screening bei Schlaganfallpatienten. Hierzu zählt zum einen, dass das Thema Depression im multiprofessionellen Team regelmäßig aufgegriffen und die Wahrnehmung aller Berufsgruppen bezüglich des Patienten einbezogen wird. Zum andern sollte der Schlaganfallbetroffene in der Frührehabilitation zumindest nach der Stimmung gefragt werden, in der weiterführenden Rehabilitation sollte ein regelmäßiges Monitoring auf depressive Symptome durchgeführt werden. Hierfür kann beispielsweise ein validiertes Kurzscreening verwendet werden, z. B. der Gesundheitsfragebogen für Patienten wie der PHQ-2 oder der PHQ-4, der auch 2 Items zur Angst enthält (Kroenke et al. 2001). Ein positives Screening oder entsprechende Hinweise im behandelnden Team können durch einen ausführlicheren Symptomfragebogen weiter verifiziert werden. Bei entsprechenden Hinweisen sollte im Hinblick auf die interventionellen Optionen eine komplexe Diagnostik inklusive einer differenzialdiagnostischen Abklärung anderer neuropsychiatrischer Symptome erfolgen.

Bei der Depressionsdiagnostik mit Schlaganfallbetroffenen ist zu berücksichtigen, dass somatische

Symptome wie psychomotorische Verlangsamung, Erschöpfung, Schlaf- und Appetitstörungen nicht zwangsläufig mit der Stimmung in Zusammenhang stehen müssen, sondern auch körperliche Folgen des Schlaganfalls darstellen können. Depressive Stimmung scheint das sensitivste Symptom bei dieser Zielgruppe zu sein. Des Weiteren hat die Frage nach „Suizidgedanken" eine hohe Diskriminationsfähigkeit. Einige somatische Symptome (verminderter Appetit, psychomotorische Verlangsamung, Erschöpfung) scheinen ebenfalls sensitiv im Hinblick auf eine Depression, während dies bei anderen somatischen Symptomen wie z. B. Schlafstörungen, Gewichtsverlust oder Schuldgefühlen nicht zu sein scheint (de Coster et al. 2005). Schlafstörungen stellen jedoch einen Risikofaktor für die Entwicklung einer Depression dar.

Bei der Diagnostik sind eine Reihe möglicher Differenzialdiagnosen, neuropsychiatrischer Komorbiditäten und neuropsychologischer Störungsbilder zu beachten. In der aktuellen S3-Leitlinie zur Unipolaren Depression (DGPPN et al. 2015) wird differenzialdiagnostisch v. a. auf die Abgrenzung zur „depressiven Anpassungsstörung" und zu der „organischen depressiven Störung" bei älteren Patienten bzw. Patienten nach einem Schlaganfall hingewiesen. Gerade die Abgrenzung zwischen einer unipolaren Depression und einer organisch depressiven Störung ist in der Praxis jedoch häufig nicht eindeutig möglich.

Neben der oft schwierigen Erhebung (z. B. bei Patienten mit Aphasie) wird eine Abgrenzung durch das Vorliegen weiterer neuropsychiatrischer Syndrome zusätzlich erschwert. So sind Symptome eines Delirs insbesondere nach einem hämorrhagischen Schlaganfall relativ häufig (ca. 30-40 % während der ersten Woche). Angststörungen treten bei ungefähr 18 % der Schlaganfallbetroffenen in den ersten 5 Jahren nach dem Schlaganfall auf. Zur Prävalenz einer affektiven Instabilität liegen bislang erst wenige divergierende Daten vor, was nicht zuletzt in fehlenden standardisierten Untersuchungsmethoden begründet ist. Ausgeprägte Symptome („Affektinkontinenz") wie unverhältnismäßiges Weinen oder Lachen können, v. a. wenn sie nicht mit dem subjektiven Gefühl des Patienten übereinstimmen, sehr belastend sein und zur ängstlichen Vermeidung von sozialen Kontakten führen.

Es wird davon ausgegangen, dass diese v. a. durch frontale Schädigungen bedingten Symptome innerhalb der ersten 6 Monate nach einem Schlaganfall wieder nachlassen. Nach einer aktuellen Metaanalyse liegen 4 Monate nach einem Schlaganfall bei ungefähr einem Drittel der Schlaganfallpatienten Symptome einer Apathie vor. 40 % der apathischen Patienten leiden zusätzlich an einer Depression. Eine Apathie ist mit einem schlechteren Rehabilitationsverlauf und einem höheren Risiko für eine nachfolgende Depression assoziiert. Remissionsdaten bei Folgeuntersuchungen schwanken zwischen 44 % und 67 %. Für manische Syndrome, die bei Schlaganfallpatienten eher selten vorkommen (Inzidenz ca. 1 %) liegen bislang wenige Daten vor. Die Inzidenz einer Psychose ohne weitere Symptome eines Delirs ist mit 1–2 % ebenfalls selten. Persönlichkeitsveränderungen nach einem Schlaganfall sind nur schlecht definiert. Unter diesem Begriff wird öfter die Gesamtheit der mehr oder minder ausgeprägten neuropsychologischen Veränderungen zusammengefasst, die in ihrer Summe auf der subjektiven Ebene zu massiven Irritationen des Selbsterlebens und zu Verwerfungen in den sozialen Interaktionen mit entsprechenden Folgen führen können (Kapfhammer 2011; Hackett et al. 2014). Ein Überblick zu ausgewählten neuropsychiatrischen Syndromen findet sich in ◘ Tab. 20.1.

Mögliche zugrundeliegende Mechanismen der neuropsychiatrischen Syndrome nach einem Schlaganfall sind bislang jedoch noch nicht befriedigend geklärt.

- **Screeninginstrumente**

Die gebräuchlichste Skala zu Erhebung depressiver Symptome bei älteren Menschen ist die „Geriatrischen Depressionsskala" (Gauggel und Birkner 1999), die durch ihr dichotomes Antwortformat (ja/nein) v. a. in der Kurzform mit 15 Fragen einfach mündlich vorgegeben werden kann. Einige Fragen der Kurzform erscheinen jedoch zu Beginn der Schlaganfallrehabilitation wenig geeignet. So bildet zu diesem Zeitpunkt die Beantwortung der Frage zu Gedächtnisproblemen v. a. tatsächliche Gedächtniseinschränkungen ab und erscheint deshalb nicht spezifisch bezüglich einer depressiven Symptomatik. Weitere Fragen wie „Ziehen Sie es vor, zuhause zu bleiben, anstatt auszugehen und sich mit etwas Neuem zu beschäftigen?" oder „Fühlen Sie sich voller

20.4 · Diagnostik

◘ Tab. 20.1 Ausgewählte neuropsychiatrische Syndrome. (Adapt. nach Kapfhammer 2011)

Neuropsychiatrische Syndrome	Symptomatik	Mögliche Zusammenhänge
Agitiertheit	Psychomotorische Erregung, unkontrollierte Aggressivität, Verweigerung	Hyperaktives Delir
Affektive Dysprosodie	Verlust der emotionalen Aspekte in der Sprachmelodie und lautlichen Struktur der Sprache, Klagen über depressive Symptome, ohne dabei depressiv zu klingen	Bei rechtshemisphärischen Läsionen
Apathie	Verlust von Motivation, Interessen, eingeschränkte emotionale Reaktivität, Rückzugstendenz	Bei frontalen und anteriortemporalen Läsionen, insbesondere wenn dadurch frontosubkortikale Bahnen rechts betroffen sind
Affektinkontinenz	Unverhältnismäßiges Weinen oder Lachen, das teilweise nicht mit dem subjektiven Gefühl des Patienten übereinstimmt	Bei subkortikalen und frontalen Schädigungen, Läsionen der kortikobulbären Bahnen
Anosognosie	Eigene motorische Defizite wie z. B. die Halbseitenlähmung können nicht erkannt werden. Eine abgemilderte Form ist die Anosodiaphorie, die sich in indifferenten oder auch sorglosen Einstellungen gegenüber den Folgen der Hirnschädigung zeigt	Vor allem rechtshemisphärische Läsionen (Insel, Temporal-, Parietallappen, subkortikale Strukturen, v. a. Basalganglien)
Delir	Bewusstseinsstrübung (oft stark fluktuierende Intensität), Desorientiertheit, inkohärentes Denken, ängstlich-depressive Affektlabilität, paranoide Gedanken, psychomotorische Hyper- oder aber auch Hypoaktivität	Insbesondere nach einem hämorrhagischen Schlaganfall

Energie?" erscheinen im akuten oder subakuten stationären Setting inhaltlich nicht angemessen, da sich befragte Patienten durch solche Fragen häufig nicht ernstgenommen fühlen. Als Alternative bietet sich für stationäre geriatrische Patienten die „Depression im Alter Skala" an (Heidenblut und Zank 2010), die speziell für diese Zielgruppe entwickelt wurde. Ein Schwellenwert von mindestens 4 Punkten kann bei dieser Skala, die 10 Fragen umfasst, als Hinweis auf eine zumindest leichte depressive Symptomatik gewertet werden. Validierungsstudien speziell mit Schlaganfallpatienten liegen für diese Skala jedoch bislang nicht vor. Zu beachten ist bei beiden Instrumenten, dass diese bei Personen mit moderaten bis schwerwiegenden kognitiven Einschränkungen (Mini-Mental-Status-Test < 18) oder Anosognosie keine validen Ergebnisse liefern. Bei dieser Personengruppe sollte auf Fremdbeurteilungsverfahren wie die „Cornell Depressionsskala" (Herrmann et al.

1995) oder die „Montgomery-Åsberg Depressionsskala" (Montgomery und Åsberg 1979) zurückgegriffen werden (s. auch Müller-Thomsen et al. 2005; ► Kap. 4).

Aufgrund der Häufigkeit von visuellen Neglecten und Gesichtsfeldeinschränkungen ist in der Diagnostik bei der Vorlage von Skalen generell darauf zu achten, dass diese vertikal dargestellt sein sollten.

Bei eingeschränkter Kommunikationsfähigkeit sollten Instrumente, die mit nichtsprachlichen Mitteln arbeiten, verwendet werden. Die kürzeste Variante sind die eine Skala umfassenden „Depression Intensity Scale Circles" (Turner-Stokes et al. 2005). Ein weiteres, etwas ausführlicheres Instrument ist die „Visual Analog Mood Scale (VAMS-R)" (Kontou et al. 2012), die ebenfalls mit „Smileys" arbeitet. Als Fremdbeurteilungsinstrument kann das 10 Fragen umfassende „Depression bei Aphasie nach Schlaganfall – Testinstrument (DASTI)" verwendet werden (Lincoln et al. 2000). Bei einem Gesamtpunktwert von mindestens 6 Punkten im DASTI ist von einer erhöhten depressiven Symptomatik auszugehen. Dieser Fragebogen sollte frühestens 2 Wochen nach dem Schlaganfallereignis angewandt werden.

Für ambulante Schlaganfallpatienten ohne nennenswerte kognitive Einschränkungen wird auch der eher an diagnostische Kriterien angelehnte „Gesundheitsfragebogen für Patienten (PHQ)" in der 9 Fragen umfassenden Version empfohlen (Burton und Tyson 2015).

- **Fallbeispiel: Depression nach Schlaganfall**

Frau F., 73 Jahre, lebte bis zu ihrem Schlaganfall selbstständig und allein in ihrer Mietwohnung im 2. Stock. Nach einem apoplektischen Insult mit latenter Hemiparese rechts und sensomotorischer Aphasie sowie einer weiteren kurz darauf folgenden zerebralen Ischämie mit einer brachiofacial betonten Hemiparese links zeigte Frau F. deutliche depressive Symptome, wegen denen sie bereits im Rahmen der Akutversorgung mit einem selektiven Serotonin-Wiederaufnahmehemmer behandelt wurde. Bei der anschließenden Aufnahme in die geriatrische Rehabilitationsklinik war Frau F. bei eingeschränkter Koordination und Kraft gangunsicher und aufgrund ihrer Visuseinschränkung sturzgefährdet. Das Öffnen der Finger ihrer linken Hand war ihr bei geschlossener Faust nicht aktiv möglich. Die logopädische Diagnostik zeigte eine Dysarthrophonie mit eingeschränkter Tonhaltedauer sowie leichte Wortfindungsprobleme. Ihre mittlere Sprechstimmlage war erhöht und eine Lautstärkesteigerung war ihr nicht möglich. Ihre depressive Stimmung war weiterhin ausgeprägt und zeigte sich v. a. in einem starken Rückzugsverhalten. Es war unklar, inwieweit die in der neuropsychologischen Testung auffälligen Einschränkungen der Aufmerksamkeitsleistungen auf die persistierende depressive Symptomatik, die sich auch im standardmäßig durchgeführten Depressionsscreening zeigte, zurückzuführen waren. Frau F. war zeitlich und räumlich gut orientiert. Durch ihre ausgeprägte beidseitige Visusminderung fiel es ihr dennoch schwer, sich in der fremden Umgebung zurechtzufinden. Die Pflege berichtete Probleme bei der noch notwendigen Unterstützung der Patientin, die insbesondere bei der Morgentoilette häufig unter großer Anspannung sei und aggressiv ihnen gegenüber reagiere. Vereinzelt lehnte die Patientin Therapieeinheiten ab. Die Physiotherapie gestaltete sich an den Terminen schwierig, an denen sich die Patientin nur sehr schlecht auf die Therapie konzentrieren konnte und eine ausgeprägte Sturzangst zeigte. Die logopädische und ergotherapeutische Behandlung verlief insgesamt unauffällig.

Im persönlichen Kontakt wirkte Frau F. v. a. ängstlich, abwartend und affektarm, was durch die Sprechstörung noch verstärkt wurde. Spontan äußerte sie sich zunächst zu ihrer Sturzangst. Sie beschrieb, dass sie sich besonders unsicher fühle, wenn andere Personen schnell an ihr vorbeigehen oder wenn sie sich zwischen den anderen Patienten im Speisesaal bewegen müsse. Sie bleibe deshalb lieber im Zimmer. Dort mache sie sich viele Gedanken darüber, wie es nach der Rehabilitation weitergehen solle, und ob sie wie vor ihrem Schlaganfall wieder alles alleine schaffen könne. Der Gedanke, dauerhaft von fremder Hilfe abhängig zu sein, mache sie ganz verzweifelt. Mit anderen Patienten habe sie wenig Kontakt. Es falle ihr schwer, sich auf ein Gespräch zu konzentrieren. Viele der Patienten hier seien häufig „nicht mehr richtig im Kopf". Das belaste sie zusätzlich.

In den 4 Einzelgesprächen während Frau F.'s 3-wöchiger Rehabilitation wurde zuerst ihre Sturzangst in dem Sinne aufgegriffen, dass ein gewisses Maß an Sturzangst in der Situation vieler Rehabilitationspatienten sowie auch bei ihr per se nichts Schlechtes sei, da ja tatsächlich ein erhöhtes Sturzrisiko vorliege. Daraufhin erzählte die Patientin, dass sie in der Nacht bereits einmal gestürzt sei, sich aber zum Glück mit ihrem gesunden Arm ein wenig abfangen und wieder allein habe aufstehen können. Es wurden mit ihr einfache Strategien für das Gehen unter Menschen und das Verhalten bei auftretenden Ängsten entwickelt. Auf der anderen Seite wurden gleichzeitig risikoreiche Situationen bzw. Aktivitäten identifiziert, bei denen es wichtig ist, eine Hilfe bzw. die Pflege zu rufen. Bei der Besprechung, warum ihr dies insbesondere bei Unterstützung im Toilettenbereich so schwerfalle, erzählte Frau F. von dem Missbrauch durch ihren Vater in ihren Kinder- und frühen Jugendjahren. Sie habe bislang noch mit niemandem darüber gesprochen, auch nicht mit ihrer Schwester, die ebenfalls missbraucht wurde. Sie habe seit dem Schlaganfall wieder starke Erinnerungen daran. Für sie sei die Unterstützung bei der Morgentoilette, insbesondere durch männliche Pfleger, nur schwer zu ertragen. Sie wolle deshalb, wenn irgend möglich, lieber alles alleine machen. Die nachfolgend initiierte Betreuung ausschließlich durch weibliche Pflegekräfte bedeutete für Frau F. eine deutliche Entlastung. Das Thema Missbrauch spielte ansonsten in den weiteren Gesprächen nur eine untergeordnete Rolle. Der Schwerpunkt lag im Folgenden auf Fragen der Tagesstrukturierung in der Reha (insbesondere an den Wochenenden), kognitiven Strategien zur besseren Akzeptanz der Behinderung, dem Wahrnehmen und Ansprechen eigener Bedürfnisse, aktivem Problemlösen zur Entwicklung von Lösungen für die Zeit nach der Entlassung (z. B. Besuchsdienst, Pflegedienst). Die Intervention erfolgte jeweils in Absprache mit den anderen Berufsgruppen. So wurden beispielsweise die Nachbarin und die Schwester von Frau F., die ihre primären Kontaktpersonen waren, von der Physiotherapeutin dahingehend geschult, wie sie Frau F. am besten beim Treppensteigen begleiten. Der Sozialarbeiter bahnte den Besuchsdienst an. Des Weiteren wurden im Sinne einer Rückfallprophylaxe Kriterien für das Einholen von Hilfe bestimmt und entsprechende Hilfsmöglichkeiten besprochen und schriftlich festgehalten. Die depressive Symptomatik hat sich zum Ende der Rehabilitation im Depressionsfragebogen von deutlich erhöht auf leicht erhöht verbessert. Im Arztbrief wurde nochmals explizit darauf hingewiesen, dass die depressive Symptomatik bzw. auch Medikation nach 6 Monaten überprüft werden sollte.

20.5 Therapie

Neben spezifischen Interventionen für (depressive) Schlaganfallpatienten sind in der ambulanten und stationären Rehabilitation zunächst eine gute Zusammenarbeit und die Einbeziehung aller beteiligten Berufsgruppen von besonderer Bedeutung. Für die Entwicklung einer Rehabilitationsperspektive sollten zum einen gemeinsam mit den Patienten realistische Ziele und Zwischenziele gesetzt, Wege dorthin erarbeitet und die erreichten Schritte im Verlauf jeweils rückgemeldet und gewürdigt werden. Bei Patienten mit mangelndem Antrieb ist auf feste Routinen im Tagesablauf mit aktivierenden, aber nicht überfordernden Angeboten zu achten. Solche Strategien der Stimuluskontrolle empfehlen sich ebenfalls auch für Schlaganfallpatienten mit kognitiven Einschränkungen (▶ Kap. 22).

Neben den Aspekten der Aktivierung und Motivation für die oft anstrengende Therapie mit kleinen Fortschritten ist die Auseinandersetzung mit dem Schlaganfall und den damit verbundenen antizipierten und tatsächlich bleibenden Einschränkungen ein weiteres zentrales Thema. Im Umgang mit den Schlaganfallfolgen können analog zu anderen chronischen und unheilbaren Erkrankungen verschiedene Phasen von der Krise über die Konsolidierung zur Normalisierung unterschieden werden (Sharoff 2007). Psychotherapeutische Themen sind der Verlust der Kontrolle, des bisherigen Lebens, der Hoffnungen und Ziele sowie die eigene damit verbundene Trauer, Wut und Verbitterung. Weitere Themen sind Ängste (z. B. Angst vor einem neuen Schlaganfall), die Annahme des behinderten eigenen Körpers, Schamgefühle (z. B. wegen der Sprachstörung) und zugehöriges Vermeidungsverhalten. Neue, vom Patienten als sinnvoll empfundene Strategien, Routinen und Ziele müssen vor dem Hintergrund der Behinderung entwickelt werden. Teilweise ist auch das Einüben neuer sozialer Kompetenzen erforderlich, wenn es z. B. um den Austausch mit dem Partner oder aber um die aktive Kontaktaufnahme mit Freunden und Bekannten geht, die durch die Veränderungen ebenfalls verunsichert mit Rückzug reagieren können.

Die Einbeziehung und Schulung der zukünftigen Hauptpflegeperson, sofern notwendig und vorhanden, sollte frühzeitig erfolgen, da diese für das weitere Leben des Schlaganfallbetroffenen von immenser Wichtigkeit ist. Dies gilt insbesondere für solche Patienten mit kognitiven Einschränkungen oder schweren Sprachstörungen. Die Übernahme der Pflege stellt wiederum mit ihren Anforderungen selbst einen Risikofaktor für die Entwicklung depressiver Symptome des Angehörigen dar (▶ Kap. 18).

Der Übergang in die häusliche Umgebung ist ein weiterer kritischer Punkt, wenn sich z. B. manche Hoffnungen nach der Rückkehr als unrealistisch erweisen (z. B. Stagnation der funktionellen Verbesserungen trotz intensiven Bemühens) oder sich Konflikte durch die neuen Rollenverteilungen oder die Abhängigkeit von anderen auftun. Dies zeigt die

Notwendigkeit einer guten Entlassungsvorbereitung unter Berücksichtigung lokaler Angebote (z. B. Depressionsgruppen für Ältere, Schlaganfallsportgruppe, Selbsthilfegruppen), die gleichzeitig auch den Umgang mit unvorhersehbaren Ereignissen und Rückschlägen einbeziehen sollte. Hierbei sollte auch die Möglichkeit einer ambulanten Psychotherapie angesprochen und ggf. angeregt werden. Im Folgenden wird ein kurzer Überblick über die Studienlage und die entsprechenden Empfehlungen gegeben.

Zur Depressionsprävention sollten Patienten mit einem akuten ischämischen oder hämorrhagischen Infarkt keine regelhafte antidepressive Prophylaxe erhalten (Hackett et al. 2008a). In 2 von 4 vorliegenden kontrollierten Studien zu psychologischen Interventionen (motivierende Gespräche im Hinblick auf Krankheitsverarbeitung, Sorgen, Ambivalenzen und persönliche realistische Ziele in bis zu 4 Kontakten für stationäre Patienten bzw. Problemlösen in maximal 10 Kontakten zuhause beim Patienten) konnten kleine, aber signifikante präventive Effekte bezüglich depressiver Symptome gezeigt werden (Hackett et al. 2008a).

Bei Schlaganfallbetroffenen mit einer Depression empfehlen die „S3-Leitlinien zur Unipolaren Depression" (DGPPN et al. 2015), dass diesen Patienten eine antidepressive Pharmakotherapie durch nicht-anticholinerge Substanzen angeboten werden sollte und verweisen auf positive empirische Hinweise für Fluoxetin und Citalopram. In einer aktuellen Übersichtsarbeit (Hackett et al. 2014) wird darauf hingewiesen, dass nur Schlaganfallpatienten mit einer schwerwiegenden Symptomatik substanziell von einer pharmakologischen Behandlung profitieren. Die Auswahl für den individuellen Patienten sollte in jedem Fall unter Berücksichtigung des Nebenwirkungsprofils erfolgen. Für bestimmte Nebenwirkungen, wie z. B. die Erhöhung des Sturzrisikos, liegen für diese Zielgruppe bislang kaum Daten vor.

Psychologische Interventionen bei Schlaganfallpatienten mit einer Depression wurden bislang wenig untersucht. Die 4 randomisierten Studien, die in einer Übersichtsarbeit (Hackett et al. 2008b) beschrieben werden (Problemlösetherapie durch Sozialarbeiter, strukturierte kognitive Verhaltenstherapie durch Krankenschwestern, motivierende Gespräche, Psychoedukation) zeigten keine signifikanten Effekte. In einer neueren Studie konnten mit einer Kombination eines spezifischen Problemlöseansatzes zur Steigerung angenehmer sozialer und körperlicher Aktivitäten und einer pharmakologischen Behandlung signifikant bessere Effekte als mit einer reinen pharmakologische Behandlung erzielt werden (Mitchell et al. 2009). In den Leitlinien des „Royal College of Physicians" (Intercollegiate Stroke Working Party 2012) wird für leichte oder moderate Depressionssymptome als Erstlinientherapie eine gezielte Information und unterstützende Edukation in Kombination mit mindestens einer weiteren Intervention aus den Bereichen: a) Förderung von sozialen Interaktionen, b) Förderung von körperlicher Aktivität und Training, c) Förderung von individuellen Zielsetzungen und d) psychosoziale Intervention empfohlen.

Zu den genannten Empfehlungen liegen validierte deutschsprachige Manuale für Einzel- und Gruppensettings vor. Die darin beschriebenen Interventionen adressieren die Themen Psychoedukation, Entspannung, Aktivierung, Kognitionen, Ressourcenaktivierung und -stärkung, soziale Kompetenz, eigene Bedürfnisse, soziale Kontakte und Lebensrückblick; es liegen hierzu ausgearbeitete und evaluierte Konzepte mit entsprechenden Materialien vor (Hummel et al. 2016; Hautzinger 2016). Einschränkend muss erwähnt werden, dass diese Konzepte für weitgehend kognitiv uneingeschränkte geriatrische Patienten und Schlaganfallbetroffene entwickelt wurden.

Unsere eigenen Erfahrungen in der stationären geriatrischen Rehabilitation (Hautzinger 2016) haben gezeigt, dass hochfrequente Interventionen mit 3 psychotherapeutischen Einzelterminen pro Woche von vielen Schlaganfallpatienten als eine Überlastung im ohnehin bereits dichten und anstrengenden Rehabilitationsalltag wahrgenommen werden. Gut praktikabel sind 3–4 Einzelkontakte während der 3- bis 4-wöchigen Rehabilitation, die in der Regel gut angenommen werden. Für die Teilnahme an alternativen Gruppenangeboten sollte beachtet werden, dass die Patienten über eine ausreichende kognitive Kapazität und Belastbarkeit verfügen. Für Patienten mit deutlichen Einschränkungen der Hörfähigkeit oder Sprache ist ein Einzelsetting besser geeignet. Es ist günstig, wenn zusätzlich eine Hilfsperson an den Gruppen teilnimmt, die gegebenenfalls einzelne Teilnehmer zurück- oder auf die Toilette bringen kann.

Literatur

APA (American Psychiatric Association) (1994) Diagnostic and statistical manual of mental disorders, 4. Aufl. (DSM IV). American Psychiatric Association, Washington DC

Ayerbe L, Ayis S, Wolfe CDA, Rudd AG (2013) Natural history, predictors and outcomes of depression after stroke: systematic review and meta-analysis. Br J Psychiatry 202:14–21

Ayis SA, Ayerbe L, Crichton SL, Rudd AG, Wolfe CDA (2016) The natural history of depression and trajectories of symptoms long term after stroke: The prospective south London stroke register. J Affect Disord 194:65–71

Burton LJ, Tyson S (2015) Screening for mood disorders after stroke: a systematic review of psychometric properties and clinical utility. Psychol Med 45:29–49

Butters MA, Young JB, Lopez O, Aizenstein HJ, Mulsant BH, Reynolds CF, DeKosky ST, Becker JT (2008) Pathways linking late-life depression to persistent cognitive impairment and dementia. Dialogues Clin Neurosci 10:345–357

Carson AJ, MacHale S, Allen K et al (2000) Depression after stroke and lesion location: a systematic review. Lancet 356(9224):122–126

De Coster L, Leentjens AFG, Lodder J, Verhey FRJ (2005) The sensitivity of somatic symptoms in post-stroke depression: a discriminant analytic approach. Int J Geriatr Psychiatry 20:358–362

DGPPN, BÄK, KBV, AWMF, AkdÄ, BPtK, BApK, DAGSHG, DEGAM, DGPM, DGPs, DGRW (Hrsg) für die Leitliniengruppe Unipolare Depression* (2015) S3-Leitlinie/Nationale VersorgungsLeitlinie Unipolare Depression – Langfassung, 2. Aufl, Vers 2, Nov 2015. (*Organisationen, die in der Leitliniengruppe kooperierten: DGPPN, BÄK, KBV, AWMF, ACKPA, AkdÄ, BPtK, BApK, DAGSHG, DEGAM, DGPM, DGPs, DGRW, BDK, BDP, BPM, BVDN, BVDP, BVVP, CPKA, DÄVT, DFT, DGGPP, DGPT, DGVT, DPG, DPV, DPtV, DVT, GwG, Stiftung Deutsche Depressionshilfe). doi:10.6101/AZQ/000266. http//:www.depression.versorgungsleitlinien.de. Zugegriffen: 7. Dez 2016)

Gauggel S, Birkner B (1999) Validität und Reliabilität einer deutschen Version der Geriatrischen Depressionsskala (GDS). Z Klin Psychol 28:18–27

Günster C (2011) Schlaganfallversorgung in Deutschland – Inzidenz, Wiederaufnahmen, Mortalität und Pflegerisiko im Spiegel von Routinedaten. In: Günster C, Klose J, Schmacke N (Hrsg) Versorgungs-Report 2011. Schwerpunkt: Chronische Erkrankungen. Schattauer, Stuttgart, S 147–164

Hackett ML, Anderson CS, House A, Halteh C (2008a) Interventions for preventing depression after stroke. Cochrane Database Syst Rev 3:CD003689

Hackett ML, Anderson CS, House A, Xia J (2008b) Interventions for treating depression after stroke. Cochrane Database Syst Rev 4:CD003437

Hackett ML, Köhler S, O'Brien JT, Mead GE (2014) Neuropsychiatric outcomes of stroke. Lancet Neurol 13:525–534

Hautzinger M (2016) Depression im Alter. Psychotherapeutische Behandlung für das Einzel- und Gruppensetting, 2. Aufl. Beltz, Weinheim, S 168–172

Heidenblut S, Zank S (2010) Development of a new screening instrument for geriatric depression. The depression in old age scale (DIA-S). Z Gerontol Geriatr 43:170–176

Herrmann M, Bartels C, Keller A, Borchardt D, Wallesch C-W (1995) Die Cornell-Depressionsskala: Ein Verfahren zur Fremdbeurteilung depressiver Veränderungen bei Patienten mit hirnorganischen Läsionen? Psychometrische Gütekriterien. Z Neuropsychol 6:83–100

Heuschmann P, Busse O, Wagner M, Endres M, Villringer A, Röther J, Kolominsky-Rabas P, Berger K (2010) Schlaganfallhäufigkeit und Versorgung von Schlaganfallpatienten in Deutschland. Aktuel Neurol 37:333–340

Hummel J, Kopf D, Hautzinger M, Weisbrod C (2016) Kognitive Verhaltenstherapie mit depressiven geriatrischen Patienten. Ein Manual für die Gruppentherapie, 1. Aufl. Kohlhammer, Stuttgart

Intercollegiate Stroke Working Party (Hrsg) (2012) National clinical guideline for stroke, 4. Aufl. Royal College of Physicians, London GB

Kapfhammer HP (2011) Poststroke-Depression: Diagnostik, Epidemiologie, Verlauf und Atiopathogenese. J Neurol Neurochir Psychiatr 12:254–261

Kontou E, Thomas SA, Lincoln NB (2012) Psychometric properties of a revised version of the Visual Analog Mood Scales. Clin Rehabil 26:1133–1140

Kroenke K, Spitzer RL, Williams JB (2001) The PHQ-9: validity of a brief depression severity measure. J Gen Intern Med 16:606–613

Lincoln N, Sutcliffe L, Unsworth G (2000) Validation of the Stroke Aphasic Depression Questionnaire (SADQ) for use with patients in hospital. Clin Neuropsychol Assess 1:88–96. Deutschsprachige Version: http://www.nottingham.ac.uk/medicine/documents/publishedassessments/sadqh10-german.pdf. Zugegriffen: 6. Dez 2016

Mitchell PH, Veith RC, Becker KJ, Buzaitis A, Cain KC, Fruin M, Tirschwell D, Teri L (2009) Brief psychosocial-behavioral intervention with antidepressant reduces poststroke depression significantly more than usual care with antidepressant: living well with stroke: randomized, controlled trial. Stroke 40(9):3073–3078

Montgomery SA, Åsberg M (1979) A new depression scale designed to be sensitive to change. Brit J Psychiat 134:382–389

Müller-Thomsen T, Arlt S, Mann U, Mass R, Ganzer S (2005) Detecting depression in Alzheimer's disease: evaluation of four different scales. Arch Clin Neuropsychol 20(2):271–276

Robinson RG, Jorge RE (2016) Post-stroke depression: a review. Am J Psychiatry 173:221–231

Sharoff K (2007). Leben mit chronischen und unheilbaren Krankheiten. Krankheitsbewältigung durch kognitive Fertigkeiten, 1. Aufl. Huber, Bern

Turner-Stokes L, Kalmus M, Hirani D, Clegg F (2005) The Depression Intensity Scale Circles (DISCs): a first evaluation of a simple assessment tool for depression in the context of brain injury. J Neurol Neurosurg Psychiatry 76:1273–1278. http://www.kcl.ac.uk/lsm/research/divisions/cicelysaunders/attachments/Tools-DISCs-The-Depression-Intensity-Scale-Circles-(DISCs).pdf. Zugegriffen: 7.Dez 2016

Unrath M, Kalic M, Berger K (2013) Who receives rehabilitation after stroke? Data from the quality assurance project „Stroke Register Northwest Germany". Dtsch Arzteblatt Int 110:101–107

Depression bei Parkinson-Krankheit

Richard Dodel, Tilo Kircher

21.1 Einführung – 230

21.2 Diagnostik depressiver Symptome bei PK – 230

21.3 Erhebungsinstrumente – 232

21.4 Behandlung – 232
21.4.1 Pharmakologische Behandlung – 235
21.4.2 Nichtpharmakologische Interventionen – 236

Literatur – 236

© Springer-Verlag GmbH Deutschland 2017
A. Fellgiebel, M. Hautzinger (Hrsg.), *Altersdepression*,
DOI 10.1007/978-3-662-53697-1_21

21.1 Einführung

Depressive Syndrome sind die häufigste psychiatrische Komorbidität bei der Parkinson-Krankheit (PK). Depressive Phasen erschweren häufig den Verlauf der Erkrankung, haben einen langfristigen negativen Effekt auf die funktionellen und motorischen Fähigkeiten, führen zu höheren Kosten und reduzieren deutlich die Lebensqualität der Patienten. Im Folgenden verwenden wir die Begriffe depressives Syndrom und Depression synonym. Wenn eine Diagnose gestellt wird, bezeichnen wir diese wie in den zitierten Publikationen.

Die in der Literatur vorliegenden Prävalenzschätzungen für depressive Störungen variieren von 7–76 %; im Mittel war in einem systematischen Review bei 35 % der PK-Patienten eine Depression nachweisbar, wobei bei 17 % eine Major Depression, bei 22 % eine Minor Depression und bei 13 % eine Dysthymie nachgewiesen werden konnte (Reijnders et al. 2008). In einer kürzlich publizierten Studie basierend auf Abrechnungsdaten von deutschen Krankenkassen wurde bei ca. 32 % der Patienten mit PK eine Depression codiert (Riedel et al. 2016). Bereits vor der Erstmanifestation der charakteristischen motorischen können depressive Symptome auftreten, und bei ca. 10–15 % der Patienten kann im Frühstadium der Erkrankung eine manifeste depressive Störung nachgewiesen werden (Barone et al. 2010).

Die depressive Symptomatik bei der PK ist der von Patienten mit depressiver Episode ähnlich, obgleich quantitative Unterschiede bestehen: Dysphorie, Traurigkeit, Irritabilität, Pessimismus über die Zukunft und Todesgedanken sind häufiger bei Patienten mit PK anzutreffen, während Schuldgefühle, Selbstabwertung, Gefühle des Scheiterns und erfolgte Suizidhandlungen weniger häufig auftreten. Die Schweregrade reichen von leicht bis extrem, jedoch sind bei der Mehrzahl der Patienten eher milde bis moderate Verläufe die Regel. Häufig aber tritt bei Patienten mit PK ein chronischer Verlauf auf.

Folgende Faktoren der Erkrankung sind mit einer Depression oder Angststörung vergesellschaftet: Auftreten autonomer Störungen, motorische Komplikationen, Schwere der Parkinson-Symptome, spätes Stadium der Erkrankung und früher Beginn sowie Dauer der Erkrankung (Sagna et al. 2014).

21.2 Diagnostik depressiver Symptome bei PK

Die Diagnose der Depression kann sich aus verschiedenen Gründen bei Patienten mit PK schwierig gestalten.

1. Im Gegensatz zu anderen Erkrankungen ist eine Überlappung von Symptomen der PK und Symptomen der Depression zu beobachten, sodass sich deren gegenseitige Abgrenzung (Depression vs. organisch affektive Störung) schwierig gestalten kann. Um falsch negative Diagnosen zu vermeiden, wird deshalb ein „inklusiver diagnostischer Ansatz" vorgeschlagen, bei dem überlappende somatische Merkmale als Symptome der depressiven Störung und nicht als Teil der PK allein angesehen werden. Dadurch kann es zur Überschätzung der Häufigkeit der Depression bei der PK kommen.

2. Motorische Komplikationen können ebenfalls eine Fluktuation der depressiven Symptomatik zur Folge haben, sodass eine Erhebung im „On"- oder „Off"-Stadium zu unterschiedlichen Ergebnissen führen kann. Da die Bewertung in vielen Skalen so konzipiert ist, dass sie einen zurückliegenden Zeitraum von 1–2 Wochen bewerten und nicht spezifische „On"- oder „Off"-Zeiten berücksichtigen, wird empfohlen, dass Patienten in der „On"-Phase beurteilt werden. Die Skalen sind entsprechend auch nicht geeignet, fluktuierende depressive Symptome in den „Off"-Perioden vs. „On"-Perioden zu monitorieren, wie dies bei den motorischen Komplikationen üblich ist.

3. Das Vorhandensein von kognitiven Störungen kann zu einer erschwerten Erhebung führen.

4. IPS-Patienten berichten selten spontan über typische depressive Kernsymptome. Deshalb muss das Vorhandensein weiterer Symptome einer depressiven Störung aktiv exploriert werden. Die Evaluation anhand der Bezugsperson alleine ist nach einer Studie von McKinlay et al. (2008) nicht sinnvoll, da die Übereinstimmungsrate unter 50 % liegt (45.8 % für Depression; 45.0 % für Apathie; 28.6 % für Halluzinationen; 26.9 % für Schlafstörungen; 6.7 % für Angststörungen).

Zur Depressionsdiagnostik verwenden wir ein gestuftes Verfahren, das in Anlehnung an die

S3-Leitlinie/Nationale VersorgungsLeitlinie Unipolare Depression (DGPPN et al. 2015) aus 4 Schritten besteht: 1) dem Screening, 2) der diagnostischen Exploration nach ICD-10, 3) der Bestimmung des Ausmaßes an Depressivität und 4) der Erfassung der Suizidalität. Darüber hinaus muss eine Abklärung somatischer Ursachen erfolgen, die eine internistische und neurologische körperliche Untersuchung sowie laborchemische Untersuchungen (z. B. Differenzialblutbild, BSG, Leberwerte, Nierenwerte, TSH) umfasst.

Die folgende Übersicht zeigt die Empfehlungen, die das NINDS/HIMH (National Institute of Neurological Disorders and Stroke/National Institute of Mental Health) erarbeiten ließ.

Empfehlungen der NINDS/NIMH-Arbeitsgruppe (mod. nach Marsh et al. 2006)
1. Verwendung eines inklusiven Diagnoseansatzes: Alle Symptome ungeachtet ihrer möglichen ätiologischen Grundlage sind zu berücksichtigen
2. Keine Berücksichtigung des Ausschlusskriteriums „aufgrund eines medizinischen Krankheitsfaktors" (DSM-IVTR)
3. Prüfung und Berücksichtigung der zeitlichen Koinzidenz zwischen depressiven Störungen und motorischen Fluktuationen bzw. Off-Phasen.
4. Die Erfüllung des anhedonischen Kriteriums (A2-Kriterium des DSM-IV TR) sollte für die Minor Depression und subsyndromale Depressionen auf den Verlust an Freude statt den Verlust an Interesse gegründet sein, um die Symptomüberlappung zur Apathie zu berücksichtigen (für die Diagnose der Major Depression sowie der Dysthymie kann das gesamte Kriterienspektrum verwendet werden)
5. Neben den vom Patienten gewonnenen Daten sind auch Daten von Informanten, die mit dem Patienten vertraut sind (z. B. nahe Angehörige), in die Diagnosestellung einzubeziehen. Dies gilt besonders für Patienten mit bestehenden kognitiven Beeinträchtigungen.

- **Diagnoseschritt 1: Screening**
Die depressiven Leitsymptome werden mittels eines Screening-Fragebogens abgefragt (▶ Abschn. 21.3).

- **Diagnoseschritt 2: Diagnostik nach ICD-10**
Besteht aufgrund des Screenings und/oder von Patientenberichten bzw. eigenem Eindruck der Verdacht auf das Vorliegen einer depressiven Symptomatik, sollten die ICD-10-Diagnosekriterien für affektive Störungen entsprechend den Leitlinien überprüft werden. Eine behandlungsrelevante Diagnose depressiver Störungen ist nur durch die direkte und vollständige Erfassung der Haupt- und Zusatzsymptome sowie Fragen zu Verlauf, Schwere, Dauer möglich. Ein Algorithmus ist in ▶ Kap. 3 (Diagnostik) dargestellt.

- **Diagnoseschritt 3: Bestimmung des Ausmaßes an Depressivität**
Die Erhebung des Ausmaßes der Depressivität ist sowohl für die Bestimmung des Schweregrades zu Beginn der Behandlung als auch für die sich anschließende Einschätzung des Therapieverlaufs relevant. Verschiedene Studien konnten zeigen, dass die Selbsteinschätzung der Patienten und die Fremdeinschätzung durch einen Untersucher nur mäßig übereinstimmen (McKinlay et al. 2008). Dieser Befund legt nahe, dass die Depressivität demnach sowohl aus Behandler- als auch aus Patientenperspektive zu erfassen ist. Auch hierfür gibt es entsprechende Skalen.

- **Diagnoseschritt 4: Erfassung der Suizidalität**
Selten wird bei Patienten mit IPS die Suizidalität erfragt. Allerdings berichten, wenn aktiv nachgefragt, etwa 22,7–30 % aller IPS-Patienten von Suizidgedanken bzw. Todesgedanken (Nazem et al. 2008). Das Vorliegen einer Depression stellt somit auch bei Patienten mit IPS ein erhöhtes Suizidrisiko dar, wenn auch für diese Patientengruppe im Vergleich zu Patienten mit depressiver Episode ohne IPS bzw. zur normalen Bevölkerung seltener tatsächliche Suizidhandlungen beschrieben werden. Ein aktives Erfragen der aktuellen Suizidalität ist dennoch unerlässlich. Insbesondere bei Patienten, die mit tiefer Hirnstimulation behandelt werden, muss eine Evaluation erfolgen, da postoperativ eine erhöhte Suizidalität beobachtet wurde.

Zur Einschätzung des aktuellen Suizidrisikos eines Patienten sollten sowohl Risiko- als auch Schutzfaktoren erfragt werden. Folgende Faktoren deuten auf ein erhöhtes Suizidrisiko hin: vorangegangene Suizidversuche, gedankliche Einengung auf das Thema Suizid, konkrete Suizidideen, bereits getroffene Vorbereitungen, psychotische Symptome, Impulskontrollstörungen, Schuld- oder nihilistischer Wahn, tiefe Hoffnungslosigkeit, Gedanken an erweiterten Suizid (z. B. Einbeziehung Angehöriger), quälende innere und äußere Unruhe, Agitiertheit, sozialer Rückzug sowie Suizidversuche oder Suizide im Freundes- oder Familienkreis. Eine hohe Levodopa-Dosis, aber nicht die Gabe von Dopaminagonisten ist in einer Studie mit einem erhöhten Risiko verbunden (Lee et al. 2016). Als Schutzfaktoren bzgl. Suizidalität gelten ein (aktiv genutztes) soziales Netzwerk von Angehörigen und/oder Freunden, vorhandene Ansprechpartner bei Problemen, familiäre Verpflichtungen, Verwurzelung in einer Religion, Interesse an Beruf bzw. Hobbys.

21.3 Erhebungsinstrumente

Instrumente zur Evaluation der Depression bei IPS-Patienten erfüllen unterschiedliche Aufgaben: Sie können z. B. der Diagnosefindung dienen, zum Screening eingesetzt werden sowie zur Erfassung der Schwere, oder den Verlauf der Symptome der Erkrankung evaluieren. Der derzeitige diagnostische Goldstandard zur Erfassung einer Depression ist weiterhin die klinische Exploration anhand der Diagnosekriterien für affektive Störungen von ICD-10 oder DSM-V. Für die Erfassung der Schwere der Erkrankung haben sich HAMD, MADRS, BDI und SDS Skalen bewährt.

- **Screeninginstrumente**

Screeningverfahren dienen dazu, potenziell erkrankte Personen zu identifizieren, sind aber nicht dazu geeignet, eine endgültige Diagnose zu stellen. Derzeit stehen eine Reihe von validierten Screeninginstrumenten für den Einsatz bei Patienten mit Parkinson-Syndrom zur Verfügung (Goodarzi et al. 2016). Die Skalen zeigen zufriedenstellende Eigenschaften, mit einer ausreichend hohen Sensitivität (> 85 %) und einer relativ hohen Spezifität (> 75 %). Hierzu gehören die Geriatric Depressions Skala (15, 20, 30 Fragen),

Hospital Anxiety and Depression Scale (HADS-D)), Hamilton Rating Scale for Depression (HAMD-17), Inventar depressiver Symptome (IDS-C), Montgomery-Åsberg Depression Rating Scale (MADRS), UK National Institute National Institute for Health and Clinical Excellence (NICE) Screening Questions, Patient Health Questionnaire (PHQ-9), WHO-Five Well-being Index (WHO-5) und die Zung's Self-rating Depression Scale (SDS) (◘ Tab. 21.1).

Insbesondere der GDS-15, BDI-I/1a, und MADRS wurden in einer systematischen Übersichtsarbeit als besonders geeignet charakterisiert (einige der Instrumente eignen sich auch als diagnostische Instrumente (z. B. MADRS); Goodarzi et al. 2016). Fremdbeurteilungsskalen sind grundsätzlich zu bevorzugen. Die klinimetrischen Eigenschaften der verschiedenen Instrumente sind in ◘ Tab. 21.2 zusammengefasst.

Es liegen bisher nur wenige Studien vor, die einen Vergleich der verschiedenen Skalen untereinander vorgenommen haben (Williams und Marsh 2009). Alle Skalen zeigten eine gute Sensitivität und Spezifität ohne wesentliche Unterschiede zwischen den Instrumenten. Basierend auf den derzeit vorliegenden Daten kann zu diesem Zeitpunkt keine einzelne Skala als „Goldstandard" für den Einsatz bei PK-Patienten empfohlen werden. Die Wahl hängt eher von der Einfachheit im Gebrauch und der zur Verfügung stehenden Zeit und den Ressourcen ab: Martinez-Martin schließt seinen Artikel mit dem folgenden Satz: „Für den klinischen Einsatz ist die Entscheidung, routinemäßig ein Instrument zu verwenden, wahrscheinlich wichtiger als die Wahl des Instruments selbst" (Martinez-Martin et al. 2016).

Derzeit gibt es keine ausreichende Evidenz für den Einsatz der Skalen bei komorbider Demenz. Derzeit wird die Anwendung von MADRS, GDS und CSDD empfohlen, aber weitere Studien sind erforderlich. Auch liegen nur für einige wenige Skalen vor, für die eine minimal klinisch relevante Differenz bestimmt wurde.

21.4 Behandlung

Die S3-Leitlinie „Idiopathisches Parkinson-Syndrom" hat sich in der Ausgabe aus dem Jahr 2016 detailliert mit den therapeutischen Möglichkeiten

21.4 · Behandlung

Tab. 21.1 Erhebungsinstrumente

Instrument	Studien bei PK (n = Anzahl)	Anzahl der Items	Rater	Erlaubnis oder Copyright Einschränkungen	Geschätzte Zeit zum Ausfüllen
GDS	GDS-15; n = 6	15	Selbst	nein	5–10 min (15-item)
	GDS-30; n = 2	30			20 min (30-item)
BDI	BDI-I oder Ia; n = 4	21	Selbst	ja	5–10 min
	BDI-II; n = 1				
MADRS	MADRS; n = 4	10	Kliniker	ja	15–20 min
	MADRS-Mod; n = 1				
HDRS	HDRS-24; n = 1	24	Kliniker oder selbst	nein	20–30 min
	HDRS-21; n = 2	21			
	HDRS-17; n = 3	17			
	HDRS-8; n = 1	8			
	HDRS-6; n = 1	6			
	HDI; n = 1	17			10–15 min (für HDI)
UPDRS Part I	n = 4	4	Selbst	ja	3 min
PHQ	PHQ 2-item; n = 1	2;	Selbst	nein	< 5 min
	PHQ 9-item; n = 3	9			
NICE screening questions	n = 1	2	Selbst oder Kliniker	nein	sehr kurz
EDS	EDS; n = 1	10	Selbst	nein	5 min
	EDS brief; n = 1				
SDS	n = 1	20	Selbst	nein	10 min
HADS	n = 1	14	Selbst	ja	< 5 min
CSDD	n = 1	19	Kliniker	nein	30 min
CESD	n = 1	20	Selbst	nein	10 min
IDS	IDS-C; n = 1	28	Kliniker oder selbst	nein	30–45 min
	IDS-SR; n = 1				

BDI Beck Depressions Inventar, *CESD* Center for Epidemiologic Studies Depression Rating Scale, *CSDD* Cornell Scale for Depression in Dementia, *EDS* Edinburgh Depression Scale, *GDS* Geriatrische Depressions Skala, *HADS* Hospital Anxiety and Depression Scale, *HDI* Hamilton Depression Inventory, *HDRS* Hamilton Depression Rating Scale or Inventory, *IDS* Inventory of Depressive Symptoms Clinician or Self Report, *MADRS* Montgomery-Asberg Depression Rating Skala, *NICE* UK National Institute for Health and Clinical Excellence, *PHQ* Patient Health Questionnaire, *UPDRS* Unified Parkinson's Disease Rating Scale, *SDS* Zung Depression Rating Scale
PD Parkinson disease

◘ **Tab. 21.2** Empfohlene Cut-off Werte und klinimetrische Wertigkeit der verschiedenen Screeninginstrumente für die Evaluation depressiver Syndrome. (Adapt. nach Martinez-Martin et al. 2016)

Instrument	Cut-off Werte	Sensitivität (%)	Spezifität (%)	PPV (%)	NPV (%)
BDI-I	8/9	92	59	39	96
BDI-II	6/7	95	60	62	94
CESD-R	11/12	72	70	62	79
CSDD	5/6	83	73	54	92
GDS-15	4/5	88	85	61	96
	5/6	84	89	59	97
	7/8	78	88	67	93
	6/7	79	88	66	93
GDS-20	10/11	100	76	33	100
GDS-30	9/10	81	84	58	94
	9/10	89	62	71	84
HADS					
- Gesamtwert	10/11	92	51	34	96
- HADS-D	10/11	100	95	71	100
HAMD-17	13/14	88	89	74	96
IDS-C	11/12	81	79	73	86
IDS-SR	13/14	90	60	61	90
MADRS	14/15	88	89	74	96
	7/8	72	82	72	82
NICE screening questions	0/1	100	84	54	100
PHQ-9	5/6	66	80	69	77
	8/9	100	83	63	100
PHQ-2	2/3	75	89	70	91
UPDRS-D	1/2	66	81	81	66
WHO-5	12/13	88	74	37	97
Zung's SDS	54/55	89	83	61	96
	54/55	90	82	59	96

PPV positiver Prädiktiver Wert, *PNV* negativer Prädiktiver Wert, *BDI* Beck Depressions Inventar, *CESD-R* Center for Epidemiologic Studies Depression Rating Scale–Revised, *CSDD* Cornell Scale for Depression in Dementia, *GDS* Geriatrische Depressions Skala, *HADS* Hospital Anxiety and Depression Skala, *HADS-D* Depression Subskala, *HAMD-17* Hamilton Depression Rating Skala, *IDS-C* Inventory of Depressive Symptoms–Clinician, *IDS-SR* Inventory of Depressive Symptoms–Patient, *MADRS* Montgomery-Asberg Depression Rating Skala, *NICE* UK National Institute for Health and Clinical Excellence; PHQ, Patient Health Questionnaire, *UPDRS-D* Unified Parkinson's Disease Rating Scale–Depression, *WHO-5* WHO-Five Well-being Index, *Zung's SDS* Zung's Self-rating Depression Skala für die Behandlung der Depression bei der PK auseinandergesetzt und die Evidenzlage zusammengetragen (Deuschl et al. 2016). Es bieten sich verschiedene Möglichkeiten für die Behandlung der Depression an, die sich auch miteinander kombinieren lassen: psychosoziale Unterstützung, Beratung, Psychotherapie, insbesondere bei Auftreten zum Zeitpunkt der Diagnose der Erkrankung oder danach im Sinne einer reaktiven Depression. Der wesentliche Ansatzpunkt für die Behandlung der Depression bei der PK liegt jedoch in der medikamentösen Therapie.

21.4.1 Pharmakologische Behandlung

Parkinson-Medikation

In der Behandlung der PK muss auch bei depressiven Episoden zunächst eine adäquate Dopaminersatztherapie erfolgen. Erst nach erfolgter suffizienter Einstellung der motorischen Symptome sollte bei weiter bestehenden depressiven Symptomen die Therapie durch die zusätzliche Gabe von Dopaminagonisten oder Antidepressiva erweitert werden.

Die Wirkung von Pramipexol auf depressive Symptome wird in der Literatur noch kontrovers diskutiert. Die Evidenz beruht derzeit auf den Ergebnissen einer placebokontrollierten Studie, in der gezeigt werden konnte, dass die Gabe von Pramipexol (mittlere Dosis 2.18 mg) zu einer signifikanten Reduktion der Depressionswerte im Vergleich zu Placebo führte. Die Verbesserung war an klinischen Parametern gemessen klein, war aber unabhängig von der motorischen Wirkung. Für die anderen zugelassenen dopaminerg wirkenden Medikamente gibt es nur eine ungenügende Evidenz, um eine Empfehlung für die Behandlung von depressiven Symptomen oder der Depression bei PK-Patienten aussprechen zu können.

Antidepressiva

Eine Behandlung mit Antidepressiva gilt insbesondere bei mittelgradigen und schweren depressiven Störungen als primäre Therapieoption, kann aber auch bei leichten depressiven Störungen indiziert sein. Allen Antidepressiva ist die depressionslösende und stimmungsaufhellende Wirkung gemeinsam, sie unterscheiden sich aber u. a. in ihrer Wirkung auf die Motorik und das vegetative Nervensystem. Antriebssteigernd wirken z. B. MAO-Hemmer, Desipramin, SSRI; antriebsneutral wirken z. B. Imipramin, Maprotilin und Müdigkeit induzieren Amitriptylin, Doxepin, Mirtazapin. Wirksamkeitsunterschiede sind zwischen den verschiedenen Antidepressiva nicht belegt, deshalb sollten für die Wahl eines Medikaments neben der eigenen Erfahrung insbesondere Patientenmerkmale entscheidend sein. Hierzu gehören v. a. das Nebenwirkungsprofil der Substanz, früheres Ansprechen des Patienten, Patientenpräferenz, Kontraindikationen, Komorbidität, Interaktionen, aber auch die durch die Medikamente verursachten Kosten.

Für die älteren, nebenwirkungsreichen trizyklischen Antidepressiva wie auch für die Antidepressiva neuerer Generation, wie z. B. SSRI und NSSRI konnte eine Wirksamkeit bei Patienten mit PK belegt werden. Für eine detailliertere Darstellung der Evidenzlage für Patienten mit PK dürfen wir auf die S3-Leitlinie Idiopathisches Parkinson-Syndrom (Deuschl et al. 2016) verweisen. Da die trizyklischen Antidepressiva u. a aufgrund der anticholinergen Nebenwirkungen das höchste Nebenwirkungsspektrum aufweisen, sind diese nicht Mittel der 1. Wahl, insbesondere bei älteren Patienten.

Bei den meisten Antidepressiva sollte die Dosierung schrittweise gesteigert werden, um eventuelle und initial besonders ausgeprägte Nebenwirkungen zu vermeiden. Regelmäßige Kontrollen zum klinischen Monitoring und zur Sicherung der Compliance der Therapie sind notwendig. Die Nebenwirkungen sind in der Aufdosierungsphase 1–2 Mal pro Woche zu prüfen. Die antidepressive Wirkung der medikamentösen Therapie ist 3(–5) Wochen nach Volldosisgabe zu evaluieren. In aktuellen Leitlinien zur Behandlung der Depressionen wird der Grad der Symptomreduktion als Hauptkriterium zur Wirkungsprüfung und Entscheidung über das weitere therapeutische Vorgehen genannt:
- kein Effekt: Symptomreduktion < 20 %;
- geringe Wirkung: Symptomreduktion 20–50 %;
- Teilremission: Symptomreduktion > 50 %;
- komplette Remission: Symptomreduktion = 100 %.

Diese sollten auch Anwendung bei Patienten mit PK finden. Bei einer Symptomreduktion unter 50 % nach 3–5 Wochen sollte das Präparat umgestellt werden.

21.4.2 Nichtpharmakologische Interventionen

Psychotherapie

Eine psychotherapeutische Basisbehandlung stellt einen wesentlichen Teil des Behandlungsplans dar. Neben einer empathischen und vertrauensvollen Arzt-Patienten Beziehung (Suizidalität!) sollte das ärztliche Gespräch auch eine solche psychotherapeutische Basisbehandlung beinhalten.

In kontrollierten Studien konnte unter einer kognitiven Verhaltenstherapie im Vergleich zu regelmäßigen klinischen Kontrollvisiten eine signifikante Besserung der depressiven Symptomatik beobachtet werden.

Eine Validierung der verschiedenen anderen zur Verfügung stehenden psychotherapeutischen Verfahren für die Behandlung der Depression (Verhaltenstherapie, interpersonelle Psychotherapie) liegt derzeit für die PK noch nicht vor.

Weitere Behandlungsverfahren

Beim Schlafentzug wird durch Vermeiden des Schlafs in der zweiten Nachthälfte die depressive Symptomatik bei 2/3 der Patienten mit depressiver Episode deutlich gebessert. Zwar kann Schlafentzug Tremor und Rigor bei PK-Patienten reduzieren, detaillierte Studien zum Einfluss auf die Depression bei PK-Patienten existieren jedoch nicht.

Einige Studien zur repetitiven transkraniellen Magnetstimulation liegen vor, und das Verfahren kann zur Behandlung der Depression bei Patienten mit PK eingesetzt werden.

Die Wirksamkeit der Elektrokrampftherapie ist in einigen Studien, jedoch mit kleinen Patientenkollektiven, beschrieben worden. Es besteht dann eine Indikation, wenn eine Therapieresistenz, eine Unverträglichkeit oder akute lebensbedrohliche depressive Symptome vorliegen. Bei Patienten mit PK ist das Auftreten eines oft verlängerten Delirs zu berücksichtigen.

Literatur

Barone P, Poewe W, Albrecht S, Debieuvre C, Massey D, Rascol O et al (2010) Pramipexole for the treatment of depressive symptoms in patients with Parkinson's disease: a randomised, double-blind, placebo-controlled trial. Lancet Neurol 9(6):573–580

Deuschl G, Oertel W, Reichmann H (2016) S3-Leitlinie Idiopathisches Parkinson-Syndrom. http://www.dgn.org. Zugegriffen: 8. Dez. 2016

DGPPN, BÄK, KBV, AWMF, AkdÄ, BPtK, BApK, DAGSHG, DEGAM, DGPM, DGPs, DGRW (Hrsg) für die Leitliniengruppe Unipolare Depression* (2015) S3-Leitlinie/Nationale VersorgungsLeitlinie Unipolare Depression – Langfassung, 2. Aufl, Vers 2, Nov 2015. (*Organisationen, die in der Leitliniengruppe kooperierten: DGPPN, BÄK, KBV, AWMF, ACKPA, AkdÄ, BPtK, BApK, DAGSHG, DEGAM, DGPM, DGPs, DGRW, BDK, BDP, BPM, BVDN, BVDP, BVVP, CPKA, DÄVT, DFT, DGGPP, DGPT, DGVT, DPG, DPV, DPtV, DVT, GwG, Stiftung Deutsche Depressionshilfe). doi:10.6101/AZQ/000266.. www.depression.versorgungsleitlinien.de. Zugegriffen: 8. Dez. 2016

Goodarzi Z, Mrklas KJ, Roberts DJ, Jette N, Pringsheim T, Holroyd-Leduc J (2016) Detecting depression in Parkinson disease: A systematic review and meta-analysis. Neurology 87(4):426–437

Lee T, Lee HB, Ahn MH, Kim J, Kim MS, Chung SJ, Hong JP (2016) Increased suicide risk and clinical correlates of suicide among patients with Parkinson's disease. Parkinsonism Relat Disord 32:102–107

Marsh L, McDonald WM, Cummings J, Ravina B (2006) Provisional diagnostic criteria for depression in Parkinson's disease: Report of an NINDS/NIMH work group. Mov Disord 21(2):148–158

Martinez-Martin P, Leentjens AF, de Pedro-Cuesta J, Chaudhuri KR, Schrag AE, Weintraub D (2016) Accuracy of screening instruments for detection of neuropsychiatric syndromes in Parkinson's disease. Mov Disord 31(3):270–279

McKinlay A, Grace RC, Dalrymple-Alford JC, Anderson TJ, Fink J, Roger D (2008) Neuropsychiatric problems in Parkinson's disease: comparisons between self and caregiver report. Aging Ment Health 12(5):647–653

Nazem S, Siderowf AD, Duda JE, Brown GK, Ten Have T, Stern MB, Weintraub D (2008) Suicidal and death ideation in Parkinson's disease. Mov Disord 23(11):1573–1579

Reijnders J, Ehr, U, Weber WEJ, Aarsland D, Leentjens AFG (2008) A systematic review of prevalence studies of depression in Parkinson's disease. Mov Disord 23(2): 183–189

Riedel O, Bitters D, Amann U, Garbe E, Langner I (2016) Estimating the prevalence of Parkinson's disease (PD) and proportions of patients with associated dementia and depression among the older adults based on secondary claims data. Int J Geriatr Psychiatry 31(8):938–943

Sagna A, Gallo J, Pontone GM (2014) Systematic review of factors associated with depression and anxiety disorders among older adults with Parkinson's disease. Parkinsonism Relat Disord 20(7):708–715

Williams JR, Marsh L (2009) Validity of the Cornell scale for depression in dementia in Parkinson's disease with and without cognitive impairment. Mov Disord 24(3):433–437

Depression bei Demenz

Katja Werheid

22.1 Demenzsyndrome – 238

22.2 Komorbidität von Depression und Demenz – 239

22.3 Depressionsdiagnostik bei Demenz – 240

22.4 Behandlung depressiver Störungen bei Demenz – 240
22.4.1 Pharmakologische Behandlung – 240
22.4.2 Körperliche Aktivität – 241
22.4.3 Psychosoziale Behandlung – 241

22.5 Zusammenfassung – 242

Literatur – 242

© Springer-Verlag GmbH Deutschland 2017
A. Fellgiebel, M. Hautzinger (Hrsg.), *Altersdepression*,
DOI 10.1007/978-3-662-53697-1_22

22.1 Demenzsyndrome

In Deutschland sind zurzeit ca. 1,6 Mio. Menschen an Demenz erkrankt. Da die Häufigkeit von Demenzerkrankungen ab 65 Jahren exponentiell wächst und die Lebenserwartung weiter ansteigt, wird ihre Zahl bis Mitte des Jahrhunderts auf 3 Mio. steigen. Jährlich treten in Deutschland etwa 300.000 Neuerkrankungen auf. Zwei Drittel der Betroffenen sind Frauen, somit gleicht die Geschlechterverteilung der Depression. Die höhere Lebenserwartung von Frauen ist der Hauptgrund, aber auch bei statistischer Kontrolle des Lebensalters bleibt das Demenzrisiko für Frauen im Vergleich zu Männern leicht erhöht.

Demenz ist ein Syndrom und somit eine charakteristische Gruppierung von Symptomen, das durch viele unterschiedliche Ursachen bedingt sein kann. Die Alzheimer-Krankheit, deren Erkrankungsmechanismen derzeit noch nicht völlig geklärt sind, stellt heute mit etwa 2/3 die häufigste Demenzform dar. In etwa 15 % aller Fälle wird eine vaskuläre Demenz diagnostiziert, basierend auf zerebrovaskulärer Insuffizienz, z. B. nach Schlaganfall. Die übrigen Demenzen teilen sich auf in seltenere Formen wie Demenz bei Parkinson-Krankheit oder Parkinson-plus-Syndrom, Lewy-Körper-Demenz und frontotemporale Demenzen. Neben den degenerativen Demenzen gibt es auch sog. symptomatische oder reversible Demenzformen, wie etwa eine Demenz bei Normaldruckhydrozephalus.

Neurodegenerativ verursachte Demenzsyndrome schreiten kontinuierlich fort, und ihre Symptome verändern sich im Laufe der Erkrankung. Daher wird bei Diagnostik und Behandlung stets der Schweregrad dokumentiert bzw. berücksichtigt. Im ICD werden 3 Schweregrade unterschieden: leichtgradig, mittelgradig, und schwer.

Bei **leichtgradiger Demenz** ist v. a. die Merkfähigkeit für neue Informationen betroffen. Typische Symptome sind erhöhte Vergesslichkeit und unsichere zeitlich-räumliche Orientierung, das Verlegen von Gegenständen und Fehlleistungen wie plötzliches Verirren auf zuvor vertrauten Wegen. Komplexe und neuartige Aufgaben werden zur Überforderung, Routinetätigkeiten sind meist noch gut durchführbar. Neben den Gedächtnisproblemen sind für die Betroffenen und ihre Angehörigen die Affekt- und Antriebsstörungen besonders belastend. Hierzu zählen Schwierigkeiten, sich zu Aktivitäten zu motivieren, emotionale Labilität in Form von Reizbarkeit oder Distanzlosigkeit. Der Anteil von Patienten mit leichtgradiger Demenz hat sich in den vergangenen Jahren vergrößert aufgrund der erhöhten Sensibilisierung in der Bevölkerung, der verbesserten Frühdiagnostik und des damit verbundenen Einsatzes pharmakologischer und psychosozialer Interventionen, die das Fortschreiten verlangsamen (▶ Abschn. 22.4).

Bei **mittelgradiger Demenz** betreffen die Gedächtnisstörungen vermehrt Wissensinhalte. Der temporale Gradient tritt bei Gedächtnisinhalten hervor, d. h. weit zurückliegende Ereignisse aus der Kindheit werden eher erinnert als neuere. Die zeitliche und örtliche Orientierung ist deutlich beeinträchtigt, die Orientierung zur eigenen Person instabil. Eine selbstständige Lebensführung wird schwierig. Auch Affekt- und Antriebsstörungen verändern sich: Manche Patienten entwickeln eine starke motorische Unruhe, stellen wiederholt die gleichen Fragen, verkennen ihre Betreuungspersonen oder deren Absichten. Diese Veränderungen werden von den Angehörigen als besonders belastend empfunden. Hinzu treten oft Störungen des Schlaf-Wach-Rhythmus oder Inkontinenz, die den Betreuungs- bzw. Pflegeaufwand erhöhen.

Bei **schwerer Demenz** sind alle kognitiven Bereiche stark gestört. Das biografische Gedächtnis ist nur fragmentarisch erhalten, die Betroffenen sind örtlich, zeitlich und zur Person nicht mehr orientiert und verkennen meist auch primäre Bezugspersonen. Nichtverbale Kommunikation über Musik, Gestik, Mimik, Stimme und Berührung ist besser erhalten als verbale. Affekte und ihre Äußerung können stark schwanken und sind mangels Verbalisierung nur für vertraute Pflegepersonen valide interpretierbar. Massive Antriebsstörungen führen gemeinsam mit körperlichen Begleiterkrankungen und Pflegekomplikationen zu Bettlägerigkeit, an deren Folgen Demenzpatienten versterben.

▪ **Fallbeispiel: Entwicklung einer Demenz**
Frau M. (68 J.) wendet sich an die Gedächtnisambulanz, weil sie befürchtet, unter Demenz zu leiden. Sie habe sich in letzter Zeit öfters im eigenen Wohnort verlaufen und gehe daher nur noch ungern allein aus dem Haus. Ihr Hobby Chorsingen habe sie vor einem

halben Jahr niedergelegt, es sei ihr einfach zu viel geworden. Hierdurch sei allerdings auch ein Teil ihres Bekanntenkreises weggefallen. An vielen Tagen sei der einzige Mensch, den sie treffe, ihr Ehemann, und mit ihm käme es öfters zu Konflikten über Alltagsdinge. Sie fühle sich oft niedergeschlagen und lustlos, es gebe aber schlechte und gute Tage. Der Ehemann von Frau M. (69 J.) bestätigt dies und ergänzt, dass Unternehmungen wie Familienfeiern oder Reisen seine Frau so sehr belasteten, dass sie schon Tage vorher schlecht schlafe und sehr reizbar sei. Die Familie der erwachsenen Tochter mit zwei Kindern im Grundschulalter wohne mehrere hundert Kilometer entfernt, und der Kontakt zu ihnen erfordere das Reisen. Er bedaure die Entwicklung, denn als sie vor 4 Jahren gleichzeitig in den Ruhestand gegangen seien, hätten sie sich das „Rentnerleben" anders vorgestellt. Auf Nachfrage berichtet Frau M. über eine frühere depressive Episode vor 20 Jahren nach dem Tod ihrer Mutter, die sie nach einem Schlaganfall ein Jahr gepflegt hätte. Sie sei damals wie heute in hausärztlicher Behandlung und nehme keine Medikamente bis auf einen Blutdrucksenker und ein rezeptfreies pflanzliches Einschlafmittel.

22.2 Komorbidität von Depression und Demenz

Demenz und Depression weisen eine hohe Komorbidität auf. Bei Alzheimer-Krankheit sind depressive Störungen mit etwa 30 % die häufigste psychische Begleiterscheinung, wobei der Anteil der Patienten mit subklinischen depressiven Symptomen noch höher liegt (Enache et al. 2011). Damit liegt der Anteil weit über der Depressionsrate von 7,2 % in der älteren Bevölkerung (Luppa et al. 2012; vgl. ▶ Kap. 1). Es gibt Hinweise, dass bei vaskulärer Demenz und Demenz bei Lewy Body Disease der Anteil noch höher liegt als bei Alzheimer-Krankheit (Park et al. 2007) und bei Parkinson-Krankheit eher niedriger (Fritze et al. 2011). Es liegt nahe, dass ein Teil dieser Unterschiede eher auf der Variabilität des Emotionsausdrucks als des emotionalen Empfindens beruht. Unter den Hauptkriterien der Depression dominieren Antriebsmangel, der wie oben ausgeführt auch Symptom der Demenz ist, und Anhedonie, d. h. Verlust von Freude und Interesse an Aktivitäten. Niedergeschlagenheit bzw. dauerhaft gedrückte Stimmung dominieren v. a. in den ersten Monaten nach Diagnosestellung und treten auch bei Angehörigen häufig auf. Ist dies der Fall, sollten deren fremdanamnestische Angaben durch Verhaltensbeobachtung oder Fremdeinschätzungen ergänzt werden.

Für die hohen Komorbiditätsraten gibt es mehrere Gründe. Zunächst ist ein Anteil fehldiagnostizierter „Pseudodepression" anzunehmen, denn die mit Demenz verbundenen Affekt- und Antriebsstörungen können im Einzelfall den Symptomen leichter depressiver Störungen ähneln und zu invaliden Diagnosen der Minor Depression oder Dysthymie führen (Novais und Starkstein 2015; ▶ Kap. 7).

Relativ unstrittig ist die Annahme, dass depressive Störungen v. a. im Anfangsstadium bei ungünstiger Krankheits- bzw. Diagnoseverarbeitung entstehen können. Die Mitteilung einer Demenzdiagnose stellt ein kritisches Lebensereignis dar, das die künftige Lebensperspektive verändert. Selbstbeobachtung und Störungsbewusstsein sind bei Patienten mit leichtgradiger Demenz unterschiedlich stark ausgeprägt. Manche Patienten verfolgen ihre kognitiven Beschwerden sehr genau, sind aus Scham oder Furcht vor Stigmatisierung darauf bedacht, sie nicht öffentlich zu zeigen, und sorgen sich um künftige Pflegebedürftigkeit. Andere sind zwar über die Diagnose aufgeklärt und willigen in eine Behandlung ein, bringen konkrete Alltagssituationen aber nicht damit in Verbindung. Dies kann Ausdruck von „Verleugnung" sein, aber auch Folge einer exekutiven Funktionsstörung mit geminderter Fähigkeit zu Abstraktion und logischem Schlussfolgern. Depression ist zudem nicht auf Patienten mit erhaltenem Störungsbewusstsein beschränkt. Auch bei Patienten mit eingeschränktem Störungsbewusstsein gibt es hinreichende Bedingungen, die das Risiko einer reaktiven Depression erhöhen: der Verlust gewohnter Tätigkeiten und sozialer Kontakte durch sozialen Rückzug, die Erosion der Alltagsstruktur durch Antriebsmangel sowie sinkende Selbstwirksamkeit durch das Abgeben von Verantwortung im Zuge der Veränderung von Rollenverhältnissen in der Familie.

Kontrovers diskutiert wird, ob auch der umgekehrte Zusammenhang gilt: Depression als Risikofaktor für Demenz. Bei Depressionen, die erst im Alter erstmals auftreten, scheint dieser Zusammenhang eher über die kognitiven Defizite mediiert, was gegen einen ursächlichen Zusammenhang spricht (Brailean et al. 2016). Im mittleren Erwachsenenalter sind depressive Störungen, insbesondere die chronisch rezidivierende Major Depression, mit einem erhöhten Risiko für eine spätere Demenz verbunden. Prospektive populationsbasierte Studien schwanken zwischen zwei- und vierfach erhöhtem Risiko (da Silva et al. 2013). Die Ursachen sind weitgehend unbekannt, vermutet werden gemeinsame neuropathologische Ursachen.

22.3 Depressionsdiagnostik bei Demenz

Das diagnostische Vorgehen sollte auch in Versorgungskontexten, die keinen großen Zeitaufwand erlauben, geplant und strukturiert sein. Eine Differenzialdiagnose erfordert, sowohl das Vorliegen eines Demenzsyndroms als auch das Vorliegen einer Depression zu prüfen. Die „Entweder-oder"-Fragestellung, die an Diagnostiker häufig herangetragen wird, vernachlässigt die erwähnten hohen Komorbiditätsraten. Die „Sowohl-als-auch"-Hypothese sollte gleichrangig in Betracht gezogen werden. Eine professionelle Diagnostik berücksichtigt zudem die Basisraten unter Vermeidung kognitiver Verzerrungen wie der „Fallacy of good reasons" (Laidlaw 2001): Auch wenn eine schwere chronische Erkrankung als gut nachvollziehbarer Grund für eine depressive Reaktion erscheint, liegt bei der Mehrheit, beispielsweise bei etwa 70 % der Alzheimer-Patienten, keine Depression vor.

Grundsätzlich kann die Diagnose einer affektiven Störung bei vorliegender Demenz nur dann gestellt werden, wenn die auftretende Symptomatik nicht allein durch die organische Erkrankung erklärt werden kann. Gehen die affektiven Symptome über die Affekt- und Antriebsstörungen im Zuge des Demenzsyndroms hinaus, ist zunächst die Hypothese einer Anpassungsstörung zu prüfen. Dies ist angemessen, sofern sich die emotionalen und kognitiven Symptome auf ein kritisches Lebensereignis wie die Mitteilung der Demenzdiagnose oder den Tod eines Angehörigen beziehen, das weniger als 6 Monate zurückliegt. Ist dies nicht der Fall, dann sollte die Diagnose einer depressiven Störung geprüft werden. „Prolongierte Anpassungsstörungen" sind Gefälligkeitsdiagnosen, die nicht im ICD vorgesehen sind und zudem das Risiko bergen, die Betroffenen nicht angemessen zu behandeln.

Den ersten Schritt bei der Diagnosestellung stellt die Anamnese dar, in die neben der Befragung der Patienten aufgrund der episodischen Gedächtnisstörung auch eine enge Bezugsperson einbezogen werden sollte. Neben der Exploration der depressiven Symptomatik sollte die aktuelle Lebenssituation möglichst konkret erfragt werden, um Informationen über soziale Einbindung, Tagesstruktur und regelmäßige wöchentliche Aktivitäten zu erhalten. Interviewleitfäden zur Befragung von Patienten und Angehörigen können daher nützlich sein (z. B. in Werheid und Thöne-Otto 2010). Die Tendenz, bei offener Befragung eher somatische als psychische Beschwerden zu nennen und nicht auf aktuelle, sondern auf frühere, sozial akzeptierte Hobbys und Tagesabläufe zu rekurrieren, sollte berücksichtigt werden. Zur Erfassung depressiver Symptome stehen verschiedene standardisierte Fragebögen zur Verfügung (► Kap. 4).

Wie bei der klinischen Diagnostik allgemein können dimensionale Fragebögen nicht die kategoriale diagnostische Entscheidung ersetzen, ob eine depressive Störung vorliegt. Diese sollte gerade bei Patienten mit Begleitsymptomen organischer Erkrankungen nicht ausschließlich auf einem Fragebogen-Cut-off, sondern auf allen verfügbaren diagnostischen Informationen beruhen und an den Klassifikationssystemen orientiert sein.

22.4 Behandlung depressiver Störungen bei Demenz

22.4.1 Pharmakologische Behandlung

Laut aktueller S3-Leitlinie Demenzen (DGN 2016) gibt es Hinweise auf die Wirksamkeit von Antidepressiva bei Demenz. Trotz eingeschränkter Evidenz bzgl. der Wirksamkeit sollte entsprechend der Empfehlung für die Altersdepression vorgegangen werden (► Kap. 11). Es kann ein Therapieversuch unternommen werden mit kurzwirksamem SSRI oder SNRI ohne anticholinerge Wirkung und mit geringem Interaktionspotenzial. Die Leitlinie rät hingegen explizit ab vom Einsatz trizyklischer Antidepressiva, wegen des bekanntermaßen ungünstigen Wirkungs-/Nebenwirkungsprofils.

22.4.2 Körperliche Aktivität

Es gibt Hinweise darauf, dass auch bei mittelschwerer bis schwerer Demenz körperliche Aktivierung einen antidepressiven Effekt haben kann (Williams und Tappen 2008). Der evidenzbasierte Einsatz körperlicher Trainings ist allerdings erschwert durch einen geringen Standardisierungs- und Manualisierungsgrad der Interventionen (Barreto et al. 2015). Die S3-Leitlinie konstatiert, dass keine ausreichende Evidenz für die systematische Anwendung bestimmter körperlicher Aktivierungsverfahren besteht.

22.4.3 Psychosoziale Behandlung

Die aktuelle Leitlinie erwähnt erstmals in einem Statement, dass zur Behandlung depressiver Symptome bei leichter Demenz individualisierte patientenbezogene Interventionen, kognitiv-verhaltenstherapeutische Verfahren, Edukations- und Unterstützungsprogramme für Pflegende bzw. Betreuende und strukturierte Freizeitaktivitäten positive Effekte erzielen können (Orgeta et al. 2014).

Obwohl die Forschungslage nur eingeschränkte Schlussfolgerungen erlaubt, weisen einige neuere Studien darauf hin, dass kognitiv-verhaltenstherapeutische Methoden wie der Aufbau regelmäßiger, angenehmer Tätigkeiten sowie kognitive Umstrukturierung („Cognitive Bias Modification"; CBM) auch bei Demenz antidepressiv wirksam sein können (Ford und Almeida 2015). Für den Aktivitätsaufbau wurde in randomisiert-kontrollierten Studien nicht nur eine Reduktion der depressiven Symptomatik nachgewiesen, sondern auch ein verlangsamtes Fortschreiten kognitiver Defizite (Teri et al. 1997). Aktivitätsaufbau hat also einen doppelten Effekt auf Depression und Demenz Einzelne kleinere Studien zeigten darüber hinaus, dass die Häufigkeit von problematischen Verhaltensweisen reduziert werden kann (Farina et al. 2006).

Arbeitsmaterialien zum Aktivitätsaufbau, die bei Altersdepression ohne Demenzerkrankung im Rahmen der kognitiv-verhaltenstherapeutischen Therapie seit vielen Jahren bewährt sind (vgl. ▶ Kap. 10), sollten an die Ressourcen der Patienten angepasst werden. Materialien wie die „Liste angenehmer Tätigkeiten", vereinfachte Wochenpläne oder die „Stimmungsspirale" zur Erläuterung des Zusammenhangs von Aktivitäten und Stimmung liegen in deutschsprachiger, adaptierter Version für Demenzpatienten vor (Werheid und Thöne-Otto 2010).

Da bei leicht- bis mittelgradiger Demenz das prozedurale Gedächtnis bzw. die Wiedererkennung besser erhalten ist als der freie Abruf von Gedächtnisinhalten, sollte soweit wie möglich auf Gewohnheiten und Routinen rekurriert werden:

- häufige Wiederholungen der Inhalte;
- sprachliche und inhaltliche Beschränkung auf das Wesentliche;
- gleichbleibende Sitzungsstruktur;
- Verwendung externer Gedächtnishilfen;
- Verschriftlichung von Inhalten und Hausaufgaben.

Aktivitätsaufbau in Gruppen Gruppen bieten gegenüber der Individualtherapie eine Reihe von Vorteilen. Sie sind ökonomischer, bieten die Möglichkeit zum Aufbau dauerhafter sozialer Kontakte und reduzieren den sozialen Rückzug aus Furcht vor Stigmatisierung. Bezüglich des „erwünschten Nebeneffekts" verlangsamten Fortschreitens kognitiver Defizite sind Gruppen der Individualtherapie überlegen, weil sie mehr geistige Anregung bieten. Dies konnte für die „kognitive Stimulationstherapie" (Spector et al. 2003) bei einer Gruppengröße von 5–7 Patienten im direkten Vergleich der Behandlungssettings nachgewiesen werden (Orgeta et al. 2015).

Unterstützungsprogramme für Pflegende und Betreuende Betreuungspersonen sollten hinsichtlich der depressiven und demenziellen Symptomatik aufgeklärt werden, um Alltagserlebnisse besser einordnen zu können. Darüber hinaus sollten Unterstützungsprogramme Beratung anbieten bezüglich des Zugangs zu staatlichen Hilfen wie Einstufung der Pflegegrade, Bezug von Pflegegeld, Pflegezeit (das

Äquivalent zu Elternzeit für berufstätige pflegende Angehörige) und Beantragung von Hilfsmitteln. Bei leichtgradiger Demenz zählt meist auch eine Beratung zum Thema Vorsorgevollmacht und gesetzliche Betreuung dazu. Diese Beratung sollte zu einem separaten Termin durchgeführt und nicht mit der Diagnosemitteilung zusammengelegt werden. Gemäß S3-Leitlinien sind Unterstützungsprogramme zur Behandlung depressiver Symptome bei Demenzerkrankten wirksam und sollten eingesetzt werden. Speziell antidepressive Wirksamkeit in Bezug auf die Patienten ist insbesondere für individualisierte und therapiezielbezogene Programme nachweisbar, die verschiedene Methoden kombinieren, wie die Vermittlung von Problemlösestrategien oder die Anleitung zum Aufbau angenehmer Aktivitäten durch Angehörige (Teri et al. 2005).

Aufbau einer Alltagsstruktur Die individuelle Beratung fokussiert neben dem Umgang mit Verhaltensveränderungen vorwiegend auf den Aufbau einer Alltagsstruktur, die genügend Abwechslung und positive Verstärkung bietet, ohne zu überfordern, und Alltagskonflikte minimiert. Hierfür empfehlen sich Wochenpläne. Statt stundenweiser Gliederung sind Pläne mit blockweiser Einteilung (Vormittag, Nachmittag, Abend) leichter handhabbar. Schritt für Schritt wird in Absprache mit den Angehörigen für jeden „Zeitblock" eine Aktivität geplant, sodass sich insgesamt ein ausgewogenes Verhältnis von Innen- und Außenaktivitäten, körperlich-sozialen Anforderungen und Entspannungszeiten ergibt. Der Wochenplan sollte Aktivitäten enthalten, die auch in Zukunft noch eine Weile ausgeübt werden können. Dabei sollte an lebensgeschichtliche Präferenzen angeknüpft werden: Musik, Sport, Handarbeiten oder Handwerk. Eine ausführliche Darstellung gestuften therapeutischen Vorgehens findet sich bei Jahn und Werheid (2015).

Die Umsetzung dieser Veränderungen im Alltag ist aufgrund der kontinuierlichen Veränderung der Symptomatik durch das Fortschreiten der Erkrankung eine besondere Herausforderung. Besonders in Konstellationen, in denen massive Alltagskonflikte oder Schwierigkeiten bei der Akzeptanz der Erkrankung bestehen oder in denen die Betreuungsperson über wenig Erfahrung auf dem Gebiet familiärer Alltagsstrukturierung verfügt, reicht ein einmaliger Beratungskontakt mit Informationsmaterial in der Regel nicht aus. Aufgrund der Antriebsstörungen im Zuge beider Störungsbilder sind Aktivitäten, die mit anderen gemeinsam ausgeführt werden, in der Regel besser realisierbar. Diese müssen jedoch lokal am Wohnort ausfindig gemacht, erprobt, ggf. finanziell ermöglicht und schließlich in die Alltagsroutine aufgenommen werden, was sich über mehrere Monate hinziehen kann.

22.5 Zusammenfassung

Obwohl sich die öffentliche Wahrnehmung von Demenzsyndromen wie auch von Depression langsam wandelt, fällt es vielen Betroffenen und Angehörigen schwer, mit diesen Diagnosen umzugehen. Teilweise wird im Anfangsstadium nicht einmal mit engen Freunden oder Verwandten darüber gesprochen, aus Scham und Angst, als „unzurechnungsfähig" zu gelten. Tritt eine Depression hinzu, kann dies als doppelt stigmatisierend empfunden werden. Auch die Inanspruchnahme psychotherapeutischer Interventionen kann schambesetzt sein, im Sinne von Schwäche oder Unfähigkeit, eigene Probleme selbst zu lösen. Ein respektvoller Umgang mit diesen Gefühlen bedeutet für den Therapeuten nicht, tabuisierendes Verhalten zu übernehmen und von „Gedächtnisproblem" oder „Stimmungsschwankung" zu sprechen. Zwar ist der Begriff „Demenz" stigmatisierend und zudem über weite Strecken der Erkrankung auch unzutreffend (Kurz und Lautenschlager 2010), jedoch sollten die zu Grunde liegende Krankheit und die Depression von Beratern und Behandlern beim Namen genannt werden. Viele Patienten berichten rückblickend, einen solchen akzeptierenden und konstruktiven Umgang mit der Erkrankung als modellhaft erlebt zu haben.

Literatur

Barreto P, Demougeot L Pillard F, Lapeyre-Mestre M, Rolland Y (2015) Exercise training for managing behavioral and psychological symptoms in people with dementia: A systematic review and meta-analysis. Ageing Res Rev 24:274–285

Brailean A, Aartsen J, Muniz-Terrera G, Prince M, Prina AM, Comijs HC, Huisman M, Beekman A (2016) Longitudinal associations between late-life depression dimensions and cognitive functioning: a cross-domain latent growth curve analysis. Psychol Med 11:1–13

da Silva J, Goncalves-Pereira M, Xavier M, Mukaetova-Ladinska EB (2013) Affective disorders and risk of developing dementia: systematic review. Br J Psychiatry 202:177–186

DGN (Deutsche Gesellschaft für Neurologie und Deutsche Gesellschaft für Psychiatrie, Psychotherapie und Neurologie) (Hrsg) S3-Leitlinie Demenzen (24.01.2016). http://www.dgn.org/leitlinien/3176-leitlinie-diagnose-und-therapie-von-demenzen-2016.

Enache D, Winblad B, Aarsland D (2011) Depression in dementia: epidemiology, mechanisms, and treatment. Curr Opin Psychiatry 24:461–472

Farina E, Mantovani F, Fioravanti R, Pignatti R, Chiavari L, Imbornone E, Olivotto F, Alberoni M, Mariani C, Nemni R (2006) Evaluating two group programmes of cognitive training in mild-to-moderate AD: Is there any difference between a „global" stimulation and a "cognitive-specific" one? Aging Ment Health 10:211–218

Ford AH, Almeida OP (2015) Psychological treatment for depression and anxiety associated with dementia and mild cognitive impairment. Br J Psychiatry 207:286–287

Fritze F, Ehrt U, Hortobagyi T, Ballard C, Aarsland D (2011) Depressive symptoms in Alzheimer's disease and lewy body dementia: a one-year follow-up study. Dement Geriatr Cogn Disord 32:143–149

Jahn T, Werheid K (2015) Demenzen. Fortschritte der Neuropsychologie, Bd 15. Hogrefe, Göttingen

Kurz A, Lautenschlager N (2010) The concept of dementia: retain, reframe, rename or replace? Int Psychogeriatr 22:37–42

Laidlaw K (2001) An empirical review of late-life depression for late life depression: does research evidence suggest adaptations are necessary for cognitive therapy with older adults? Clin Psychol Psychother 8:1–14

Luppa M, Sikorski C, Luck T, Ehreke L, Konnopka A, Wiese B, Weyerer S, König HH, Riedel-Heller SG (2012) Age- and gender-specific prevalence of depression in latest-life: systematic review and meta-analysis. J Affect Disord 136:212–221

Novais F, Starkstein S (2015) Phenomenology of depression in Alzheimer's disease. J Alzheimers Dis 47:845–855

Orgeta V, Qazi A, Spector AE, Orrell M (2014) Psychological treatments for depression and anxiety in dementia and mild cognitive impairment. Cochrane Database of Syst Rev 1:CD009125

Orgeta V, Leung P, Yates L, Kang S, Hoare Z, Henderson C, Moniz-Cook ED (2015) Individual cognitive stimulation therapy for dementia: a clinical effectiveness and cost-effectiveness pragmatic, multicentre, randomised controlled trial. Health Technol Assess 19:1–108

Park JH, Lee SB, Lee TJ, Lee DY, Jhoo JH, Youn JC, Choo IH, Choi EA, Jeong JW, Choe JY, Woo JI, Kim KW (2007) Depression in vascular dementia is quantitatively and qualitatively different from depression in Alzheimer's disease. Dement Geriatr Cogn Disord 23:67–73

Spector A, Thorgrimsen L, Woods B, Royan L, Davies S, Butterworth M, Orrell M (2003) Efficacy of an evidence-based cognitive stimulation therapy programme for people with dementia. Br J Psychiatry 183:248–254

Teri L, Logsdon RG, Uomoto J, McCurry SM (1997) Behavioral treatment of depression in dementia patients: a controlled clinical trial. J Gerontol B Psychol Sci Soc Sci 52:159–166

Teri L, McKenzie G, LaFazia D (2005) Psychosocial treatment of depression in older adults with dementia. Clin Psychol 12:303–316

Werheid K, Baron S (2009) Depressionstherapie bei früher Alzheimerdemenz: Modifikation kognitiv-verhaltenstherapeutischer Techniken. Z Neuropsychol 20(1):39–46

Werheid K, Thöne-Otto A (2010) Alzheimer-Krankheit. Ein neuropsychologisch-verhaltenstherapeutisches Manual. Beltz, Weinheim

Williams CL, Tappen RM (2008) Exercise training for depressed older adults with Alzheimer's disease. Aging Ment Health 12:72–80

Therapieprogramme und Behandlungsrahmen

Kapitel 23 Ambulante Einzel- und Gruppenpsychotherapie – 247
Martin Hautzinger

Kapitel 24 VEDIA – Verhaltens-Einzelpsychotherapie für Depressionen im Alter – 281
Georg Adler

Kapitel 25 Multiprofessionelle sektorenübergreifende Behandlungsstrategien – 291
Vjera Holthoff-Detto

Kapitel 26 IMPACT: kooperative Behandlungsmodelle der Depression – 301
Michael Hüll, Lars P. Hölzel

Kapitel 27 Case Management für Patienten mit Depression – 311
Juliana J. Petersen, Jochen Gensichen

Kapitel 28 Stationäre multiprofessionelle Therapie – 319
Nicole Cabanel, Bernd T. Kundermann, Matthias J. Müller

Ambulante Einzel- und Gruppenpsychotherapie

Martin Hautzinger

23.1 Psychotherapieprogramme – 249

23.2 Einzelpsychotherapie – 249
23.2.1 Grundlegendes Therapeutenverhalten – 250
23.2.2 Planung der Therapiestunde – 252
23.2.3 Aufgaben und Übungen zwischen den Sitzungen – 253
23.2.4 Umgang mit Krisen – 253

23.3 Psychoedukation und Krankheitsinformation – 255

23.4 Verständnis für Psychotherapie erarbeiten – 258

23.5 Verhaltensaktivierung – 260
23.5.1 Was sind positive Aktivitäten? – 261
23.5.2 Ziele der Verhaltensaktivierung – 262
23.5.3 Probleme bei der Verhaltensaktivierung – 262
23.5.4 Tagesstrukturierung, Verhaltensaufbau – 263

23.6 Depressives Denken verändern – 264
23.6.1 Gedankenkontrolle – 265
23.6.2 Kognitive Umstrukturierung – 266
23.6.3 Metakognitive Interventionen – 268

23.7 Problemlösen – 269

23.8 Situationsanalyse – 270

23.9 Kompetenzen erwerben – 271
23.9.1 Verbesserung sozialer Fertigkeiten – 271
23.9.2 Grundbausteine sozialen Kompetenztrainings – 272

© Springer-Verlag GmbH Deutschland 2017
A. Fellgiebel, M. Hautzinger (Hrsg.), *Altersdepression*,
DOI 10.1007/978-3-662-53697-1_23

23.10	**Genusstraining** – 274	
23.11	**Fortschritte erhalten – Rückschläge vermeiden** – 274	
23.11.1	Frühzeitiges Erkennen von Depressionen – 275	
23.11.2	Erkennen von Belastungen und Lebensereignissen – 275	
23.11.3	Notfallplanung – 275	
23.12	**Gruppenpsychotherapie** – 275	
23.12.1	Voraussetzungen – 275	
23.12.2	Gruppenprogramm – 277	

Literatur – 279

23.1 Psychotherapieprogramme

Die im Folgenden dargestellte Psychotherapie für depressive ältere Menschen hat sich kognitiv-verhaltenstheoretische Überlegungen (Hautzinger 2013) und das gerontopsychologische SOK-Modell (▶ Kap. 10) zur Grundlage genommen (Hautzinger 2016). Es strebt als Einzeltherapie über 30–40 einstündige Sitzungen oder als Gruppentherapie über 12–20 zweistündige Sitzungen folgende Ziele an:

- einen Rahmen und einen Raum schaffen, um über Enttäuschungen, Frustrationen, Hilflosigkeit mit anderen, ähnlich Betroffenen, zu sprechen;
- Verständnis, Ermunterung und Unterstützung zu erfahren;
- neue Sozialkontakte zu knüpfen und somit Kompensation und Optimierung umzusetzen;
- neue Verhaltensweisen (soziale Fertigkeiten, Bewältigungsstrategien) zu erlernen, zu erproben und sich darüber auszutauschen, um so Kompensation zu erreichen;
- Ansprüche, Ziele und Erwartungen zu hinterfragen, dazu Alternativen zu erkennen sowie zum Erproben neuer Sichtweisen (Selektion) angeleitet zu werden;
- den Alltag besser, bewältigbar zu strukturieren und dafür Anregungen von anderen zu erfahren, um die verbleibenden Handlungsmittel optimal einzusetzen;
- Problemlösefertigkeiten für den Alltag kennenzulernen, dabei Hilfe zu bekommen und so neu zu erlernen;
- Akzeptanz von Behinderungen, körperlichen Veränderungen und Krankheiten (z. B. Diabetes mellitus, Parkinson, Apoplex), von daraus sich ergebenden Grenzen durch den Austausch mit anderen älteren Menschen, doch auch durch Selektion (kognitive Interventionen) zu erwerben.

■ **Fallbeispiel: Ziele der Psychotherapie bei Altersdepression**

Der 79-jährige Patient, ein früherer Pfarrer, sprach mit leiser Stimme, zeigte kaum Mimik, wirkte deprimiert, antriebslos, gequält und sein Blick war gesenkt. Er war orientiert, wach, doch klagte er über Entscheidungsschwierigkeiten, Schlafstörungen und Gedächtnisprobleme. Er war in Gedanken versunken, grübelte viel über seine Lage, war pessimistisch, selbstzweiflerisch und äußerte Schuldgefühle. Suizidale Absichten verneinte er, obgleich er des Lebens überdrüssig war. Eine vollstationäre Behandlung, die auch EKT einschloss, hatte bislang keinen Erfolg gezeigt. Bereits früher, während beruflicher Belastungsphasen und häufiger während der ersten Jahre nach der Pensionierung, hatte er depressive Phasen erlebt, doch in der Regel ohne fremde Hilfe überstanden. Damals war er durch die fast zeitgleich auftretende Krebserkrankung der Ehefrau und der Tochter stark belastet gewesen und haderte mit Gott und der Welt. Seit dem überraschenden Tod der Ehefrau vor 10 Monaten war er erneut und diesmal andauernd in eine depressive Phase gerutscht. Der Verlust führte zum Wegfall von Unterstützung, Tagesstruktur, Kontakten, gemeinsamen Aktivitäten und Perspektive. Er zog sich zurück, konnte sich zu nichts mehr aufraffen, klagte viel und war für alle eine Last. Er fühlte sich verlassen, ja gestraft, und das Leben hatte keinen Sinn mehr. Er machte sich Vorwürfe über die schlechte Beziehung zu seiner Tochter und sah sich am Ende seines Lebens, das vor allem durch Misserfolge gekennzeichnet zu sein schien.

Ziele der Psychotherapie (in Verbindung mit einer antidepressiven Medikation) bestanden in: Erhöhung der Aktivitätsrate, Verbesserung der sozialen Kompetenz, klare Tages- und Wochenstruktur sowie Bearbeitung des Verlusts, des angeblichen Versagens als Vater und der Korrektur der ungeschickten Attributionsmuster (Selbstzweifel). Es gelang damit die resignativ-depressive Symptomatik zu lindern und das eigenständige Leben wieder möglich zu machen. Der Patient wurde über die ersten Wochen teilstationär (Tagesklinik) mit Einzel- und Gruppentherapie, danach ambulant einzeltherapeutisch und in fortgesetzter Gruppentherapie behandelt.

23.2 Einzelpsychotherapie

Die individuelle Arbeit mit älteren depressiven Patienten hat sich als ausgesprochen wirksam und erfolgreich erwiesen (▶ Kap. 10). Altersunterschiede zwischen Therapeuten und Patienten erwiesen sich als wenig hinderlich. Alle Erfahrungen sprechen dafür, dass die im Folgenden dargestellten Therapieelemente, Materialien, Behandlungsmodule und Vorgehensweisen auch im Rahmen einer individuellen Behandlung eingesetzt werden können. Dabei können die Programmmodule, die Behandlungsschritte, Materialien und Übungen auf die persönlichen Probleme, das individuelle Tempo bzw. die erforderliche Intensität (Dauer, Redundanz) angepasst werden.

23.2.1 Grundlegendes Therapeutenverhalten

Ein guter Psychotherapeut ist empathisch, patientenzentriert, aufrichtig, interessiert und interaktionsfähig. Diese Merkmale sind wesentliche Voraussetzung für die erfolgreiche Anwendung der spezifischen Techniken, Übungen und Aufgaben. Ein Patient muss sich verstanden und ernstgenommen fühlen, damit die Therapietechniken wirksam eingesetzt werden können. Fühlt ein Patient sich technizistisch behandelt oder gar kritisiert und manipuliert, gerät er in die Defensive und wird eher auf seinen depressionsfördernden Vorstellungen und Befürchtungen beharren, als bereit zu sein, diese mit einem Therapeuten zu bearbeiten. Die Gefahr, sich von der Vielzahl der Techniken blenden zu lassen, ihre Anwendung perfekt beherrschen zu wollen und die zwischenmenschlichen Aspekte zu vernachlässigen, ist für Therapeuten groß, doch sollte klar sein, dass therapeutische Techniken erst dann Veränderungen bei Patienten bewirken, wenn Therapeuten über die Basiskompetenzen verfügen und diese realisieren.

Interaktionskompetenz

Gute Interaktionsfähigkeit zeigt sich in Aufmerksamkeit, Interesse, Geduld, Aufrichtigkeit, Wärme, Vertrauen und einer überzeugenden professionellen Kompetenz. Es sollte Therapeuten gelingen, Vertrauen und Professionalität dadurch zu vermitteln, dass sie gelassen, ruhig, sicher und beruhigend sind. Exzessives Fragen, Feindseligkeit, Kritik, Vorwürfe oder auch Therapeuten, die ungeduldig, herablassend, ignorierend und distanziert sind, stehen solchen zwischenmenschlichen Fähigkeiten entgegen. Die Atmosphäre ist akzeptierend und, wenn nötig, fürsorgend, unterstützend, versichernd und erklärend. Kühles, distanziertes Verhalten erschwert die Entwicklung einer kooperativen, entspannten Beziehung, die eine Grundvoraussetzung für den Therapieprozess darstellt. Schlechte Therapeuten behandeln Patienten auf distanzierte, uninteressierte Art und Weise. Sie spulen ihr Programm ab, sind lediglich bemüht, die Tagesordnung oder irgendwelche organisatorischen Abläufe einzuhalten. Kompetente Therapeuten ermöglichen Patienten, ihre Anliegen vorzubringen und darauf vom Therapeuten Antwort und Rückmeldung zu erhalten. Trotz eines interessierten Eingehens auf Patienten verliert ein Therapeut die Struktur der Therapiestunde dennoch nicht aus dem Auge. Es herrscht ein adäquates Verhältnis von Interesse und Aufgabenorientierung.

Fachliche Kompetenz

Jede therapeutische Arbeit setzt voraus, dass ein Patient einen Therapeuten für fachlich kompetent hält. Dieser Expertenstatus wird einerseits dadurch erzeugt, dass ein Therapeut die Basiskompetenzen beherrscht, d. h. Patienten versteht, interessiert ist und gute Interaktionsfähigkeiten zeigt. Andererseits sollte ein Therapeut zu Beginn der Behandlung den Patienten einige persönliche Informationen hinsichtlich der Ausbildung, der Erfahrungen und ggf. der Funktion geben. Depressive Patienten begegnen Therapeuten oft mit depressionstypischen negativen Einstellungen, negativen Erwartungen und einer Hoffnungslosigkeit, die sich in einer Ambivalenz gegenüber der Behandlung ausdrückt. Als wichtige, kurzfristige Interventionsmöglichkeiten dafür bieten sich dafür sog. beruhigende Versicherungen an (siehe folgende Übersicht). Diese beruhigenden Versicherungen können natürlich nicht in der dargestellten Form vorgetragen (vorgelesen) werden. Vielmehr müssen diese Äußerungen in Sätze gefasst und dabei mit gelassener Sicherheit ausgedrückt werden. Etwa: „Das verstehe ich sehr gut, dass Sie keine Hoffnung auf Besserung haben. Dies ist typisch für eine Depression. Doch wir behandeln hier sehr viele Menschen mit Depressionen und sind dabei meist erfolgreich. Depressionen sind, obwohl Sie sich das jetzt gar nicht vorstellen können, sehr gut behandelbar!"

> **Beruhigende Versicherungen (nach Hautzinger 2013)**
> - Patient ist kein Einzelfall
> - Depressionen sind gut behandelbar
> - Depressionen lassen sich gut verstehen und erklären
> - Depressionen sind eine ernsthafte, doch keine gefährliche Krankheit
> - Verschlechterungen sind üblich
> - Verschlechterungen und Krisen werden durch Behandlung aufgefangen
> - Ziele und Weg aus der Depression wird schrittweise erreicht
> - Patienten erfahren unkonditionale Verstärkung und Unterstützung
> - Patienten sollen Erfolge (Positives) erleben
> - An Erfahrungen der Patienten anknüpfen
> - Perspektiven (neue) vermitteln

Derartige Formulierungen, die oft wiederholt geäußert werden müssen, setzen voraus, dass ein Therapeut gelassen, nicht defensiv und akzeptierend reagiert, dadurch für kompetent gehalten wird, die Äußerungen glaubhaft wirken und überzeugend dargestellt werden. Therapeuten sind wenig kompetent, wenn sie Anzeichen von Distanziertheit, Misstrauen, Hierarchiedenken, Arroganz, „Ja-aber-Haltung" oder ähnliche Verhaltens- und Einstellungsmerkmale zeigen.

Strukturiertheit

Diese beinhaltet neben dem zeitlichen Aspekt auch den Versuch, therapeutische Themen nach Problembereichen zu organisieren, konkrete Ziele für die Sitzung und die gesamte Behandlung zu formulieren und damit einer Bearbeitung und Lösung zugänglich zu machen. Dahinter verbirgt sich neben der Hilfe im therapeutischen Problemlöseprozess das Ziel, depressiven Patienten „Strukturierung" als wichtige Bewältigungsstrategie zu vermitteln. Ein weiterer Aspekt von Strukturiertheit stellt die therapeutische Fertigkeit dar, eine Therapiesitzung als Gesamtheit im Blick zu behalten. Es ist ausgesprochen ungeschickt, sich alleine von den Befindlichkeiten, Einfällen und Themenangeboten eines Patienten leiten zu lassen. Unstrukturierte Therapiesitzungen führen meist dazu, dass es Patienten danach kaum besser geht und Therapeuten oft von den dysphorischen Befindlichkeiten von Patienten angesteckt werden. Ferner sind gut strukturierte Psychotherapeuten solche, die immer wieder durch (geschickte, knappe) Zusammenfassungen (s. u.), die Sitzungsstruktur und Problembearbeitung auf „Linie" halten bzw. voranbringen.

Formulieren von Zusammenfassungen

Depressive (ältere) Patienten bekommen oft nicht mit, was um sie herum geschieht, was gefragt bzw. gesagt wurde, was sich ereignet hat, welche Zusammenhänge erkennbar werden, welche Schlussfolgerungen zu ziehen sind. Ferner besteht bei depressiven Patienten immer die Tendenz abzuschweifen, zu klagen, wie schwer alles fällt und über die Lust- bzw. Antriebslosigkeit zu berichten. Wiederholte Zusammenfassungen helfen Therapeut und Patient in der Analyse- und Problemlösespur zu bleiben. Sie verdichten das Gesagte und Erlebte. Angemessene Schlussfolgerungen werden möglich bzw. nochmals auf den Punkt gebracht. Zusammenfassungen sollten flexibel, wiederholt und mehrfach eingesetzt werden. Oft können knappe, nur aus ein bis zwei Sätzen bestehende Zusammenfassungen alle paar Minuten helfen, die Problemanalyse, die Problembearbeitung, die kognitive Umstrukturierung bzw. die Übungen voranzubringen. Dabei kann ruhig formuliert werden: „Lassen Sie mich nochmals zusammenfassen …" oder „Fassen Sie doch noch mal kurz zusammen …" Diese Einleitung kann jedoch auch entfallen, indem z. B. gefragt wird: „Was wird daran deutlich …?" oder „Habe ich richtig verstanden, dass …?"

Schließlich sollte eine Sitzung immer mit einem kurzen Rückblick, verbunden mit einer Zusammenfassung der bearbeiteten Themen, den gemachten Erfahrungen, den neuen Einstellungen bzw. Interpretationen, den Übungen zwischen den Sitzungen abgeschlossen werden. Meist kann dabei auf die verwendeten bzw. ausgeteilten Materialien Bezug genommen werden.

Problemorientierung

Aus vagen Berichten über Befinden, Belastungen, Beschwerden, Ereignisse usw. können konkret benennbare und abgrenzbare Probleme herausgearbeitet werden. Diese Problemorientierung ermöglicht einerseits, die Lage von Patienten, die als überwältigend erlebt wird, in bestimmte problematische (bzw. als problematisch erlebte) Bereiche zu unterteilen, andererseits die Voraussetzung für Lösungen zu schaffen. Ein zweiter Aspekt der Problemorientierung stellt die Herausarbeitung bzw. das Erkennen von zentralen, sich wiederholenden, also von „Schlüsselproblemen" dar.

Ein zu bearbeitendes Problem im Rahmen einer Psychotherapie kann daher nicht „die Depression" sein, sondern Bereiche des Verhaltens (z. B. Aktivitäten, Tätigkeiten, Handlungen, Kommunikation), des Denkens (z. B. Einstellungen, Erwartungen, Ansprüche, Misserfolgsorientierung, Schuld, Unfähigkeitsannahmen usw.), der Umwelt- und Lebensbedingungen (z. B. Familie, Freizeit), von Krisen und Ereignissen (z. B. Verluste, Veränderungen) sowie von Anforderungen und Verpflichtungen (z. B. Erledigung von Aufgaben, Ämter, Arztbesuch). Therapeuten müssen sich daher wiederholt konkrete Beispiele, Abläufe und Bewältigungsprozesse hinsichtlich eines Lebensbereichs schildern lassen. Erst daraus ergeben sich die zur Lösung anstehenden Probleme, Ziele und Alternativen. Wichtig dabei ist das Formulieren konkreter Hypothesen über spezielle Verarbeitungsmuster, Denkgewohnheiten, Verhaltensweisen und Wahrnehmungsstrategien und deren Verbindung zu Beschwerden und Befinden. Anhand der Berichte der Patienten über Befinden, Verhalten und Denken können Vorstellungen über den Zusammenhang zwischen Aktivitäten, Verhalten, Interpretationen, Grundannahmen und Gefühlen entwickelt werden.

Mögliche Schlüsselprobleme (bzw. Schemata) sind Verlassenheit, Unsicherheit, Misstrauen, Misshandlung, emotionale Entbehrung, Unzulänglichkeit, Scham, soziale Isolation, Entfremdung, Abhängigkeit, Inkompetenz, Verstrickung, Versagen, Anspruchshaltung, unzureichende Selbstkontrolle, Selbstaufopferung, Streben nach Anerkennung, Negativität und Pessimismus, überhöhte Standards, übertriebene kritische Haltung, Strafneigung.

Aus der Liste konkreter Probleme ergibt sich fast zwangsläufig die Frage nach Zielen. Die Ziele sollten konkret und mit Bezug zu den zu bearbeitenden Problemen formuliert werden.

Sokratisches Gesprächsverhalten

Dieses ist neugierig, interessiert, zielgerichtet, hypothesengeleitet und verwendet didaktisch geschickt Fragen. Damit wird ein Patient aktiviert, konkretisiert, strukturiert, und es tun sich für Schwierigkeiten oft Problemlösungen auf. Sokratisches Gesprächsverhalten erfordert immer einen aktiven, interessiert zugewandten, freundlichen, doch strukturierten, damit auch direktiven Psychotherapeuten. Es geht nicht einfach nur um ein „Fragenstellen", sondern darum, mit den Fragen ein bestimmtes Ziel zu verfolgen bzw. zu erreichen. Diese Ziele hängen von der Phase einer Psychotherapie ab. In der Diagnostikphase geht es um das Erkennen zentraler Problembereiche und von Schlüsselproblemen, in der anfänglichen Therapiephase geht es um Information, Erklärung und Zusammenhänge entsprechend dem Therapierational, später geht es um die Rolle von positiven Tätigkeiten, alternativen automatischen Gedanken, grundlegenden Einstellungen, neuen Kompetenzen usw. Durch geschicktes Fragen sollen Patienten selbst erkennen, wie die Zusammenhänge sind, ob das bisherige Verhalten hilfreich war, welche Alternativen es gibt usw. Die bereits erwähnten Zusammenfassungen (s. oben) helfen dabei besonders.

23.2.2 Planung der Therapiestunde

Zu Beginn einer Therapiestunde erstellt ein Therapeut idealerweise gemeinsam mit den Patienten eine Tagesordnung (Agenda). Diese Tagesordnung hat den Zweck, die vorhandene Therapiezeit von ca. 50 min (bei Gruppen ca. 100 min) pro Sitzung sinnvoll zu strukturieren. Es soll dadurch gewährleistet werden, dass die wesentlichen, auch aktuellen Probleme eines Patienten behandelt werden. Ferner, dass Problembereiche angegangen werden, die relevant, nachvollziehbar und für Patienten durchschaubar sind, was die Kooperationsbereitschaft erhöht (Motivationseffekt). Durch solch eine Sitzungsstrukturierung wird das therapeutische Vorgehen in das kognitiv-verhaltenstheoretischen Rational eingebunden, der Bezug zu den Therapiezielen wird deutlich und das therapeutische Handeln vorstrukturiert, damit letztlich auch evaluierbar.

Die effektive Verwendung der Therapiezeit ist wichtig: Ein Therapeut lenkt das Gespräch auf die therapeutisch wesentlichen Aspekte und Problembereiche und versucht, Patienten zu neuen Einsichten und Erkenntnissen, neuen Fertigkeiten und Handlungsmustern, verbesserter Tagesstruktur und Life Balance zu verhelfen, ohne jedoch zu überfordern. Ein Themenbereich wird möglichst zu der vorgesehenen Zeit beendet. Nach einer kurzen Zusammenfassung folgt der Übergang zum nächsten Tagesordnungspunkt. Therapeuten sind aktiv, direktiv, sokratisch und führen immer wieder auf das aktuelle Kernthema zurück (strukturiert, zusammenfassend). Abschweifungen durch Patienten werden zunächst geduldet, doch dann beendet, etwa mit einer Äußerungen wie: „Lassen Sie uns doch noch einmal zum Ausgangspunkt zurückkommen. Sie haben eben gesagt, ... " Zu einem optimalen Therapeutenverhalten gehört hier auch die Flexibilität, eine ursprüngliche Strukturierung zugunsten eines neuen wichtigen Themas zu verändern. Diese Änderung muss jedoch so erfolgen, dass noch genügend Zeit verbleibt, um an dem neuen Thema bzw. Problem zu arbeiten.

23.2.3 Aufgaben und Übungen zwischen den Sitzungen

Als Übung zwischen den Sitzungen wird jegliche Aufgabe verstanden, die außerhalb der direkten Therapiekontakte selbstständig zu leisten ist. Die Bedeutung von derartigen Aufgaben für eine wirksame Psychotherapie ist wiederholt hervorgehoben und als Wirkfaktor belegt worden. Die systematische Anwendung und Einhaltung von Aufgaben scheint wesentlich dazu beizutragen, dass eine Besserung eintritt und der Erfolg nach Beendigung der Behandlung anhält. Dauerhafte Veränderungen sind leichter zu erreichen, wenn ein Patient aktiv an Erfahrungen außerhalb der Therapiestunde beteiligt ist. Außerdem erhält ein Patient dadurch Gelegenheit, die speziellen Techniken und Fertigkeiten anzuwenden, die zuvor während der Therapie gelernt und eingeübt wurden. Übungen und Aufgaben dienen zur Verstärkung und Ergänzung des Lernens in der Therapie.

Wenn immer möglich, legt ein Therapeut die theoretischen und therapeutischen Gründe für die Aufgaben dar. Um zu erreichen, dass die Übungen gemacht werden, können die Aufgabe als Experiment dargestellt werden. Statt zu sagen: „Das wird Ihnen gut tun", oder „Sie sollten diese Aufgabe bis nächstes Mal auf jeden Fall machen", könnte ein Therapeut sagen: „Warum versuchen Sie es nicht damit?", oder „Was haben Sie zu verlieren, und was haben Sie zu gewinnen?", oder: „Sehen wir einmal, ob wir gemeinsam einen Weg finden, um diese Gedanken zu überprüfen (bzw. diese neue Erfahrung zu machen)."

Therapeuten sollten sich bei der Beschreibung der Aufgabe klar und genau ausdrücken. Es ist besser zu sagen: „Schreiben Sie 20 Tätigkeiten auf", als: „Halten Sie einige Aktivitäten fest." Es ist oft nützlich, Patienten die Aufgabe in eigenen Worten wiederholen und Hindernisse bei der Erledigung beschreiben zu lassen. Manchmal kann man Patienten veranlassen, sich vorzustellen, wie sie die Aufgabe ausführen, sodass mögliche Hindernisse, mit denen ein Patient rechnet, festgestellt und durch sorgfältigere Planung vermieden werden können.

Schreibschwierigkeiten Manche ältere Patienten scheuen schriftliche Aufgaben, weil sie Schwierigkeiten mit der Formulierung oder der Rechtschreibung haben. Therapeuten sollten feststellen, ob die Nichterledigung der Aufgaben auf eine dieser Störgrößen zurückzuführen ist. Dieses Problem kann oft durch die einfache Mitteilung gelöst werden, dass die äußere Form der Hausaufgaben irrelevant ist. Alternativ kann mittels sokratischer Gesprächsführung die Nützlichkeit einer derartigen Haltung bezüglich der angestrebten therapeutischen Ziele hinterfragt werden. Oft empfiehlt es sich, Patienten zu helfen, die neuen Ideen in konkrete Pläne umzusetzen.

23.2.4 Umgang mit Krisen

Im Verlauf jeder Behandlung können Krisen und Phasen plötzlicher Verschlechterung eintreten. Ziel ist es, diese Schwierigkeiten aufzufangen und Patienten die Möglichkeit zu geben, mit solchen Krisen in konstruktiver Weise umzugehen. Jedem (primär depressiven) Patienten sollte die Möglichkeit offenstehen, in Notsituationen (z. B. Stimmungstief, suizidale Ideen) den behandelnden Therapeuten anzurufen bzw. anzusprechen.

Zu den zentralen Verhaltensmerkmalen eines Therapeuten bei Krisen zählen die beruhigenden Versicherungen (s. Übersicht in ▶ Abschn. 23.2.1, „Fachliche Kompetenz"). Diese Methode setzt voraus, dass ein Patient einen Therapeuten für kompetent hält, dass die Äußerungen glaubhaft wirken und überzeugend dargestellt werden. Sie wirken nur dann beruhigend auf Patienten, wenn diese merken, dass die persönlichen Schwierigkeiten von den Therapeuten anerkannt werden, und wenn gleichzeitig deutlich gemacht wird, wie man ihnen aus der Krise heraushelfen kann. Kaum beruhigend wirken oberflächliche Ratschläge. Stattdessen sind Möglichkeiten der Hilfe und der Überwindung von Krisen spezifisch und konkret aufzuzeigen. Beruhigende Versicherungen dürfen nicht mechanisch angewandt werden. Sie bergen immer die Gefahr in sich, dass dadurch einem Patienten das Gefühl vermittelt wird, ein Therapeut nehme den aktuellen (krisenhaften) Zustand nicht ernst bzw. bagatellisiere die Gefühle eines Patienten. Ein Therapeut muss einem Patienten das Gefühl vermitteln, dass die Probleme (z. B. Verschlechterungen) ernst genommen werden, aber dennoch gelöst werden können.

Suizidalität

Krisen können sich in der Verschlechterung der Symptomatik bis hin zur Verstärkung bzw. dem Auftreten von Selbstmordgedanken und -handlungen auswirken. Suizidneigungen eines Patienten sollten Therapeuten immer dazu veranlassen zu prüfen, inwieweit er glaubt, durch den regelmäßigen Kontakt und die verstärkten therapeutischen Maßnahmen Kontrolle über diese Suizidtendenzen zu haben und zu behalten. Es sollte immer eine Beratung mit Kollegen, Vorgesetzten und/oder einem Supervisor gesucht werden. Vor allem bei den ambulant versorgten Patienten muss besonders sorgfältig erhoben werden, inwieweit suizidale Handlungen außerhalb der therapeutischen Kontakte verhindert werden können. Im Folgenden sind einige Punkte zusammengestellt, die bei der Verhinderung bzw. Überwindung suizidaler Krisen helfen. Diese Aspekte reduzieren zwar die akute Suizidtendenz, doch sie stellen keine Gewähr für das Unterlassen von Selbstmordhandlungen dar:

- Vorhandensein einer stabilen, vertrauensvollen Beziehung zwischen Therapeut und Patient;
- Eingehen bzw. Vorhandensein eines Vertrages zwischen Therapeut und Patient, während des Behandlungszeitraums keine Suizidhandlungen zu begehen;
- Fortbestehen eines gewissen Aktivitätsniveaus, das soziale Kontakte einschließen sollte;
- Vorhandensein zumindest einer Bezugsperson bzw. einiger Kontaktpersonen;
- Formulieren und Umsetzung einiger kurzfristiger Ziele. Damit kann es gelingen, zumindest von Sitzung zu Sitzung die Hoffnungslosigkeit zu durchbrechen;
- (tägliche) persönliche bzw. telefonische Kontakte zu einem Patienten, um so einem Therapeuten Kontrolle und eventuell rasche Intervention (ggf. stationäre Aufnahme) zu ermöglichen.

Schlafstörungen

Durchschlafschwierigkeiten und Früherwachen verschwinden meist mit den ersten Therapiefortschritten (v. a wenn die Psychotherapie mit antidepressiver Medikation kombiniert wird). Stehen hartnäckige Schlafstörungen im Vordergrund, sollten diese therapeutische Aufmerksamkeit erfahren. Wichtig dabei ist die genaue und gezielt auf das Schlafverhalten abgestimmte funktionale Verhaltensanalyse durch Schlafprotokolle und Aktometer bzw. Schlaf-EEG. Ergänzend zur Überwindung von Schlafstörungen bieten sich hypnotherapeutische, schlafhygienische und sportliche Maßnahmen an.

Chronische Schmerzen

Körperliche Beschwerden können bei Depressionen im Alter ganz im Vordergrund stehen. Eine starke somatische Orientierung von Patienten erfordert häufig, dass die Behandlung ganz auf den Körper und die Bewältigung von Schmerzen ausgerichtet ist. Die Depression wird meist als Reaktion auf die chronischen Schmerzen gesehen. Entsprechend müssen die Erklärung (Modell) und die Therapie zunächst ganz auf die Schmerzen und deren Linderung (Akzeptanz, Reduktion) ausgerichtet sein. Hilfreich dafür sind die kognitiven, aktivierenden und ablenkenden

Interventionen, doch auch Bio- bzw. Neurofeedback sowie Physiotherapie.

23.3 Psychoedukation und Krankheitsinformation

Es ist wichtig, einen depressiven Patienten und dessen Angehörige über die Krankheit Depression zu informieren, sich über Symptome, Ursachen und Risikofaktoren auszutauschen und Behandlungsmöglichkeiten kennen zu lernen. Texte können mit Patienten erarbeitet oder in einer Gruppe gemeinsam zusammengetragen werden. Hilfreich ist es, die relevanten Punkte auf eine Tafel oder ein Poster zu schreiben. Schaubilder können den Patienten kopiert und als Arbeitsmaterial zur Verfügung gestellt werden. Der speziell für ältere depressive Menschen und ihre Angehörigen geschriebene Ratgeber „Wenn Ältere schwermütig werden" (Hautzinger 2006) enthält alle diese sowie sehr viel mehr Informationen und kann Patienten zur Selbststudium empfohlen werden. Das Modul Psychoedukation kann gezielt in einer oder zwei Sitzungen bearbeitet werden, doch es kann auch nach Bedarf in Teilen parallel in die anderen Module einfließen bzw. bei Bedarf immer wieder aufgegriffen werden.

- **Wie Depressionen entstehen**

Die meisten Depressionen haben eine längere Vorgeschichte und entwickeln sich langsam und schleichend, bis eine besonders belastende Situation eine deutlich spürbare Verschlechterung des körperlichen und psychischen Wohlbefindens auslöst. Bevor es zum Ausbruch der Erkrankung kommt, stellen sich erste Anzeichen einer Depression ein, die den vorher beschriebenen Symptomen entsprechen. Meist wird eine Depression nicht durch ein belastendes Ereignis ausgelöst, sondern es kommen viele Faktoren zusammen, die gemeinsam zu einer zu großen Belastung des Organismus führen.

- **Risikofaktoren für Depressionen im Alter**

Im Alter besteht ein erhöhtes Risiko, Schwermut und Depression zu erleben. Mit Risikofaktoren sind persönliche Erfahrungen und Bedingungen gemeint, die Depressionen wahrscheinlicher machen. Risikofaktoren können durch andere Bedingungen abgepuffert und aufgefangen werden. Wie bei vielen Dingen im Leben kann eine Sache eine andere, ungünstige Entwicklung ausgleichen. Ein Beispiel: Eine Brille gleicht die Kurzsichtigkeit aus und erlaubt so, fast alle Dinge zu tun, die auch einem Normalsichtigen offenstehen. Ähnliche Möglichkeiten bestehen auch bei den Risikofaktoren und bei der Entwicklung von Depressionen im Alter. Erfahrung und Forschung zeigen jedoch: Je mehr Risikofaktoren bei jemandem wirksam sind, desto höher ist die Wahrscheinlichkeit, dass er/sie an Schwermut oder Depression erkrankt.

- **Frühere Depressionen**

Das Risiko für eine depressive Entwicklung im Alter ist erhöht, wenn bereits früher im Leben depressive Symptome oder gar depressive Episoden aufgetreten sind. Dabei müssen die früheren Erfahrungen nicht heftig und lang andauernd gewesen sein oder zu einer Behandlung geführt haben.

- **Depressionen in der Familie**

Die Neigung zur Schwermut kommt in Familien (bei Eltern, Geschwistern, Großeltern) gehäuft vor. Ist bekannt, dass in einer Familie die nahen Verwandten an einer Depression oder an einer manisch-depressiven Erkrankung litten, dann erhöht sich auch für einen selbst das Risiko für Depressionen. Im Laufe des Lebens kann es zu wiederholten Phasen der Schwermut kommen. Ist man also familiär vorbelastet, bedarf es im Alter nur noch wenig Stress oder körperlicher Beschwerden, um eine Depression zu entwickeln.

- **Neigung zu Krankheiten**

Personen, die in jüngeren Jahren häufig krank waren oder leicht krank wurden, haben ein erhöhtes Risiko für Depressionen im Alter. Dabei sind v. a. Infektionskrankheiten, andere psychische Krankheiten (z. B. Ängste, Panik, Zwänge), Stressanfälligkeit, psychosomatische Erkrankungen, doch auch allgemeine Empfindlichkeit gemeint.

- **Gebrechen und Funktionseinschränkungen:**

Ältere Menschen mit körperlichen Gebrechen (z. B. Diabetes, Herz-Kreislauf-Erkrankungen, Allergien, Tumore) und/oder mit chronischen Behinderungen von körperlichen Funktionen (z. B. Sehschwäche, Einschränkung der Beweglichkeit, Muskelschwäche) neigen eher zu Schwermut. Je mehr Gebrechen vorliegen und je stärker diese Gebrechen fremde Hilfe erforderlich machen, desto mehr führen sie dazu, dass der Betroffene resigniert, sich hilflos und depressiv fühlt.

- **Krankenhausaufenthalte und Operationen**
Körperliche Eingriffe (z. B. Narkose, Operationen, schmerzhafte oder invasive Behandlungen) oder Krankenhausaufenthalte scheinen insbesondere bei älteren Menschen Depressionen zu begünstigen.

- **Medikamenteneinnahme und Nebenwirkungen**
Bestimmte Medikamente und verordnete Präparate erhöhen das Risiko einer Schwermut. Zu diesen Mitteln gehören blutdrucksenkende Mittel, Hormonpräparate (z. B. die Schilddrüse betreffend), entzündungshemmende Medikamente, Präparate zur Kontrolle von Allergien, Antiparkinsonmittel, Antikrebsmedikamente, Beruhigungsmittel.

- **Dauerstress:**
Wenn Stressoren mit wechselnder Intensität und über eine lange Zeit auf den Menschen einwirken, können Stresssymptome auftreten, und es kommt zu Dauerstress. Anders als beim akuten Stress kann der Körper unter Dauerstress das in Unordnung geratene körperliche und seelische Gleichgewicht nicht wieder (von allein) herstellen. Dauerstress bewirkt dann erhebliche Stoffwechselverschiebungen (besonders eine vermehrte Ausschüttung des Stresshormons Kortisol) und Störungen der Funktion des autonomen Nervensystems. Diese Veränderungen führen zu körperlichen Krankheiten und sind Mitauslöser von Depressionen.

- **Verluste und Ausdünnung des sozialen Netzes**
Verluste von nahestehenden, wichtigen, geliebten und vertrauten Personen (z. B. Ehepartner, Eltern, Kinder, Freunde, Nachbarn, Gleichaltrige), doch auch von sozialen Rollen (z. B. Beruf, Kinder versorgen), von Aufgaben (z. B. nicht mehr für den Haushalt allein verantwortlich sein) und Funktionen (z. B. als Vereinsvorsitzender oder Abteilungsleiter oder Schöffe bei Gericht) begünstigen Schwermut und depressive Entwicklungen.

- **Fehlende Fähigkeiten und Fertigkeiten**
Um mit Anforderungen und Belastungen fertig zu werden, bedarf es Stärken und Kompetenzen. Kompetenzen sind persönliche Fertigkeiten – sie zeigen sich im eigenen Verhalten, beim Problemlösen, in der Bewältigung von Erlebtem, im Handeln und im Denken. Werden wir mit Anforderungen und Belastungen konfrontiert, die wir nicht zu bewältigen vermögen, dann fühlen wir uns hilflos und werden depressiv.

- **Fehlende Interessen und Ziele**
Eine Person, die ihr Leben z. B. nur auf Arbeit oder nur auf Familie ausgerichtet hat, wird mit dem Verlust der Arbeit (z. B. durch Pensionierung) oder mit dem Verlust eines Familienmitglieds (z. B. durch Auszug oder Tod) viel schwerer fertig als eine Person, die verschiedene Interessen und Kontakte hat und neue, persönliche Ziele entwickelt. Personen mit wenigen Interessen und eingeschränkten Zielen sind für Enttäuschung, Resignation und Schwermut sehr anfällig. Viel günstiger ist es, wenn eine Person bereits lange vor dem Alter (bevor Einschränkungen bzw. Verluste gehäuft auftreten) eine Vielzahl von Interessen entwickelt und sich Ziele gesetzt hat.

- **Gleichförmigkeit der Abläufe**
Gestaltet sich der Tages- und Wochenablauf in immer gleicher Weise, dann entsteht schnell das, was man „Abnutzung" nennen kann. Selbst liebgewonnene Handlungen (z. B. Spaziergänge) und Ereignisse (z. B. Treffen mit der Nachbarin) verlieren ihre Wirkung, wenn nichts Neues passiert. Gerade ältere Menschen sind in Gefahr, dass der Alltag immer gleich verläuft. Das Erstarren in Routine und festen Abläufen führt zu Sättigung, Langeweile, Resignation und Antriebslosigkeit. Menschen, die neben ihrer Arbeit keine anderen, v. a. keine angenehmen, genussvollen Aktivitäten haben, werden von dem Verlust der Arbeit (z. B. durch Pensionierung) heftig getroffen. Dies gilt z. B. auch für Personen, die ihre ganze Freude aus der Gartenarbeit ziehen – treten körperliche Gebrechen auf (z. B. Probleme mit den Knien oder mit der Haut), die die Gartenarbeit nicht mehr erlauben, dann bricht eine ganze Welt zusammen.

Körperliche Passivität

Sport, Tanz, Gymnastik, Yoga und andere körperliche Aktivitäten verhindern Krankheiten (z. B. Arteriosklerose, Schlaganfall, Diabetes, Demenz) und helfen gegen Depressionen. Wer körperlich inaktiv ist, dazu gar noch raucht, Alkohol trinkt oder zu viel isst, hat ein erhöhtes Infarkt- und Depressionsrisiko. Schon täglich einige hundert Schritte, verbunden mit gesunder Ernährung und kaum Alkohol, sind hilfreich.

Starre Einstellungen und Überzeugungen

Menschen mit festen, wenig flexiblen, starren Vorstellungen, hohen Ansprüchen und Perfektionismus, Festhalten an alten Zielen und Standards, ausgeprägter Misserfolgsorientierung und pessimistischen Haltungen gelingt die Anpassung an sich verändernde Gegebenheiten und unveränderbare Entwicklungen sehr schwer. Doch werden im Alter oft auch schon lang bestehende Haltungen (etwa Selbstzweifel, Selbstunsicherheiten oder Pessimismus) an die Oberfläche gespült und bestimmen das Denken – da Ablenkung und Ausgleich fehlen.

Veränderung und Kompensation durch Üben

Gebraucht man Fähigkeiten, entwickeln sie sich. Gebraucht man sie nicht, verkümmern sie. Forschung zeigt, dass die meisten älteren Menschen eine beträchtliche körperliche und geistige Reserve besitzen, die durch Übung und Lernen aktiviert werden kann. Durch Gebrauch, Übung und Training lassen sich in jeder Altersgruppe (also auch bei Älteren) Fähigkeiten und Fertigkeiten verbessern, steigern und erwerben.

Veränderung durch Selektion

Wenn man nahe Menschen verliert, aus dem Berufsleben ausscheidet, manche Dinge nicht mehr selbst erledigen kann, körperliche Gebrechen oder Behinderungen bekommt, dann muss man sein Leben neu ordnen und eine neue Auswahl treffen (Selektion), neue, dem Selbstwert dienliche Bewertungen vornehmen. Das gilt ganz besonders dann, wenn ältere Menschen ihre bisherige Lebenswelt aufgeben, um in einer anderen Wohnung oder gar in einer Alteneinrichtung weiterzuleben. Selektion erfordert innere Bereitschaft, gedankliche Flexibilität und Orientierung an konkreten Handlungen. Es reicht nicht aus, bloß einzusehen, dass sich etwas im eigenen Leben ändern muss – sondern man muss es umsetzen, tun, erproben und neue Erfahrungen machen. Dann gelingen die Veränderungen, man kann Überholtes leichter aufgeben, geht freundlicher mit sich um und reduziert unangemessen gewordene Ansprüche. Wenn man dabei mit der Unterstützung und Solidarität von Angehörigen und Gleichaltrigen (z. B. ähnlich Betroffenen) rechnen kann, ist das besonders hilfreich.

Veränderung durch Optimierung

Verbessern, optimieren lässt sich im Alltag so einiges: Man kann seine Umwelt und gewohnte Abläufe gestalten, indem man Hilfsmittel einsetzt oder vorhandene altersgerecht verbessert. Es gilt, verbliebene und neue Ressourcen geschickt (optimal) einzusetzen. So können die persönlichen Handlungs-, Entscheidungs- und Kontrollspielräume erhalten bleiben. Was lässt sich alles optimieren? Zum Beispiel: Man kann sich bewusst der Erfahrung von Angenehmem zuwenden (z. B. durch entsprechende Aktivitäten, Tagesplanung); man kann die physikalische Umwelt verbessern (z. B. durch Gestaltung des Wohnraums, des Treppenhauses); man kann Hilfsdienste beauftragen (z. B. Essensdienste, Pflegedienste, Einkaufshilfen usw.); man kann die Familie einbeziehen; man nutzt die verbliebenen Kräfte für Schönes und Wichtiges (z. B. Kontakt mit Enkeln oder Freundin) anstatt für Beliebiges oder gar Pflichten (z. B. Bügeln oder Kochen).

Veränderung durch Medikamente

Eine bewährte und hilfreiche Behandlung besteht in der Einnahme von sog. Antidepressiva. Diese Medikamente greifen unmittelbar in die Stoffwechselstörung im Gehirn ein. Sie gleichen einen Mangel an einer Substanz (z. B. Serotonin) aus und führen so zur Verbesserung der Empfindlichkeit der Rezeptoren an den Nervenübergängen – das unterstützt die Reizleitung im Gehirn, verbessert und beschleunigt sie. Die Folge ist, dass z. B. der Antrieb steigt oder dass sich die Stimmung hebt. Die unterschiedlichen Antidepressiva haben verschiedene „Angriffspunkte": Die einen beeinflussen ganz bestimmte Hirnregionen, andere wirken nur auf ganz bestimmte Rezeptoren an Nervenendigungen, wieder andere wirken nur auf den Bereich vor einer Nervenschaltstelle, andere nur auf den Bereich nach der Reizübertragung.

- **Veränderungen durch Psychotherapie**

Psychotherapie setzt an den Erfahrungen, dem Denken und dem Verhalten jedes Einzelnen an. Damit stehen die psychologischen und sozialen Faktoren im Mittelpunkt der Behandlung. Es geht darum zu helfen, vorhandene Stärken besser zu nutzen, ungeschickte Bewältigungsformen zu verändern, Risikobedingungen zu reduzieren, Verletzungen (Vulnerabilitäten) zu heilen, Traumatisierungen und Lebenserfahrungen aufzuarbeiten, hilfreicheres Denken und geschickteres Verhalten zu lernen. Durch Psychotherapie gelangen Patienten zu anderen Einstellungen und Verhaltensweisen, erproben neue Alltagsabläufe, gehen anders mit der Umwelt (z. B. der Familie) um, bauen Stress ab und bewältigen ihn, sehen sich selbst positiver und erkennen eigene Stärken, um so zu anderen Erfahrungen zu gelangen.

23.4 Verständnis für Psychotherapie erarbeiten

Das Grundrational der Psychotherapie depressiver Älterer wurde bereits in ▶ Kap. 10 vorgestellt. Für das erfolgreiche therapeutische Arbeiten ist ein gemeinsames (theoretisches) Verständnis zwischen Patient und Therapeut bezüglich der Depressionsentstehung, der Veränderungsmöglichkeiten und der Problemlösung unbedingt erforderlich. Nur dann, wenn ein Patient seine Probleme und seine Problementstehung mit dem vom Therapeuten angebotenen, vereinfachten Modell in Einklang bringen und sich mittels des vereinfachten Therapierationals eine Überwindung und Gesundung vorstellen kann, entstehen Veränderungsmotivation und das für die Therapie erforderliche kooperative Arbeitsbündnis. Ein wesentliches Ziel ist daher die Ableitung des Therapierationals aus der erarbeiteten Problemzusammenstellung. Am Ende dieser Therapiephase soll ein Patient daher verstehen und akzeptieren, dass es Sinn macht, zwischen körperlichen Beschwerden, Stimmungen/Gefühlen, Verhalten und Denken zu unterscheiden und dass diese Bestimmungsstücke psychologischen Erlebens miteinander zusammenhängen und sich wechselseitig beeinflussen. Weiterhin sollte herausgearbeitet und vom Patienten akzeptiert werden, dass Gefühle, Antrieb, Befinden, körperliche Beschwerden nicht direkt verändert werden können, sondern bestenfalls durch Veränderung des Denkens und des Handelns. Zumindest sollte ein Patient bereit sein, sich versuchsweise auf diese Überlegungen und bei der täglichen Selbstbeobachtung auf den Zusammenhang von Befinden (Gefühle, Beschwerden) und Tätigkeiten (Handlungen, Ereignisse, Aktivitäten) einzulassen. Überhaupt wird das Therapierational nicht als Wahrheit vorgestellt, sondern als Möglichkeit, als Hypothese formuliert, die es nun gilt, bei sich selbst zu verifizieren.

Zur Erarbeitung dieser Zusammenhänge bietet es sich zunächst an, mit den Patienten die Depressionsspirale anhand der eigenen Erfahrungen zu erarbeiten. Ausgehend von einem bestimmten Ereignis oder einer negativen Stimmung oder Schlaflosigkeit können die verschiedenen Bestimmungsstücke, also die Stimmung, die Gedanken, das Verhalten, die körperlichen Symptome, als eine nach unten, immer tiefer in die Depression führende Spirale herausgearbeitet werden (◘ Abb. 23.1). Es ist hilfreich, dies an der Tafel oder auf einem Stück Papier aufzuzeichnen und auszufüllen.

Aus dieser differenziellen Betrachtung der Entwicklung einer immer schlechteren Befindlichkeit, einer immer größeren Lust- und Antriebslosigkeit unter Beteiligung pessimistischer, negativer Bewertungen und Grübeleien sowie von Passivität, Vermeidung und Rückzug lässt sich gut und überzeugend das Depressionsdreieck (◘ Abb. 23.2) ableiten und verdeutlichen, welche Angebote und Hilfestellungen die Einzel- bzw. Gruppentherapie bietet, um über die Beeinflussung des Verhaltens, des Handelns und des Denkens die Depressionsspirale umzukehren und letztlich die Symptomatik zu überwinden.

Die folgenden Therapietechniken werden während der Psychotherapie erarbeitet, kennengelernt, eingeübt und im Alltag erprobt. Ziel der Psychotherapie ist es herauszufinden, welche der Angebote (Techniken) für den einzelnen Patienten hilfreich zur Befindensregulation, zur Depressionsüberwindung und zur Rückschlagverhinderung sind. Diese veränderten Kenntnisse, diese neuen Denk- und Verhaltensweisen sollen dann über die Therapie hinaus beibehalten und statt der alten, depressiven bzw. depressionsförderlichen Gewohnheiten in das Verhaltensrepertoire integriert werden. Nach einer Zeit des fortgesetzten Übens („Training") werden die neuen Denk- und Verhaltensweisen so selbstverständlich, dass sie automatisch ablaufen und ihre Schutzfunktion erfüllen.

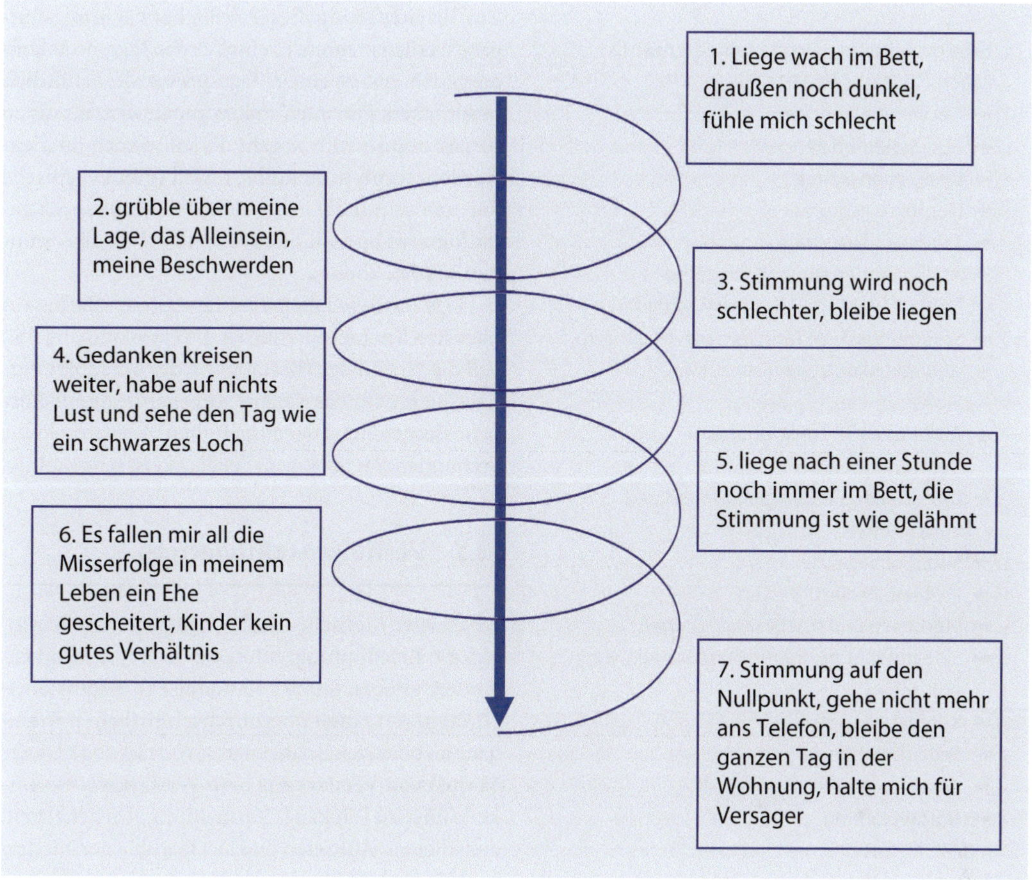

23.4 · Verständnis für Psychotherapie erarbeiten

1. Liege wach im Bett, draußen noch dunkel, fühle mich schlecht
2. grüble über meine Lage, das Alleinsein, meine Beschwerden
3. Stimmung wird noch schlechter, bleibe liegen
4. Gedanken kreisen weiter, habe auf nichts Lust und sehe den Tag wie ein schwarzes Loch
5. liege nach einer Stunde noch immer im Bett, die Stimmung ist wie gelähmt
6. Es fallen mir all die Misserfolge in meinem Leben ein Ehe gescheitert, Kinder kein gutes Verhältnis
7. Stimmung auf den Nullpunkt, gehe nicht mehr ans Telefon, bleibe den ganzen Tag in der Wohnung, halte mich für Versager

◘ Abb. 23.1 Depressionsspirale

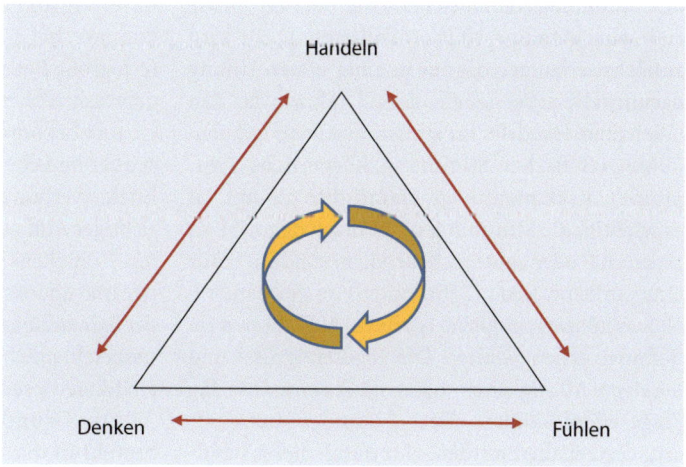

◘ Abb. 23.2 Depressionsdreieck (auch Depressionskreislauf) als Begründung für das DiA-Programm

> **Erfolgreiche Psychotherapieelemente (nach Hautzinger 2016)**
> - Depressionen erkennen
> - Risikofaktoren kennen
> - Depressionsspirale
> - Depressionsdreieck
> - Tages- und Wochenplanung
> - Aufbau angenehmer Aktivitäten
> - Balance von Typ A und Typ B Aktivitäten
> - Stimmungs- und Tätigkeitskurven führen
> - Gedankenkontrolle (Stopp, Karten, Signalpunkte)
> - ABC-Protokoll zur kognitiven Umstrukturierung
> - Dysfunktionale Überzeugungen und Verzerrungen
> - Situationsanalyse
> - Problemlösefertigkeiten
> - Merkmale selbstsicheren Verhaltens
> - Selbstbehauptung und Durchsetzen von Wünschen
> - Kontakte knüpfen
> - Selbstbelohnung
> - Krisen erkennen
> - Notfallplanung

■ **Stimmungsprotokoll führen**

Als Therapieeinstieg bietet sich an, Patienten zu bitten, über die nächsten Tage (maximal eine Woche) ihre Stimmung (Befinden) und die Tagesereignisse zu beobachten und zu protokollieren. Dazu wird zunächst erläutert, dass es in einer ersten Übung darum geht zu verstehen, ob und ggf. wie das Tun (Verhalten, Handeln, Ereignisse im Alltag) mit dem Fühlen (Befinden, Stimmung, körperliche Symptome) zusammenhängt. Damit dies gelingt, ist es wichtig, die Stimmung nicht nur kategorial als „schlecht" oder „gut" zu beurteilen, sondern dafür eine einfache Skala (Schulnoten) zu verwenden. Nur so können mögliche (geringe) Variationen im Befinden erfasst werden. Die Tagesereignisse und die eigenen Tätigkeiten sollten nicht einmal am Tag (Tagesende), sondern alle 2–3 Stunden stichwortartig festgehalten werden. Nur durch dieses handlungsnahe Protokollieren wird nichts vergessen.

Zur Erleichterung dieser Selbstbeobachtungsaufgabe werden mehrere Exemplare des Tagesprotokolls ausgeteilt und an einem Tagesprotokoll ausführlich besprochen. Patienten sollten genau wissen, was zu tun ist und worum es geht. Es sollte auch überlegt werden, wann protokolliert wird (gibt es typische Tageseinschnitte?) und welche Hindernisse auftreten könnten und wie diese verhindert bzw. überwunden werden können.

Das Ausfüllen mehrerer Tagesprotokolle bis zur nächsten Therapiesitzung ist die erste Aufgabe und soll die Grundlage (Bestätigung des Therapierationals) liefern für das weitere Vorgehen. Eine ausführliche Besprechung der ausgefüllten Tagesprotokolle, verbunden mit positivem Feedback, ist sehr wichtig.

23.5 Verhaltensaktivierung

Depressive Menschen leiden häufig an Antriebslosigkeit, Erschöpfung, Interesse- und Lustlosigkeit. Andere erleben durch belastende Lebensumstände (Ereignisse) einen überdurchschnittlichen Rückgang an positiven Erfahrungen (Verstärkung). Dieser Verlust von Verstärkung bzw. Verstärkerwirksamkeit führt zu Rückzug, Vermeidung, Unsicherheit, ängstlichem Auftreten und löst Gefühle der Niedergeschlagenheit und Depression aus. Ein entscheidendes Mittel zur Veränderung und Überwindung depressiven Befindens sind daher Verhaltensaktivierung und Erhöhung der Rate positiver Verstärkung. Der Verhaltensaktivierung, der Tagesstrukturierung und der Steigerung positiver Aktivitäten kommen bei der Therapie von Depressionen insofern große Bedeutung zu, weil diese nicht nur antidepressiv wirken, sondern der Patient damit auch die Chance bekommt, die Zahl seiner potenziellen Verstärker im Leben zu erhöhen, und damit präventive Effekte verbunden sind. Ein allmählicher und vorsichtiger Aufbau eines ausgewogeneren („balancierten") Tätigkeits- und Aktivitätsniveaus ist eine zentrale und unerlässliche therapeutische Maßnahme bei der Behandlung von Depressionen. Darauf haben die unterschiedlichsten Kliniker und Psychotherapeuten hingewiesen.

Die Grundidee der Verhaltensaktivierung besteht in der Tatsache, dass zwischen Handeln und Fühlen, Tun und Emotion ein Zusammenhang besteht. Es wird dabei nicht behauptet, dass Verhalten die Ursache von Niedergeschlagenheit oder gar der Depression ist, sondern dass zwischen dem „was ich tue" und dem „wie es mir geht" ein Zusammenhang (Interaktion) besteht. Die Wirkung geht also in beide Richtungen. Dies eröffnet die Möglichkeit zur Kontrolle depressiver Befindlichkeit. Es ist leichter möglich, das eigene Handeln und Verhalten zu verändern, als die Gefühle oder körperliche Vorgänge. Entscheidend dabei sind persönliche, verstärkende, angenehme Aktivitäten bzw. Tätigkeiten.

Den Zusammenhang gilt es anhand der Selbstbeobachtungen (Tagesprotokolle, ◘ Abb. 23.3) zu entdecken. Dabei darf es nicht darum gehen, dass bestimmte Tätigkeiten das Befinden und die Stimmung „umdrehen" und plötzlich ganz positiv machen. Es geht um kleine Veränderungen des Befindens, also in der Notenskala von 5 auf 4 oder von 4 auf 3.

23.5.1 Was sind positive Aktivitäten?

Mit positiven Aktivitäten bezeichnen wir Tätigkeiten, die als positiv und angenehm von Patienten erlebt werden. Dabei kann es sich sowohl um aktiv initiierte Tätigkeiten als auch um Ereignisse handeln, die in verschiedenen Bereichen des Lebens, wie Familie, Freizeit, Partnerschaft,

Uhrzeit	Tätigkeiten, Aktivitäten, Ereignisse	Stimmung
6 – 7	Schon seit 5 Uhr wach, liege im Bett, kann nicht wieder einschlafen, allein	5
7 – 8	Noch immer im Bett, grüble über den Tag nach, der wie ein Tunnel vor mir liegt	5
8 – 9	Bin aufgestanden, Kaffee, Zeitung „lesen", Radio ist an, Bericht über Bahnhofsneubau	4
9 – 10	Nachbarin hat geklingelt, habe sie zum Kaffee eingeladen, Thema: Kinder, Enkel	3
10 – 11	Gemeinsam mit Nachbarin mache ich eine Runde durch den Park (sonnig)	3
11 – 12	Anruf vom Augenarzt: Meine Befunde sind schlecht, weitere Spritzen nötig	5
12 – 13	In der Post liegt die Jahresabrechnung an Wohnnebenkosten, Nachzahlung	5
13 – 14	Gekocht, Essen, Sofa, Nickerchen, Radio läuft (Mittagskonzert)	4
14 – 15	Verabredung mit früherer Arbeitskollegin, der ich zufällig über den Weg lief	4
15 – 16	Sitze mit früherer Arbeitskollegin im Cafe, unterhalten uns über Gott und die Welt	3

◘ **Abb. 23.3** Beispiel eines ausgefüllten Tagesprotokolls

Bekanntschaften, Freunde, allgemein im Alltag vorkommen. So können geplante Aktivitäten wie „zu einem Vortrag gehen" oder „zusammen mit Freunden ein Konzert besuchen" ebenso positive Aktivitäten darstellen wie Ereignisse („einen alten Bekannten in der Stadt treffen" oder „beim Kartenspiel gewinnen"), die zwar nicht vorher planbar sind, aber eine gewisse Aktivitätsbereitschaft voraussetzen.

Wir unterteilen Handlungen und Aktivitäten in neutrale, unangenehme und angenehme Tätigkeiten. Ferner ist es sinnvoll, Pflichten und unangenehme Tätigkeiten als „TYP A-Aktivitäten", hingegen angenehme, positiv erlebte Tätigkeiten als „TYP B-Aktivitäten" zu benennen. Es lassen sich nicht alle Pflichten und damit Typ A-Aktivitäten vermeiden, doch sollte das Ziel sein, im Tages- und Wochenverlauf einen Ausgleich (Balance) zwischen Typ A- und Typ B-Aktivitäten zu schaffen. Dies erfordert Planung und Strukturierung.

Es ist eine Alltagsweisheit, dass sich das Erleben oder Durchführen angenehmer Aktivitäten positiv auf unsere Stimmung auswirkt. Gibt es für eine Person sehr wenige angenehme Tätigkeiten oder Ereignisse, dann fühlt sie sich unzufrieden, verunsichert, bedrückt, niedergeschlagen und depressiv. Oder verschiebt sich durch ein Ereignis die Balance positiver (Typ B) und negativer (Typ A) Alltagstätigkeiten hin zu einer negativ gefärbten, aversiven Struktur, dann leidet die Person und rutscht in eine depressive Stimmung. Die Depressionsspirale lässt sich durch verbesserte Tagesstruktur, den systematischen und allmählichen Aufbau positiver Aktivitäten umkehren bzw. das Abrutschen in eine erneute Depression lässt sich sogar verhindern: Je mehr positiv erlebte Aktivitäten der Patient regelmäßig durchführt, desto besser fühlt er sich; die verbesserte Stimmung steigert seine Bereitschaft, aktiver zu sein. Neben der Analyse des Zusammenhangs von der Häufigkeit angenehmer Aktivitäten und der Stimmung ist es wichtig, individuell bedeutsame Tätigkeiten zu identifizieren. Bedeutsam und wichtig für den Patienten können beispielsweise Aktivitäten sein, die er auch schon früher als angenehm und positiv erlebt hat; es können aber auch Aktivitäten sein, die neu für den Patienten sind und sich seiner jetzigen, veränderten Situation anpassen.

23.5.2 Ziele der Verhaltensaktivierung

Positive Aktivitäten, deren Steigerung und Einbau in den Alltag sollten genau geplant werden. Eine realistische Planung unter Berücksichtigung des Ausgangsniveaus bzw. Ausgangszustands ist nötig. Teilschritte und Unterziele sollten so gewählt werden, dass ein Patient sie auch erreichen kann und Misserfolge möglichst unwahrscheinlich sind. In jedem Fall ist es wichtig und hilfreich, Patienten für das Erreichen von (Teil-)Zielen zu verstärken und dabei die Selbstverstärkung zu fördern.

Folgende konkrete Ziele werden angestrebt:
- Erfassen von Tätigkeiten, die einen erhöhten Verstärkerwert haben;
- Rückmeldung darüber, dass nur wenige dieser angenehmen Aktivitäten ausgeführt werden;
- Tages- bzw. Wochenplanung;
- Erkennen des gegenseitigen Einflusses von Tätigkeiten und Stimmung durch Tages- und Wochenprotokolle;
- Aufrechterhaltung eines ausbalancierten Aktivitätsniveaus.

Grundsätzlich ist die Verhaltensaktivierung, konkret die Tagesstrukturierung und der Aufbau positiver Aktivitäten, eine ausgezeichnete Methode, um neben der rein quantitativen Erhöhung des Aktivitätsniveaus und der sorgfältigeren Balancierung der Alltagserlebnisse, den Patienten erste Erfolgserlebnisse zu vermitteln und damit die Motivation für die Therapie zu stärken.

23.5.3 Probleme bei der Verhaltensaktivierung

Bei der Durchführung dieses Therapiemoduls können Probleme auftauchen. Patienten fühlen sich zu müde oder körperlich nicht in der Lage, eine Tätigkeit auszuführen, und begründen damit ihre Inaktivität. Therapeuten sollten diese Erklärungen akzeptieren, dann jedoch einfache und leichte Aktivitäten vorschlagen, die Patienten zu ersten Erfolgserlebnissen verhelfen können. Oft ziehen sich depressive Patienten mit dem Argument „es ist sowieso alles sinnlos" bzw. „das Leben ist gelaufen" in die völlige Passivität zurück. Ohne diese Einstellung von vornherein in Frage zu stellen, kann ein Therapeut mit einem Patienten (sokratisch) herausarbeiten, ob seine bisherigen Lösungsversuche (also Rückzug) zur Überwindung der depressiven Befindlichkeit beigetragen haben. Bei Patienten, die jede Aktivität dadurch vermeiden, dass sie die Befürchtung und Überzeugung hegen, ihnen gehe es nach misslungener Handlung nur noch schlechter, kann ein Therapeut versuchen, mit Hilfe von Selbstbeobachtungen aufzuzeigen, dass es Patienten erfahrungsgemäß eher schlechter geht, wenn sie weiter passiv bleiben. Auch hier sind die Patienten zu einem Experiment zu ermuntern, mit Hilfe einfacher Aktivitäten die Chance zu nutzen, sich unter Umständen besser zu fühlen. Für Therapeuten gilt: Nicht aufgeben! Insbesondere bei sehr schwer depressiven und älteren Patienten erfordert Verhaltensaktivierung viel Geduld, ein hohes Maß an Optimismus und Sicherheit für die Methode, Flexibilität und redundante Wiederholung. Auch elektronische Hilfen, Schrittzähler, kurze Anrufe, SMS oder E-Mails können bei der Initiierung und dem Durchhalten einer (angenehmen) Tätigkeit helfen.

23.5.4 Tagesstrukturierung, Verhaltensaufbau

Der nächste Schritt ist nun die Verbesserung der Tagesstruktur, der Aufbau bzw. die Steigerung positiv erlebter Tätigkeiten, die Ausbalancierung des Alltags von Pflichten (Typ A-Aktivitäten) und von angenehmen Dingen (Typ B-Aktivitäten). Damit verbunden ist das Aufstellen einer persönlichen Liste positiver Tätigkeiten, die dann unter Verwendung des Wochenplans (bzw. des Tagesprotokolls) umgesetzt und in den Alltag eingebaut werden. Die Liste angenehmer Aktivitäten (Hautzinger 2016) hilft Patienten dabei, auf Ideen für angenehme Aktivitäten zu kommen. Es ist typisch für depressive Menschen, dass ihnen wenig einfällt. Diese Blockade soll durch die Liste überwunden werden. Es soll auch dazu führen, dass Patienten auf neue Ideen kommen, eine Erweiterung ihres Handlungs- und Tätigkeitenraums vorzunehmen.

Planung und Durchführung positiver Aktivitäten

Eine sorgfältige inhaltliche und zeitliche Planung von angenehmen Aktivitäten ist hilfreich, da gerade depressive Patienten leicht zu Passivität neigen und aufgrund von Misserfolgsängsten Aufgaben eher ausweichen. Wird ein Plan z. B. für die kommenden Tage erstellt, schließen Patient und Therapeut einen „Vertrag", was ein Patient in den nächsten Tagen tun möchte. Diese Planung hilft auch dabei, wieder Entscheidungen zu treffen und Dinge zu erledigen. Ein expliziter Plan hat den Vorteil, dass Hindernisse, die die Ausführung des Planes gefährden könnten, besprochen werden können.

Will man beispielsweise am Nachmittag eine Ausstellung besuchen, dann muss man sich vorher überlegen, welche Vorbereitungen dafür zu treffen sind. Ein wichtiger Bestandteil der Planung besteht daher in der Vorausschau und der zu treffenden Vorsorge, damit der Plan auch durchführbar ist. Um einen Plan einhalten zu können, kann es auch notwendig sein zu lernen, anderweitige Forderungen abzulehnen. Es gilt darauf zu achten, dass ein Patient sich realistische, d. h. aktuell erreichbare Ziele setzt. Die Aufmerksamkeit ist auf kleine Schritte bzw. Teilziele zu richten.

Bei der Erstellung von Tages- bzw. Wochenplänen sollte darauf geachtet werden, dass Aktivitäten, die Freude machen und als angenehm erlebt werden, etwa genauso häufig vorkommen wie Aktivitäten, die eher als neutral oder unangenehm erlebt werden. Ein Arbeitsblatt entsprechend ◘ Abb. 23.3 wird benutzt, um die nächsten Tage zu planen und einige verstärkende Tätigkeiten in den Tagesablauf einzubauen. Dabei ist darauf zu achten, dass Patienten nicht überfordert werden. Dafür ist das Ausgangstätigkeitsniveau der Patienten zu beachten. In einigen Fällen geht es zunächst darum, eine Stunde am Tag anders zu gestalten und dort eine oder zwei machbare angenehme Aktivitäten zu planen sowie durchzuführen. Schrittweise wird dieses Aktivitätsniveau ausgebaut. Unter Umständen kann die Durchführung einzelner Sequenzen und Teilaktivitäten während der Sitzung im Rollenspiel geübt werden, bevor die Umsetzung im Alltag gelingt.

Typ A- und Typ B-Aktivitäten

Viele depressive Patienten sind bei der Auswahl ihrer Tätigkeiten wenig achtsam. Sie zwingen sich zu bestimmten Handlungen, halten gewohnheitsmäßig an bestimmten Abläufen fest, haben den Tag voll verplant, beachten jedoch nicht die Balance zwischen angenehmen Aktivitäten und Pflichten. Eine Hilfe besteht nun darin, 2 Typen von Aktivitäten, Typ A und Typ B, zu unterscheiden (s. dazu auch ▶ Abschn. 23.5.1). Typ A-Aktivitäten sind Pflichten, Dinge, die man tun muss, doch nicht unbedingt gerne tut. Typische Beispiel sind: auf ein Amt gehen, Arztbesuche, auf einen kranken Angehörigen aufpassen usw. Typ B-Aktivitäten sind dagegen Tätigkeiten, die man gerne tut, doch nicht unbedingt tun muss. Typ A-Aktivitäten sind nicht stimmungsaufhellend, während Typ B-Aktivitäten das Befinden positiv beeinflussen. Auch hier kann nun der Tages- bzw. Wochenplan als Arbeitsmaterial genützt werden. Zunächst besteht die Aufgabe darin, alle Tätigkeiten und Ereignisse während eines Tages bzw. über mehrere Tage Stunde für Stunde festzuhalten und ggf. auch die Stimmung für jede Stunde einzuschätzen. Diese Selbstbeobachtung kann nun dahin ausgewertet werden, dass das Konzept der Typ A- und der Typ B-Aktivitäten eingeführt und erläutert wird. Danach geht man gemeinsam mit den Patienten den Wochenplan durch und markiert alle Typ A-Aktivitäten rot und alle Typ B-Aktivitäten grün. In den meisten Fällen dominiert über einen Tag bzw. eine Woche die Farbe Rot, also die Pflichten, die unangenehmen (eben Typ A-)Aktivitäten. Die grüne Markierung (Typ B-Aktivitäten) kommt kaum vor.

Ziel ist es nun, eine Balance zwischen Typ A- und Typ B-Aktivitäten im Alltag z. B. über eine Woche herzustellen. Dies kann auf mehreren Wegen erreicht werden:

- Typ A und Typ B im Wechsel: Hierzu legt man zunächst die an einem bestimmten Tag anfallenden Pflichten fest. Nach einer Stunde (oder 2 Stunden) Typ A-Aktivität muss diese unterbrochen werden, um nun einer Typ B-Aktivität im gleichen zeitlichen Umfang Platz zu machen.
- Typ A und Typ B in gleicher Menge: Hierzu legt man zunächst die an einem bestimmten Tag anfallenden Pflichten fest und notiert die Anzahl dieser Typ A-Aktivitäten. Die Aufgabe besteht nun darin, dass für den bestimmten Tag nun mindestens genauso viele Typ B-Aktivitäten gefunden und umgesetzt werden müssen.

Schrittzähler nutzen Bewegung ist günstig für das Befinden, den Blutdruck, alle Blutwerte, das Immunsystem, die Knochen und den gesamten Körper. Insbesondere im Alter ist körperliche Aktivität wichtig. Dadurch kehrt Energie kehrt zurück, der Schlaf wird gefördert, die Verdauung funktioniert wieder und das Wohlbefinden verbessert sich. Allein schon durch 20–30 min mäßige körperliche Aktivität, wie z. B. einen Spaziergang oder 5000 Schritte am Tag wird dies erreicht. Inzwischen gibt es preiswerte, einfach zu bedienende Schrittzähler, die ohne Behinderung in der Tasche, um den Hals, am Gürtel oder am Handgelenk wie eine Uhr getragen werden können. Damit erhält man Rückmeldung über die tägliche Strecke bzw. Schrittmenge, die bewältigt wurde. Diese Informationen werden für eine ganze Woche in dem Gerät gespeichert und können dann in der Therapiesitzung über einen Computer ausgelesen und ausgedruckt werden.

23.6 Depressives Denken verändern

Kognitive Interventionen lassen sich in 3 miteinander kombinierbaren Zugangsweisen und Methoden unterteilen:
1. Gedankenkontrolltechniken,
2. kognitive Umstrukturierung,
3. metakognitive Techniken.

Alle kognitiven Interventionen dienen letztlich dem Erkennen, der Wahrnehmung, der Identifikation, der Analyse, der Überprüfung, der Überwindung, der Kontrolle und der Korrektur blockierender, wenig hilfreicher und einer Depression förderlicher Einstellungen. Bei der **Gedankenkontrolle** geht es um das Unterbrechen und Neulernen von Selbstbewertungen (Selbstinstruktionen). Bei der **kognitiven Umstrukturierung** geht es um die Analyse und das Hinterfragen automatischer Bewertungen und Einstellungen sowie um das Verändern und Ersetzen dieser Einstellungen. **Metakognitive Konzepte** zielen auf mehr Akzeptanz, Distanz und Gelassenheit und fokussieren auf das Hier und Jetzt. Sie vermitteln damit ein besseres Verständnis dafür, wie unsere kognitiven Automatismen (Autopilot) uns immer wieder auf die falsche Fährte und zu Vermeidung und Grübeln bringen. Generell werden unter „Kognitionen" alle Prozesse verstanden, die etwas mit Wahrnehmung, Erwartung, Ursachenerklärung, Anspruchshaltung, Interpretation, Bewertung, Schlussfolgerung und Antizipation zu tun haben, die in einer Depression negativ, verzerrt, einseitig, unpassend, absolutistisch, wertend, oft unberechtigt bzw. irrational sind und sich in einer emotionalen Blockierung und Fixierung niederschlagen.

- **Automatische Gedanken, Grundüberzeugungen**

Es ist hilfreich, die kognitiven Vorgänge in „automatische Gedanken" und „Grundüberzeugungen" (Schemata, Prägung) zu trennen. Wir alle haben automatische Gedanken und tiefer liegende Grundüberzeugungen, die unser Erleben, Empfinden, Gefühle und Handeln bestimmen. Automatische Gedanken sind überlernte, nicht bewusste Bewertungen, Überzeugungen, Interpretationen in einer konkreten Situation. Sie sind situationsnahe, damit leicht auslösbare und erkennbare (ausdrückbare) Einschätzungen. Automatische Gedanken können in jeder Situation unterschiedlich aussehen, wobei sich oft ähnliche Kognitionen (Themen) in unterschiedlichen, doch z. B. mit Leistung oder Sozialkontakten oder Kritik oder Isolation usw. verbundenen Situationen finden. Grundüberzeugungen oder Schemata sind abstraktere Regeln, Prinzipien, Einstellungen, Werthaltungen, Ziele, Ansprüche usw., die nicht so leicht dem Bewusstsein zugänglich sind (oder voll Scham unterdrückt werden) und oft erst über die Analyse und Bearbeitung automatischer Gedanken in unterschiedlichen Situationen erkennbar werden. In gewissem Sinn sind das „sich selbst erfüllende Prophezeiungen" oder die „Brille", mit der wir uns selbst, die Welt, unsere Umwelt, die Zukunft sehen.

23.6.1 Gedankenkontrolle

Viele depressive Patienten können die negativen und belastenden Gedanken in einem depressiven Zustand oft gut benennen und aufschreiben bzw. im Gespräch auszudrücken. Über diese Verhaltensexzesse (Übermaß an negativen Gedanken) soll nun Kontrolle erworben werden. Dazu ist es zunächst erforderlich, Patienten zu bitten, ihre typisch negativen, belastenden, grüblerisch wiederkehrenden Gedanken aufzuschreiben. Dazu werden an die Patienten kleine Karteikärtchen (meist 5) ausgeteilt, auf denen jeweils ein negativer, persönlicher Gedanken aufgeschrieben werden soll. Destruktive, negative Gedanken haben häufig die Form von „All-Aussagen". Oft finden sich Formulierungen mit „nie, immer, keiner, alle, niemand, muss, müsste, sollte, hätte, schrecklich, furchtbar".

Danach sollen Patienten die aufgeschriebenen, für sie typischen depressiven Sätze laut vorlesen und dabei beobachten, welche Auswirkungen diese Gedanken auf die Stimmung haben. Wie zu erwarten, tun diese Gedanken nicht gut und ziehen die Stimmung runter. Auf Nachfrage geben Patienten gerne zu, dass es ihnen lieb wäre, diese belastenden, sich ständig aufdrängenden Gedanken loszuwerden.

Im nächsten Schritt werden daher Patienten gebeten, sich ein Kärtchen herauszugreifen und den dort notierten Gedanken lebhaft vorstellen. Diese Vorstellung wird dann mit einem lauten „Stopp" unterbrochen. Die Folge der bei Patienten zu beobachtenden Schreckreaktion („Gedankenstopp") ist, dass kurzfristig der belastende, negative Gedanken unterdrückt (gestoppt) wird, doch nach wenigen Sekunden schnell wieder da ist. Gedankenstopp führt also nicht zu Gedankenkontrolle. Daher werden dann 5 neue (andersfarbige) Karteikärtchen ausgeteilt. Nun besteht die Aufgabe darin, konstruktive, freundliche, positive Sätze zu finden. Patienten sollen aufschreiben, was andere an ihnen mögen, worauf sie stolz sind, was sie gut können usw. Patienten brauchen bei dieser Aufgabe meist viel Hilfe. Depressiven fallen selten eigene positive Eigenschaften, Stärken, Ressourcen oder lobenswerte Kennzeichen ein. Auch jetzt ist es wichtig, die gefundenen und notierten konstruktiven Gedanken laut vorlesen zu lassen. Ziel ist es, die freundlichen, konstruktiven, unterstützenden Gedanken verfügbar, damit „automatisch" zu machen. Daher müssen diese nun trainiert werden.

Patienten bekommen nun die Aufgabe, jedes Mal, **bevor** sie etwas trinken, essen oder in den Mund stecken, die positiven Sätze auf den Karteikarten hervorzuholen und durchzulesen. Dazu ist es erforderlich, dass die Kärtchen mit den konstruktiven Formulierungen immer bei/an sich (Jacken- oder Hosentasche) getragen werden. Entscheidend ist jedoch, dass die Kärtchen regelmäßig über einige Wochen benutzt und somit aufbauende Kognitionen solange in das System „gepumpt" werden, bis diese automatisch verfügbar sind.

Eine zweite Hilfe zum Training aufbauender Gedanken ist die Anwendung von Signalpunkten. Dazu werden Patienten einige farbige Klebepunkte ausgeteilt. Diese roten oder grünen oder blauen Punkte sollen nun an den unterschiedlichsten Stellen ihrer Lebenswelt aufgeklebt werden, etwa auf den Kühlschrank, die Wohnungstüre, den Geldbeutel. Wenn Patienten nun während des Tages einen der farbigen Klebepunkte sehen (z. B. beim Öffnen der Wohnungstüre) müssen die Kärtchen mit den konstruktiven, aufbauenden, positiven Gedanken hervorgeholt und durchgelesen werden.

23.6.2 Kognitive Umstrukturierung

Das grundlegende Analyse- und Übungsschema dafür besteht aus 3 bzw. 5 Spalten. Es wird angenommen, dass Emotionen, Beschwerden und Verhalten die Folge von bestimmten Auslösern (Ereignissen, Reizen, Erinnerungen, sensorischen Erlebnissen, Träumen usw.) sind. Dabei lösen diese internen (Schmerzen, Träume, Gedanken) bzw. externen (Situationen, Verhalten anderer) Ereignisse nicht direkt Emotionen bzw. Handlungen aus, sondern entscheidend sind die automatisierten kognitiven Verarbeitungsprozesse (Wahrnehmung, Bedeutungszuschreibung, Bewertung usw.).

Kognitive Umstrukturierung besteht aus 5 Schritten:
- Beobachten, Herausarbeiten unpassender, fehlerhafter und unlogischer gedanklicher Interpretationen externaler und internaler Ereignisse;
- Erkennen des Zusammenhangs von Denken und Fühlen;
- Evidenzüberprüfung automatischer Gedanken, Herausarbeiten von alternativen Bewertungen (mittels sokratischer Gesprächsführung);
- Ersetzen, Veränderung und Korrektur der fehlerhaften Denkweisen durch korrektere, situationsangemessenere, hilfreichere Kognitionen;
- Erlernen und selbstständige Anwendung der kognitiven Techniken, Selbstkontrolle über emotionales Erleben und Verhalten zu erwerben.

Erkennen automatischer Gedanken

Automatische Gedanken sind schnell ablaufende, blitzartig auftretende, subjektiv plausibel erscheinende und unfreiwillig sich einstellende Kognitionen, die zwischen einem Ereignis (externaler oder internaler Art) und einem emotionalen Erleben (Konsequenz) liegen. Ausgangspunkt der Analyse automatisierter Kognitionen sind in der Regel die erlebten Gefühle, Stimmungen, Befindlichkeiten, Beschwerden. Diese Emotionen bedürfen meist einer Präzisierung und Differenzierung. Es ist wenig hilfreich, wenn ein Patient seine Stimmung immer nur mit „schlecht" oder „negativ" bezeichnet. Hier sind Hilfestellungen dahingehend nötig, überhaupt Worte für die erlebten Gefühle (etwa statt „schlecht" von „angespannt", „nervös", „traurig" zu sprechen) zu erlernen. Diese Stimmungen und Gefühlszustände werden mit einer (möglichst) konkreten, zeitlich eingegrenzten Situation bzw. Erfahrung in Zusammenhang gebracht (etwa „ich bin traurig, seit mein Sohn und seine Familie den Besuch am Wochenende abgesagt haben").

Das für diese Therapiephase zentrale Schema ist das 3-Spalten-Protokoll. Zunächst gemeinsam mit Patienten, dann als Übung zwischen den Sitzungen, dann zunehmend selbstständig werden die automatisch sich einstellenden, nichtbewussten Gedanken, Bewertungen, Überzeugungen analysiert und notiert. ◘ Abb. 23.4 enthält ein Beispiel dazu. Das 3-Spalten-Protokoll ist ein systematisches Verfahren, das Patienten hilft, automatische Gedanken auch außerhalb der Therapiesituation eigenständig zu erkennen und festzuhalten.

Erkennen kognitiver Verzerrungen

Automatische Gedanken beruhen häufig auf Schlussfolgerungen, die mit typischen Denkfehlern behaftet sind. Diese gedanklichen Verzerrungen bilden eine Grundlage für die depressiven Verstimmungen, deren Aufrechterhaltung bzw. deren Verschlimmerung. Eine Hilfe bei der kognitiven Umstrukturierung besteht darin, die persönlichen kognitiven Verzerrungen zu erkennen und zu benennen.

Typische depressive Verzerrungen sind:
- Alles-oder-nichts-Denken – die Dinge werden nur in Schwarz-Weiß-Kategorien gesehen;
- übertreibende Verallgemeinerungen – ein einzelnes negatives Ereignis wird als Beispiel

23.6 · Depressives Denken verändern

Abb. 23.4 ABC-Protokoll

A	B	C
Ereignis Auslöser Situation	Automatische Gedanken Bedeutung, Bewertung	Gefühle Befinden Beschwerden

einer unendlichen Serie von Niederlagen angesehen;
- geistiger Filter – ein einzelnes negatives Detail wird herausgegriffen, sodass das gesamte Wirklichkeitsbild dadurch getrübt wird;
- Abwehr von Positivem – positive Erfahrungen werden zurückgewiesen, indem darauf bestanden wird, dass sie aus irgendeinem Grund nicht zählen;
- voreilige Schlussfolgerungen – negative Interpretationen werden vorgenommen, auch wenn keine unumstößlichen Tatsachen vorhanden sind, die diese Schlussfolgerungen erhärten könnten.

Nachdem die automatischen Gedanken identifiziert sind, können sie auf kognitive Fehler hin untersucht werden. Es ist angebracht, zunächst einige typische automatische Gedanken, die derselben Verzerrung zugehören, zu sammeln und danach Patienten zu erläutern, welcher der 10 Fehlerarten (z. B. „Alles-oder-nichts-Denken") die automatischen Gedanken zuzuordnen sind.

Fünf-Spalten Protokoll

Zur Beeinflussung und Veränderung der erkannten, für die depressive Befindlichkeit verantwortlichen automatischen, typischerweise negativ einseitigen, Gedanken stehen verschiedene Methoden zur Verfügung. Das zentrale therapeutische Anliegen ist es, die negativen, unstimmigen, wenig hilfreichen automatischen Gedanken zu hinterfragen und auf den Prüfstand zu stellen. Dazu werden die automatischen Gedanken einer „Evidenzprüfung" unterzogen. Therapeutisch leitet die Haltung „Gibt es zweifelsfreie Belege für die eigenen, automatisch sich einstellenden Überzeugungen?" oder die Frage „Denken alle Menschen in dieser Lage auch so?" oder „Würden Sie mir raten, auch so zu urteilen?". Das 3-Spalten-Protokoll erfährt dafür eine Erweiterung. Es wird zu einem Arbeitsblatt mit 5 Spalten (Abb. 23.5).

1. Spalte Sobald Patienten den Begriff der automatischen Gedanken verstanden und die Bedeutung des Zusammenhangs zwischen Kognitionen, Verhalten und Emotionen erfasst haben, sollten die Therapeuten zur Verwendung dieses Arbeitsblatts und Hilfsmittels anleiten. Es werden damit Ereignisse erfasst, die unangenehme Emotionen (z. B. Angst, Niedergeschlagenheit) auslösen. Diese werden in der ersten Spalte eingetragen.

2. Spalte Emotionen (Stimmungen, Gefühlszustände), auch körperliche Symptome, werden benannt und in ihrer Stärke (0–100-Skala) eingeschätzt.

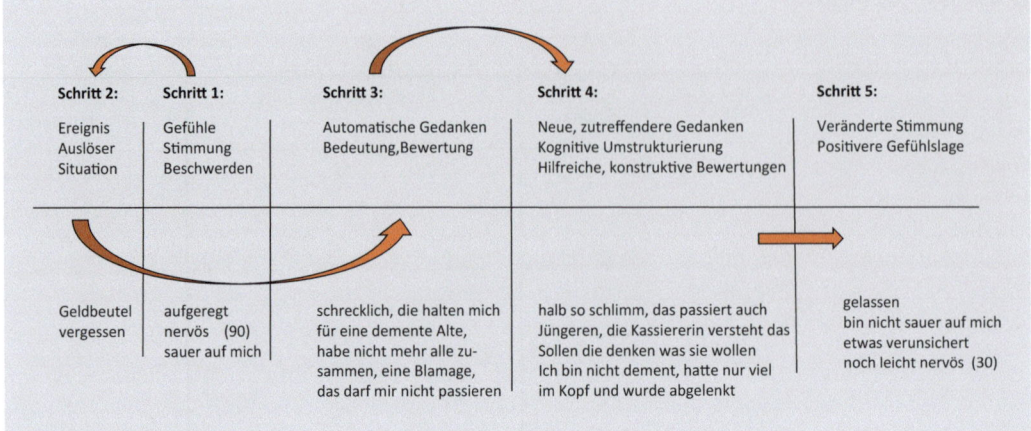

Abb. 23.5 Umstrukturieren von Kognitionen anhand des 5-Spalten-Protokolls

3. Spalte In einem weiteren Schritt werden die automatischen Gedanken in Beziehung gesetzt zu den negativ erlebten Situationen und den damit verbundenen Emotionen. Es können auch die Denkfehler benannt werden.

4. Spalte In der 4. Spalte des Protokolls werden andere mögliche Erklärungen des Ereignisses gesammelt oder produktivere, angemessenere oder ergänzende Überlegungen angestellt und niedergeschrieben.

5. Spalte Schließlich wird in der 5. Spalte erneut eine Einschätzung des emotionalen Erlebens vorgenommen. Nun aufgrund der kognitiven Neubewertungen in Spalte 4.

Techniken kognitiver Umstrukturierung

Ein wichtiges Merkmal des therapeutischen Vorgehens – insbesondere bei der Erarbeitung der 4. Spalte des 5-Spalten-Protokolls – besteht darin, nicht durch Argumente und Überredung, sondern durch gelenktes Fragen gedankliche Alternativen zu finden und Veränderungen der automatischen Gedanken bzw. Einstellungen zu erreichen. Diese Form der Gesprächsführung wird gerne auch „sokratischer Dialog" genannt. Dieser zugewandte, interessierte, neugierige Interaktionsstil zielt darauf ab, die negativen, dysfunktionalen automatischen Gedanken einer Realitätsprüfung zugänglich zu machen. Die Patienten sollen durch das gelenkte Fragen in die Lage versetzt werden, selbst zu entdecken, dass ihre gewohnte Art zu denken nur eine mögliche Form ist und dass es für die Erklärung eines bestimmten Ereignisses sehr viele andere Interpretationen gibt, die ebenso berechtigt bzw. sogar realitätsgerechter sind.

Folgende Verfahren können auf der Grundlage der sokratischen Gesprächsführung zur Veränderung negativer Kognitionen eingesetzt werden:
- Realitätstesten, Experimentieren,
- Reattribuieren, alternative Erklärungen suchen,
- Rollentausch, Perspektiven wechseln,
- Entkatastrophisieren (Was ist, wenn …?).

Diese Verfahren haben zum Ziel, die Aufmerksamkeit der Patienten auf weitere, positivere Aspekte der Realität zu lenken, um seine Verzerrungen und falschen Schlussfolgerungen korrigieren zu können. Grundsätzlich gilt: Je größer die Diskrepanz zwischen ursprünglichen Interpretationen und den tatsächlich zu beobachtenden Daten ist, desto mehr wird die ursprüngliche Auffassung der Patienten in Frage gestellt und desto eher werden die inadäquaten Kognitionen verändert.

23.6.3 Metakognitive Interventionen

Eine dritter Ansatz zur Kontrolle von negativen automatischen Gedanken und Grundüberzeugungen stellen „metakognitive Methoden" (Wells 2011) dar. Diese Interventionen sind v. a. indiziert, wenn

Patienten viel grübeln (ruminieren), sich extensiv sorgen, ständig Risiken und Bedrohungen wahrnehmen und an immer gleichen negativen Gedanken hängen bleiben und dies mit der Realität verwechseln (kognitive Fusion). Sie sind ferner indiziert, wenn es um Stressmanagement, Emotionsregulation und Rückfallprävention in der Stabilisierungs- und Erhaltungsphase einer Psychotherapie geht.

Es geht darum, Empfindungen und Kognitionen nicht gleich verändern und kontrollieren zu wollen, sondern sie zu akzeptieren und negative und positive Gefühle tolerieren zu lernen. Durch Zulassen, Akzeptieren und Tolerieren von Empfindungen bringen wir zunächst Ruhe ins System und ermöglichen unserem Körper und damit uns selbst, auch negative Empfindungen zu regulieren. Es geht darum, dass Patienten „belastende" Gefühle aushalten, nicht darum, dass sie diese Empfindungen „toll" finden oder sich an diese gewöhnen. Akzeptanz und Toleranz sind Fertigkeiten, die Handlungsspielräume zur Veränderung von unangenehmen Situationen, Konflikten und Problemen eröffnen. Patienten gewinnen die innere Freiheit und Balance wieder, indem sie als ersten Schritt die tatsächliche Lage anerkennen (akzeptieren), ohne gleich etwas ändern zu wollen. Wenn den Patienten negative Gedanken und Bilder bewusst werden, geht es darum, diese mit einer Haltung des behutsamen Interesses und der Neugier zu betrachten.

Patienten werden durch die metakognitiven Übungen in die Lage versetzt, automatische Denk- und Gefühlsabläufe bewusster wahrzunehmen und somit eine alternative Haltung einnehmen zu können, wenn es zu erneuten Stimmungsverschlechterungen kommt. Patienten werden damit bei der Entwicklung eines neuen Weges unterstützt, wie sie mit ihren Empfindungen, Gedanken und Gefühlen umgehen können, insbesondere durch achtsame Akzeptanz und das Erkennen unerwünschter Gefühle und Gedanken, anstatt in eine automatische, vorprogrammierte Routine zu verfallen.

Fertigkeiten, die durch die Übungen erlernt werden, sind: Konzentration, Achtsamkeit gegenüber Gedanken, Gefühlen, körperlichen Empfindungen, im Augenblick sein, Akzeptanz, Neugier, entgegenkommende Aufmerksamkeit, Loslassen, „Sein" anstatt „Handeln", kein Ziel muss erreicht werden, Aufmerksamkeit auf die körperlichen Manifestationen eines Problems.

23.7 Problemlösen

Eine ausgesprochen erfolgreiche Intervention bei Patienten im höheren Alter stellt Problemlösen („Problem Solving Therapy"; Nezu et al. 2012) dar. Es handelt sich dabei um ein Metakonzept, das anhand individueller Probleme mit Patienten eine allgemeine Strategie effizienten Problemlösens erarbeitet und trainiert. Durch den Erwerb der Problemlösefertigkeit wird ein Patient in die Lage versetzt, auf aktuelle, doch v. a. auf zukünftige Schwierigkeiten, Hindernisse, Probleme selbstständig zu reagieren und erfolgreich damit umzugehen.

Problemlösen besteht aus folgenden Schritten bzw. Abschnitten (Liebeck 2015):
- 1. Schritt: Information und Vorbereitung,
- 2. Schritt: Problembeschreibung,
- 3. Schritt: Problemanalyse,
- 4. Schritt: Zielanalyse,
- 5. Schritt: Generierung von Lösungen (ohne Bewertung),
- 6. Schritt: Prüfung der Machbarkeit und Veränderungsplanung,
- 7. Schritt: Ausprobieren der Lösung, Probehandeln,
- 8. Schritt: Bewertung des Probehandelns,
- 9. Schritt: Transferplanung, selbstständige Anwendung im Alltag.

Problemlösen ist verläuft nicht immer linear, indem die genannten Schritte zwingend aufeinander folgen. So muss z. B. bei Hindernissen oder noch nicht vollständig erreichten Zielen (auch innerhalb eines Schrittes) zu einem früheren Teilschritt zurückgekehrt werden. Ferner ist zu beachten, dass Problemlösen als interaktiver Prozesse zwischen Patienten und Therapeuten stattfindet. Das heißt, dass alle Einschätzungen, Sichten, Wertungen, Inhalte usw. zwischen Therapeut und Patient sofort abgeglichen werden sollten, um einerseits Missverständnisse schnell aufheben, andererseits Probleme und Überforderungen erkennen zu können.

- **Telefongestütztes Problemlösen mit pflegenden Angehörigen**

Wir (▶ Kap. 18) haben ein ambulantes, individuelles Problemlöseprogramm für hoch belastete, pflegende Angehörige entwickelt und evaluiert, das aus

folgenden Komponenten bzw. folgender Struktur besteht:
- 1. Schritt: Erstkontakt telefonisch (ca. ½ Stunde) zur Orientierung, Informationssammlung und Vorbereitung;
- 2. Schritt: Hausbesuch 1 (ca. 2 Stunden) zur Problemanalyse und Vermittlung des Problemlöseansatzes;
- 3. Schritt: telefonische Kontakte wöchentlich (ca. ¾ Stunde) zur weiteren Problemanalyse, zum Ausprobieren und zur Anwendung der Problemlöseschritte;
- 4. Schritt: Hausbesuch 2 (ca. 1 Stunde) nach 3 Monaten zur Bewertung der Problemlösung und erneuten Problemanalyse;
- 5. Schritt: telefonische Kontakte 14-tägig bzw. monatlich (ca. ¾ Stunde) für weitere 9–12 Monate zur Transferplanung und selbstständigen Anwendung im Alltag.

Das Vorgehen ist sehr fokussiert und strukturiert, setzt Arbeitsblätter und Materialien ein, die bei den Hausbesuchen vorgestellt und erläutert, dann bei telefonischen Kontakten herangezogen und bearbeitet werden (Hautzinger 2016). So verwenden wir zur Eingrenzung der persönlichen Probleme und Problemanalyse einen Satz von 40 Karten, den die Betroffenen als Hilfe nutzen, um auf die 5 dringlichsten Probleme zu kommen und daran den Problemlöseansatz kennenzulernen (Beische et al. 2012).

Dieses Problemlösetraining hat sich – ähnlich wie für die Metastrategie Problemlösen allgemein, in zahlreichen anderen Untersuchungen (Liebeck 2015) belegt – empirisch bewährt (Pfeiffer et al. 2014) und führt zur Reduktion von Erschöpfung, Burnout, Depression und zum Aufbau von Selbstwirksamkeit und Kompetenzgefühl bei den pflegenden Angehörigen, was zur Folge hat, dass die häusliche Pflegesituation sich entspannt und eine Unterbringung in Pflegeeinrichtungen verhindert werden kann.

23.8 Situationsanalyse

Die Situationsanalyse ist ein strukturiertes, v. a. für soziale Probleme hilfreiches Therapieelement. Durch die Situationsanalyse wird die Aufmerksamkeit der Patienten auf den Umgang mit konkreten Situationen gelenkt, wodurch das ungenaue Beobachten, verbunden mit den Wahrnehmungsfehlern, den gedanklichen Verzerrungen und dem ungeschickten Verhalten, Veränderungen zugänglich wird. Die Situationsanalyse ist damit auch eine Methode, die interpersonelle Fertigkeiten und konfliktlösende Kompetenzen vermitteln will. Analysieren, wahrnehmen, reflektieren, Lösungen planen, neues Verhalten trainieren und im Alltag erproben sind zentrale Elemente dieser Therapietechnik.

Mit der Situationsanalyse werden mehrere Ziele verfolgt:
- Patienten sollen lernen, genau hinzuschauen, ihre Wahrnehmung zu verbessern und Wahrnehmungsverzerrungen aufzulösen.
- Sie sollen lernen, sich in sozialen Situationen Ziele zu setzen, die realistisch (erreichbar) und von ihnen allein abhängig bzw. durch sie allein erreichbar sind.
- Sie sollen erkennen, dass sie durch konstruktive, auf die Situation bezogene Interpretationen (Bewertungen) und Erwartungen die erwünschten Ziele auch tatsächlich erreichen können.
- Sie sollen neues, angemessenes Verhalten erlernen, das erlaubt, die erwünschten Ziele in einer konkreten Situation zu erreichen.

Die Situationsanalyse geht auf einen Vorschlag von McCullough (2007) zurück. Sie besteht aus 3 Abschnitten:
- Explorationsphase,
- Lösungsphase,
- Generalisierungsphase.

Während der Explorationsphase werden die individuellen interpersonellen, kognitiven und verhaltensbezogenen Besonderheiten eines Patienten in einer konkreten Situation herausgearbeitet. In der Lösungsphase werden die in der konkreten Situation gezeigten Besonderheiten bearbeitet und so lange verändert (geübt), bis neue Einstellungen und neue Kompetenzen verfügbar sind, die zu dem gewünschten Ergebnis führen. Der Transfer in die Lebenswelt (Generalisierung) von Patienten gelingt nur durch regelmäßiges Üben.

Explorationsphase Die Explorationsphase besteht aus mehreren Schritten: Patienten werden im

1. Schritt, der Situationsbeschreibung, gebeten, ein problematisches, interpersonelles Ereignis mit einem klar definierten Anfangs- und Endpunkt, also einem konkret umschriebenen Zeitabschnitt, aus der Beobachterperspektive zu beschreiben. Für Patienten ist es oft hilfreich, sich die Situation als einen Filmausschnitt vorzustellen, wobei in dem 1. Schritt nur das beschrieben werden sollte, was ein Zuschauer sehen kann. Nach dieser reinen Beschreibung werden die Patienten im **2. Schritt** aufgefordert, die wichtigsten 3 Interpretationen der Situation zu benennen. Dies sind automatische Gedanken (Bewertungen), die den Patienten in der konkreten Situation „durch den Kopf schießen". Diese sind wortwörtlich zu notieren. Im **3. Schritt** wird das Verhalten analysiert. Es soll festgehalten werden, wie sich Patienten hinsichtlich Mimik, Gestik, Blickkontakt, Stimme usw. in der konkreten Situation genau verhalten haben. Im **4. Schritt** wird das erreichte tatsächliche Ergebnis beschrieben. Der **5. Schritt** erarbeitet gemeinsam mit den Patienten, bezogen auf die konkrete, analysierte Situation, das eigentlich erwünschte Ergebnis, das realistisch und durch den Patienten kontrollierbar sein sollte. Im **6. Schritt** sollte das tatsächliche Ergebnis mit dem erwünschten Ergebnis verglichen werden. Typische Fragen dabei: „Haben Sie erreicht, was Sie wollten?" – „Woran liegt es, dass Sie Ihr eigentliches Ziel nicht erreichen?". Die Aufgabe der Therapeuten dabei ist es, die behindernden Gedanken und Verhaltensweisen herauszustellen und damit die Kontrolle über eine Veränderung im Patienten zu verankern.

Lösungsphase Die Lösungsphase stellt die analysierten Interpretationen und das gezeigte Verhalten in der konkreten Situation auf den Prüfstand. Dabei kommen bewährte Methoden der kognitiven Umstrukturierung zur Anwendung. Dabei sollte nicht zu viel Zeit auf die (sokratische) Revision der automatischen Interpretationen verwendet werden. Wichtiger ist es, z. B. über Rollentausch, Stuhldialoge oder Rollenspiele zu konstruktiveren, hilfreicheren, für die Zielerreichung adaptiveren, neuen Interpretationen zu kommen. Zur Lösungsphase gehört auch, etwaige Verhaltensdefizite zu korrigieren und neues Verhalten aufzubauen. Das Training besteht aus Rollenspielen und wiederholten Verhaltensübungen unter differenzieller Verstärkung durch die Therapeuten.

23.9 Kompetenzen erwerben

Die Passivität und Zurückgezogenheit depressiver Patienten, aber auch die Tendenzen zur ungenauen Beobachtung und Erfahrungsverarbeitung, das ungeschickte bzw. ausbleibende Problemlösen, die Isolation und Leere gehen oft einher mit mehr oder weniger gravierenden Verhaltensdefiziten. Dabei können die fehlenden Kompetenzen in sehr unterschiedlichen Bereichen bestehen: Verhaltenslücken bei der sozialen Kompetenz, der partnerschaftlichen Kommunikation, den Interaktionsfertigkeiten, dem Stressmanagement, dem Problemlösen, der Genussfähigkeit und der Situationsanalyse bzw. Verhaltensorganisation. Die Verhaltensdefizite führen dazu, dass Probleme nicht rechtzeitig bzw. angemessen bewältigt werden, sich Schwierigkeiten aufbauen bzw. lange hinschleppen, soziale, berufliche Situationen sich verschlimmern, Belastungen nicht reduziert werden können und ein Ausgleich nicht gelingt.

23.9.1 Verbesserung sozialer Fertigkeiten

Ältere Patienten klagen oft über soziale Vereinsamung, verbunden mit Schwierigkeiten, Gespräche mit anderen Menschen anzufangen oder aufrechtzuerhalten, positive oder negative Gefühle offen zu äußern oder eigene Wünsche in sozialen Situationen adäquat durchzusetzen. Diese Schwierigkeiten führen dazu, dass positive Erfahrungen im Kontakt mit anderen Menschen kaum gemacht werden können und so ein Verlust von sozialen Verstärkern entsteht. Die Vermittlung sozialer Fertigkeiten ist daher ein wesentlicher Bestandteil der Psychotherapie bei Depressionen, um einen Aufbau positiver Aktivitäten im sozialen Bereich und eine Veränderung kognitiver Wahrnehmungsmuster und Strukturen zu ermöglichen. Mit sozialer Kompetenz lässt sich die Fähigkeit einer Person bezeichnen, ihre alltäglichen Beziehungen zu anderen Personen (Freunden, Partner, Bekannten, Nachbarn, Fremden) so zu gestalten, dass sie ein hohes Maß an positiven und angenehmen Konsequenzen erfahren kann. Dazu gehören sowohl Wahrnehmung und Verwirklichung eigener Ansprüche und Wünsche als auch Berücksichtigung von Wünschen und Ansprüchen von Sozialpartnern, von gesellschaftlichen Normen und Ähnlichem.

Dafür sind folgende Fertigkeiten notwendig: Eine Person muss ihre eigenen Wüsche und Ansprüche in Bezug auf ihre Umwelt, aber auch die Anforderungen und Wünsche ihrer sozialen Umwelt in Bezug auf sich selbst wahrnehmen und verarbeiten können (soziale Wahrnehmung). Sie muss sowohl im verbalen als auch im nonverbalen Bereich in adäquater Weise auf ihre Sozialpartner zugehen oder auf sie reagieren können. Sie muss in der Lage sein, unterschiedliche (auch belastende) soziale Situationen angemessen einzuschätzen und zu bewältigen. Sie muss sich der möglichen Ressourcen und Hilfen ihrer Umwelt zur Bewältigung von Situationen in adäquater Weise bedienen können.

Soziale Kompetenz ist in doppelter Weise mit Depressionen verbunden: Ausreichende soziale Fertigkeiten stellen eine Voraussetzung dafür dar, dass eine Person in ausreichendem Maße positive Rückmeldungen aus ihrer Umwelt erfährt und somit ein positives Selbstwertgefühl aufbauen kann. Dadurch ist es der Person möglich, verschiedenartige Situationen ihres sozialen Alltags (z. B. Lebensmittel einkaufen, neue Kontakte knüpfen, Freundschaften schließen) zu bewältigen und zu gestalten. Soziale Defizite und damit fehlende positive Verstärker führen in der Regel zu erhöhter Angst im sozialen Bereich, die wiederum Zurückgezogenheit und Passivität auslöst und so zur Entstehung und Aufrechterhaltung von depressiven Stimmungen beitragen kann.

23.9.2 Grundbausteine sozialen Kompetenztrainings

Die „Verbesserung sozialer Fertigkeiten" setzt voraus, dass Therapeuten und Patienten sich in möglichst partnerschaftlicher Weise über Ziele und Vorgehen verständigen können. Aus diesem Grund ist es wichtig, dass Therapeuten und Patienten ein gemeinsames Verständnis dafür erarbeiten, was unter sozialer Kompetenz zu verstehen ist. Außerdem sollte den Patienten die Logik des therapeutischen Vorgehens (Übungen, Rollenspiele, Rückmeldung, ggf. Video) einsichtig gemacht werden. Das Therapeutenverhalten sollte während des ganzen Vorgehens (besonders am Anfang) ermutigend sein und als positiver Verstärker dienen. Gleichzeitig sollte jedoch das soziale Verhalten der Patienten (während des Rollenspiels) möglichst genau beobachtet werden. Das Patientenverhalten in der jeweiligen Situation sollte möglichst objektiv und unter Berücksichtigung von Wirksamkeit und Angemessenheit rückgemeldet werden. Therapeuten bemühen sich also darum, eine Balance zwischen einer realitätsgerechten, aufrichtigen Rückmeldung und einem ermutigenden, fördernden Kommunikationsstil zu finden.

Rollenspiele

Verhaltensübungen und Rollenspiele sind die zentralen Methoden zur Verbesserung sozialer Fertigkeiten. Aufgrund der Informationen über die sozialen Probleme der Patienten suchen Patienten und Therapeuten Situationen für die Verhaltensübung aus, die nach Möglichkeit 3 Kriterien erfüllen sollten:
- Sie sollen die zentralen Schwierigkeiten der Patienten berühren,
- sie sollen im Rollenspiel gut zu simulieren sein,
- Patienten sollten sie in der Realität aufsuchen oder herstellen können.

Therapeuten fordern die Patienten auf, in einer kurzen Einführung in die Situation den äußeren Rahmen, das eigene Verhalten und das der beteiligten Personen zu schildern. Dabei sollten Therapeuten sich (auch im weiteren Umgang mit sozialen Interaktionen) an folgenden 5 Bestimmungsstücken orientieren: Ort, Zeit, Personen, Interaktionspartner und Handlung (Partnerverhalten, eigenes Verhalten). Der äußere Rahmen der Rollenspielsituation sollte möglichst wirklichkeitsgetreu gestaltet werden, jedoch sollte darauf geachtet werden, dass hier v. a. das Verhalten der Patienten im Vordergrund steht. Das Rollenspiel in einer bestimmten Situation wird mit den erforderlichen Korrekturen so lange geübt, bis das vorher festgesetzte Ziel erreicht ist. Dazu wird die Übung nachbesprochen, es wird verstärkt, korrigiert, modelliert, souffliert, geholfen und mehrfach wiederholt.

Verhaltensübungen in der Realsituation

Schon bei der Vorbereitung des Rollenspiels („Herausarbeiten einer spielbaren Situation") sollte darauf geachtet werden, dass die im Rollenspiel erlernten

Verhaltensweisen später in die Realität übertragen werden können. In-vivo-Übungen sind deshalb eine unabdingbare Ergänzung zu Rollenspielen, da die Erfahrungen der Patienten mit derartigen Übungen darüber entscheiden, ob und wie häufig das neu erworbene Verhalten tatsächlich gezeigt wird. Patienten sollten daher von Therapeuten im Anschluss an die Rollenspiele dazu ermuntert werden, das neu erworbene Verhalten auch im Alltag auszuprobieren.

Standardsituationen sozialer Interaktion

Dabei handelt es sich um vorformulierte Szenen, in denen gezielt einzelne oder mehrere Verhaltensaspekte im Rollenspiel gefordert und eingeübt werden können (z. B. Blickkontakt halten, Durchsetzen lernen, Loben usw.). Derartige Standardsituationen (Hautzinger 2016) dienen als Übungsmaterial zur Vermittlung sozialer Grundfertigkeiten. Auf folgende Komponenten des Verhaltens sollte besonders geachtet werden:
- während des Gesprächs häufig Blickkontakt suchen;
- Körperhaltung aufrecht, entspannt und ruhig;
- Distanz zum Interaktionspartner nicht übermäßig nah oder übermäßig entfernt;
- Gestik ist reichhaltig, gelöst und zur Situation passend;
- Unterschiede zwischen positiven (z. B. Begeisterung) und negativen Gefühlen (z. B. Ablehnung) sollten erkennbar sein;
- Mimik ist bestimmt, dem Inhalt entsprechend freundlich oder abweisend, zornig oder traurig;
- Lautstärke der Stimme ist klar und verständlich, der Situation entsprechend lauter oder leiser;
- Patient redet nicht allgemein („man"), sondern von sich selbst („ich").

Kontakte aufbauen und aufrechterhalten

Ältere depressive Menschen berichten oft über Einsamkeit, Isolation und haben meist ein fehlendes bzw. dünnes soziales Netz. Diese Unfähigkeit, Kontakte aufzubauen und aufrechtzuerhalten, führt meist dazu, dass Patienten in einer passiven Haltung verharren. Daher sind Übungen zum Kontaktverhalten und zur Aufrechterhaltung von Kontakten angezeigt. Voraussetzung für soziale Kontakte ist eine Situation, in der das Zusammentreffen und das Gespräch mit anderen Menschen möglich werden. Ältere Patienten müssen daher zunächst Informationen und Wissen über Orte und Gelegenheiten, die soziale Kontakte erlauben, zusammentragen und erwerben.

Wollen Patienten ein Gespräch beginnen, so gilt es, den richtigen Zeitpunkt für den Gesprächsbeginn zu wählen und die Aktivität zu berücksichtigen, mit der sein potenzieller Gesprächspartner beschäftigt ist. Möglichkeiten, ein Gespräch zu beginnen, sind Begrüßungen (in Lokalen: „Darf ich mich hierhin setzen?") und offene Fragen, d. h. Fragen, die nicht einfach mit ja oder nein zu beantworten sind, z. B.: „Wie viel kostet hier das Bier?" – „Wie hat Ihnen das Konzert bisher gefallen?" – „Ich habe Sie länger nicht gesehen, gibt es etwas Neues?" – „Haben Sie schon gelesen, dass … ?" – „Was halten Sie denn von dem Wahlausgang in … ?". Formulierungen, um sich an einem schon laufenden Gespräch zu beteiligen, können sein: „Ich höre gerade, dass Sie auch den preisgekrönten Film gesehen haben, wie fanden Sie denn … ?", – „Das interessiert mich, was halten Sie denn von … ?". Für die Fortsetzung des Gesprächs kommt es darauf an, eine für beide Partner angenehme Gesprächsbeziehung entstehen zu lassen. Neben sprachlichen und nichtsprachlichen Ausdrucksmöglichkeiten ist es hier besonders wichtig, genau wahrzunehmen, was der Gesprächspartner will, sagt und tut, um selbst darauf eingehen zu können.

Zentrale Aspekte, um Gespräche aufrechtzuerhalten, sind:
- offene Fragen stellen, die es dem Gesprächspartner erleichtern zu antworten oder die einem selbst wieder mehr Anknüpfungspunkte für die Fortführung des Gesprächs geben (solche Fragen beginnen häufig mit „w", z. B. wie, wer, was, wo, wann, wie lange, wodurch, wozu, warum);
- an die Reaktionen des Gesprächspartners anknüpfen oder sie noch einmal in Frageform zusammenfassen („Sie meinen also … "), um sich zu vergewissern, dass man den anderen verstanden hat;

- den Gesprächspartner verstärken, indem man ihm zustimmt („Da haben Sie recht", „Ich sehe das auch so") oder ihm etwas Anerkennendes sagen („Sie sehen gut erholt aus", „Diese Erklärung hat mir jetzt aber gerade gut gefallen").

Höflichkeitsredewendungen („Bitte", „Entschuldigen Sie, wenn ich …") oder auch kurze, interessierte Reaktionen („Aha", „Ach?") helfen, den Gesprächspartner am Reden zu halten. Obwohl man einen Gesprächspartner über längere Zeit mit Fragen und positiven Reaktionen im Gespräch halten kann, ist eine Interaktion langfristig befriedigender, wenn sie in einem gegenseitigen Austauschen von Ansichten und Gefühlen besteht. Deshalb sollten Patienten üben, in einem Gespräch die eigenen Ansichten und Gefühle zu äußern. Dabei sollten allgemeine und komplizierte Formulierungen ebenso vermieden werden wie zu intime (persönliche) Informationen. Es ist wichtig, in der Ich-Form zu sprechen. Patienten müssen auch Themen für Gespräche bereit haben. Sie müssen sich Inhalte aneignen und zurechtlegen.

23.10 Genusstraining

Genuss ist ein Bestandteil der verhaltensaktivierenden Interventionen und ist ein gesundheitsförderndes, antidepressives Konzept. Es ist ideal, das Genusstraining in einer Gruppe durchzuführen. Die Anregungen sind vielfältiger, außerdem werden soziale Kontakte und Unterstützung gefördert.

> **Genussregeln (nach Lutz 2015)**
> - Genuss braucht Zeit
> - Genuss muss erlaubt sein
> - Genuss geht nicht nebenbei
> - Weniger ist mehr
> - Aussuchen, was Dir gut tut
> - Ohne Erfahrung kein Genuss
> - Wissen, was einem guttut

Das Genusstraining besteht aus 5 Sitzungen (jeweils 90–120 min) bei wöchentlichen Treffen. Die 5 Sitzungen bzw. Trainingsinhalte richten sich auf alle Sinnesmodalitäten: Schmecken (1. Sitzung), Sehen (2. Sitzung), Riechen (3. Sitzung), Hören (4. Sitzung), Tasten (5. Sitzung). Die Therapeuten stellen geeignete Materialien und Genussmittel zur Verfügung. Dazu gehören verschiedene Nahrungsmittel, die süß, sauer, salzig, laugig usw. schmecken können. Beim Sehen können Bilder, Fotos, doch auch Natureindrücke, sogar die Gruppenmitglieder genutzt werden. Riechen erfordert die Organisation von unterschiedlichen, v. a. positiv erlebten, doch auch unterschiedlich stark riechenden Substanzen bzw. Organismen. Das Tasten kann anhand verschiedener Oberflächen, Stoffe, Materialien trainiert und erlebt werden.

23.11 Fortschritte erhalten – Rückschläge vermeiden

Patienten sollten durch die Therapie in die Lage versetzt werden, frühzeitig erste Anzeichen einer Depression zu erkennen und etwaige Rückfälle zu vermeiden bzw. ihnen entgegenzuwirken. Depressionen erfolgreich verhindern heißt nicht nur, sich auf die Schicksalsschläge und Wechselfälle des Lebens vorzubereiten und ihnen angemessen begegnen zu können, sondern in wesentlichem Maße auch, aktiv die eigene zukünftige Entwicklung zu planen und zu gestalten. Auf der Basis der durch die kognitiven Interventionen konstruktiv veränderten Ansprüche, Erwartungen und Werte der Patienten sollten Ziele gemeinsam formuliert und notiert werden, die den Patienten für die nächsten Monate als Leitlinie für den Alltag, für Beziehungen, Arbeit bzw. Freizeit, für das eigene Verhalten dienen. Es ist wichtig, dass Ziele nicht abstrakt, sondern konkret mit Bezug zu den unterschiedlichsten Lebensbereichen formuliert und operationalisiert werden. Wichtig ist ferner, Patienten anzuleiten, dass es geschickt ist, Ziele in kurz- und langfristige Ziele zu unterteilen. Ferner ist es wichtig, die Annäherung an ein Ziel bzw. das Erreichen eines Ziels durch klare Kriterien zu beurteilen (zu messen).

Um Patienten in der Planung der Zukunft zu unterstützen, können Therapeuten 3 Hauptlinien verfolgen:

- Inhalte, die erarbeitet bzw. vermittelt wurden, noch einmal in kurzer Form zusammenfassen und Patienten ermuntern, selbst

zu formulieren, welche Bedeutung diese inhaltlichen Bestandteile für das persönliche Verhalten und die persönliche Problematik haben.
- Therapeuten und Patienten müssen noch einmal die Probleme, die für Patienten während der Therapie auftraten, ansprechen und analysieren. Sind Schwierigkeiten weiterhin vorhanden, so sollten Patienten zur Lösung dieser Probleme angehalten bzw. angeleitet werden.
- Therapeuten sollten mit Patienten die zukunftsorientierten Methoden besprechen, mit deren Hilfe das erreichte Niveau und die erreichten Veränderungen aufrechterhalten werden. Besonderes Augenmerk ist dabei auf die Notwendigkeit des aktiven Vorgehens des Patienten und der aktiven Gestaltung seiner Zukunft zu richten.

Um diese Fähigkeiten zur Eigensteuerung zu erreichen, sollte Patienten Folgendes vermittelt werden:
- Fertigkeit, erneute depressive Stimmungen frühzeitig zu erkennen;
- Kenntnis der Mittel, die depressive Verstimmungen verhindern können bzw. der Mittel, die aus einem Tief wieder herauszuführen vermögen;
- Fertigkeit, solche Methoden oder Techniken bei Bedarf einzusetzen;
- Fertigkeit, Ereignisse oder Belastungsfaktoren möglichst frühzeitig vorauszusehen, die das Risiko einer erneuten depressiven Verstimmung mit sich bringen, und diesen Ereignissen präventiv zu begegnen.

23.11.1 Frühzeitiges Erkennen von Depressionen

Allgemein gilt, dass es wesentlich einfacher ist, gegen Probleme (also auch Depressionen) vorbeugend etwas zu tun, als erst dann, wenn diese Probleme schon eingetreten sind. Trotzdem fällt es den meisten Menschen schwer, präventiv zu denken bzw. zu handeln. Deshalb ist es für die Aufrechterhaltung des einmal erreichten Therapieerfolgs wesentlich, den Erfolg auch regelmäßig zu überwachen

und zu kontrollieren. Es sollten persönliche Warnsignale bzw. Frühsymptome einer Depression herausgearbeitet werden. Typische Warnsignale sind: Rückzug, Vermeidung von Verabredungen, kein rechter Appetit, gestörter Schlaf, Energielosigkeit am Morgen, weniger Interessen, alles ist anstrengend, Gleichgültigkeit sich selbst gegenüber (Kleidung, Körperpflege), motorische Verlangsamung, Denkblockaden, Erinnerungslücken, Konzentrationsschwierigkeiten, Selbstkritik, Pessimismus.

23.11.2 Erkennen von Belastungen und Lebensereignissen

Es gibt eine Reihe von Belastungen oder Stressfaktoren im Leben eines jeden Menschen, die das Risiko für depressive Verstimmungen erhöhen. Solche kritischen Lebensereignisse sind z. B. der Tod nahestehender Personen, gesundheitliche Ereignisse, Operationen, Krankenhausaufenthalte, finanzielle Schwierigkeiten usw. Allerdings können auch positiv erlebte Ereignisse (z. B. Umzug, Urlaubsreise) Depressionen auslösen, da sie oft das Leben des Patienten grundlegend verändern.

23.11.3 Notfallplanung

Am Therapieende sollte jeder Patient einen Notfallplan erstellt und verfügbar haben. Diese Beschäftigung mit Notfällen und beginnender Stimmungs- bzw. Antriebsverschlechterung ist vielen Patienten nicht recht und wird daher gerne vermieden. Doch eine selbstständige Krisenbewältigung gelingt nur dann, wenn bereits während der Remission die hilfreichen Schritte konkret überlegt und festgehalten werden.

23.12 Gruppenpsychotherapie

23.12.1 Voraussetzungen

Gruppenpsychotherapie mit älteren Patienten hat sich dann bewährt, wenn folgende Rahmenbedingungen und Voraussetzungen erfüllt bzw. eingehalten werden:

- **Teilnehmerzahl**

Eine Therapiegruppe sollte idealerweise 6–8 Teilnehmer haben und von ein bis zwei Therapeuten geleitet werden. Erfahrungen liegen jedoch auch mit größeren bzw. kleineren Gruppen (bis zu 12 bzw. nur mit 4 Teilnehmern) vor. Auch steht häufig nur ein Gruppenleiter zur Verfügung.

- **Schwere der Symptomatik**

Alle Teilnehmer sollten an beeinträchtigenden depressiven Symptomen leiden und Depressionen erlitten haben. Dabei kann der aktuelle Schwergrad depressiver Symptomatik durchaus schwanken, von subklinischen, leichten Beschwerden bis zu heftigen, schweren Symptomen. Die Gruppenarbeit wird davon meist nicht belastet.

- **Komorbidität**

In der Regel leiden über 70-Jährige an mindestens 2 chronischen Behinderungen. Dies kann von Einschränkungen der Sinnesfunktionen (z. B. Sehen, Hören), der Motorik und Beweglichkeit (z. B. Rollstuhl, Schreiben, Unruhe), der Körperfunktionen (z. B. Blase, Darm, Magen, Pankreas), der Affektivität (z. B. Leere, rasche Reagibilität, Weinen) bis zu kognitiven Funktionen (z. B. Aufmerksamkeit, Gedächtnis) reichen. Es ist wichtig, dass Gruppentherapeuten diese komorbiden Behinderungen und Krankheiten kennen, v. a. auch deren Bezug zur Depression und zu den bestehenden Behandlungen (z. B. Medikation) oder zur erforderlichen Flüssigkeits- und Nahrungszufuhr.

- **Alter**

Ideal ist es, wenn die Teilnehmer hinsichtlich ihres Alters homogenisiert werden. Die Probleme und Schwierigkeiten sind bei knapp über 65-Jährigen, die noch im Berufsleben stehen oder gerade ausgeschieden sind, meist andere als bei über 80-Jährigen. Die Verständigung und das therapeutische Arbeiten in Gruppen, die Personen zusammenfassen, die im Alter bis maximal 7–10 Jahre auseinander liegen, gelingt deutlich besser.

- **Vorabinformationen**

Vor Beginn der Gruppentherapie sollten die Teilnehmer persönlich untersucht, ausführlich diagnostiziert und das Gruppenprogramm vorbereitend erklärt werden. Hilfreich ist es in jedem Fall, dass die späteren Gruppentherapeuten sich vor Beginn der Gruppe bereits bei den (neuen) Teilnehmern vorgestellt und das Gruppenprogramm eingeführt haben (▶ Abschn. 23.12.2.). Insbesondere sollte auf mögliche Vorbehalte gegenüber einer Gruppe und Befürchtungen hinsichtlich eines „psychologischen Striptease" eingegangen und diese sollten korrigiert werden. Die Vorteile einer Gruppe gleichermaßen Betroffener und vom Alter her passender Menschen, nämlich Erfahrungsaustausch, Kontaktmöglichkeiten und soziale Unterstützung, sollten besonders herausgestellt werden. Als besonders förderlich hat sich gezeigt, die Gruppentherapie weniger als „Therapie", sondern als „Training oder Lernprogramm oder Kurs" darzustellen, was durch die klare Struktur des Vorgehens und die Verwendung von Arbeitsmaterialien, welche die Teilnehmer erhalten, unterstützt wird.

- **Offene Gruppe**

In der Praxis erweist sich eine geschlossene Gruppe als kaum realisierbar. Bestenfalls in der Klinik ist es möglich, mit 5–6 depressiven älteren Patienten die Gruppentherapie zu starten und ohne Hinzukommen neuer Teilnehmer über 12–15 (oder mehr) Sitzungen hinweg das Programm zu bearbeiten. Vielmehr ist es sowohl unter tagesklinischen wie v. a. unter ambulanten Bedingungen typisch, dass nur eine offene Gruppentherapie gelingen kann. Offen bedeutet hier, dass zu unterschiedlichsten Zeitpunkten neue Patienten aufgenommen und in das Programm eingefädelt werden müssen. Daher besteht das Gruppenprogramm aus zentralen Modulen von jeweils 4–5 (oder mehr) Sitzungen, die von 1–2 heranführenden (Module 1 und 2) und 1–2 abschließenden (Modul 6) individuellen Sitzungen umrahmt werden. Die zentralen Module können in beliebiger Reihenfolge bearbeitet werden. Daher können neue Patienten leicht in eine laufende Gruppe, ja selbst in ein bereits laufendes Programmmodul einsteigen.

- **Kontraindikationen**

Das Gruppenprogramm und die Psychotherapie sind nicht geeignet für akut verwirrte, delirante, psychotische, stark paranoide und akut suizidale Patienten. Personen mit einer Substanzabhängigkeit sollten zunächst entgiftet und speziell psychotherapeutisch behandelt werden. Eine beginnende bzw. manifeste Demenz führt dazu, dass die Patienten durch das Programm überfordert werden, was u. a. resignativ-depressive Tendenzen fördern und vertiefen kann. Allerdings profitieren diese noch kognitiv minimal beeinträchtigten Personen von einer Einzelpsychotherapie. Wichtig ist dabei, dass diese Patienten richtig aufgeklärt und vorbereitet werden, nicht gezwungen sind, sich zu beteiligen, also Raum haben, einfach dabei zu sein. In der Regel sind diese Patienten medikamentös eingestellt, haben ggf. eine EKT Behandlung hinter sich und brauchen daher Zeit, um sich in eine Gruppe einzufinden und sich allmählich zu beteiligen. Sie werden dann für die interaktionellen und psychologischen Anforderungen des Gruppenprogramms zugänglich.

- **Persönliche Probleme**

Bei sehr individuellen Problemen (z. B. chronische Partnerschaftskonflikte, körperliche Gebrechen besonderer Art) sollte geprüft und offen angesprochen werden, inwiefern diese speziellen Probleme durch das Gruppenangebot berührt werden. Es gab immer wieder Teilnehmer, die deshalb aus der Gruppe ausstiegen, weil sie über ihr persönliches Problem nicht in der Gruppe sprechen wollten bzw. durch die im Programm angebotenen Hilfen keine Lösung für ihre besondere Problematik erfuhren. Meist kann dies jedoch durch eine begleitende individuelle Behandlung bzw. Beratung aufgefangen und ausgeglichen werden.

23.12.2 Gruppenprogramm

Das Gruppenprogramm wurde für ambulante Gruppen älterer Depressiver entwickelt (Hautzinger 2000; Hautzinger 2016) und erfolgreich im ambulanten, teilstationären und vollstationären Rahmen evaluiert (Hummel et al. 2015). Es stellt den Ausgangspunkt für alle weiteren Einzel- und Gruppenprogramme für unterschiedliche Zielgruppen an älteren Patienten dar. Die Grundstruktur besteht aus 12 jeweils knapp 2-stündigen Gruppensitzungen. Eine Übersicht über die Sitzungsinhalte findet sich in ◘ Tab. 23.1. Die einzelnen Sitzungen bauen aufeinander auf, nehmen aufeinander Bezug. In diesem Sinne ist es v. a. für geschlossene Gruppen mit 5–7 Teilnehmern über 65 und bis 85 Jahre mit einer Depression geeignet.

Das Programm kann auch im teil- oder vollstationären Rahmen mit einer geschlossenen Gruppe eingesetzt werden. So wird in einer geriatrischen Tagesklinik, in der die älteren depressiven Patienten meist für 6–8 Wochen behandelt werden, die wöchentliche 2-stündige Gruppe zu täglichen Gruppensitzungen von jeweils einer knappen Stunde verändert. Die Inhalte v. a. der Sitzungen 3–11 werden entsprechend angepasst, doch es werden die Hilfsmittel und Übungen übernommen.

Prinzipiell können daher die Inhalte und die vielfältigen Materialien natürlich auch über einen längeren Zeitraum als die vorgegebenen 12 Gruppensitzungen gestreckt werden. Wir wissen von Anwendungen, die das Programm auf über 20 Sitzungen gestreckt haben, ohne neue Hilfsmittel oder Materialien zu benötigen. Bei einer zeitlichen Ausweitung können die Inhalte vertieft, wiederholt eingeübt und die Übertragung auf den Alltag verbessert werden.

Die zur Anwendung kommenden, nicht zwingend einzusetzenden Techniken und Übungen sind: Depressionsspirale, Zusammenhang (Dreieck) von Denken, Handeln und Fühlen, Stimmungsprotokoll (ein Wert pro Tag), Tagesprotokoll (Tätigkeiten und Stimmung pro Stunde), Problemanalyse, Ziele formulieren und Zielerreichung kontrollieren, Liste angenehmer Tätigkeiten, Wochenplan, Waage zwischen Pflichten und angenehmen Tätigkeiten, Selbstbelohnung, Tätigkeitsprotokoll (Anzahl angenehmer Tätigkeiten pro Tag), Stimmungs- und Tätigkeitskurven (Grafik), Liste negativer und positiver Gedanken, Gedankenkarten führen, Gedanken unterbrechen (Stopp-Technik), Stimuluskontrolle (Punkte kleben), Pump-Technik (positive Selbstbewertungen lernen), Spalten-Protokollblatt (EbG – alternative Gedanken finden), selbstsicheres, kompetentes Verhalten (Merkmale), Selbstinstruktionen vor, in und nach sozialen Situationen, Üben von sozial kompetentem Verhalten (7 Schritte), Selbstbehaupten (eigene Bedürfnisse) im Alltag, Kontakte herstellen und halten (Sympathie werben), Umgang mit Krisen, Notfallplan, Beibehaltung des Gelernten, Erfolgsstabilisierung.

Die (ambulante wie stationäre) Gruppenpsychotherapie wird von der Überzeugung getragen, dass insbesondere mit älteren Patienten der soziale Rahmen und die Modellwirkung wesentliche

Tab. 23.1 Übersicht über das DiA-Gruppenprogramm (Hautzinger 2000)

Programmeinheit	Programminhalt
Sitzung 1: Begrüßung und Einführung in das Gruppenprogramm	Begrüßung der Teilnehmer, Kennenlernen Informationen über den Ablauf des Programms Vorstellung der Gruppenregeln Wie entsteht eine Depression? Depressionsspirale Zusammenhang zwischen Handeln, Denken und Fühlen Wozu sind Hausaufgaben wichtig? Hausaufgaben
Sitzung 2: Problem- und Zielanalyse	Begrüßung der Teilnehmer Kurze Wiederholung von Sitzung 1 Besprechung der Hausaufgaben Problemanalyse Ziele formulieren Hausaufgaben
Sitzung 3: Angenehme Tätigkeiten und ihre Auswirkungen auf die Stimmung	Begrüßung der Teilnehmer Kurze Wiederholung von Sitzung 2 Besprechung der Hausaufgaben Einleitung zum Thema „Angenehme Tätigkeiten" Auswertung der „Liste angenehmer Tätigkeiten" Hausaufgaben
Sitzung 4: Planung angenehmer Tätigkeiten im Wochenplan	Begrüßung der Teilnehmer Besprechung der Hausaufgaben Angenehme Tätigkeiten und Pflichten im Alltag Gründe für schlechte Stimmung Pflichten und angenehme Tätigkeiten im Wochenplan Eintragen der Pflichten in den Wochenplan Eintragen der angenehmen Tätigkeiten in den Wochenplan Vertrag zur Belohnung Hausaufgaben
Sitzung 5: Angenehme Tätigkeiten und Befinden: Tätigkeitsprotokoll führen	Begrüßung der Teilnehmer Wiederholung der Sitzung 3 Besprechung der Hausaufgaben Wochenplanung Tätigkeitsprotokoll Einführung: Denken und Fühlen Hausaufgaben
Sitzung 6: Positive und negative Gedanken beeinflussen das Befinde	Begrüßung der Teilnehmer Besprechung der Hausaufgaben Wiederholung der Sitzung 5 Negative Gedanken – positive Gedanken Persönliche Gedankenkarten Gedankenkontrolltechniken: Gedanken unterbrechen Gedankenkontrolltechniken: Positive Gedanken erhöhen Hausaufgaben
Sitzung 7: Gedanken verändern lernen: weitere Techniken	Begrüßung der Teilnehmer Wiederholung der Sitzung 6 Besprechung der Hausaufgaben Das ereignisbewertende Gedanken-Gefühle-Protokoll Das Finden alternativer Gedanken und deren Wirkung Wann und wozu die EbG-Technik? Hausaufgaben

Tab. 23.1 Fortsetzung

Programmeinheit	Programminhalt
Sitzung 8: Gedankliche Umstrukturierung	Begrüßung der Teilnehmer Wiederholung der Sitzung 7 Besprechung der Hausaufgaben Anwendungsübungen der EbG-Technik Einführung: soziale Kompetenz und Befinden Was ist selbstsicheres und kompetentes Verhalten? Lücken im selbstsicheren und kompetenten Verhalten Hausaufgaben
Sitzung 9: Tätigkeitsprotokolls und sozial kompetentes Verhalten erlernen	Begrüßung der Teilnehmer Zusammenhang von angenehmen Tätigkeiten und Befinden Auswertung der Stimmungs- und Tätigkeitskurven Besprechen der Stimmungs- und Tätigkeitskurve Wiederholung der Sitzung 8 Besprechung der Hausaufgaben Sozial kompetentes Verhalten erlernen Erste Rollenspiele Hausaufgaben
Sitzung 10: Lernen von Selbstsicherheit und sozialer Kompetenz	Begrüßung der Teilnehmer Wiederholung von Sitzung 9 Besprechung der Hausaufgaben Selbstsicherheit und Fertigkeiten lernen Rollenspiele und Übungen: Selbstbehauptung Hausaufgaben
Sitzung 11: Soziale Kompetenz und soziale Kontakte	Begrüßung der Teilnehmer Wiederholung von Sitzung 10 Besprechung der Hausaufgaben Kontakt herstellen, um Sympathie werben Übungen zu „Kontakte herstellen" Hausaufgaben
Sitzung 12: Die Zeit nach Programmende: Fortschritte und Erfolge beibehalten	Begrüßung der Teilnehmer Wiederholung von Sitzung 11 Besprechung der Hausaufgaben Rückschau, Zielerreichung, Fortschritte Beibehaltung des Gelernten, Erfolge sichern Umgang mit und Vorbereitung auf Krisen Rückmeldung und Kritik des Gruppenprogramms Verabschiedung

Wirkfaktoren für einen Therapieerfolg darstellen. Durch die Arbeit in einer Gruppe können mögliche Vorurteile gegenüber jüngeren Therapeuten überwunden bzw. vermieden werden. Ferner gelingt die Bearbeitung der sozialen Isolation, der ausgedünnten oder gar fehlenden sozialen Kontaktnetze durch eine Gruppe ähnlich Älterer sehr viel besser. Eine Gruppe stellt immer auch die Möglichkeit für neue Kontakte bereit. Gerade mit älteren Patienten kann dies gezielt gefördert werden, indem auch außerhalb der Gruppe zu Aktivitäten und Kontakten ermuntert wird und diese gezielt eingebaut werden.

Literatur

Beische D, Hautzinger M, Becker C, Pfeiffer K (2012) Der Problemlöse-Ansatz in der Beratung pflegender Angehöriger von Schlaganfall-Betroffenen. Psychother Psych Med 62:375–382

Hautzinger M (2000) Depression im Alter. Erkennen, bewältigen, behandeln. Ein kognitiv-verhaltenstherapeutisches Gruppenprogramm. Beltz, Weinheim

Hautzinger M (2006) Wenn Ältere schwermütig werden. Hilfe für Betroffene und Angehörige. Beltz, Weinheim

Hautzinger M (2013) Kognitive Verhaltenstherapie bei Depressionen, 7. Aufl. Beltz, Weinheim

Hautzinger M (2016) Depression im Alter, 2. Aufl. Beltz, Weinheim

Hummel J, Kopf D, Hautzinger M, Weisbrod C (2015) Kognitive Verhaltenstherapie mit depressiven geriatrischen Patienten. Kohlhammer, Stuttgart

Liebeck H (2015) Problemlösen. In: Linden M, Hautzinger M (Hrsg) Verhaltenstherapie Manual, 8. Aufl. Springer, Heidelberg, S 203–208

Lutz R (2015) Genusstherapie (Euthyme Therapie). In: Linden M, Hautzinger M (Hrsg) Verhaltenstherapie Manual, 8. Aufl. Springer, Heidelberg, S 345–348

McCullough JP (2007) Psychotherapie chronischer Depression. Elsevier, München

Nezu AM, Nezu CM, D'Zurilla TJ (2012) Problem solving therapy. Springer, New York

Pfeiffer K, Beische D, Hautzinger M, Berry JW, Wengert J, Hoffrichter R, Becker C, van Schayck R, Elliott TR (2014) Telephone-based problem-solving intervention for family caregivers of stroke survivors: a randomized controlled trial. J Consult Clin Psychol 82:628–643

Wells A (2011) Metakognitive Therapie bei Angst und Depression. Beltz, Weinheim

VEDIA – Verhaltens-Einzelpsychotherapie für Depressionen im Alter

Georg Adler

24.1 Kurzdarstellung des Programms – 282

24.2 Grundlagen – 282

24.3 Verhaltenstherapie bei älteren depressiven Patienten – 283

24.4 Struktur und Durchführung von VEDIA – 285

24.5 Hinweise für die Anwendung – 286

Literatur – 288

© Springer-Verlag GmbH Deutschland 2017
A. Fellgiebel, M. Hautzinger (Hrsg.), *Altersdepression*,
DOI 10.1007/978-3-662-53697-1_24

24.1 Kurzdarstellung des Programms

VEDIA ist ein Programm zur Verhaltenstherapie depressiver Störungen im Alter. Es wurde in den Jahren 2003 und 2004 am Zentralinstitut für Seelische Gesundheit in Mannheim für die Behandlung teilstationär behandelter Patienten entwickelt und zu Ausbildungszwecken manualisiert (Adler 2005). In den vergangenen Jahren hat es auch im stationären und im ambulanten Bereich Anwendung gefunden. Im Unterschied zu dem bereits wohl etablierten Programm von Hautzinger (2000) wurde VEDIA eher für schwerer erkrankte Patienten entwickelt, die häufig zusätzlich durch Angst, Apathie, kognitive Beeinträchtigungen oder durch körperliche Komorbidität belastet sind.

VEDIA wurde so konzipiert, dass es im Rahmen einer 6-wöchigen teilstationären oder stationären Behandlung mit im Mittel 2 Therapiesitzungen pro Woche durchführbar ist. Es umfasst 12 Therapiestunden und lässt sich durch einen mehrarmigen Aufbau den individuellen Bedürfnissen der Patienten anpassen.

24.2 Grundlagen

Ausgangspunkt der verhaltenstherapeutischen Behandlung von Depressionen sind 3 psychologische Mechanismen, die für die Genese dieser Störungen bedeutsam sind:
- **Verstärkerverlust** (Lewinsohn et al. 1985), eine Negativspirale mit einer Verminderung positiver Verstärker, einer resultierenden Abnahme aktiver Verhaltensweisen und in Folge einer weiteren Abnahme positiver Verstärker;
- **dysfunktionale Kognitionen** (Beck 1974), negative Interpretationen und Bewertungen der eigenen Person, der eigenen Fähigkeiten und Verhaltensweisen;
- **erlernte Hilflosigkeit** (Seligman 1979), das Erleben der Unkontrollierbarkeit aversiver Erfahrungen mit der Folge von Angst und Selbstaufgabe.

Diese Mechanismen sind bei der Genese depressiver Störungen in jedem Lebensalter wirksam.

Bei älteren Patienten wird die Behandlung jedoch durch zwei häufig mit der Depression verbundene Symptome erschwert: Apathie und exekutive Funktionsstörungen. Diese Symptome müssen bei der Behandlung sorgfältig berücksichtigt werden. Sie eröffnen neben spezifischen Erfordernissen aber auch besondere Möglichkeiten einer verhaltenstherapeutischen Behandlung älterer depressiver Patienten.

Apathie, ein Mangel an Antrieb und Motivation mit resultierender Beeinträchtigung in den Alltagsaktivitäten, besteht bei der Mehrzahl der älteren depressiven Patienten (Groeneweg-Koolhoven et al. 2015). Apathie ist verbunden mit einer schlechteren Rückbildung der depressiven Störung, einer geringeren Lebensqualität (Groeneweg-Koolhoven et al. 2014) und einer höheren Sterblichkeit (Lavretsky et al. 2010). Auch die soziale Situation von älteren depressiven Patienten ist in erster Linie durch Inaktivität und sozialen Rückzug geprägt (Adler et al. 2003). Daher kommt bei der Psychotherapie von Depressionen im Alter der Aktivierung der Patienten zentrale Bedeutung zu. Auf diese Weise kann es gelingen, dass die Patienten wieder positive Verstärkung erfahren und sich nicht mehr hilflos dem Kommenden ausgeliefert fühlen.

Neben der Aktivierung ist die Arbeit an den negativen Kognitionen der Patienten von großer Wichtigkeit. Die kognitive Verhaltenstherapie von Depressionen basiert auf den in den 70er Jahren entwickelten Konzepten von Aaron T. Beck (Beck et al. 1979), deren zentraler Punkt ist, dass die emotionalen Symptome der Depression durch negativ verzerrte Wahrnehmungen und Interpretationen der Welt ausgelöst werden. Derartige dysfunktionale Denkmuster können sich auf der Grundlage negativer Erfahrungen entwickeln. Sie können zu Verhaltensänderungen wie Inaktivität oder sozialem Rückzug führen, die dann die depressive Verstimmung und die negativen Gedanken verstärken. Der entscheidende Ansatzpunkt für die kognitive Verhaltenstherapie sind die automatischen negativen Gedanken des Patienten. Die technische Vorgehensweise umfasst sowohl die Diskussion und Überprüfung spezifischer negativer Erlebnisse als auch Verhaltensexperimente, bei denen die Patienten neue Verhaltensweisen in bestimmten Situationen erproben.

Bei zahlreichen älteren depressiven Patienten bestehen kognitive Beeinträchtigungen. Sie betreffen verschiedene Leistungsbereiche, häufig Aufmerksamkeit, kognitive Verarbeitungsgeschwindigkeit und Arbeitsgedächtnis. Eine für die Durchführung einer psychotherapeutischen Behandlung besonders bedeutsame kognitive Einschränkung ist das sog. dysexekutive Syndrom. Es führt zu einem Mangel an Zielstrebigkeit und Flexibilität bei der Planung, Initiierung und Durchführung von Handlungen (Alexopoulos et al. 2002).

Es gibt Hinweise dafür, dass die neurokognitiven Defizite älterer depressive Patienten den Krankheitsverlauf und auch die Wirksamkeit therapeutischer Interventionen beeinflussen (Alexopoulos et al. 2002). So wurde gezeigt, dass exekutive Funktionsstörungen sich ungünstig auf die Wirksamkeit einer medikamentösen antidepressiven Behandlung auswirken und mit einer geringeren Verbesserung des Befindens und häufigeren Rückfällen verbunden sind (Kalayam und Alexopoulos 1999; Story et al. 2008).

Die möglichen Auswirkungen exekutiver Funktionsstörungen auf die Wirksamkeit einer verhaltenstherapeutischen Behandlung lassen sich allerdings nicht zwingend theoretisch ableiten. Einerseits ist es denkbar, dass exekutive Funktionsstörungen als zusätzliche Belastung die Wirksamkeit der Behandlung vermindern. Andererseits könnten gerade die Patienten mit einer Beeinträchtigung der exekutiven Funktionen in besonderer Weise von einer Behandlungsmethode profitieren, bei der speziell diese Fertigkeiten geübt werden. Übereinstimmend mit der zweiten Annahme zeigte sich in einer Studie von Alexopoulos et al. (2003) bei älteren depressiven Patienten mit exekutiven Funktionsstörungen eine gute Wirksamkeit für Problemlösetherapie (Problem Solving Therapy; PST), ein Verfahren, das auf ähnlichen Prozessen wie die kognitive Verhaltenstherapie beruht (Warmerdam et al. 2010).

Goodkind et al. (2016) fanden sogar eine besonders gute Wirksamkeit von kognitiver Verhaltenstherapie bei den älteren depressiven Patienten, bei denen exekutive Funktionsstörungen, insbesondere eine schlechte Leistung im Wisconsin Card Sorting Test (WCST), festgestellt wurden. Das lässt sich am ehesten darauf zurückführen, dass eine kognitive Verhaltenstherapie mit dem zentralen Prozess der Wahrnehmung, Überprüfung und Veränderung dysfunktionaler Gedanken und Einstellungen geradezu ein Training für exekutive Funktionen darstellt und auf diesem Wege bei der Kompensation exekutiver Funktionsdefizite helfen kann.

Den exekutiven Funktionsstörungen der Patienten muss aber auch im therapeutischen Vorgehen Rechnung getragen werden. Die Therapiesitzungen müssen stärker strukturiert werden, und die Patienten benötigen weitergehende, direktere Unterstützung bei der Anwendung der vorgeschlagenen Techniken (Alexopoulos et al. 2008).

24.3 Verhaltenstherapie bei älteren depressiven Patienten

Bei der Behandlung depressiver Störungen im jüngeren Erwachsenenalter haben sich aktivierende Verhaltenstherapie und kognitive Verhaltenstherapie als wirksam erwiesen (Ekers et al. 2008; Cuijpers et al. 2013). Die Wirksamkeit dieser Behandlungsverfahren ist bei älteren Patienten nicht so gut belegt. Es könnte sein, dass grundsätzlich die Wirksamkeit therapeutischer Interventionen bei depressiven Störungen im Alter durch den häufig chronischeren Verlauf der Erkrankung und die stärkere Exposition gegenüber Belastungsfaktoren wie körperlichen Erkrankungen, verminderten Sozialkontakten, Verlusten und Trauer schwerer nachzuweisen ist.

Dennoch zeigte sich bei einer Metaanalyse (Cuijpers et al. 2014) eine gute Wirksamkeit von Psychotherapie bei Depressionen im Alter, mit einem – im Gegensatz zu den Verhältnissen bei jüngeren Patienten – deutlichen Vorteil für kognitive Verhaltenstherapie und Problemlösetherapie. Dieser Unterschied sollte in Anbetracht der nicht allzu hohen Zahl der einbezogenen Therapiestudien nicht überbewertet werden. Er könnte einerseits damit zu tun haben, dass Beobachtung, Registrierung und Vergleich der eigenen Stimmungen, Gedanken und Aktivitäten typische Bestandteile verhaltenstherapeutischen Vorgehens sind und sich daher auch auf den Erfolgsnachweis günstig auswirken. Andererseits entspricht vielleicht auch die im Vergleich zu anderen Verfahren strukturiertere und direktivere Vorgehensweise der Verhaltenstherapie häufiger den Bedürfnissen älterer depressiver Patienten, die oft unter Apathie und exekutiven Funktionsstörungen leiden.

In ◘ Tab. 24.1 sind einige hochwertige Therapiestudien zur aktivierenden oder kognitiven Verhaltenstherapie aufgeführt. Die Effektstärken wurden der Metaanalyse von Cuijpers und Mitarbeitern (2014) entnommen. Es handelt sich um Gruppen- und Einzeltherapien mit einer Dauer von 7–12 Sitzungen. Wie in einer Folgestudie bestätigt (Hautzinger und Welz 2008), zeigte sich keine überlegene Wirksamkeit der Einzeltherapien, was sich möglicherweise auf die Auswahl der Patienten und auf vergleichsweise größere Schwierigkeiten bei der Gewährleistung eines standardisierten Vorgehens bei der Einzeltherapie zurückführen lässt.

Es gibt bei den Studien zur Wirksamkeit von Psychotherapie bei Depressionen im Alter 3 methodische Einschränkungen, die häufig zutreffen:

- In den meisten Studien wird keine aktive Behandlung für die Kontrollgruppe vorgesehen. Diese Patienten werden entweder als Wartegruppe geführt, nicht behandelt oder sie erfahren „die übliche Routinebehandlung". Bei derartigen Studien kann aus einem günstigeren Krankheitsverlauf bei der Behandlungsgruppe nur eingeschränkt auf die Wirksamkeit einer spezifischen Behandlungsmethode geschlossen werden.
- In den meisten Therapiestudien sind „jüngere Alte" in einem Lebensalter von 60–65 Jahren überrepräsentiert. „Ältere Alte" in einem Alter von über 75 oder über 80 Jahren sind in den Studienpopulationen nicht oder nur in geringem Umfang repräsentiert. Daher sind die Aussagemöglichkeiten über eine Wirksamkeit von Psychotherapie bei Patienten in dieser zweiten Altersgruppe begrenzt.
- Bei vielen älteren depressiven Patienten bestehen neben der Depression auch sensorische und kognitive Einschränkungen, gravierende körperliche Erkrankungen oder Beeinträchtigungen in den Alltagsfertigkeiten. Auch diese Patientengruppen sind in den Studienpopulationen nicht repräsentiert oder unterrepräsentiert (Gühne et al. 2014). Entsprechend begrenzt ist daher die Aussagemöglichkeit für eine Wirksamkeit der psychotherapeutischen Behandlung bei diesen Patientengruppen.

◘ Tab. 24.1 Auswahl von qualitativ hochwertigen Studien zur Wirksamkeit von aktivierender oder kognitiver Verhaltenstherapie bei älteren depressiven Patienten

Autoren	Alter der Patienten	Details	Kontrollbedingung	Anzahl Sitzungen	n (Behandlungs-/Kontrollgruppe)	Effektstärke
Ekkers et al. (2011)	> 65	Gruppe	Routineversorgung	7	53/34	g = 0,59 (p = 0,01)
Haringsma et al. (2006)	55–85	Gruppe	Warteliste	10	52/58	g = 0,45 (p = 0,02)
Hautzinger und Welz (2004)	> 60	Gruppe	Warteliste	12	55/30	g = 0,94 (p = 0,00)
Laidlaw et al. (2008)	> 60	Einzel	Routineversorgung	8	20/20	g = 0,42 (p = 0,18)
Serfaty et al. (2009)	> 65	Einzel	Routineversorgung	12	64/55	g = 0,17 (p = 0,35)
Snarski et al. (2011)	> 65	Einzel	Routineversorgung	8	16/13	g = -0,12 (p = 0,74)
Spek et al. (2007)	50–75	Internet	Warteliste	10	102/100	g = 0,30 (p = 0,03)
Wutrich und Rapee (2013)	> 60	Gruppe	Warteliste	12	27/35	g = 0,74 (p = 0,00)

Festzuhalten ist jedoch, dass eine psychotherapeutische Behandlung mehr als eine psychopharmakologische Behandlung den Erwartungen älterer depressiver Patienten entspricht (Rokke und Scogin 1995). Insbesondere von aktivierenden und kognitiven Verhaltenstherapien lässt sich eine gute Wirksamkeit erwarten, da sie sich spezifisch einer Verbesserung von Apathie und exekutiven Funktionsstörungen widmen, den beiden wichtigsten neuropsychologischen Syndromen depressiver Störungen im Alter.

24.4 Struktur und Durchführung von VEDIA

VEDIA ist ein manualisiertes Verhaltens-Einzelpsychotherapieprogramm zur Behandlung von Depressionen im Alter (Adler 2005). Es basiert auf den Grundlagen der aktivierenden und der kognitiven Verhaltenstherapie und kann von Ärzten oder Psychologen durchgeführt werden. Die besonderen Bedürfnisse und Voraussetzungen älterer Patienten werden in dem Programm berücksichtigt, und es kann durch seinen mehrarmigen Aufbau individuell an spezifische Probleme angepasst werden. Es ist besonders gut geeignet für Patienten, bei denen Ängste, körperliche Beschwerden oder Apathie im Vordergrund der Symptomatik stehen und die charakteristischen psychosozialen Belastungen des höheren Lebensalters wie Verlust des Partners oder Umzug ins Heim ausgesetzt sind.

Das Programm umfasst 12 Sitzungen mit einer Dauer von etwa 45 min, die im teilstationären oder stationären Rahmen mit einer Behandlungsfrequenz von etwa 2 Sitzungen pro Woche durchgeführt werden sollten, sodass die Behandlungsdauer etwa 6 Wochen beträgt. Im ambulanten Rahmen empfehlen sich größere Abstände zwischen den Therapiesitzungen, anfangs etwa eine Sitzung pro Woche, später etwa eine Sitzung alle 2 Wochen, sodass die Behandlungsdauer zwischen 12 und 24 Wochen liegt.

Das Programm besteht aus 4 Teilen:
- Im 1. Teil (3 Stunden) findet eine detaillierte Anamneseerhebung und Diagnostik statt. Es erfolgen die Überprüfung der Therapieindikation und die Planung des weiteren Vorgehens.
- Im 2. Teil (4 Stunden) stehen die subjektiven Beschwerden des Patienten im Vordergrund. Es kann eines von 3 Modulen bearbeitet werden, die entweder auf Angst, körperliche Beschwerden oder Apathie als vorrangiges Syndrom zielen.
- Im 3. Teil (4 Stunden) stehen die äußeren Belastungen des Patienten im Vordergrund. Auch hier kann wieder alternativ eines von 3 Modulen bearbeitet werden, das sich entweder mit Partnerverlust, Wohnungswechsel oder allgemeinen Aspekten des altersbedingten Rollenwechsels beschäftigt.
- Im 4. Teil (1 Stunde) wird die Behandlung resümiert, der Therapieerfolg eingeschätzt, das weitere Vorgehen durch den Patienten geplant, und es wird ein Termin für eine Nachuntersuchung vereinbart.

Das Vorgehen bei VEDIA beruht auf einer detaillierten Anamnese und Diagnostik. Es werden Depressivität, Angst, Kontrollüberzeugungen, kognitive Leistungsfähigkeit und Lebensumstände mit Hilfe standardisierter Instrumente erhoben. Die Einschätzung von Beschwerden und die Definition der therapeutischen Ziele erfolgt mit Hilfe des Goal Attainment Scaling. Am Ende des diagnostischen Teils, nach der 3 Stunde, wird die Indikation für die Durchführung von VEDIA überprüft, und es wird über das weitere therapeutische Vorgehen – unter Verwendung von VEDIA oder erforderlichenfalls auf andere Weise – entschieden. Das Vorgehen bei VEDIA ist grundsätzlich verhaltenstherapeutisch orientiert und basiert auf Verhaltensanalysen und Bedingungsmodellen vor dem Hintergrund des in der Gerontologie etablierten SOK-Modells (Baltes und Carstensen 1996). Es werden Verfahren der Stimulus- und Konsequenzkontrolle sowie der kognitiven Umstrukturierung verwendet. Ein zentrales Element ist die systematische Aktivierung des Patienten. Ziel ist – auf der Basis von Psychoedukation, Aktivierung und kognitiver Umstrukturierung – ein erfolgreiches Selbstmanagement des Patienten durch Anwendung der erlernten Techniken, z. B. eine anhaltende Aktivierung mit Hilfe von Wochenplänen.

- **Teil 1**

In Teil 1, der Diagnostik, die 3 Stunden umfasst, wird die biografische, psychiatrische und medizinische Anamnese erhoben. Depressivität, Angst, kognitive Leistungsfähigkeit, Funktionsniveau und Kontrollüberzeugungen werden mit standardisierten Verfahren erfasst. Die Kontrollüberzeugungen (Lohaus und Schmitt 1989) bilden ab, in wieweit der Patient glaubt, dass sein Wohlergehen durch seine eigenen Bemühungen beeinflusst werden kann. Diese Einschätzung des Patienten und seine Mitarbeit bei der Diagnostik, z. B. durch das Beibringen von Vorbefunden, Medikamentenplänen und anderen relevanten Unterlagen, können ein erstes Licht auf die Möglichkeiten und Grenzen einer verhaltenstherapeutischen Behandlung werfen. Es wird versucht, die im Vordergrund stehenden Beschwerden mit Hilfe des sog. Goal Attainment Scaling zu quantifizieren (Smith 1976; Kiresuk und Thomas 1994). Auf diese Weise werden der aktuelle Zustand sowie Besserungs- und Verschlechterungsmöglichkeiten erfasst und konkretisiert. Bereits während der diagnostischen Stunden werden die Aktivitäten des Patienten in einem Wochenplan erfasst. Es wird begonnen, mit dem Patienten verhaltenstherapeutische Bedingungsmodelle der Symptomatik zu entwickeln. Es wird versucht, den Patienten möglichst konkrete und realistische Therapieziele formulieren zu lassen.

- **Teil 2**

In Teil 2 des Programms, der 4 Stunden umfasst, werden die subjektiven Beschwerden und Symptome des Patienten bearbeitet. In Abhängigkeit von der im Vordergrund stehenden Symptomatik kann alternativ einer von 3 Therapieblöcken bearbeitet werden, in denen es vorrangig um „Angst", „körperliche Beschwerden" oder „Inaktivität" geht. Empfehlenswert erscheint, das Thema zu wählen, das dem Patienten in seiner subjektiven Sicht am wichtigsten erscheint. Sofern keine eindeutige Tendenz für ein Thema besteht, wird empfohlen, den Therapieblock „Inaktivität" zu wählen. Bei allen 3 Modulen wird der Wochenplan weitergeführt, in jeder Stunde eingehend mit dem Therapeuten durchgesprochen, und – was die Planung bis zur jeweils nächsten Therapiestunde betrifft – allmählich in die organisatorische Verantwortung des Patienten überführt. Die übrige Vorgehensweise umfasst die Erarbeitung von Bedingungsmodellen der Symptomatik, Verfahren der Stimulus- und Konsequenzkontrolle, Anregungen für Aktivitäten sowie Überprüfung der Symptomatik mit Hilfe des Goal Attainment Scaling. Als Entspannungsverfahren wird eine altersadaptierte Methode der progressiven Muskelrelaxation nach Jacobson angewandt.

- **Teil 3**

In Teil 3 von VEDIA, der gleichfalls 4 Stunden umfasst, sind die äußeren Belastungen des Patienten das zentrale Thema. In Abhängigkeit von der im Vordergrund stehenden Belastung wird alternativ einer von 3 Therapieblöcken bearbeitet, in denen „Partnerverlust", „Wohnungswechsel" oder „altersbedingter Rollenwechsel" thematisiert werden. Sofern keine eindeutige Tendenz für ein Thema besteht, wird empfohlen, den Therapieblock „altersbedingter Rollenwechsel" zu wählen. Die Vorgehensweise ist ähnlich wie in Teil 2, wobei hier eher die kognitive Umstrukturierung zur Bewältigung der veränderten Lebensverhältnisse im Vordergrund steht. Weiter erfolgen die Führung des Wochenplans in zunehmender Eigenregie des Patienten, Anregungen für Aktivitäten, die Überprüfung der Symptomatik mit Hilfe des Goal Attainment Scaling und weiteres Üben und Anwenden der progressiven Muskelrelaxation.

- **Teil 4**

In Teil 4, der abschließenden, letzten Stunde des Programms, erfolgen eine Zusammenfassung, Überprüfung der Therapieziele und die Beurteilung des Therapieverlaufs. Der Wochenplan für die nächste Zeit mit festen und optionalen Aktivitäten wird besprochen, und es wird ein Nachbesprechungstermin vereinbart, typischerweise in 3–6 Monaten.

24.5 Hinweise für die Anwendung

In den vergangenen 10 Jahren wurde VEDIA in verschiedenen stationären, teilstationären und ambulanten Settings angewendet. Von daher besteht eine gewisse Erfahrung mit diesem Verfahren. Eine systematische Evaluation wurde jedoch bislang noch nicht durchgeführt. Einige der Erfahrungen, die bei der Anwendung des Verfahrens gemacht wurden, sollen im Folgenden kurz dargestellt werden.

Der diagnostische Teil, die ersten 3 Stunden von VEDIA, kann durchaus direkt nach der Aufnahme in die Behandlung erfolgen. Die hier in systematischer Form erhobenen Informationen sind in jedem Falle für die Planung des weiteren Vorgehens nützlich. Nach dem Ende des diagnostischen Teils ergibt sich eine Zäsur, bei der überprüft werden sollte, ob die Anwendung von VEDIA erfolgversprechend ist oder ob nicht besser eine andere Vorgehensweise gewählt werden sollte. Grundsätzlich ist nach unserer Auffassung eine gescheiterte psychotherapeutische Behandlung schlechter als keine Behandlung, da ein vergeblicher Therapieversuch dem Patienten Kraft und Hoffnung nehmen kann.

Eher ungünstig für einen Behandlungserfolg erscheint eine starke Funktionalität der Beschwerden bei gleichzeitiger Uneinsichtigkeit, wenn z. B. der Kontakt des Patienten zu seinem Kind in erster Linie durch die depressive Symptomatik aufrechterhalten wird. Hinderlich für die Kooperationsfähigkeit des Patienten können stark überwiegende externe Kontrollüberzeugungen sein, wenn z. B. der Patient fest davon überzeugt ist, durch eigenes Bemühen keinerlei Einfluss auf sein Wohlergehen nehmen zu können. Günstige Vorzeichen für einen Behandlungserfolg sind hingegen positive Bewältigungserfahrungen in der eigenen Biografie, z. B. das Überstehen von Flucht oder Vertreibung nach dem Krieg oder von Todesfällen in der persönlichen Umgebung, und die Mitarbeit bei der Diagnostik, z. B. das Mitbringen von Behandlungsunterlagen, Verordnungsplänen und Ähnlichem.

Die grundlegende Bedeutung der Aktivierung das Patienten für den Therapieerfolg kann gar nicht genug betont werden. Der Wochenplan und das systematische Durchsprechen der durchgeführten oder nicht durchgeführten Aktivitäten sind dafür das wichtigste Instrument. Wenn der Patient auch die gewünschten Aktivitäten zunächst als lästig und anstrengend empfindet, empfiehlt es sich, in diesem Punkt nicht locker zu lassen und die Programmpunkte des Wochenplans gewissermaßen zu „verordnen". Häufig erscheint dem Patienten diese Mühe zunächst sinnlos. Dann muss die Aktivität des Patienten zunächst ihren Sinn durch das Engagement und das Interesse des Therapeuten erhalten. Es ist wichtig, dem Patienten zu vermitteln, dass es – zunächst vielleicht nur dem Therapeuten – nicht egal ist, wie er seine Tage verbringt. Im günstigen Fall entsteht allmählich eine Art konstruktiver „Arbeitsatmosphäre", die durch die Verwendung einer „Therapiemappe", in der die Wochenpläne, die Therapieziele in Form des Goal Attainment Scaling und andere wichtige Behandlungsunterlagen abgeheftet sind, gefördert wird.

Die Dauer von VEDIA gab unter den Therapeuten in der Vergangenheit häufig Anlass zu Diskussionen. Einerseits erschien manchen Psychotherapeuten, insbesondere Psychologen, die überwiegend ambulant tätig sind, eine Dauer von 12 Therapiestunden für eine verhaltenstherapeutische Intervention zu kurz. Es wurde bezweifelt, ob Verhaltensanalyse, Erarbeitung von Bedingungsmodellen und Beziehungsentwicklung in diesem Zeitrahmen mit der nötigen Gründlichkeit und Tiefe möglich sind. Es ist auch einzuräumen, dass das aktuelle Kassenverfahren für die Begutachtung und Bewilligung von ambulanten Psychotherapien eine 12-stündige Intervention mit einigen Nachterminen nicht unbedingt attraktiv erscheinen lässt. Im Gegensatz dazu wurde von einigen anderen Psychotherapeuten, insbesondere Ärzten, die überwiegend stationär tätig sind, der zeitliche Umfang von VEDIA als zu groß und als im Rahmen einer stationären Versorgung nicht leistbar beurteilt. In beiden Fällen scheint das Wünschenswerte, nämlich die notwendige und erfolgversprechende psychotherapeutische Versorgung einer immer größer werdenden Gruppe von Patienten mit vertretbarem Aufwand, durch organisatorische Rahmenbedingungen der Kassenmedizin in Deutschland erschwert zu werden.

Abhilfe können hier möglicherweise Variationen des Programms leisten. Es entstand, wie bereits erwähnt, unter den Bedingungen einer universitären teilstationären Behandlungseinrichtung mit einer hohen Dichte an Therapieangeboten und einer vergleichsweise günstigen Personalausstattung.

Insbesondere im ambulanten Rahmen ist es sicherlich möglich und oft auch angebracht, die Therapieinhalte auf eine größere Anzahl von Stunden zu verteilen. Sinnvoll scheint jedoch, nach einigen orientierenden Stunden, z. B. am Ende des diagnostischen Teils, die Therapiedauer und damit auch das Ende der Therapie zu planen und dies auch mit dem Patienten zu besprechen. Ungeachtet dessen kann es angebracht sein, nach Therapieende einige

Nachbesprechungen in größeren Abständen, etwa alle 3–6 Monate, vorzusehen. Derartige Termine geben dem Patienten Halt und fördern die anhaltende Umsetzung des Erlernten. Ein solches Vorgehen unterscheidet sich deutlich von dem im Allgemeinen unerwünschten Übergang der Therapie in dauerhafte, gewissermaßen lebensbegleitende Gespräche. Bei derartigen Behandlungen erfolgt oft keine Intervention im wörtlichen Sinne mehr, sondern der Therapeut wird vom Patienten als wertvolles Element seiner sozialen Umwelt vereinnahmt. Ein solches Therapieergebnis kann nur in sehr seltenen Ausnahmefällen bei besonders schwer erkrankten oder belasteten Patienten erstrebenswert sein.

Literatur

Adler G (2005) Verhaltens-Einzelpsychotherapie bei Depressionen im Alter (VEDIA). Schattauer, Stuttgart
Adler G et al (2003) Die soziale Situation von Patienten mit Altersdepressionen. Psychiatrische Praxis 30:207–211
Alexopoulos GS et al (2002) Clinical presentation of the „depression-executive dysfunction syndrome"of late life. Am J Geriatr Psychiat 10:98–102
Alexopoulos GS et al (2003) Problem-solving therapy versus supportive therapy in geriatric major depression with executive dysfunction. Am J Geriatr Psychiat 11:46–52
Alexopoulos GS et al (2008) Problem solving therapy for the depression-executive dysfunction syndrome of late life. Int J Geriatr Psych 23:782–788
Baltes MM, Carstensen LL (1996) Gutes Leben im Alter. Überlegungen zu einem prozeßorientierten Metamodell erfolgreichen Alterns. Psychol Rundsch 47:199–215
Beck AT (1974) The development of depression: A cognitive model. In: Friedman RJ, Katz MM (Hrsg) The psychology of depression. Wiley, New York, S 3–27
Beck AT et al (1979) Cognitive therapy of depression. Guilford Press, New York
Cuijpers P et al (2013) A meta-analysis of cognitive behavior therapy for adult depression, alone and in comparison to other treatments. Can J Psychiatry 58:376–385
Cuijpers P et al (2014) Managing depression in older age: psychological interventions. Maturitas 79:160–169
Ekers D et al (2008) A meta-analysis of randomized trials of behavioral treatment of depression. Psychol Med 8:611–623
Ekkers W et al (2011) Competitive Memory Training for treating depression and rumination in depressed older adults: a randomised controlled trial. Behav Res Ther 49:588–596
Goodkind MS et al (2016) The impact of executive function on response to cognitive behavioral therapy in late-life depression. Int J Geriatr Psych 31:334–339
Groeneweg-Koolhoven I et al (2014) Quality of life in community-dwelling older persons with apathy. Am J Geriatr Psychiat 22:186–194
Groeneweg-Koolhoven I et al (2015) Presence and correlates of apathy in non-demented depressed and non-depressed older persons. Eur J Psychiat 29:119–130
Gühne U et al (2014) Ist Psychotherapie bei depressiven Erkrankungen im Alter wirksam? Psychiatrische Praxis 41:415–423
Haringsma R et al (2006) Effectiveness of the Coping With Depression (CWD) course for older adults provided by the community-based mental health care system in the Netherlands: a randomized controlled field trial. Int Psychogeriatr 18:307–325
Hautzinger M (2000) Depression im Alter. Erkennen, bewältigen, behandeln. Ein kognitiv-verhaltenstherapeutisches Gruppenprogramm. PVU, Weinheim
Hautzinger M, Welz S (2004) Kognitive Verhaltenstherapie bei Depressionen im Alter: Ergebnisse einer kontrollierten Vergleichsstudie unter ambulanten Bedingungen an Depressionen mittleren Schweregrades. Z Gerontol Geriatr 37:427–435
Hautzinger M, Welz S (2008) Kurz- und längerfristige Wirksamkeit psychologischer Interventionen bei Depressionen im Alter. Z Klin Psychol Psychother 37:52–60
Kalayam B, Alexopoulos GS (1999) Prefrontal dysfunction and treatment response in geriatric depression. Arch Gen Psychiatry 56:713–718
Kiresuk K, Thomas J (1994) Goal attainment scaling: applications, theory, and measurement. Erlbaum Press, Hillsdale
Laidlaw K et al (2008) A randomised controlled trial of cognitive behaviour therapy vs treatment as usual in the treatment of mild to moderate late life depression. Int J Geriatr Psychiatry 23:843–850
Lavretsky H et al (2010) Association of depressed mood and mortality in older adults with and without cognitive impairment in a prospective naturalistic study. Am J Psychiatry 167:589–597
Lewinsohn P et al (1985) An integrative theory of depression. In: Reiss S, Bootzin R (Hrsg) Theoretical issues in behavior therapy. Academic Press, San Diego CA, S 331–359
Lohaus A, Schmitt GM (1989) Fragebogen zur Erhebung von Kontrollüberzeugungen zu Krankheit und Gesundheit (KKG). Hogrefe, Göttingen
Rokke RD, Scogin F (1995) Depression treatment preferences in younger and older adults. J Clin Geropsychology 1:243–257
Seligman ME (1979) Erlernte Hilflosigkeit. Urban & Schwarzenberg, München
Serfaty MA et al (2009) Clinical effectiveness of individual cognitive behavioral therapy for depressed older people in primary care: a randomized controlled trial. Arch Gen Psychiatry 66:1332–1340
Smith DL (1976) Goal attainment scaling as an adjunct to counseling. J Counsg Psychol 23:22–27
Snarski M et al (2011) The effects of behavioral activation therapy with inpatient geriatric psychiatry patients. Behav Ther 42:100–108

Spek V et al (2007) Internet-based cognitive behavioural therapy for subthreshold depression in people over 50 years old: a randomized controlled clinical trial. Psychol Med 37:1797–1806

Story TJ et al (2008) Neurocognitive correlates of response to treatment in late-life depression. Am J Geriatr Psychiatry 16:752–759

Warmerdam L et al (2010) Online cognitive behavioral therapy and problem-solving therapy for depressive symptoms: exploring mechanisms of change. J Behavr Ther Exp Psy 41:64–70

Wuthrich VM, Rapee RM (2013) Randomised controlled trial of group cognitive behavioural therapy for comorbid anxiety and depression in older adults. Behav Res Ther 51:779–786

Multiprofessionelle sektorenübergreifende Behandlungsstrategien

Vjera Holthoff-Detto

25.1 Einführung – 292

25.2 Früherkennung und Frühintervention – 293

25.3 Telemedizin – 297

25.4 Zusammenfassung – 298

Literatur – 299

© Springer-Verlag GmbH Deutschland 2017
A. Fellgiebel, M. Hautzinger (Hrsg.), *Altersdepression*,
DOI 10.1007/978-3-662-53697-1_25

25.1 Einführung

Für die Behandlung der Altersdepression leisten neben der modernen evidenzbasierten antidepressiven Pharmakotherapie und den spezialisierten Psychotherapieverfahren insbesondere auch die multiprofessionellen psychosozialen Behandlungsstrategien einen wesentlichen Beitrag (S3-Leitlinie/ Nationale VersorgungsLeitlinie Unipolare Depression [DGPPN et al. 2015]; van Straten et al. 2015). Die Entwicklung, Implementierung und Finanzierung von gemeindenahen Versorgungsstrukturen bedarf einer sektoren- und professionsübergreifenden Strategie. Das Auftreten von Multimorbidität steigt mit dem Alter, und für Patienten mit psychischen Erkrankungen erhöht das die Gefahr der Immobilität. Daher besteht in besonderem Maße die Notwendigkeit von Versorgungsstrategien, die aufsuchende medizinische und psychosoziale Interventionen einschließen. Ältere Patienten mit depressiven Erkrankungen suchen zwar häufig den Hausarzt auf und weisen längere Verweildauern im Krankenhaus auf als andere Erkrankte, eine affektive Erkrankung bleibt jedoch häufig unerkannt und daher unbehandelt (Byers et al. 2010). Ferner ist der individuelle Zugang zu der evidenzbasierten und indizierten gerontopsychotherapeutischen Behandlung nicht zufrieden stellend (Melchinger 2011). Besonders trifft das für die Gruppe der Hochbetagten zu, die aus dem Gesamtspektrum gerontopsychiatrischer- und psychotherapeutischer Therapieoptionen vorwiegend psychopharmakologisch behandelt werden (Akincigil et al. 2011; Mohr et al. 2010).

- **Fallbeispiel: depressives Syndrom in Belastungssituation**

Ingeborg B. ist 79 Jahre alt und lebt seit 50 Jahren in einer geräumigen Wohnung in einer Großstadt. Sie hat 2 erwachsene Söhne, die mit ihren Familien in derselben Stadt wohnen. Ihr Ehemann Siegfried B. ist 85 Jahre alt und in seinem 78. Lebensjahr wurde von einem Facharzt für Psychiatrie und Psychotherapie eine Alzheimerdemenz im frühen Stadium diagnostiziert. Siegfried B. wurde zunächst auf eine antidementive Pharmakotherapie eingestellt, ihm wurde Ergotherapie verordnet, und er stellte sich regelmäßig beim Hausarzt vor. Nach 2 Jahren war es immer schwieriger, Siegfried B. zu ambulanten Vorstellungen zu bewegen. Die weitere medizinische Betreuung erfolgte daher durch die Hausbesuche des engagierten Facharztes für Allgemeinmedizin, der es möglich machte, dass Siegfried B. über 7 Jahre zu Hause im vertrauten Umfeld und in der Pflege und Obhut seiner Ehefrau leben konnte. Ingeborg B. hatte während dieser 7 Jahre – abgesehen von der Impfung gegen Pneumokokken – seine Behandlung nicht beansprucht. Als sie vermehrt über Schlafstörungen und innere Unruhe klagte, bat der Hausarzt sie in seine Sprechstunde zur umfassenden Diagnostik, die auch die Erhebung der Geriatrischen Depressionsskala 15-Item-Version (GDS) beinhaltete (6 Punkte). Die Gesamtschau der Befunde ergab die Diagnose einer depressiven Episode. Der Hausarzt empfahl eine psychotherapeutische Behandlung, mehr Unterstützung im Helfernetz sowie eine schlaffördernde Medikation. Sie lehnte regelmäßige auswärtige Termine aus Zeitgründen und fremde Menschen zur Unterstützung ab. Ihr Ehemann könne sich nicht an fremde Menschen gewöhnen, und bei der Einnahme einer Schlafmedikation hatte sie die Sorge, nicht zu hören, wenn ihr Ehemann nachts das Bett verließ.

Eine akute Vorstellung der Patientin beim Hausarzt erfolgte 3 Monate später durch die Söhne. Sie hatte über die Weihnachts- und Neujahrstage Essen und Trinken verweigert, physisch merklich abgebaut und weigerte sich, ihren Hausarzt aufzusuchen oder ihn zum Hausbesuch zu bitten. Sie war zunehmend aggressiv und schlug auch den Schwiegertöchtern wiederholt den Trinkbecher aus der Hand. Ihre allmähliche weitere gesundheitliche Verschlechterung fiel mit der Umsiedlung von Siegfried B. in ein nahgelegenes Heim für Demenzerkrankte zusammen, wo seine Ehefrau ihn täglich besuchte. Er hatte sich dort gut eingelebt und nahm Ingeborg B. als freundliche Besucherin wahr, er erkannte sie nicht mehr als seine Frau. Ingeborg B. bot das Bild einer Altersdepression mit starker psychomotorischer Verlangsamung, innerer Getriebenheit bei gleichzeitiger Antriebsstörung, Hoffnungslosigkeit und lebensmüden Gedanken.

Der Hausarzt überzeugte die Patientin von der Notwendigkeit einer stationären Krisenintervention. Sie bedurfte der intensiven Betreuung und Begleitung beim Essen und der pflegetherapeutischen Intervention bei Unruhe und Schlaflosigkeit.

Sie stimmte schließlich auch der antidepressiven Pharmakotherapie zu. Ingeborg B. nahm in der 2. Woche an der täglichen Lichttherapie, einer ergotherapeutisch angeleiteten Alltagsmobilisierung und an der Bewegungstherapie teil. Die Ziele waren, der Antriebslosigkeit und dem Rückzug entgegenzuwirken, den Alltag wieder selbstständig zu bewältigen, das Körpergefühl und die Selbstwahrnehmung anzuregen und die soziale Interaktion und Selbstregulation durch nonverbale Therapieverfahren zu fördern. Zunächst diente die aktivierende Pflegetherapie der Behandlung der Antriebslosigkeit. Während die Ergotherapie zunächst auch unter dem Aspekt der Aktivierung stand, lag bald der Schwerpunkt auf Training und Abbau der kognitiven Defizite, die Ingeborg B. nach der langen Phase der unbehandelten Depression deutlich in Form von Arbeitsgedächtnisstörungen und Defiziten in ihren Exekutivfunktionen aufwies. Zuletzt begann sie mit der Musiktherapie, in der die aktiven Therapieanteile ihr ermöglichten, Trauer und Wut sowie ihre Hoffnungslosigkeit für sich selber greifbar zu machen und zu thematisieren.

Es schloss sich eine Weiterbehandlung in der gerontopsychiatrischen und gerontopsychotherapeutischen Tagesklinik an. Die Inhalte der psychotherapeutischen Behandlungen konzentrierten sich auf das Erkennen und Benennen ihrer Konflikte, die Erarbeitung alternativer Problemlösestrategien und das Üben von Entscheidungsprozessen. Ingeborg B. erarbeitete für sich in der kombinierten Gruppen- und Einzelbehandlung die folgenden Themenschwerpunkte:

- Überforderung durch Zusammenkommen von mehreren Belastungsfaktoren über die letzten Jahre durch die Erkrankung ihres Ehemannes,
- jahrelanger fortschreitender Verlust der vertrauten Ehebeziehung und zuletzt des gemeinsamen Lebens unter einem Dach,
- existenzielle Veränderungen, die Abschiede und Trauer mit sich brachten,
- Wut und Enttäuschung über verpasste gemeinsame Lebenszeit und vertrauten Austausch im Alltag.

Sie empfand ein starkes Schamgefühl und eine innere Wut und Verzweiflung darüber, dass sie ihren Ehemann in ein Heim abgegeben hatte und ein Gefühl eigener Wertlosigkeit, als dieser sie jetzt nicht mehr als seine Ehefrau erkannte. Nach den ersten Versuchen der Implementierung der erarbeiteten Strategien in den Alltag (eine Aussprache mit ihren Söhnen und Schwiegertöchtern, die Frage nach dem eigenen Umzug in eine kleinere Wohnung) erfolgte Entlassung in hausärztliche Behandlung sowie eine ambulante psychotherapeutische Weiterbehandlung. Ingeborg B. nahm die ersten Termine in einer Kontakt- und Beratungsstelle für Senioren und in der Angehörigengruppe der Alzheimergesellschaft bereits während der Behandlung in der Tagesklinik wahr.

Sie begab sich erneut in die Behandlung des ihr so langjährig vertrauten Hausarztes, und dieser holte sich ihre Zustimmung zu einem Telefonat zwischen ihm und dem behandelnden Psychotherapeuten einmal im Quartal ein. Damit wollte er eine enge Absprache absichern, um schnell eine beginnende Verschlechterung erfassen zu können.

25.2 Früherkennung und Frühintervention

Durch die charakteristischen Veränderungen in der Mobilität und die Häufigkeit an somatischer Komorbidität in dieser Patientenpopulation ist zu erwarten, dass die Patienten sich primär in hausärztlicher Behandlung befinden und eine Depression dort auffallen müsste. In Anbetracht der hohen Anzahl alleinlebender alter Menschen erhält das noch einmal eine besondere Bedeutung (s. Statistisches Bundesamt 2012). Es gibt jetzt bereits Evidenz für multiprofessionelle und sektorenübergreifende Behandlungsansätze, die uns im klinischen Alltag der Depressionsbehandlung im Alter anleiten können (Reifler und Bruce 2014; Holthoff 2015).

Bei der Patientin in unserem Fallbeispiel war durch die Schwere der depressiven Erkrankung eine intensive psychiatrische und psychotherapeutische Behandlung unter stationären Bedingungen zur Krisenintervention indiziert, da sie akut einer spezialisierten 24-Stunden-Betreuung und -Behandlung bedurfte. Möglicherweise wäre es der Familie jedoch gelungen, eine Behandlung zu Hause früher zu initiieren, wenn der Einsatz einer aufsuchenden stationsersetzenden psychiatrischen multiprofessionellen Intensivbehandlung zur Verfügung gestanden hätte. Es liegen Studien bei Menschen mit schweren psychiatrischen Erkrankungen im Alter, darunter auch affektive Erkrankungen, vor, die nachweisen konnten, dass die Inanspruchnahme und Adhärenz durch eine solche Versorgungsform signifikant gesteigert werden konnte (Stobbe et al. 2014, 2015). Die Zusammensetzung eines solchen Teams, das auch unter dem Begriff ACT-Team (für Assertive Community Treatment-Team) bekannt ist, sieht beispielsweise in einer aktuellen Studie zur Wirksamkeit von ACT-Teams in der Gerontopsychiatrie einen Gerontopsychiater, eine gerontopsychiatrische Pflegekraft sowie einen Suchttherapeuten, einen Sozialarbeiter und einen Rehabilitationstherapeuten vor (Stobbe et al. 2014, 2015). Je nach Therapieeinheit, die die Intensivbehandlung vorsieht, setzt sich das aufsuchende Team jeweils spezifisch zusammen und erarbeitet mit dem Patienten, seinem betreuenden Umfeld, einschließlich des behandelnden ambulanten Haus- und Facharztes, den multiprofessionell abgestimmten Behandlungsplan. Diese multiprofessionelle Abstimmung ist eine wesentliche Voraussetzung für die Wirksamkeit der Intensivbehandlung, da sie die individualisierte und bedarfsgerechte Komplexbehandlung ermöglicht sowie die longitudinale Begleitung des Patienten durch ein Team (Stobbe et al. 2014, 2015). Ferner gewährleistet das Team eine 24-Stunden-Erreichbarkeit. Dieses klinische Angebot steht gegenwärtig Patienten mit Altersdepression lediglich im Rahmen von z. B. ausgewählten Modellprojekten oder Verträgen der integrierten Versorgung zur Verfügung. Um bei unserem Fallbeispiel zu bleiben, wäre Ingeborg B. nach der aufsuchenden stationsersetzenden Intensivbehandlung in die weitere Behandlung, nämlich die Tagesklinik – wie oben aufgeführt – übergeleitet worden, um ihr zunächst die erforderliche komplexe gerontopsychotherapeutische Behandlung zugänglich zu machen und gleichzeitig das vorrangige Ziel weiter zu verfolgen, ihre Selbstständigkeit im Alltag wieder herzustellen, bevor eine niederfrequentere psychotherapeutische Therapiestrategie auf ambulanter Basis möglich geworden wäre. Bei Ingeborg B. bedurften die tagesklinikfreien Wochenenden einer besonders intensiven Vorbereitung, da sie damit an den Rand ihrer Belastungsfähigkeit geriet, für sich zu sorgen und weiter zu trainieren, sodass zuvor ein Angehörigengespräch mit der Bezugspflegemitarbeiterin, der Sozialarbeiterin und dem Psychologen stattfand, um das Prozedere an den Wochenendetagen genau zu erläutern und eine Unterstützung durch die Familie zu vereinbaren. Hätte Ingeborg B. nicht nur alleine gelebt, sondern wäre sie ohne familiäre Unterstützung gewesen, wäre eine aufsuchende Therapie am Wochenende notwendig geworden. Heute schon geschieht das durch geschulte ehrenamtliche Mitarbeiter. Erstrebenswert und indiziert wären die Leistungen jedoch mit der Expertise einer ambulanten psychiatrischen Pflege mit ihrer besonderen Kompetenz, die Therapie über diese Tage weiterzuführen und zu gewährleisten. Sie hätten in Absprache mit dem Team der Tagesklinik die Therapieeinheiten weitergeführt und eine Rückmeldung aus der Häuslichkeit gegeben, um dann gemeinsam in einer Fallkonferenz die nächsten Therapieschritte festzulegen.

Die Wirksamkeit von Selbsthilfe durch die Anleitung eines geschulten medizinischen Mitarbeiters, die unter der Behandlungsintensität einer Psychotherapie liegt, hat bereits überzeugende Ergebnisse in wissenschaftlichen Untersuchungen erbracht (Cuijpers et al. 2010; Bower et al. 2013). Im klinischen Alltag der stationären psychiatrischen Behandlung ist die psychosoziale Intervention durch geschulte Pflegeteam-Mitarbeiter zentraler Bestandteil der Behandlung. Weniger selbstverständlich ist in Deutschland die aufsuchende häusliche Behandlung (Home Treatment) durch geschulte Pflegemitarbeiter, die eine Behandlungseinheit in einem multimodalen Behandlungskonzept erbringen (Liebel und Powers 2015). Es gibt eine gute Evidenz, dass geschulte Pflegemitarbeiter eine niederschwellige Psychoedukation erbringen können, nicht zuletzt, weil sie von Patienten als eine medizinisch unterstützende Person im häuslichen Umfeld wahrgenommen werden, und sie die Gelegenheit nutzen können, Patienten überhaupt für der Depressionsbehandlung zu motivieren (Bruce et al. 2011). Das Verhältnis im aufsuchenden Setting basiert wesentlich auf Vertrautheit und Vertrauenswürdigkeit, da die Pflegemitarbeiter im privaten häuslichen Umfeld arbeiten und einen besonderen Einblick in die individuellen Lebensmerkmale wie Haltung, Wertesystem und soziales Umfeld eines Patienten gewinnen und ihn damit kennenlernen können (Lindahl et al. 2011). Neben somatischen Risikofaktoren sind eine

Vielzahl von psychosozialen Risikofaktoren für die Altersdepression bekannt (Aziz und Steffens 2013), die in der aufsuchenden Therapie erkannt werden könnten. Diese Informationen sind auch wichtig für die Planung von weiterführender Psychotherapie.

In einer kürzlich verfassten Zusammenstellung von Themen, die auf eine strukturierte psychotherapeutische Intervention mittels kognitiv-behavioraler Psychotherapie bei Altersdepression fokussierte, fanden sich auszugsweise die folgenden Angaben: hohe Frequenz von Belastungsfaktoren, Verlust von Leistungsfähigkeit, Angst vor Abhängigkeit, Angst, nicht mehr laufen zu können, Erblindung, Einsamkeit, Tod von Ehepartnern oder Kindern, Zukunftsangst sowie Angst vor Schmerzen und Stürzen; ferner Schamgefühl bei eigenem kognitivem Abbau oder Demenz des Partners und eigener Inkontinenz (Hummel et al. 2016). Pflegeteammitarbeiter können durch gute Schulungen und ihren Erfahrungsschatz aus der klinischen Behandlung befähigt sein, den Verlauf der Depressionsbehandlung zu bewerten, die Notwendigkeit zusätzlicher Behandlungsstrategien zu erkennen und diese wichtigen Rückmeldungen an den behandelnden Arzt und die anderen Therapeuten weiterzuleiten (Pickett et al. 2012). Dafür sind ein regelmäßiger Austausch und eine gemeinsame Fallbesprechung eine zentrale Voraussetzung (Russell et al. 2011). Wissenschaftliche Untersuchungen zur aufsuchende Behandlung haben nachgewiesen, dass Patientenzufriedenheit und Behandlungserfolg wesentlich mit dieser Form der individualisierten Behandlung im häuslichen Umfeld verbunden sind (Markle-Reid et al. 2011).

Die nachhaltigen Effekte der kontinuierlichen psychosozialen und medizinischen Evaluierung vor Ort durch Pflegeteammitarbeiter oder auch Sozialarbeiter zeigt darüber hinaus einen signifikanten Effekt nicht nur auf die Minimierung depressiver Symptome, sondern auch auf den Grad der Behinderung und macht noch einmal sehr deutlich, wie wichtig eine multiprofessionelle und sektorenübergreifende Behandlungsstrategie bei Altersdepression ist (Arean et al. 2015; Alexopoulos et al. 2015).

Die zunehmende Einschränkung der Mobilität im Alter führt ebenfalls dazu, dass neben notwendigen psychosozialen und gerontopsychiatrischen Behandlungen auch somatische Therapien nicht erreicht werden können. Durch die reziproken Effekte somatischer und psychischer Komorbidität führt das zu einer deutlichen Verschlechterung des individuellen Gesundheitszustands, unabhängig von der Schwere der jeweiligen Erkrankung (Alexopoulos 2005). Es ist daher eine zentrale Aufgabe der Gerontopsychiatrie und Gerontopsychotherapie, Früherkennung und Frühintervention bei psychischen Erkrankungen durch niederschwellige Zugänge zu immer spezialisierteren Behandlungen zu gewährleisten. Die Behandlungsprogramme müssen eine evidenzbasierte Nachhaltigkeit entwickeln, da die Rückfallgefahr im Alter besonders hoch ist. Diese Ziele können auf mehreren Ebenen verfolgt werden, hier seien dazu wenige exemplarisch herausgegriffen.

Die Ergänzung professioneller therapeutischer Dienste durch Ehrenamtsmitarbeiter kann ein Baustein für die Verbesserung der Gesundheitsversorgung in einer Gemeinde sein. Als Beispiel sei hier eine innovative gemeindebasierte Versorgungsstrategie aufgeführt, die sog. „Gatekeeper" (Laien) schult (z. B. Polizisten, Mitarbeiter von Restaurants und Einkaufsläden). Diese übernehmen die Aufgabe, aktiv auf bedürftige alte Menschen zuzugehen, die sie an spezifischen Merkmalen identifizieren und für die eine Unterstützung vorteilhaft sein könnte (Bartsch et al. 2013). Ihre Aufgabe ist es nicht, eine Verdachtsdiagnose zu stellen, sondern den Weg in eine Beratung mit Expertise zu bahnen. Sie sprechen die Menschen aktiv an und reichen die Kontaktdaten an zentrale Stellen in der Gemeinde weiter, die mit ausgebildeten Case- und Caremanagern besetzt sind. Im Telefonat und im persönlichen, aufsuchenden Kontakt initiieren sie je nach Notwendigkeit in einem standardisierten Vorgehen die nächsten Schritte. Die schnelle aktive Kontaktaufnahme mit den Erkrankten und die komplexe und individualisierte häusliche Behandlung führte in den ersten Auswertungen der longitudinalen Studie zu signifikanten Verbesserungen von Depression, Suizidalität und psychosozialer Funktionalität (Bartsch et al. 2013). Darüber hinaus zeigt eine aktuelle Pilotstudie, dass die aktive Begleitung von älteren Menschen mit Depression durch einen älteren freiwilligen und geschulten Laien zur Unterstützung der Behandlung einen signifikanten Effekt auf den Behandlungsverlauf haben könnte (Chapin et al. 2013).

Stationäre Aufenthalte und Immobilität im Alter bergen immer die substanzielle klinische Gefahr, dass die Patienten sich in ihrem Funktionsniveau nicht ausreichend erholen und ihre Alltagsfähigkeit und ihr Verbleib in der Häuslichkeit nicht gesichert werden können (Bachmann et al. 2010; Everink et al. 2016). Jedes neue zusätzliche Symptom einer Depression minimiert die Chance der Funktionssicherung weiter (Andreescu et al. 2008). Daher sollten stationäre Aufenthalte dadurch verhindert werden, dass depressive Syndrome im Alter möglichst früh erkannt und behandelt werden und somit die Krankheitsschwere durch die psychischen und physischen Beschwerden nicht eine stationäre Behandlung zwingend notwendig macht (Sinnema et al. 2015). Da der Hausarztsektor die überwiegende Anzahl älterer Menschen in seiner Behandlung hat, haben wissenschaftliche Studien untersucht, ob eine Früherkennung durch den Hausarzt dazu führen kann, dass Patienten im Frühstadium erkannt und die antidepressive Diagnostik und Therapie den Erkrankten zugänglich gemacht werden kann (van Straten et al. 2015; Sinnema et al. 2015). Ein Weg ist die Integration von gerontopsychiatrischer und psychotherapeutischer Expertise in einer multiprofessionellen und sektorenübergreifenden Versorgung, die im hausärztlichen Sektor beginnt. Dazu liegen ermutigende Studien zur Depression im höheren Lebensalter vor (Hunkeler et al. 2006; van't Veer-Tazelaar et al. 2009; van Zoonen et al. 2014).

In einer großen Studie (Hunkeler et al. 2006) konnte in einer Kohorte von Patienten mit durchschnittlichem Alter von 72 Jahren und unbehandelter, jedoch klinisch manifester Depression nachgewiesen werden, dass ein niedrigschwelliger und stufenweiser Zugang zu immer spezialisierteren gerontopsychiatrischen und gerontopsychotherapeutischen Leistungsangeboten im Rahmen eines integrierten Versorgungskonzeptes zu einem signifikant besseren klinischen Effekt im Vergleich zu einer Kontrollgruppe führen konnte. Das Behandlungsteam setzte sich aus einem qualifizierten Depressions-Caremanager, in aller Regel ein Pflegeteammitarbeiter, dem Hausarzt und dem fachärztlichen psychiatrischen Konsiliarius zusammen. Über 12 Monate erfolgte eine aufsuchende Behandlung durch den Depressions-Caremanager, und die Behandlung sah eine stufenweise und standardisierte Steigerung der Behandlungsintensität je nach Krankheitsverlauf vor. Sie schloss Pharmakotherapie, Problemlösetherapie als Kurzintervention und Aktivierungstherapien ein. Der Stufenplan sah Wahlmöglichkeiten vor, sodass der Patient selber über die Art der Intervention entscheiden konnte. Die Therapie wurde wöchentlich von der Bezugspflegekraft und dem supervidierenden Psychiater besprochen und geplant. Patienten, die als Nonresponder identifiziert wurden, wechselten direkt in die Behandlung des Psychiaters. 90 % der Patienten erhielten entweder eine Pharmakotherapie oder eine Psychotherapie während des ersten Jahres. Die gemeinsame Entscheidung über die Therapieschritte und das damit verbundene Empowerment der Patienten wurde als ein Grund der hohen Behandlungsadhärenz gewertet. Die folgenden 12 Monate dienten der Rückfallprophylaxe und wurden in monatlichen Telefonaten mit dem Depressions-Caremanager abgestimmt: Es ging dabei um Symptombeschreibung, mögliche Frühwarnzeichen, Copingstrategien, fortlaufende Psychoedukation und Achtsamkeitstraining. Nach 12 Monaten fand ein persönliches Treffen statt, und die zukünftige Behandlungsstrategie wurde mit den Patienten abgestimmt und dem Hausarzt mitgeteilt. Neben einem signifikanten Effekt der stufenweisen Intervention auf die depressiven Symptome, die Lebensqualität, das individuelle Empowerment und die Aktivitäten des täglichen Lebens fiel insbesondere auf, dass dieses Stufenkonzept nach einem Jahr dazu führte, dass sich ein signifikant höherer Anteil von Patienten in der Interventionsgruppe in spezialisierter psychiatrischer Behandlung befand und leitlinienkonform Antidepressiva und/oder eine Psychotherapie erhielt und dass somit ein Transfer in das Gesundheitssystem erfolgreich ist (Penkunas und Hahn-Smith 2015).

Eine niederländische randomisiert-kontrollierte Studie untersuchte den Effekt einer frühen Identifikation älterer Risikopatienten für depressive Symptome im hausärztlichen Setting durch die Erfassung über ein Screeningverfahren für Depression (van't Veer-Tazelaar et al. 2009, 2010). In der 1. Stufe erfolgte eine aktive Verlaufsbeobachtung über 3 Monate, wenn das Screening nur ein erhöhtes Risiko aufwies, aber noch kein Vorliegen einer klinisch relevanten Depression. Die Überleitung in das randomisierte Design fand nach einem positiven

Screeningergebnis für eine manifeste Depression statt. In der Interventionsgruppe erhielten die Patienten in der 2. Stufe eine aufsuchende Therapie durch eine geschulte Sozialarbeiterin und ergänzend dazu Telefonate zur Therapieintensivierung, die zum Ziel hatten, ein Krankheitsverständnis durch die Psychoedukation zu erarbeiten und mit problemlösetherapeutischen Ansätzen depressionsfördernde Denkstrategien der Patienten zu bearbeiten, während diese in ihrem vertrauten sozialen Umfeld verblieben. In den weiteren Therapiestufen wurden den Patienten, wenn klinisch indiziert, spezifischere aufsuchende Behandlungselemente zugänglich gemacht, die durch ausgebildete und umfangreich supervidierte Pflegekräfte oder Sozialarbeiter in klinischer Abstimmung mit dem behandelnden Hausarzt und dem konsiliarisch tätigen Psychiater erfolgten. Bei persistierender depressiver Symptomatik wurden die Patienten an einen psychiatrischen Facharzt überwiesen, um beispielsweise eine antidepressive Pharmakotherapie einzuleiten und die Weiterbehandlung zu gewährleisten. Die Ergebnisse zeigten, dass durch die Intervention die Häufigkeit der Entwicklung einer klinisch manifesten Depression oder Angsterkrankung in 12 Monaten halbiert und der klinische Langzeiteffekt und die Kosteneffizienz signifikant gesteigert werden konnten (van't Veer-Tazelaar et al. 2009, 2010)

25.3 Telemedizin

Inzwischen liegen auch Hinweise für die Rolle der Telemedizin vor, die nachweisen, dass sie in der Behandlung von älteren Menschen mit Depression einen Gewinn bedeuten könnte (Hilty et al. 2013; Osenbach et al. 2013). In der oben zitierten Studie waren die aufsuchenden Behandlungseinheiten durch zusätzliche telefonische Therapieeinheiten ergänzt worden, um die Behandlung zu intensivieren und nachhaltig zu stärken (van't Veer-Tazelaar et al. 2009). Darüber hinaus untersuchte eine aktuelle Studie in einer besonderen Risikokonstellation –nämlich bei sozial benachteiligten und im Bewegungsradius erheblich eingeschränkten Menschen mit Altersdepression – den Effekt einer 12-wöchigen Problemlösetherapie in 2 Settings, nämlich aufsuchend von Angesicht zu Angesicht und über Videokonferenz, die durch spezifisch geschulte Therapeuten durchgeführt wurden (Choi et al. 2014). Beide Behandlungsformen konnten einen vergleichbaren klinisch signifikanten Effekt auf die Depression und den Grad der Behinderung nachweisen und eine sehr gute Behandlungsadhärenz. Zudem zeigte sich, dass der Effekt der telemedizinischen Behandlung signifikant länger anhielt. Eine mögliche Erklärung der Autoren war die als niedriger eingestufte Ablenkbarkeit der Probanden während der telemedizinischen Sitzungen und die höhere Selbstbefähigung, die sie durch dieses Setting erfuhren. Besonders in versorgungsschwachen Regionen könnte das Ziel telemedizinischer Behandlungsstrategien sein, spezialisierte Therapien der Altersdepression überhaupt erst für Patienten zugänglich zu machen, wenn diese dort in der persönlichen therapeutischen Arbeit nicht verfügbar oder erreichbar wären oder um die Nachbehandlung in solchen angebotsarmen Regionen zu gewährleisten. In einer weiteren Risikogruppe, nämlich in traumatisierten Patienten mit Altersdepression, die einen erschwerten Zugang zu Therapien erfahren, konnte für eine telemedizinische psychotherapeutische Behandlung ein vergleichbarer Effekt auf die Depression nachgewiesen werden wie durch die persönliche Psychotherapie von Angesicht zu Angesicht (Egede et al. 2015).

Die Komorbidität mit internistischen Erkrankungen erschwert die Behandlung der Depression im klinischen Alltag, und Patienten erhalten nicht regelhaft eine kombinierte gerontopsychiatrische und geriatrische Behandlung. Eine interessante Behandlungsstrategie ist dazu untersucht worden. Ältere Patienten mit chronischen somatischen Erkrankungen (z. B. COPD, Bluthochdruck, Diabetes) und klinisch manifester Depression wurden randomisiert einer Interventions- und einer Kontrollgruppe zugeordnet (Gellis et al. 2014). In der Interventionsgruppe wurden täglich telemedizinisch vom behandelnden Hausarzt festgelegte relevante Parameter an einen geschulten Pflegemitarbeiter übermittelt, der daraus – wenn erforderlich – Therapieoptimierung ableitete. Die somatische Behandlung wurde durch eine wöchentlich stattfindende telefonische Depressionsbehandlung auf der Basis einer Problemlösetherapie über 8 Wochen durchgeführt (I-Team; Gellis et al. 2014). Das somatische Monitoring sowie die Depressionstherapie wurden durch spezifisch geschulte und fortwährend supervidierte Pflegeteammitarbeiter durchgeführt. Sie trafen eigenständig klinische Entscheidungen zur somatischen Therapie in ärztlich festgelegten Grenzen und setzten in den anderen Fällen die Entscheidungen der behandelnden Hausärzte um. Die Depressionsbehandlung erfolgte telefonisch und beinhaltete die manualisierte und patientenzentrierte Problemlösetherapie in 8 Sitzungen unter Supervision sowie zusätzlich eine depressionsspezifische Psychoedukation und Beratungen zu aktivierenden Tätigkeiten. Die Kontrollgruppe beinhaltete eine aufsuchende einstündige und wöchentliche Therapie durch geschulte Pflegeteammitarbeiter, die die Behandlung der Hausärzte begleiteten und zusätzliche Therapien wie Physiotherapie und Hilfsmittel koordinierten, sowie die Beratung zu der Notwendigkeit der Therapie somatischer und depressiver Syndrome. Sie waren im persönlichen Kontakt mit den Studienteilnehmern und begleiteten die Erkrankung durch zuverlässige Rückmeldung an die behandelnden Hausärzte. In der telemedizinischen Gruppe wiesen Patienten mit Herzinsuffizienz und COPD um 50 % niedrigere Werte im HAMD (Hamilton Depression Scale) auf als Patienten in der Kontrollgruppe, und der Effekt blieb nachhaltig bis zu 6 Monate nach Studienbeginn nachweisbar. Patienten der Interventionsgruppe bedurften signifikant seltener einer Notfallvorstellung und wiesen eine bessere Befähigung im Krankheitsmanagement für somatische Erkrankungen und die Depression auf als die Kontrollgruppe (Gellis et al. 2014).

Und von einer weiteren Seite könnte sich der hohe Stellenwert der Telemedizin im Bereich der Gerontopsychiatrie und Gerontopsychotherapie erweisen: Ein kürzlich ins Leben gerufenes Programm konzentriert sich auf den patientenzentrierten multiprofessionellen Wissenstransfer zur Verbesserung gerontopsychiatrischer Behandlung unabhängig von der Verfügbarkeit von Experten vor Ort. Im Zentrum dieses Ansatzes steht das multiprofessionelle Team auf beiden Seiten, das vor Ort behandelnde und das an anderem Ort verfügbare Konsiliarteam mit Expertise. Beide Teams sind multiprofessionell zusammengesetzt, sodass es möglich ist, telemedizinisch fallbezogen in den jeweiligen Behandlungsabschnitten konsiliarisch zu beraten und gleichzeitig systematisch Informationsgespräche, Schulungen, Fallkonferenzen und Supervision anzubieten, um einen möglichst beständigen Wissenstransfer zu ermöglichen (als prominentes Beispiel z. B. im australischen Psychogeriatric SOS Programm; Burke et al. 2015).

25.4 Zusammenfassung

Die Behandlung der Altersdepression muss auf die spezifischen Bedürfnisse der Erkrankten zugeschnitten sein und erfordert daher ein multiprofessionelles und sektorenübergreifendes Behandlungssystem nahe am individuellen Lebensumfeld des Erkrankten. Der Behandlungserfolg ist abhängig von einer gemeinsamen Entscheidungsebene des Behandlungsteams, um die notwendige Abstimmung innerhalb des Teams zu gewährleisten und schnell und flexibel reagieren zu können. Der Erkrankungsverlauf der Altersdepression erfordert häufig eine zunehmende Inanspruchnahme immer spezialisierterer Behandlungselemente, und eine enge Zusammenarbeit zwischen Hausärzten und Fachärzten ist dafür unerlässlich. Eine multiprofessionelle Behandlung hat sich als sehr wirksam erwiesen, die durch aufsuchende Behandlungen auch im häuslichen Umfeld stattfinden kann. Stationsersetzende Intensivbehandlung kann nicht nur stationäre Behandlungsnotwendigkeiten verhindern, sondern sie scheint auch ein wichtiger Weg dafür zu sein, die Bereitschaft zu einer gerontopsychiatrischen und gerontopsychotherapeutischen Behandlung überhaupt erst einmal zu initiieren, um dann zu einer Behandlungsadhärenz und großen Patientenzufriedenheit zu führen. Die stationäre Behandlung der Altersdepression ist notwendig, wenn eine multiprofessionelle Intensivbehandlung über 24 Stunden notwendig ist und die Erkrankung eine bestimmte Schwere überschritten hat. Es gibt gute Evidenz, dass spezifisch geschulte und supervidierte Pflegeteammitarbeiter und Sozialarbeiter eine niederschwellige Psychoedukation und Psychotherapie erbringen können, nicht zuletzt, weil sie von Patienten als eine medizinisch unterstützende Person im häuslichen Umfeld wahrgenommen werden und gute Einblicke in das persönliche Leben und das soziale Umfeld gewinnen können. Sie ersetzen nicht ärztliche oder psychologische Leistungen, sondern sie gewährleisten durch ihren

Arbeitsauftrag nahe am Patienten bereits im akuten Verlauf und häuslichen Umfeld therapeutische Leistungen, zu denen die Mehrzahl dieser Patienten zu dem Zeitpunkt sonst keinen Zugang bekäme. Die Behandlung der Altersdepression durch telemedizinische Strategien hat interessante Aspekte für die zukünftige Behandlung erbracht: einmal durch eine Evidenz für gute klinische Effekte auf die Depression durch telemedizinische Behandlung von Patienten zu Hause. Sie kann dabei auch Risikogruppen unter den Patienten erreichen und effektiv behandeln, wie immobile, sozial deprivierte und traumatisierte Patienten. Ferner eröffnet die Telemedizin auch die Möglichkeit der konsiliarischen patientenzentrierten Fallkonferenz und des Wissenstransfers durch multiprofessionelle Therapeuten mit hoher gerontopsychiatrischer und psychotherapeutischer Expertise an das multiprofessionelle Team vor Ort.

In Deutschland steht bereits eine Reihe von multiprofessionellen Therapieangeboten für die Altersdepression zur Verfügung, die vernetzt und mit einer gemeinsamen Entscheidungsebene und einem engen Datenaustausch arbeiten. Neben Modellprojekten und einigen integrierten Versorgungsverträgen beruht diese Form der Zusammenarbeit trotz wissenschaftlicher Evidenz für eine klinischen Wirksamkeit auf persönlichem Engagement der Akteure und jahrelanger vertrauter Zusammenarbeit zum Wohle der ihnen anvertrauten alten Patienten.

Literatur

Akincigil A, Olfson M, Walkup JT, Siegel MJ, Kalay E, Amin S, Zurlo KA, Crystal S (2011) Diagnosis and treatment of depression in older community-dwelling adults: 1992–2005. J Am Geriatr Soc 59(6):1042–1051

Alexopoulos GS (2005) Depression in the elderly. Lancet 365(9475):1961e1970

Alexopoulos GS, Raue PJ, McCulloch C et al (2015) Clinical case management versus case management with problem-solving therapy in low-income, disabled elders with major depression: a randomized clinical trial. Am J Geriatr Psychiatry: doi:10.1016/j.jagp.2015.02.007 (Epub 17. Feb 2015)

Andreescu C, Chang CC, Mulsant BH, Ganguli M (2008) Twelve-year depressive symptom trajectories and their predictors in a community sample of older adults. Int Psychogeriatr 20:221e236

Arean PA, Raue PJ, McCulloch C, Kanellopoulos D, Seirup JK, Banerjee S, Kiosses DN, Dwyer E, Alexopoulos GS (2015) Effects of problem-solving therapy and clinical case management on disability in low-income older adults. Am J Geriatr Psychiatry 23:1307e1314

Aziz R, Steffens DC (2013) What are the causes of late-life depression? Psychiatr Clin North Am 36(4):497–516

Bachmann S, Finger C, Huss A, Egger M, Stuck AE, Clough-Gorr KM (2010) Inpatient rehabilitation specifically designed for geriatric patients: systematic review and meta-analysis of randomised controlled trials. BMJ 340:c1718

Bartsch DA, Rodgers VK, Strong D (2013) Outcomes of senior reach gatekeeper referrals: comparison of the Spokane gatekeeper program, Colorado Senior Reach, and Mid-Kansas Senior Outreach. Care Manag J 14(1):11–20

Bower P, Kontopantelis E, Sutton A, Kendrick T, Richards DA, Gilbody S, Knowles S, Cuijpers P, Andersson G, Christensen H, Meyer B, Huibers M, Smit F, van Straten A, Warmerdam L, Barkham M, Bilich L, Lovell K, Liu ET (2013) Influence of initial severity of depression on effectiveness of low intensity interventions: meta-analysis of individual patient data. BMJ 346:f540

Bruce ML, Raue PJ, Sheeran T, Reilly C, Pomerantz JC, Meyers BS, Weinberger MI, Zukowski D (2011) Depression Care for Patients at Home (Depression CAREPATH): home care depression care management protocol, part 2. Home Healthc Nurse 29(8):480–489

Burke D, Burke A, Huber J (2015) Psychogeriatric SOS (services-on-screen) – a unique e-health model of psychogeriatric rural and remote outreach. Int Psychogeriatr 27(11):1751–1754

Byers AL, Yaffe K, Covinsky KE, Friedman MB, Bruce ML (2010) High occurrence of mood and anxiety disorders among older adults: The National Comorbidity Survey Replication. Arch Gen Psychiatry 67(5):489–496

Chapin RK, Sergeant JF, Landry S, Skye N, Leedahl, MA, Rachlin R, Koenig T, Graham A (2013) Reclaiming joy pilot evaluation of a mental health peer support program for older adults who receive Medicaid. Gerontologist 53(2):345–352

Choi NG, Marti CN, Bruce ML, Hegel MT, Wilson NL, Kunik ME (2014) Six-month postintervention depression and disability outcomes of in-home telehealth problemsolving therapy for depressed, low income homebound older adults. Depress Anxiety 31(8):653–661

Cuijpers P, Donker T, van Straten A, Li J, Andersson G (2010) Is guided self-help as effective as face-to-face psychotherapy for depression and anxiety disorders? A systematic review and meta-analysis of comparative outcome studies. Psychol Med 40:1943–1957

DGPPN, BÄK, KBV, AWMF, AkdÄ, BPtK, BApK, DAGSHG, DEGAM, DGPM, DGPs, DGRW (Hrsg) für die Leitliniengruppe Unipolare Depression* (2015) S3-Leitlinie/Nationale VersorgungsLeitlinie Unipolare Depression – Langfassung, 2. Aufl, Vers 2, Nov 2015. (*Organisationen, die in der Leitliniengruppe kooperierten: DGPPN, BÄK, KBV, AWMF, ACKPA, AkdÄ, BPtK, BApK, DAGSHG, DEGAM, DGPM, DGPs, DGRW, BDK, BDP, BPM, BVDN, BVDP, BVVP, CPKA, DÄVT, DFT, DGGPP, DGPT, DGVT, DPG, DPV, DPtV, DVT,

GwG, Stiftung Deutsche Depressionshilfe). doi:10.6101/AZQ/000266. http://www.depression.versorgungsleitlinien.de

Egede LE, Acierno R, Knapp RG, Lejuez C, Hernandez-Tejada M, Payne EH, Frueh BC (2015) Psychotherapy for depression in older veterans via telemedicine: a randomised, open-label, non-inferiority trial. Lancet Psychiatry 2(8):693–701

Everink IH, van Haastregt JC, van Hoof SJ, Schols JM, Kempen GI (2016) Factors influencing home discharge after inpatient rehabilitation of older patients: a systematic review. BMC Geriatr 16:5

Gellis ZD, Kenaley BL, Ten Have T (2014) Integrated telehealth care for chronic illness and depression in geriatric home care patients: the Integrated Telehealth Education and Activation of Mood (I-TEAM) study. J Am Geriatr Soc 62(5):889–895

Hilty DM, Ferrer DC, Parish MB, Johnston B, Callahan EJ, Yellowlees PM (2013) The effectiveness of telemental health: a 2013 review. Telemed J E Health 19:444–454

Holthoff V (2015) Innovative healthcare strategies in geriatric psychiatry and psychotherapy. Nervenarzt 86(4):468–474

Hummel J, Kopf D, Hautzinger M, Weisbrod C (Hrsg) (2016) Kognitive Verhaltenstherapie mit depressiven geriatrischen Patienten: ein Manual für die Gruppentherapie. Kohlhammer, Stuttgart

Hunkeler EM, Katon W, Tang L, Williams Jr JW, Kroenke K, Lin EHB, Harpole LH, Arean P, Levine S, Grypma LM, Hargreaves WA, Unützer J (2006) Long term outcomes from the IMPACT randomised trial for depressed elderly patients in primary care. BMJ 332(7536):259–263

Liebel DV, Powers BA (2015) Home health care nurse perceptions of geriatric depression and disability care management. Gerontologist 55(3):448–461

Lindahl B, Lidén E, Lindblad BM (2011) A meta-synthesis describing the relationships between patients, informal caregivers and health professionals in homecare settings. J Clin Nurs 20:454–463

Markle-Reid M F, McAiney C, Forbes D, Thabane L, Gibsons M, Hoch J S, Busing B (2011) Reducing depression in older home care clients: Design of a prospective study of a nurse-led interprofessional mental health promotion intervention. BMC Geriatr 11:1–50

Melchinger H (2011) Psychotherapie im Alter: Anspruch und Wirklichkeit. NeuroTransmitter 10:16–22

Mohr DC, Ho J, Duffecy J, Baron C, Lehman KA, Jin L, Reifler D (2010) Perceived barriers to psychological treatments and their relationship to depression. J Clin Psychol 66(4):394–409

Osenbach JE, O'Brien KM, Mishkind M, Smolenski DJ (2013) Synchronous telehealth technology in psychotherapy for depression: a meta-analysis. Depress Anxiety 30(11):1058–1067

Penkunas MJ, Hahn-Smith S (2015) An evaluation of IMPACT for the treatment of late-life depression in a public mental health system. J Behav Health Serv Res 42(3):334–345

Pickett Y, Raue PJ, Bruce ML (2012) Late-life depression in home healthcare. Aging Health 8:273–284

Reifler BV, Bruce ML (2014) Home-based mental health services for older adults: a review of ten model programs. Am J Geriatr Psychiatry 22(3):241–247

Russell D, Rosati RJ, Rosenfeld P, Marren JM (2011) Continuity in home health care: Is consistency in nursing personnel associated with better patient outcomes? J Healthc Qual 33:33–39

Sinnema H, Majo MC, Volker D, Hoogendoorn A, Terluin B, Wensing M, van Balkom A (2015) Effectiveness of a tailored implementation programme to improve recognition, diagnosis and treatment of anxiety and depression in general practice: a cluster randomised controlled trial. Implement Sci 10:33

Statistisches Bundesamt (2012) Alleinlebende in Deutschland. Ergebnisse des Mikrozensus 2011. https://www.destatis.de/DE/PresseService/Presse/Pressekonferenzen/2012/Alleinlebende/begleitmaterial_PDF.pdf

Stobbe J, Wierdsma AI, Kok RM, Kroon H, Roosenschoon BJ, Depla M, Mulder CL (2014) The effectiveness of assertive community treatment for elderly patients with severe mental illness: a randomized controlled trial. BMC Psychiatry 14:42

Stobbe J, Wierdsma AI, Kok RM, Kroon H, Depla M, Mulder CL (2015) Decrease in unmet needs contributes to improved motivation for treatment in elderly patients with severe mental illness. Soc Psychiatry Psychiatr Epidemiol 50(1):125–132

Straten A van, Hill J, Richards DA, Cuijpers P (2015) Stepped care treatment delivery for depression: a systematic review and meta-analysis. Psychol Med 45(2):231–246

Veer-Tazelaar PJ van't, van Marwijk HW, van Oppen P, van Hout HP, van derHorst HE, Cuijpers P, Smit F, Beekman ATF (2009) Stepped-care prevention of anxiety and depression in late life: a randomized controlled trial. Arch Gen Psychiatry 66:297–304

Veer-Tazelaar P van't, Smit F, van Hout H, van Oppen P, van der Horst H, Beekman A, van Marwijk H (2010) Cost–effectiveness of a stepped care intervention to prevent depression and anxiety in late life: randomised trial. Br J Psychiatry 196:319–325

Zoonen K van, Buntrock C, Ebert DD, Smit F, Reynolds 3rd CF, Beekman AT, Cuijpers P (2014) Preventing the onset of major depressive disorder: a meta-analytic review of psychological interventions. Int J Epidemiol 43:318–329

IMPACT: kooperative Behandlungsmodelle der Depression

Michael Hüll, Lars P. Hölzel

26.1 Altersdepression und hausärztliche Versorgung – 302

26.2 Inanspruchnahme medizinischer Angebote – 302

26.3 Kooperative Versorgungsmodelle – 303

26.4 „Improving Mood – Promoting Access to Collaborative Treatment" (IMPACT) – 304

26.5 GermanIMPACT – 306

26.6 Effekte von IMPACT und verwandter Modelle – 308

26.7 Fazit für die Versorgungspraxis – 308

Literatur – 308

26.1 Altersdepression und hausärztliche Versorgung

In Deutschland leidet eine hohe Zahl älterer Menschen sowohl an ausgeprägten Depressionen als auch an leichteren depressiven Störungen. In der Analyse der Studienlage, die der S3-Leitlinie/Nationale VersorgungsLeitlinie Unipolare Depression zugrunde gelegt wurde, wird die Prävalenz der Altersdepression mit etwa 7 % der Menschen über 75 Jahren angegeben (DGPPN 2016). Zusätzlich sind bei Menschen dieser Altersgruppe depressive Symptome häufig, die stark beeinträchtigend sind, aber nicht die Kriterien einer Depression nach den üblichen diagnostischen Kriterien erfüllen. Aktuelle Schätzungen gehen davon aus, dass hiervon etwa 17 % der älteren Menschen betroffen sind (Luppa et al. 2012). Patienten mit Altersdepression zeichnen sich zudem dadurch aus, dass Komorbiditäten, insbesondere chronische somatische Erkrankungen, häufig sind. Bei Vorliegen einer Depression und einer chronischen Erkrankung kann es zu ungünstigen Wechselwirkungen kommen, was sich sowohl ungünstig auf den Verlauf der Depression (Hölzel et al. 2011) als auch der chronischen somatischen Erkrankung auswirken kann. Hierbei spielen insbesondere auch Aktivitätsdefizite im Rahmen der depressiven Antriebsstörung mit Hinblick auf gesundheitsfördernde Faktoren wie Bewegung und Ernährung sowie Defizite der Compliance, z. B. bzgl. der Behandlung mit Antihypertonika, Antidiabetika oder Antikoagulantien, eine Rolle. Eine Depression in jüngeren Lebensjahren, aber auch im Alter, ist mit einer deutlichen Erhöhung (ca. Verdoppelung) des Demenzrisikos verbunden, das zum Teil auf die Reduzierung der gesundheitsfördernden Faktoren zurückgeführt wird (Xu et al. 2015).

Mehr als 90 % der älteren Menschen suchen quartalsweise ihren Hausarzt aus unterschiedlichsten Gründen auf. Dem Patientenkontakt in der hausärztlichen Versorgung kommt für die Erkennung und Therapie der Altersdepression deshalb eine herausgehobene Bedeutung zu.

26.2 Inanspruchnahme medizinischer Angebote

Insgesamt ist bei Menschen mit einer Altersdepression die Inanspruchnahme ambulanter ärztlicher Leistungen in Deutschland stark erhöht. Allerdings steigt bei älteren Menschen mit einer Depression insbesondere die Frequenz der Besuche beim Hausarzt oder bei z. B. orthopädischen oder internistischen Fachärzten und erst nachgeordnet bei psychiatrischen Fachärzten (Glaesmer et al. 2008). In einer US-amerikanischen Arbeit aus dem Jahr 2000 wurde aufseiten der Patienten eine Präferenz für eine hausärztliche Behandlungseinleitung und Therapieleitung gefunden, wenn die Depressionsdiagnose auch in der Hausarztpraxis gestellt wurde (Dwight-Johnson et al. 2000).

Der Altersdepression kann bei leichter Ausprägung anfänglich mit den gängigen Ansätzen der hausärztlichen Versorgung – beobachtendes Zuwarten (Watchful Waiting) – begegnet werden. Diese Phase sollte jedoch nur wenige Wochen dauern, um dann, gemäß der Nationalen Versorgungsleitlinie Depressionen, zu einem gestuften Therapievorgehen zu führen. Bei längerdauernder oder schwererer Ausprägung der Altersdepression sollte dann schrittweise mit einer alleinigen oder kombinierten Therapie, bestehend aus Antidepressiva oder/und psychotherapeutischer Behandlung, begonnen werden.

Im hausärztlichen Setting wird das Vorliegen einer depressiven Störung jedoch häufig nicht erkannt, da ältere Patienten eher die somatischen Symptome der Depression berichten, zumal diese Themen geläufigere Gesprächsinhalte eines Hausarztbesuches sind. So sind Appetit- und Gewichtsverlust, Schlafstörungen und Antriebsstörungen unspezifische Symptome und können häufig komorbiden Erkrankungen oder – bei negativem Altersbild – „dem Alter an sich" zugeschrieben werden. Hoffnungslosigkeit und Lebensüberdruss bis hin zu Suizidgedanken als deutlichere Symptome einer Depression werden von älteren Menschen oft nicht spontan geäußert und stellen ungewohnte Themen der Patient-Hausarztinteraktion da. Der systematische Einsatz von standardisierten Diagnoseverfahren könnte diese Situation verbessern. Zu diesen Instrumenten gehört der Patienten-Gesundheits-Fragebogen PHQ9 (Patient Health Questionnaire 9). Ältere Patienten mit einer deutlichen Depression gemäß einer strengen Auswertung des PHQ9 erhalten nur zur Hälfte aufgrund des klinischen Eindrucks durch den Hausarzt die Diagnose einer Altersdepression (Sielk et al. 2009).

Insgesamt erhalten Patienten mit Altersdepression seltener als andere Patientengruppen eine angemessene Behandlung ihrer depressiven Störung, und gerade psychosoziale bzw. psychotherapeutische Interventionen werden bei dieser Patientengruppe selten angewendet (Hölzel et al. 2011). Für die Gründe dafür gibt es zahlreiche Überlegungen. So ist in der Altersgruppe der vor 1945 Geborenen noch mit einer hohen Selbststigmatisierung bei einer psychischen Erkrankung zu rechnen. Ebenso ist dieser Altersgruppe noch der Umgang mit psychisch Kranken aus diesen vergangenen Jahrzehnten präsent. Daraus folgt eine geringere Bereitschaft, sich in fachärztliche Behandlung zu begeben. Arztpraxen für Psychiatrie und Psychotherapie finden sich zumeist in den städtischen Zentren, sodass Gesichtspunkte der Mobilität (Gehstrecke, selbstständiges Autofahren, öffentlicher Nahfahrkehr) den Zugang beschränken können. Psychologische Psychotherapeuten wiederum haben im Rahmen ihrer Ausbildung und Berufstätigkeit wenig Erfahrung mit älteren Patienten sowie dem Thema somatische Komorbiditäten. Negative Altersstereotype auf Seiten der Therapeuten mit einer geringen Veränderungserwartung aufgrund des Alters der Patienten können im Rahmen der zumeist bestehenden längeren Wartezeiten den Zugang weiter erschweren. Bleibt eine adäquate Therapie aber aus, nehmen Altersdepressionen häufig einen ungünstigen Verlauf. Die wirksamen Behandlungsansätze kommen somit aufgrund von Selbst- und Fremdstigmatisierung, Zugang und Verfügbarkeit auf Ebene des Versorgungssystems sowie individueller Präferenz nicht ausreichend zur Anwendung.

26.3 Kooperative Versorgungsmodelle

Einen Ausweg aus diesem Problem können neue Versorgungsformen bieten. Einen solchen Ansatz, der darauf abzielt, die Versorgung von Menschen mit Altersdepression zu verbessern, stellen kooperative Versorgungsmodelle (Collaborative Care Models) dar. In diesen Modellen werden die für die Versorgung von Patienten mit Altersdepression zentralen Berufsgruppen wie Hausärzte, Fachärzte für Psychiatrie und Psychotherapie und Psychotherapeuten gezielt an der Versorgung beteiligt. Hinzu kommt als zentrales Element ein sog. Care Manager. Der Begriff Care ist in diesem Zusammenhang weniger mit „Pflege" als mit „Sorge" zu übersetzen. Der Care Manager (CM) koordinierte in den ersten, einfacheren Modellen hauptsächlich die Versorgung der Patienten, ohne selber pflegerisch oder therapeutisch tätig zu sein. Pflegerische oder therapeutische Aufgaben können aber in verschiedenen kooperativen Behandlungsmodellen zusätzlich auf den CM übertragen werden. Kernaufgabe des CM ist die Koordination der Versorgung durch Aufrechterhaltung einer regelmäßigen Kommunikation mit dem Hausarzt und supervidierenden oder mitbehandelnden Psychiatern oder Psychotherapeuten. Dazu erstellt er eine Dokumentation der verschiedenen ärztlichen Termine im Behandlungsablauf, der Änderungen der antidepressiven Medikation oder des Einsatzes von psychotherapeutischen oder psychosozialen Interventionen, die von allen Mitbehandlern eingesehen werden kann. Hierbei reicht zumeist eine formalistische Dokumentation für die Anforderungen eines gestuften Behandlungsplanes (▶ Abschn. 26.4), und die Dokumentationstiefe ist je nach Gesundheitssystem und Datenaustauschbedingungen unterschiedlich. Damit erfüllt der CM viele Funktionen, wie sie in Disease Management-Programmen vorgesehen sind.

Der CM in den meisten Modellen der kooperativen Versorgung der Altersdepression verfolgt aber darüber hinaus auch die Entwicklung der Symptomatik und Krankheitsschwere, um eine Entscheidungsgrundlage für eine schrittweisen Therapieausweitung/Änderung der Behandlung vorzubereiten. Je nach Kooperationsmodell bekommt der CM hierzu von den anderen Beteiligten Daten oder erhebt diese selber beim Patienten. Die Kontakte zwischen Patienten und CM können dabei persönlich, über Telefon oder Internet erfolgen. Diese Daten sind die Grundlagen der Entscheidungen, die im Rahmen des kooperativen Modells mit dem Hausarzt, evtl. unter Hinzuziehung des supervidierenden Psychiaters/Psychotherapeuten, getroffen werden. Der CM ist hierbei für den Ablaufprozess der gestuften oder geplanten Vorgehensweise (Stepped Care, Clinical Pathway) in dem Sinne verantwortlich, dass an gewissen Entscheidungspunkten aufgrund des unveränderten Weiterbestehens der Altersdepression bewusst eine Entscheidung getroffen wird. Das Bewusstwerden eines sich über viele Monate hinziehenden Prozesses eines beobachtenden Zuwartens (Watchful Waiting), wie er als erste Stufe nach dem Neuauftreten einer Depression nur für einige Wochen sinnvoll ist, soll helfen, die Chronifizierung der Altersdepression zu vermeiden.

Der CM kann aber auch je nach Kooperationsmodell im Rahmen von direkten Patientenkontakten beratende oder therapeutische Aufgaben übernehmen. Die Rolle und Ausbildungsvoraussetzungen des CM bezüglich seiner Aufgaben im Sinne eines Koordinators der Versorgung, Garanten für einen gestuften Behandlungspfad oder Therapeuten mit direktem Patientenkontakt hat in den verschiedenen kooperativen Behandlungsmodellen verschiedene Ausgestaltungen erfahren.

Die Modelle einer kooperativen Behandlung der Altersdepression weisen also viele Merkmale von „Managed Care", „Stepped Care" oder den Disease Management-Programmen bei anderen Erkrankungen oder in anderen Ländern auf. Sie sehen ein geordnetes Wirken der Ärzte und Therapeuten sowie einen abgestuften Behandlungsplan mit Entscheidungsbaum als Leitlinie vor. Für diese Ansätze bestehen natürlich in verschiedenen Ländern unterschiedlich begünstigende oder behindernde Grundbedingungen. So sind z. B. in England mit einer starken einheitlichen Finanzierung über das National Health System Vergütungsfragen mit weniger Partnern zu klären als in Deutschland, wo neben der AOK als größter Krankenkasse zahlreiche weitere Kassen als Partner in Vergütungsfragen zu berücksichtigen sind. Auch ist die Struktur der Erbringung der ambulanten ärztlichen Leistung zwischen den verschiedenen Gesundheitssystemen unterschiedlich. Trotz der leichten Zunahme von Ärzten als Angestellten im Rahmen eines Medizinischen Versorgungszentrums (MVZ) in den letzten Jahren in Deutschland ist die klassische Einzel- oder kleine Gemeinschaftspraxis noch vorherrschend. In den USA oder den Niederlanden finden sich hingegen oft große Praxisverbünde oder zumindest große Ärztehäuser, die Kooperationen im Prinzip erleichtern können. Ebenso ist die traditionell auf mehr Verantwortlichkeit ausgerichtete und akademischer geprägte Ausbildung der „Registered Nurses" in den USA mit umfassenderen Befähigungen verbunden als die Krankenpflegeausbildung in anderen Ländern. Nicht zuletzt sind unterschiedliche Notwendigkeiten und Voraussetzungen zu Dokumentation und Datenaustausch zwischen den einzelnen Beteiligten je nach Gesundheitssystem stark unterschiedlich geregelt und ausgebaut. Hierbei unterscheiden sich die skandinavischen Länder z. B. im Umgang mit Datenerfassung und Zugang deutlich von Deutschland. Alle vier Faktoren, die einheitliche oder zersplitterte Struktur der Kostenträger, die Konzentration oder Zersiedlung von ambulanten ärztlichen Angeboten, die Ausbildungsvielfalt der Care Manager sowie die Strukturen des Datenaustausches spielen bei der Beurteilung und Übertragbarkeit von kooperativen Behandlungsmodellen eine wichtige Rolle.

26.4 „Improving Mood – Promoting Access to Collaborative Treatment" (IMPACT)

Eines der am besten untersuchten Modelle einer kooperativen Versorgung der Altersdepression ist das IMPACT Programm, „Improving Mood – Promoting Access to Collaborative Treatment" (IMPACT), von der Arbeitsgruppe um Jürgen Unützer in Seattle, USA. Dieses Model wurde im Rahmen einer randomisierten klinischen Studie mit 1801 älteren Menschen als Teilnehmern evaluiert (Unützer et al. 2002). Bereits diese Studie erforderte eine Implementation des Programmes in Zusammenarbeit mit 8 unterschiedlich organisierten Gesundheitsorganisationen (Health Care Organisations) in 5 verschiedenen US-amerikanischen Bundesstaaten mit unterschiedlichen strukturellen Voraussetzungen. Die hausärztliche Behandlung wird dabei durch strukturierte Kommunikations- und Zuweisungspfade zu einem Care Manager, hier Depression Care Manager (DCM) genannt, und einem Psychiater ergänzt. Die Behandlung erfolgt bei IMPACT im Team unter der Maßgabe eines verbindlichen, gestuften Behandlungspfades. Der Hausarzt ist weiterhin für das Einleiten und Durchführen der meisten Behandlungsschritte, z. B. das Verordnen von Medikamenten, zuständig. Er wird aber durch den DCM unterstützt. Dieser führt zu Beginn eine Messung und Dokumentation der aktuellen Symptomatik im Rahmen eines standardisierten Vorgehens (Patient Health Questionnaire [PHQ], weitere Erhebungsinstrumente) im direkten Patientenkontakt durch. Diese Dokumentation ist als Ausgangsbefund sowohl dem Hausarzt als auch dem Psychiater zugänglich und dient als Grundlage zur Festlegung der ersten Behandlungsschritte. Im Zusammenhang mit der Befunderhebung im Verlauf dient der Ausgangsbefund auch zum Monitoring des Behandlungserfolgs. Eine ausbleibende Besserung nach einem bestimmten Zeitintervall führt zu einer gestuften Änderung der Therapie entsprechend dem Behandlungsplan. Der DCM führt bei jedem Patienten eine initiale Psychoedukation mit den Zielen einer Förderung der Therapiemotivation, einer Aufklärung über das Krankheitsbild einer Depression sowie eine Vorstellung des konkreten Therapievorgehens im Rahmen des IMPACT-Programmes durch. Der DCM ist somit stark in den unmittelbaren Patientenkontakt einbezogen im Gegensatz zu Modellen, bei denen dem CM hauptsächlich administrative Aufgaben zukommen. Psychoedukative Maßnahmen gehören zwar auch zu den Behandlungsschritten der normalen Versorgung, erfolgen aber oft nur unvollständig unter den gegebenen Randbedingungen der hausärztlichen Tätigkeit mit den Faktoren Zeitmangel, häufige Unterbrechungen und fehlendes Detailwissen zu realistisch verfügbaren Behandlungsoptionen. Die ausgiebige Psychoeduktion zum Beginn des Kontaktes zwischen DCM und Patient dient aber nicht nur der Festigung und Vervollständigung der bereits hausärztlicherseits begonnenen Krankheitsaufklärung, sondern auch der Etablierung eines verlässlichen Kontaktes zwischen DCM und Patienten. Dieser Kontakt kann nach dem ersten persönlichen Treffen, je nach Verlauf auch über Telefon- oder Internetkontakte, stabil gehalten werden. Der Aktivierung des Patienten im Sinne seiner aktiven Teilnahme am Behandlungsprozess kommt dabei eine wichtige Rolle zu. Der DCM unterstützt die medikamentöse antidepressive Behandlung durch den Hausarzt, indem er wiederholt auf die verzögert einsetzende Wirkung sowie die Notwendigkeit einer regelmäßigen Einnahme hinweist.

Der DCM im Rahmen des IMPACT Programmes ist geschult, kleinere, psychotherapiebasierte Interventionen selbstständig durchzuführen. Dazu gehört, eine Form der Problemlösetherapie, das Problemlösetraining für die Primärversorgung (Problem Solving Treatment for Primary Care; PST-PC), durchzuführen. PST ist dabei eine pragmatische Intervention bei Altersdepressionen, die auf dem Boden der kognitiven Verhaltenstherapie entwickelt wurde und eine sehr gute empirische Evaluation besitzt (Arean et al. 2008). Im Sinne der „Managed Care" ist eine Hauptaufgabe des DCM, dem Verlauf des Patienten zu folgen, bis er auf die Behandlung anspricht. Gerade Behandlungsabbrüche oder unklare Wechsel zwischen verschiedenen Behandlern können zur Chronifizierung einer Altersdepression beitragen. Nach Abklingen der Symptome führt der DCM eine Rückfallprophylaxe durch und überwacht den Verlauf der Symptomatik mit monatlichen Telefonaten und, wenn notwendig, auch zusätzlichen persönlichen Kontakten, um Rückfälle und Wiedererkrankungen zu vermeiden.

Ein Psychiater supervidiert das Team der DCMs wöchentlich. Hierbei sind Gruppensitzungen mit persönlicher Anwesenheit aller DCMs oder Einzeltermine, evtl. auch über Skype-Konferenzen, möglich. Nach Möglichkeit wird der Psychiater hierbei durch einen Hausarzt unterstützt. Darüber hinaus steht er als Ansprechpartner in Notfällen bereit. Auch spezielle Probleme der medikamentösen Behandlung einzelner multimorbider Patienten sollen direkt zwischen dem Hausarzt und dem Psychiater, zumeist telefonisch, geklärt werden. Die Verschreibung der Medikation und Beobachtung des Patienten bzgl. Wirkung und Nebenwirkungen liegt bei unkompliziertem Behandlungsverlauf beim Hausarzt, der hierbei vom DCM (kontinuierliche Erfassung der Depressionssymptomatik) unterstützt wird. Sollte der Patient nach 8–10 Wochen nicht von der Behandlung profitieren, so ist eine Vorstellung beim Psychiater vorgesehen. Aber auch in anderen Behandlungssituationen, z. B. bei zunehmender Suizidalität oder komplizierten psychiatrischen Komorbiditäten (posttraumatische Belastungsstörung, Substanzmissbrauch) ist der einfache Zugang zu einer fachärztlichen Vorstellung geregelt.

Die alterspsychiatrische Behandlung orientiert sich im IMPACT-Programm an einem fest definierten gestuften Behandlungsmodell. Neben der obligaten Psychoedukation kommen dabei im Rahmen eines vorab festgelegten Ablaufschemas Antidepressiva zum Einsatz. Der Einsatz richtet sich dabei aus an Empfehlungen der amerikanischen Fachgesellschaften, die mit einer Bevorzugung interaktionsarmer SSRI und SNRI sowie einer Zurückhaltung bei anticholinergen Antidepressiva mit den Aussagen der deutschen NVL Depression (DGPPN 2016) im Bezug auf die Behandlung älterer Menschen deckungsgleich sind. Im Behandlungsalgorithmus des IMPACT-Programmes werden alternativ oder additiv die Techniken des Problemlösetrainings eingesetzt. Dabei werden zu festgelegten Zeitpunkten im Therapieverlauf anhand der Beurteilung gebessert/unverändert Entscheidungsbäume durchlaufen. Eine fehlende Besserung führt z. B. zu einem Wechsel zwischen zwei Antidepressiva oder zur Kombination eines Medikamentes mit dem Problemlösetraining.

Die Ziele der Behandlung sind die vollständige Remission der Symptome, das vollständige Wiederherstellen des psychosozialen Funktionsniveaus und das Verhindern von Rückfällen und Wiedererkrankungen. Erfahrungen aus Langzeitverläufen von Menschen mit einer Altersdepression zeigen, dass partielle Remissionen oft der Einstieg in einen chronifizierten Verlauf sind. In der grundlegenden randomisierten Studie zum IMPACT Programm wurden bei der Hälfte der Patienten im aktiven Studienarm ein Ansprechen auf die Therapie beobachtet. Im Kontrollarm erreichten dies weniger als 20 % (Unützer et al. 2002), eine Zahl, die auch in epidemiologischen Verlaufsstudien gefunden wird. Auch in der Langzeitbeobachtung nach Beendigung der Studie blieben die Effekte der Implementation der Studienmaßnahmen nachweisbar (Wells et al. 2004).

Weitergehende englischsprachige Beschreibungen, Videobeispiele, Tätigkeitsbeschreibungen der DCM oder Implementationshilfen in Form von präformierten Excel-Datenblättern etc. zum kooperativen Vorgehen bei Altersdepressionen finden sich auf den Internetseiten des AIMS Center (Advancing Integrated Mental Health Solutions) der University of Washington, an der auch das IMPACT-Programm entwickelt wurde (AIMS Center 2016).

26.5 GermanIMPACT

Kooperative Versorgungsmodelle haben sich in verschiedenen Gesundheitssystemen bewährt, aber die dabei eingesetzten Interventionen und die Mittel zur Implementation zielen primär auf eine Optimierung des Geschehens innerhalb des jeweiligen Versorgungssystems ab und sind spezifisch auf die jeweiligen Prozesse des Versorgungssystems ausgerichtet. Die Intervention und Implementationsstrategie kann somit nicht direkt aus einer erfolgreichen Studie in einem Versorgungsystem auf ein anderes Versorgungssystem übertragen werden, sondern bedarf einer Anpassung an die jeweiligen Gegebenheiten. Diese notwendigen Anpassungen, die Erforschung der Implementation oder Implementierbarkeit von Versorgungsmodellen in verschiedenen Gesundheitssystemen oder Kulturen, ist in den letzten Jahren auch ins Interesse der Versorgungsforschung geraten. So wurden in einigen Ländern eigene Lehrstühle zu dieser Frage aufgebaut, eigene Rahmenkonzepte zur Implementationsforschung erstellt (Kirk et al. 2016) sowie internationale Journale zu diesem Schwerpunkt gegründet, z. B. das *Journal Implementation Sciences*. Die letzten Meter von der klinischen Forschung zur Versorgungspraxis haben sich in allen Gesundheitssystemen als äußerst schwierig herausgestellt.

Das US-amerikanische IMPACT-Modell wurde im Rahmen einer durch das BMBF geförderten Studie auf das deutsche Versorgungssystem angepasst (GermanIMPACT, Wernher et al. 2014). Bei der Anpassung des Modells an das deutsche Gesundheitssystem konnten einige Aspekte ohne großen Aufwand übertragen werden. So gab es für die ärztlichen Akteure innerhalb des Modells, General Practioners (Ärzte für Allgemeinmedizin, Hausärzte) und Psychiatrists (Ärzte für Psychiatrie und Psychotherapie), gute Entsprechungen im deutschen Gesundheitssystem. Als DCM wurden im amerikanischen System Mitarbeiter mit einem Ausbildungshintergrund aus dem Gebiet der Sozialarbeit, Pflege oder seltener Psychologie eingesetzt. Die vielfältigen amerikanischen Abschlüsse sind dabei nicht deckungsgleich auf deutsche Abschlüsse übertragbar. In Deutschland übernehmen im Rahmen von GermanIMPACT diese Aufgabe examinierte Gesundheits- und Krankenpflegerinnen mit mehrjähriger Berufserfahrung. Der Begriff „Depression Care Manager" wurde mit der Bezeichnung „Therapiebegleiter" ins Deutsche übertragen. Die Supervision der Therapiebegleiter wurde von Fachärzten für Psychiatrie und Psychotherapie oder psychologischen Psychotherapeuten übernommen.

Unterschiede von GermanIMPACT zu den meisten im Rahmen der amerikanischen Studien einbezogenen Versorgungssystemen bestanden besonders in der Größe der Ambulanzen/Ärztehäuser. Während in den USA größere medizinische Gesundheitszentren vorherrschen, ist das System in Deutschland dagegen durch Einzelpraxen gekennzeichnet. IMPACT konnte somit in den USA auf Strukturen aufbauen, die für eine multiprofessionelle Zusammenarbeit bereits viel besser geeignet sind als in Deutschland. So konnten in den USA Räume in großen Praxisgemeinschaften oder Ärztehäusern von den DCM genutzt werden. Die Therapiebegleiter in GermanIMPACT wurden an einer zentralen Institution im Versorgungsgebiet angesiedelt, im Studienkontext waren dies konkret die an der Studie teilnehmenden Universitätskliniken. Von hier aus betreuten die Therapiebegleiter die Patienten der teilnehmenden Praxen. Eine erste Kontaktaufnahme fand dabei immer persönlich, möglichst in der Hausarztpraxis und in Gegenwart des behandelnden Hausarztes statt. Diese „warme Übergabe" oder „Warm Hand-off" wurde zur Etablierung eines stabilen Kontaktes sowohl aufgrund der Erfahrungen aus Studien zur kooperativen Zusammenarbeit aus anderen Ländern als auch aufgrund der Stigmaproblematik für hilfreich erachtet und bewährte sich im Implementationsverlauf. Die Durchführung häufigerer Termine in den Einzelpraxen war durch die dort beschränkten Räumlichkeiten nur selten möglich. Die weitere Betreuung erfolgte hauptsächlich per Telefon. Auch die weitere Kooperation mit dem Hausarzt erfolgte hauptsächlich über Fax oder Telefon. Die Nutzung von internetbasierten Kommunikations- und Dokumentationswegen fand im Gegensatz zu anderen Beispielen aus der Implementationsgeschichte von IMPACT in anderen Ländern in Deutschland nicht statt. Gründe hierfür waren sowohl Befürchtungen wegen der Datensicherheit als auch das Fehlen eines pragmatischen Internetzuganges sowie die hohe Heterogenität der IT-Ausstattung in Arztpraxen. Auch aufgrund zunehmender Sorgen bzgl. Attacken auf Datenbestände im Gesundheitssystem waren IT-Vernetzung mit Praxiscomputern oder die Nutzung webbasierter Oberflächen zum Austausch von Informationen zwischen Therapiebegleitern, Hausärzten und Psychiatern im Rahmen des GermanIMPACT Projektes letztendlich nicht implementierbar.

▪ **Konkretes Vorgehen bei GermanIMPACT**

Die Patienten wurden vom Hausarzt in der Praxis auf das Projekt aufmerksam gemacht und um die Erlaubnis zur Herstellung der Kontakte im Rahmen des GermanIMPACT gebeten (Einwilligung). Hierbei erfolgte kein Screening aller älteren Menschen auf das Vorliegen einer Altersdepression, wie es im Rahmen vieler kooperativer Programmen erfolgt. Die depressive Symptomatik wurde bei den Angesprochenen mittels des PHQ9 untersucht, dokumentiert und an die Therapiebegleiter gemeldet. Für das Erstgespräch fuhren die Therapiebegleiter in die jeweiligen Praxen und führten dort in den Räumlichkeiten der Praxis das Erstgespräch durch. Die Folgekontakte wurden dann per Telefon durchgeführt. Zu Beginn wurden allen Patienten psychoedukative Inhalte vermittelt und eine Verhaltensaktivierung angeleitet. Alle 8 Wochen wurde das weitere Vorgehen im Anschluss an eine Supervision im Rahmen einer Entscheidungssitzung festgelegt. Grundlage für diese Entscheidung war die Entwicklung der depressiven Symptomatik, die vom Therapiebegleiter erhoben wurde. Medikamentöse Änderungen wurden mit dem Hausarzt abgestimmt, der auch die Verschreibung der Tabletten vornahm. Die Entscheidung über die weitere Therapie wurde nach Klärung der Optionen und präferierten Vorgehensweisen im Team vom Therapiebegleiter gemeinsam mit dem Patienten im Sinne der partizipativen Entscheidungsfindung getroffen.

Bei Eintreten einer Remission wurden die Abstände zwischen den Kontakten auf 4 Wochen erhöht und Maßnahmen zur Rückfallprävention durchgeführt. Wurde eine positive, aber noch nicht ausreichende Entwicklung beobachtet, konnte das Vorgehen unverändert fortgesetzt werden. Wurde entschieden, dass unter der aktuellen Behandlung keine positive Veränderung mehr zu erwarten war, konnte eine Veränderung der Behandlung beschlossen werden. Als weitere Behandlungsmöglichkeiten standen eine Veränderung der Medikation oder das Durchführen eines Problemlösetrainings zur Verfügung. Ein Problemlösetraining bestand im Rahmen des Modells aus bis zu 6 Sitzungen, in denen Problemlösekompetenzen vermittelt wurden. Von den 6 Sitzungen wurden 2 als Präsenzsitzungen durchgeführt.

Die Implementation von GermanIMPACT umfasste insbesondere die Schaffung einer für das deutsche Gesundheitswesen neuen Rolle eines Therapiebegleiters. Aufgaben dieser neuen Position waren regelmäßige Patientenkontakte und ein kontinuierliches Verlaufsmonitoring, Psychoedukation und Verhaltensaktivierung, Problemlösetraining, Förderung der Medikationsadhärenz und Rückfallprophylaxe. Die Patienten wurden innerhalb des Modells für insgesamt 12 Monate begleitet.

26.6 Effekte von IMPACT und verwandter Modelle

In der US-amerikanischen, initialen IMPACT-Studie von Unützer (2002) kam es bei den im kooperativen Behandlungsarm verfolgten Patienten doppelt so häufig (40 %) zu einem vollkommenen Rückgang der depressiven Symptomatik im Vergleich zur Kontrollgruppe. Der kooperative Behandlungsansatz war dabei sowohl innerhalb der Gruppe der älteren Menschen (< 75 Jahre) als auch der sehr alten Menschen (> 75 Jahre) mit Altersdepression wirksam. In der Gruppe der sehr alten Menschen war allerdings der längerfristige Erfolg geringer (van Leeuwen et al. 2009). Ähnliche Effekte fanden sich auch in den Niederlanden für ein kooperatives Behandlungsmodell. Eine Remission der Altersdepression fand sich 3-mal häufiger im kooperativen Behandlungsarm, auch wenn der Unterschied bei kleineren Fallzahlen statistisch nicht signifikant war (Huijbregts et al. 2013). Weitere Länder nahmen die Idee einer kooperativen Versorgung auf (Coventry et al. 2014) und führten Untersuchungen durch. Aus den letzten Jahren liegen neuere Studien u. a. aus Großbritannien (Richards et al. 2016) und Spanien (Aragonès et al. 2014) vor. Insgesamt zeichnet sich eine Überlegenheit dieser kollaborativen Ansätze gegenüber der hausärztlichen Standardbehandlung bezüglich der depressiven Symptomatik (eine Übersicht findet sich bei Bjerregaard et al. 2016), aber auch des psychosozialen Funktionsniveaus ab (Hudson et al. 2016). Die wissenschaftliche Bestätigung dieser positiven Effekte und der Implementierbarkeit eines kooperativen Behandlungsansatzes im deutschen Gesundheitssystem ist auch Aufgabe der GermanIMPACT-Studie (Wernher et al. 2014). Eine Publikation der Ergebnisse wird 2017 erwartet.

26.7 Fazit für die Versorgungspraxis

Die Erweiterung der hausärztlichen Versorgung durch einen Care Manager und einen Psychiater sowie die Ausrichtung der Behandlung an einem gestuften Vorgehen haben sich in einer Reihe von Studien bewährt. Die Durchführung einer engen Patientenbetreuung, inklusive Psychoedukation, Aktivierung und Problemlösetraining, sowie ein Monitoring des Symptomverlaufs zur Steuerung der gestuften Behandlung scheinen, wie die internationalen Studien zeigen, gegenüber der Standardbehandlung durch einen Hausarzt einen substanziellen Zusatzgewinn zu bringen.

Die Umsetzung des Modells im deutschen Gesundheitssystem ist aufgrund der vorherrschenden Struktur aus Einzelpraxen deutlich erschwert. Die Rolle des Therapiebegleiters ist bezüglich seiner Grundausbildung, Kompetenzen und Refinanzierung zurzeit noch außerhalb von Studien schwer zu verorten. Eventuell könnten zukünftig größere Praxisgemeinschaften oder Krankenhausambulanzen hier eine Rolle spielen. Aufgrund der häufig beklagten ausgeprägten Zersplittertheit des Gesundheitssystems in einzelne Akteure und Sektoren, die häufig bei der Patientenbehandlung zu wenig kooperativ und koordiniert vorgehen, könnte gerade in einem solchen Ansatz für Deutschland ein besonders hohes Potenzial liegen.

In den USA erhielt die American Psychiatric Association von der amerikanischen Bundesregierung Finanzmittel, um 3500 Psychiatern die Grundzüge der kooperativen Behandlung zu vermitteln. Eine ähnlich frühe und feste Verankerung einer Vermittlung der Grundzüge der kooperativen Behandlung in die Facharztausbildung oder kurz nach Abschluss der Facharztausbildung in Deutschland steht noch in weiter Ferne.

Literatur

AIMS Center (2016) Advancing Integrated Mental Health Solutions. University of Washington, Washington DC. http://www.aims.uw.edu/resource-library. Zugegriffen: 17. Feb 2017

Aragonès E, Caballero A, Piñol J-L, López-Cortacans G (2014) Persistence in the long term of the effects of a collaborative care programme for depression in primary care. J Affect Disord 166:36–40

Literatur

Arean P, Hegel M, Vannoy S, Fan MY, Unuzter J (2008) Effectiveness of problem-solving therapy for older, primary care patients with depression: results from the IMPACT project. Gerontologist 48(3):311–323

Bjerregard F, Hüll M, Stieglitz RD, Hölzel LP (2016) Zeit für Veränderungen – Was wir für die hausärztliche Versorgung älterer depressiver Menschen von den USA lernen können. Gesundheitswesen (Epub ahead of print). doi: 10.1055/s-0042-107344

Coventry PA, Hudson JL, Kontopantelis E, Archer J, Richards DA, Gilbody S, Bower P (2014) Characteristics of effective collaborative care for treatment of depression: a systematic review and meta-regression of 74 randomised controlled trials. PloS One 9(9):e108114

DGPPN, BÄK, KBV, AWMF, AkdÄ, BPtK, BApK, DAGSHG, DEGAM, DGPM, DGPs, DGRW (Hrsg) für die Leitliniengruppe Unipolare Depression* (2016) S3-Leitlinie/Nationale VersorgungsLeitlinie Unipolare Depression – Langfassung, 2. Aufl, Vers 2, Nov 2015, letzte Bearb 10/2016 (*Organisationen, die in der Leitliniengruppe kooperierten: DGPPN, BÄK, KBV, AWMF, ACKPA, AkdÄ, BPtK, BApK, DAGSHG, DEGAM, DGPM, DGPs, DGRW, BDK, BDP, BPM, BVDN, BVDP, BVVP, CPKA, DÄVT, DFT, DGGPP, DGPT, DGVT, DPG, DPV, DPtV, DVT, GwG, Stiftung Deutsche Depressionshilfe). doi:10.6101/AZQ/000266. http://:www.depression.versorgungsleitlinien.de. Zugegriffen: 17. Feb 2017

Dwight-Johnson M, Sherbourne CD, Liao D, Wells KB (2000) Treatment preferences among depressed primary care patients. J Gen Intern Med 15:527–534

Glaesmer H, Gunzelmann T, Martin A, Brähler E, Rief W (2008) The impact of mental disorders on health care utilization and illness behaviour in the elderly. Psychiatr Prax 35(4):187–193

Hölzel L, Härter M, Reese C, Kriston L (2011) Risk factors for chronic depression — A systematic review. J Affect Disord 129:1–13

Hudson JL, Bower P, Archer J, Coventry PA (2016) Does collaborative care improve social functioning in adults with depression? The application of the WHO ICF framework and meta-analysis of outcomes. J Affect Disord 189: 379–391

Huijbregts KML, de Jong FJ, van Marwijk HWJ, Beekman ATF, Adèr HJ, Hakkaart-van Roijen L, van der Feltz-Cornelis CM (2013) A target-driven collaborative care model for major depressive disorder is effective in primary care in the Netherlands. A randomized clinical trial from the depression initiative. J Affect Disord 146(3):328–337

Kirk MA, Kelley C, Yankey N, Birken SA, Abadie B, Damschröder L (2016) A systematic review of the use of the Consolidated Framework for Implementation Research. Implement Sci 11:72

Leeuwen Williams E van, Unützer J, Lee S, Noël PH (2009) Collaborative depression care for the old-old: findings from the IMPACT trial. Am J Geriatr Psychiatry 17(12): 1040–1049

Luppa M, Sikorski C, Luck T, Ehreke L, Konnopka A, Wiese B, Weyerer S, König HH, Riedel-Heller SG (2012) Age- and gender-specific prevalence of depression in latest-life – systemic review and meta-analysis. J Affect Disord 136:212–221

Richards DA, Bower P, Chew-Graham C, Gask L, Lovell K, Cape J, Russell A (2016) Clinical effectiveness and cost-effectiveness of collaborative care for depression in UK primary care (CADET): a cluster randomised controlled trial. Health Technology Assessment 20(14):1–192

Sielk M, Altiner A, Janssen B, Becker N, de Pilars MP, Abholz H-H (2009) Prevalence and diagnosis of depression in primary care. A critical comparison between PHQ-9 and GPs' judgement. Psychiatr Prax 36: 169–174

Unützer J, Katon W, Callahan CM, Williams JW Jr, Hunkeler E, Harpole L, Hoffing M, Della Penna RD, Noël PH, Lin EH, Areán PA, Hegel MT, Tang L, Belin TR, Oishi S, Langston C, IMPACT Investigators. Improving Mood-Promoting Access to Collaborative Treatment (2002) Collaborative care management of late-life depression in the primary care setting: a randomized controlled trial. JAMA 288(22):2836–2845

Wells K, Sherbourne C, Schoenbaum M, Ettner S, Duan N, Miranda J, Unützer J, Rubenstein L (2004) Five-year impact of quality improvement for depression: results of a group-level randomized controlled trial. Arch Gen Psychiatry 61(4):378–386

Wernher I, Bjerregaard F, Tinsel I, Bleich C, Boczor S, Kloppe T, Scherer M, Härter M, Niebling W, König HH, Hüll M (2014) Collaborative treatment of late-life depression in primary care (GermanIMPACT): study protocol of a cluster-randomized controlled trial. Trials 15:351

Xu W, Tan L, Wang HF, Jiang T, Tan MS, Tan L, Zhao QF, Li JQ, Wang J, Yu JT (2015) Meta-analysis of modifiable risk factors for Alzheimer's disease. J Neurol Neurosurg Psychiatry 86(12):1299–1306

Case Management für Patienten mit Depression

Juliana J. Petersen, Jochen Gensichen

27.1　Einführung – 312

27.2　PRoMPT-Studie – 313
27.2.1　PRoMPT-Intervention – 314
27.2.2　Depressions-Monitoring-Liste mit integriertem PHQ-D (DeMoL) – 314
27.2.3　Ergebnisse der PRoMPT-Studie – 316

27.3　Bedeutung für die Patientenversorgung – 317

Literatur – 317

© Springer-Verlag GmbH Deutschland 2017
A. Fellgiebel, M. Hautzinger (Hrsg.), *Altersdepression*,
DOI 10.1007/978-3-662-53697-1_27

27.1 Einführung

Mit dem demografischen Wandel wird der Anteil der über 65-Jährigen in den nächsten 35 Jahren in Deutschland auf ein Drittel der Gesamtbevölkerung anwachsen. Depressionen gehören zu den häufigsten psychischen Störungen im höheren Lebensalter, sie sind häufig folgenschwer und stellen eine zentrale und drängende Versorgungsherausforderung dar. Depressive Störungen weisen eine hohe Komorbidität mit somatischen Erkrankungen auf und gehen mit Funktionseinschränkungen, kognitiven Beeinträchtigungen und einer reduzierten Lebensqualität einher (Volkert et al. 2013). Erkrankungsverläufe somatischer Erkrankungen werden durch komorbide depressive Störungen negativ beeinflusst. Älteren Patienten mit Depression fällt bei Mobilitätseinschränkungen und weiteren Beeinträchtigungen eine heilsame Aktivität oft schwerer als jungen Patienten. Die aktuelle S3-Leitlinie/Nationale VersorgungsLeitlinie „Unipolare Depression" weist auf Lücken in der Versorgung von Patienten mit Depression im Alter und auf die erhöhten Therapieabbrecherquoten von älteren Patienten hin (DGPPN et al. 2015).

Bei der Versorgung von Patienten mit depressiven Störungen kommt Hausärzten eine zentrale Rolle zu. Depressionen gehören zu den 5 häufigsten Krankheiten in der Hausarztpraxis. Etwa 60 % der Depressionsdiagnosen werden ausschließlich von einem Hausarzt gestellt, weitere 15 % durch einen Hausarzt und einen fachspezifischen Arzt bzw. Psychotherapeuten. Die Mehrheit der älteren Patienten mit Depression wird hausärztlich betreut, nicht zuletzt auch wegen der häufig auftretenden somatischen Ko- und Multimorbiditäten (DGPPN et al. 2015).

Multiprofessionelle und interdisziplinäre Kooperationen sind ein zentrales Element international empfohlener Modelle für Primärversorgungspraxen. Strukturierte Versorgungsprogramme stellen eine Möglichkeit dar, die Versorgung von chronisch kranken, älteren Patienten mit Depression zu strukturieren und kontinuierlich zu koordinieren.

Die hausärztliche Praxis erscheint als besonders geeigneter Ausgangspunkt. Sie stellt häufig das erste Glied in der Versorgungskette depressiver Erkrankungen dar. Im Rahmen der langjährigen vertrauensvollen Beziehung zwischen Hausarzt und Patienten liegen hier umfassende lebensweltliche Kenntnisse über den Patienten, sein soziales Umfeld vor, die für den Aufbau einer empathischen und vertrauensvollen Arzt-Patienten-Beziehung sowie einer niedrigschwelligen und gemeindenahen Behandlung genutzt werden können. Als „Generalist für den ganzen Menschen" kennt der Hausarzt in der Regel auch die relevanten Begleiterkrankungen und Einschränkungen des Patienten. Darüber hinaus kommt der Hausarztpraxis eine wichtige Beratungsfunktion zu, inwieweit Fachärzte, psychologische und ärztliche Psychotherapeuten, Gesundheitsfachberufe und flankierende Dienste in die Behandlung einbezogen werden sollten. Eine enge Zusammenarbeit mit psychiatrischen, psychosomatischen und psychologischen Fachkollegen in der Behandlung bietet den Patienten eine umfassende Versorgung und gewährleistet zudem einen sicheren Zugang zu den Spezialisten bei Bedarf (DGPPN et al. 2015).

Es gibt zunehmend Evidenz für die Wirksamkeit von innovativen Initiativen in der Primärversorgung. Bei der kollaborativen Versorgung („Collaborative Care") arbeiten verschiedene Professionen – in der Regel Hausärzte, Case Manager und kooperierende Fachärzte – strukturiert und abgestimmt zur Optimierung leitlinienorientierter Diagnose- und Behandlungsprozesse zusammen. Ein weiterer Schwerpunkt ist eine stärkere Patientenbeteiligung durch eine verbesserte Patientenaufklärung, Psychoedukation und Förderung des Selbstmanagements. Verschiedene Übersichtsarbeiten zeigen, dass dieser Ansatz effektiv zu einer Symptom- und Lebensqualitätsverbesserung bei den betroffenen Patienten führt (Archer et al. 2012; Thota et al. 2012). Eine aktuelle Metaanalyse weist einen Benefit der kollaborativen Versorgung auch für Patienten mit Depression mit chronischen Komorbiditäten nach (Panagioti et al. 2016). Viele Ansätze der kollaborativen Versorgung beinhalten ein Case Management als situationsgeleitetes und kontinuierliches Betreuungsangebot an den Patienten zur Vermeidung einer Krankheitsverschlechterung oder eines Therapieabbruches. Als originär individualmedizinisches Vorgehen stellt es eine klinische, edukative und soziale Unterstützung für Patienten mit einem umfassenden Bedarf dar. In Abhängigkeit von der zugrunde liegenden Komplexität werden verschiedene Formen von Case Management unterschieden, wie z. B. „intensives" oder „einfaches" Case Management. Beim „einfachen"

(Standard) Case Management erfolgt zunächst eine Erfassung des Bedarfs des Patienten. Anschließend plant und koordiniert der Case Manager die Unterstützungsmaßnahmen. Case Manager mit zusätzlicher klinischer Ausbildung können ggf. zusätzliche Aufgaben übernehmen, z. B. Förderung der Alltagskompetenzen oder Beratung der Angehörigen. Beim einfachen Case Management werden in der Regel protokollbasierte Betreuungspläne genutzt.

- **Fallbeispiel: Case Management bei depressiver Episode**

„Ich kann nicht mehr". Dieser Gedanke kommt Frau F., 69 Jahre, häufig. Sie ist verheiratet und hat zwei erwachsene Kinder. Vor ihrer Pensionierung hat sie als Lehrerin gearbeitet. In letzter Zeit geht es ihr nicht mehr gut. Wegen Schlafstörungen stellt sie sich bei ihrem Hausarzt vor, bei welchem sie seit 8 Jahren wegen einer koronaren Herzerkrankung und eines nicht-insulinpflichtigen Diabetes in Behandlung ist. In den bisherigen Konsultationen vermittelte sie das Bild, ein geordnetes soziales Umfeld zu haben.

Bei der Begrüßung erscheint sie in der Mimik traurig, der Händedruck ist schlaff, der Gesamteindruck kraftlos. Sie berichtet über Schlafstörungen und Müdigkeit, auf Nachfragen auch über Konzentrationsschwierigkeiten und darüber, dass sie sich kaum noch aufraffen könne, die Hausarbeit zu erledigen. Auch habe sie Konflikte mit ihrem Ehemann, der vor 4 Monaten einen Herzinfarkt erlitten habe und seitdem schwierig im Umgang sei. Sie wisse nicht, wie es für sie weitergehen solle. Die Nachfrage, ob es ihr schon einmal so gegangen sei, verneint sie.

Die körperliche Untersuchung ist unauffällig. Wegen des Verdachts auf eine Depression führt der Hausarzt ein ausführliches Anamnesegespräch mit der Patientin durch, bei welchem er das Vorliegen von möglichen Haupt- und Zusatzsymptomen einer Depression aktiv exploriert. Im Depressionsfragebogen PHQ-D erreicht sie eine Punktzahl von 10. Die ärztlich-klinische Bewertung wird entlang des ICD-10 vorgenommen, und zusammenfassend erfüllt die geschilderte Symptomatik die Kriterien für eine „leichte depressive Episode". Um eine mögliche Suizidalität abzuklären, fragt der Hausarzt nach, ob sie Gedanken hätte, dass das Leben keinen Sinn mehr mache und sie schon mal gedacht habe, es wäre besser, nicht mehr zu leben. Dies wird von ihr eindeutig verneint. Gemeinsam mit der Patientin entscheidet sich der Hausarzt für ein „aktiv-abwartendes Vorgehen". Die Patientin wird dabei durch ein individuelles Case Management durch die Hausarztpraxis begleitet, das von ihr dankbar angenommen wird. In zunächst 2-wöchentlich und später monatlichen Abständen erfragt eine zur Case Managerin geschulte medizinische Fachangestellte der Praxis regelmäßig telefonisch die Symptome. Hierfür verwendet sie die „Depressions-Monitoring-Liste mit integriertem PHQ-D" (DeMoL), die eine strukturierte Symptomerfassung ermöglicht. Die Befragungsergebnisse werden von der medizinischen Fachangestellten an den Hausarzt weitergeleitet, wobei die Dringlichkeit der Übermittlung in Abhängigkeit von der Symptomschwere erfolgt. Die Klassifizierung der Dringlichkeit erfolgt nach Farben, analog zum Ampelschema (mit den Farben Rot/Orange/Gelb/Grün). Darüber hinaus motiviert die medizinische Fachangestellte die Patientin, allgemeine Aktivitäten durchzuführen. Bei fehlender Besserung nach 2 Wochen – und auf Wunsch der Patientin hin – entscheiden sich Arzt und Patientin für eine medikamentöse Therapie und starten mit einem SSRI. Im weiterbegleitenden Case Management zeichnet sich in den folgenden 8 Wochen eine stetige Besserung ab. Nach weiteren 4 Monaten geht es der Patientin wieder deutlich besser, was sich auch im PHQ Fragebogen mit einem Wert von 5 ausdrückt.

27.2 PRoMPT-Studie

Ein für das deutsche Gesundheitswesen adaptierter kollaborativer Versorgungsansatz für Patienten mit Depression wurde im Rahmen der clusterrandomisierten Studie „**P**rimary care **M**onitoring for depressive **P**atients **T**rial" (PRoMPT) erstmals für die hausärztliche Praxis in Deutschland entwickelt und hinsichtlich seiner Wirksamkeit auf die Zielgrößen depressive Symptome, Therapietreue, subjektiv wahrgenommene Lebensqualität, Selbstmanagement und Lebensqualität nach 12 und 24 Monaten untersucht (Gensichen et al. 2009b; Gensichen et al. 2013, Petersen et al. 2014). Studienteilnehmer waren erwachsene Patienten (Alter 18–80) mit einer diagnostizierten Major Depression. Die Patienten mit der neuen Behandlungsform erhielten ein hausarztpraxisbasiertes Case Management über einen Zeitraum von 12 Monaten, während die Kontrollpatienten die allgemein übliche Behandlung erhielten. Die Effekte wurden zu 4 Zeitpunkten (Studienbeginn, nach 6, 12 bzw. 24 Monaten) mittels schriftlicher Befragung untersucht, u. a. mit Fragebögen zur Depression (Patient Health Questionnaire; PHQ-D), zur subjektiv wahrgenommenen Versorgungsqualität (Patient Assessment of Chronic Illness Care; PACIC), zur Therapietreue (modifiz. Morisky) und zur Lebensqualität (EQ-5D). Die Studie wurde vom Bundesministerium für Bildung und Forschung (BMBF Förderkennzeichen 01GK0302 und 01GK0702) finanziell gefördert.

27.2.1 PRoMPT-Intervention

Die neue Behandlungsform wurde in Anlehnung an das Chronic Care Modell entwickelt. An dem Case Management waren sowohl der Hausarzt als auch die medizinische Fachangestellte beteiligt. Weitere Professionen (z. B. Psychiater) wurden bei Bedarf hinzugezogen Die medizinische Fachangestellte wurde in 2 ganztägigen Sitzungen geschult, u. a. zu Gesprächsführung, Wahrnehmung und Motivation, Interaktion mit chronisch kranken Patienten sowie Koordination und Organisation von Therapie- und Sozialmaßnahmen. Das Case Management wurde über einen Zeitraum von 12 Monaten angeboten. Die Patienten wurden im ersten Monat 2-wöchentlich und anschließend 4-wöchentlich durch die medizinische Fachangestellte telefonisch befragt. Die Aufgabenverteilung innerhalb des Praxisteams kann mit dem Case Management-Kreislauf dargestellt werden (◘ Abb. 27.1).

Die Identifikation von geeigneten Patienten, das Assessment (Erhebung der individuellen Bedürfnisse) und die Planung der Behandlung (mit Festlegung von Therapiezielen gemeinsam mit dem Patienten) wurden ausschließlich vom Arzt übernommen. Die medizinische Fachangestellte war für die Koordination der – ggf. interdisziplinären – Umsetzung des Behandlungsplanes und das regelmäßige Monitoring zuständig: Mit Hilfe eines neu entwickelten, strukturierten Fragebogens („Depressions-Monitoring-Liste mit integriertem PHQ-D", DeMoL, ▶ Abschn. 27.2.2) befragte sie die Patienten nach depressiven Beschwerden und aktuellem Behandlungsbedarf. Die Patienten wurden aktiviert, eine mit dem Arzt abgesprochene Zielvereinbarung einzuhalten. Zusätzlich wurden Patienten, die eine medikamentöse Therapie erhielten, motiviert, den Therapieplan einzuhalten. Im Anschluss an das Telefoninterview wurden die Ergebnisse des Monitorings als strukturierter Kurzbericht an den Arzt übermittelt (Befundübermittlung). Über ein sog. „Ampelschema" konnte der praxisinterne Informationsfluss zum Arzt nach Dringlichkeit gesteuert werden. Der Kurzbericht bildete die Informationsgrundlage für mögliche ärztliche Therapieanpassungen. Der Arzt gab dann ein Feedback an die medizinische Fachangestellte über etwaige Änderungen im weiteren Vorgehen.

Mit der Behandlung wurde versucht, die depressive Symptomatik, die Therapietreue, die allgemeine Aktivität, die Lebensqualität sowie die subjektiv wahrgenommene Behandlungsqualität der Patienten zu verbessern. Eine Verschlechterung der Patientensituation sollte dabei frühzeitig erkannt und möglichst abgewendet werden. Diese Kontaktaufnahme diente auch der Förderung des Patienten-Selbstmanagements sowie der Unterstützung einer „produktiven Interaktion" zwischen Praxisteam und Patienten.

27.2.2 Depressions-Monitoring-Liste mit integriertem PHQ-D (DeMoL)

Die „Depressions-Monitoring-Liste mit integriertem Patient Health Questionnaire" stellt einen Fragebogen mit gekoppelter Handlungsanweisung dar, der mehrere Bereiche erfasst (Gensichen et al. 2006). Die Fragen 1–9 der DeMoL sind der deutschen Übersetzung des Depressionsmoduls „Patient Health Questionnaire" (PHQ-D)" des validierten „Gesundheitsfragebogens für Patienten" entnommen (Kroenke et al. 2001). Dieser Fragebogen ermöglicht in Kombination mit dem ärztlichen Gespräch eine valide Depressionsdiagnostik. Die Fragen beziehen sich auf die vergangenen 2 Wochen und werden vom Patienten 4-stufig von „überhaupt nicht" bis „beinahe jeden Tag" eingestuft. Über Summenwerte können Schweregrade der Depression abgebildet werden und als Grundlage einer Verlaufsbeobachtung dienen. Eine sehr gute Änderungssensitivität des Instruments bei

27.2 · PRoMPT-Studie

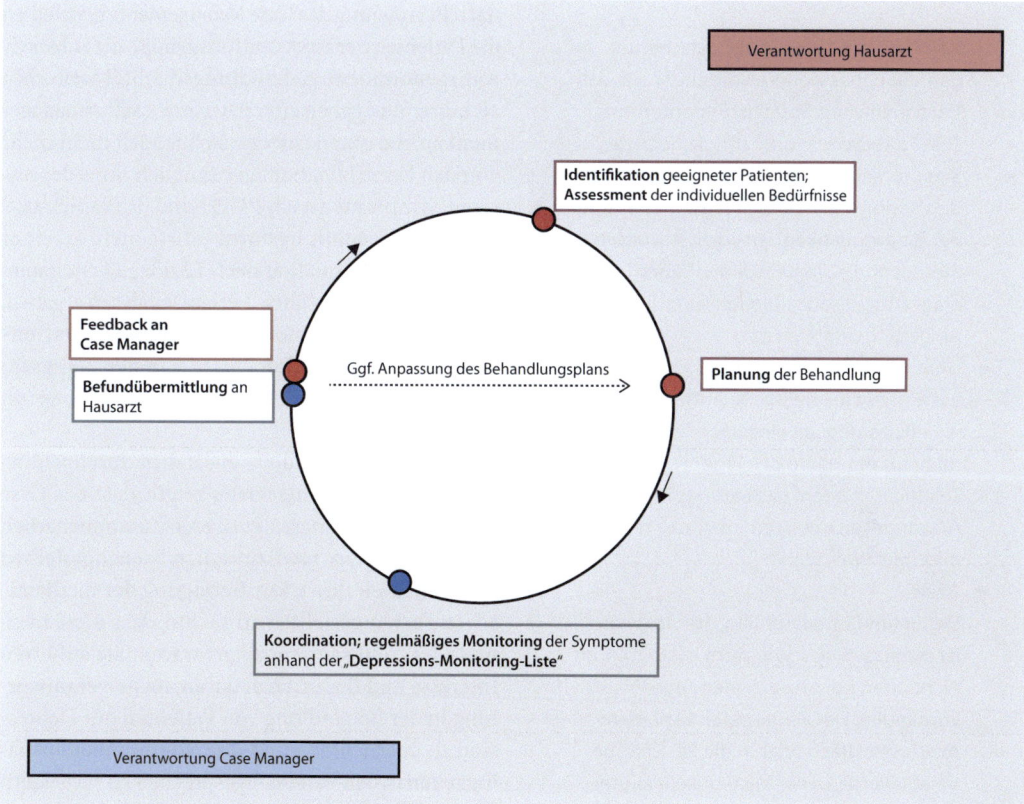

Abb. 27.1 Case Management in der PRoMPT-Studie

Verwendung des Summenwertes wurde in mehreren unabhängigen Stichproben nachgewiesen. Der Fragebogen ist sowohl für das hausärztliche Setting als auch für Telefoninterviews validiert worden. Ein Vorteil gegenüber anderen Depressionsfragebögen besteht in der ökonomischen Durchführung. Im zweiten Bereich der DeMoL (Fragen 10–14) werden zusätzliche behandlungsrelevante Informationen, beispielsweise zu Medikamenteneinnahme und Therapiezielvereinbarung erhoben. Die Antworten des Patienten werden in der DeMoL – analog zu einem „Ampelschema" – farblich kodiert. Rot markierte Antworten weisen auf einen dringlichen Befund hin, grün markierte dagegen auf einen unauffälligen Befund. Diese farbliche Kategorisierung soll eine Steuerung des praxisinternen Informationsflusses zwischen medizinischer Fachangestellter und Arzt unter Berücksichtigung der Dringlichkeit der Befunde regeln (siehe Übersicht).

Das Ampelschema in der DeMoL
- **Rot**
  Es besteht eine bedrohliche Gefahrensituation. Der Patient muss sofort mit dem Arzt verbunden werden, da die unmittelbare ärztliche Abklärung erforderlich ist. Der Arzt entscheidet, ob das Interview weitergeführt werden kann. Diese Kategorie wurde in der DeMoL mit integriertem PHQ-D nur für die Beantwortung einer möglichen Suizidalität mit „beinahe jeden Tag" vergeben.
- **Orange**
  Es besteht eine starke Auffälligkeit. Die Informationen sollten unverzüglich an den Arzt persönlich weitergegeben werden, also z. B. wenn er das nächste Mal das

Sprechzimmer verlässt. Er entscheidet dann über das weitere Vorgehen, z. B. das Vorziehen eines Sprechstundentermins. Diese Kategorie wurde für die höchste Symptomausprägung bei fast allen depressionsbezogenen Fragen verwendet. Bei Todesgedanken/Suizidalität wurden diese schon ab „an einzelnen Tagen" eingestuft, da auch hier eine ärztliche Abklärung dringlich ist.

— **Gelb**
Es besteht eine deutliche Auffälligkeit, d. h. eine Belastung „an einzelnen" oder „an mehr als der Hälfte der Tage". Nach dem Telefonat mit dem Patienten sollte der Arzt angesprochen und über das Telefonat informiert werden.

— **Grün**
Der Befund ist unauffällig, die Situation ist stabil, d. h. das Symptom ist überhaupt nicht oder „nur an einzelnen Tagen" vorhanden. Der Fragebogen kann dem Arzt ins Postfach oder in die Postmappe gelegt werden. Hier besteht kein akuter Handlungsbedarf.

27.2.3 Ergebnisse der PRoMPT-Studie

In die Studie wurden 626 Patienten mit Major Depression aus 72 hausärztlichen Praxen in Hessen aufgenommen. Die Studienteilnehmer waren im Durchschnitt 51 (+/-13,8) Jahre alt, 76,4 % waren Frauen, und bei der Mehrheit (75,9 %) war die Diagnose „Depression" bereits vor Studienbeginn bekannt. Der Anteil an über 65-jährigen alten Patienten lag bei 18,5 %.

Die Auswertung zeigte, dass ein hausarztpraxisbasiertes Case Management durch Hausärzte und medizinische Fachangestellte/Arzthelferinnen in der Alltagspraxis gut umsetzbar war. Nach einem Jahr führte es zu verbesserten Symptomen und Therapietreue bei den Patienten mit Depression. Auch die Behandlungsqualität wurde von den Patienten, die Case Management erhielten, subjektiv besser beurteilt als von den Kontrollpatienten. Ein Jahr nach Beendigung des Case Managements beurteilten die Patienten der Interventionsgruppe die subjektiv wahrgenommene Behandlungsqualität weiterhin als besser und gaben ein verbessertes Selbstmanagement an. Sie unterschieden sich jedoch nicht mehr von den Kontrollpatienten bezüglich ihrer depressiven Symptome (nach PHQ) und Therapietreue. Die neue Behandlungsform führte nicht zu einer höheren Lebensqualität nach 12 oder 24 Monaten. Zusätzlich durchgeführte Verlaufsanalysen ergaben, dass sich die „schnell ansprechenden Patienten" bezüglich des Alters nicht von den „langsam ansprechenden Patienten" zu Studienbeginn unterschieden.

Die Auswertung der – zusätzlich durchgeführten – qualitativen Interviews zeigte, dass das Case Management zu einer intensiveren Zusammenarbeit zwischen Ärzten, medizinischen Fachangestellten und Patienten führt. Die Befragung der medizinischen Fachangestellten erbrachte, dass diese hoch motiviert und sehr engagiert waren. Sie äußerten Interesse und Bereitschaft daran, mehr Verantwortung in der Behandlung von Patienten mit Depression zu übernehmen und ihre Kommunikationsfähigkeiten in den Patientengesprächen zu verbessern (Gensichen et al. 2009a). Als vorteilhaft wurde angesehen, dass sich der Zugewinn von Tätigkeiten auf die Arbeit mit den Patienten und nicht auf Verwaltungstätigkeiten bezog. Als nachteilig wurde u. a. die zeitliche Mehrbelastung angegeben. In den vertieften, qualitativen Interviews berichteten Hausärzte u. a., dass das Case Management zu einer verbesserten und „produktiveren" Arzt-Patienten-Beziehung führe (Gensichen et al. 2011a). Dies wurde besonders auf die strukturierten Patienteninterviews sowie auf die aktive Einbindung der medizinischen Fachangestellten zurückgeführt. Aus Sicht der Patienten stellte Case Management eine besondere Form der Fürsorge durch das Praxisteam dar (Gensichen et al. 2011b). Es wurde besonders geschätzt, dass sich das Praxisteam ausdrücklich für die Belange der Patienten interessierte und sich kümmerte. Eine Beeinträchtigung der Arzt-Patienten-Beziehung wurde nicht wahrgenommen, obwohl der Hauptkontakt zur medizinischen Fachangestellten bestand. Die gute Kommunikation mit dem Praxisteam wurde zudem als unterstützend im eigenen Umgang mit der Erkrankung eingeschätzt, obwohl das fachliche

Wissen über die Erkrankung nur gering vermehrt werden konnte.

Die Kosten für das Case Management waren mit 277 Euro pro Patient akzeptabel: Die Case Managerin wendete im Jahr 6,3 Stunden, der Hausarzt 3,6 Stunden pro Patient auf. Die mittleren direkten Gesundheitskosten unterschieden sich nicht zwischen den zwei Gruppen. Es gab aber geringere mittlere indirekte Kosten und damit auch Gesamtkosten in der Interventionsgruppe (Baron et al. 2011).

27.3 Bedeutung für die Patientenversorgung

In der PRoMPT-Studie wurde zum ersten Mal im Rahmen eines wissenschaftlichen Forschungsprojektes die Wirksamkeit eines kollaborativen Versorgungsansatzes in der hausärztlichen Versorgung – unter Einbindung der medizinischen Fachangestellten als Case Managern – für Patienten mit Depression in Deutschland untersucht. Die neue Behandlung wurde dabei für erwachsene Patienten mit einem Alter von 18–80 Jahre entwickelt. In bisherigen Auswertungen fand sich kein Hinweis darauf, dass das Alter einen Prädiktor für den Behandlungserfolg darstellt, sodass aktuell davon ausgegangen werden kann, dass die Intervention auch für ältere Patienten wirksam sein kann. Ob dieser Effekt für Patienten mit Depression im Alter durch eine systematische Supervision durch einen Psychiater/Psychotherapeuten verstärkt werden kann, untersucht eine aktuelle deutsche Studie (Wernher et al. 2014).

Ein hausarztpraxisbasiertes Case Management versteht sich als eine Ergänzung zur Depressionsbehandlung in der hausärztlichen Versorgung. Das telefonisch durchgeführte Case Management kann für mobilitätseingeschränkte, ältere Patienten einen Vorteil darstellen, da sie hierfür nicht speziell in die Praxis kommen müssen. Eine aktuell erschienene Metaanalyse zeigt auf, dass Case Management-Ansätze nicht nur für Patienten mit Depression, sondern auch für depressive Patienten mit somatischen Komorbiditäten effektiv sind (Panagioti et al. 2016).

Das Besondere am vorgestellten Behandlungsansatz in der Hausarztpraxis ist, dass medizinische Fachangestellte hier eine neue verantwortungsvolle Tätigkeit in der Patientenbegleitung übernehmen.

Sie unterstützen – mit z. T. mehr Zeit als die Hausärzte – die ihnen oft lange vertrauten Patienten. Das Nachfragen durch die medizinische Fachangestellte ermöglicht es dem Hausarzt, einen Überblick über die aktuelle Symptomatik des Patienten zu erhalten und trägt dazu bei, dass der durch Arzt und Patient festgelegte Behandlungsplan möglichst koordiniert umgesetzt wird. Indem die Patienten kontinuierlich und systematisch aktiviert und motiviert werden, kann eine Symptomverbesserung gemeinsam durch das gesamte Praxisteam erzielt werden. Case Management durch die medizinische Fachangestellte erfolgt dabei innerhalb der Regelversorgung durch bereits vorhandene und gut etablierte Personalressourcen, ohne auf die Schaffung von neuen Versorgungsstrukturen angewiesen zu sein. Diese direkte Mitwirkung bei der Betreuung chronisch Kranker stellt eine wichtige Chance für die Professionalisierung des Berufsstandes der medizinischen Fachangestellten/Arzthelferinnen dar, die – gemeinsam mit den zahnmedizinischen Fachangestellten – eine der größten Berufsgruppen im ambulanten Gesundheitswesen in Deutschland darstellt.

- **Anmerkung**

Interessierte Leser können die „Depressions-Monitoring-Liste mit integriertem PHQ-D" (DeMoL) und einen Leitfaden zur privaten Nutzung bei den Autoren erhalten.

Literatur

Archer J, Bower P, Gilbody S, Lovell K, Richards D, Gask L et al (2012) Collaborative care for depression and anxiety problems. Cochrane Database Syst Rev 10:CD006525

Baron S, Heider D, Gensichen J, Petersen JJ, Gerlach FM, Krauth C et al (2011) Cost structure of a telephone-based case management in primary care depression therapy. Psychiatrische Praxis 38(7):342–344

DGPPN, BÄK, KBV, AWMF, AkdÄ, BPtK, BApK, DAGSHG, DEGAM, DGPM, DGPs, DGRW (Hrsg) für die Leitliniengruppe Unipolare Depression* (2015) S3-Leitlinie/Nationale VersorgungsLeitlinie Unipolare Depression – Langfassung, 2. Aufl, Vers 2, Nov 2015. (*Organisationen, die in der Leitliniengruppe kooperierten: DGPPN, BÄK, KBV, AWMF, ACKPA, AkdÄ, BPtK, BApK, DAGSHG, DEGAM, DGPM, DGPs, DGRW, BDK, BDP, BPM, BVDN, BVDP, BVVP, CPKA, DÄVT, DFT, DGGPP, DGPT, DGVT, DPG, DPV, DPtV, DVT, GwG, Stiftung Deutsche Depressionshilfe). doi:10.6101/AZQ/000266. http://:www.depression.versorgungsleitlinien.de. Zugegriffen: 15. Dez 2016

Gensichen J, Peitz M, Torge M, Mosig-Frey J, Wendt-Hermainski H, Rosemann T et al (2006) Die „Depressions-Monitoring-Liste (DeMoL)" mit integriertem PHQ: Rationale und Entwicklung eines Instruments für das hausärztliche Case Management bei Depression. Z Arztl Fortbild Qualitatssich 100(5):375–82

Gensichen J, Jaeger C, Peitz M, Torge M, Guethlin C, Mergenthal K et al (2009a) Health care assistants in primary care depression management: role perception, burdening factors, and disease conception. Ann Fam Med 7(6):513–9

Gensichen J, von Korff M, Peitz M, Muth C, Beyer M, Guethlin C et al (2009b) Case management for depression by health care assistants in small primary care practices – a cluster randomized trial. Ann Intern Med 151:369–378

Gensichen J, Güthlin C, Kleppel V, Jager C, Mergenthal K, Gerlach FM et al (2011a) Practice-based depression case management in primary care: a qualitative study on family doctors' perspectives. Fam Pract 2011 28(5):565–571

Gensichen J, Guethlin C, Sarmand N, Sivakumaran D, Jäger C, Mergenthal K et al (2011b) Patients' perspectives on depression case management in general practice – a qualitative study. Pat Educ Couns 86(1):114–119

Gensichen J, Petersen JJ, von Korff M, Heider D, Baron S, König J et al (2013) Cost-effectiveness of depression case management in small practices. Br J Psychiatry 202:441–446

Kroenke K, Spitzer RL, Williams JB (2001) The PHQ-9: validity of a brief depression severity measure. J Gen Intern Med 16(9):606–613

Panagioti M, Bower P, Kontopantelis E, Lovell K, Gilbody S, Waheed W et al (2016) Association between chronic physical conditions and the effectiveness of collaborative care for depression: an individual participant data meta-analysis. JAMA Psychiatry 73(9):978–989

Petersen JJ, König J, Paulitsch MA, Mergenthal K, Rauck S, Pagitz M et al (2014) Long-term effects of a collaborative care intervention on process of care in family practices in Germany: a 24-month follow-up study of a cluster randomized controlled trial. Gen Hosp Psychiatry 36(6):570–4

Thota AB, Sipe TA, Byard GJ, Zometa CS, Hahn RA, McKnight-Eily LR et al (2012) Collaborative care to improve the management of depressive disorders: a community guide systematic review and meta-analysis. Am J Prev Med 42(5):525–538

Volkert J, Schulz H, Harter M, Wlodarczyk O, Andreas S (2013) The prevalence of mental disorders in older people in Western countries - a meta-analysis. Ageing Res Rev 12(1):339–353

Wernher I, Bjerregaard F, Tinsel I, Bleich C, Boczor S, Kloppe T et al (2014) Collaborative treatment of late-life depression in primary care (GermanIMPACT): study protocol of a cluster-randomized controlled trial. Trials 15:351

Stationäre multiprofessionelle Therapie

Nicole Cabanel, Bernd T. Kundermann, Matthias J. Müller

28.1 Multiprofessionalität der stationären Behandlung – 320

28.2 Entwicklung eines multiprofessionellen Therapieprogramms – 321

28.3 Die Module und ihre Umsetzung – 322
28.3.1 Allgemeine Merkmale – 322
28.3.2 Gruppenpsychotherapie – 324
28.3.3 „Training sozialer und kognitiver Kompetenzen" – 326
28.3.4 Verhaltenstherapeutische Gruppen der Mitarbeiter der Gesundheits- und Krankenpflege – 326
28.3.5 Verhaltenstherapieprogramm für Mitarbeiter der Ergo- und Physiotherapie und des Sozialdienstes – 327

28.4 Qualitätssicherung und Mehrebenenevaluation – 329

Literatur – 330

© Springer-Verlag GmbH Deutschland 2017
A. Fellgiebel, M. Hautzinger (Hrsg.), *Altersdepression*,
DOI 10.1007/978-3-662-53697-1_28

28.1 Multiprofessionalität der stationären Behandlung

Eine adäquate und leitliniengerechte Behandlung von depressiven Störungen im höheren Lebensalter umfasst zum einen eine sorgfältige Diagnostik (unter Berücksichtigung der wesentlichen Differenzialdiagnosen) sowie zum anderen ein therapeutisches Konzept, das dem aktuellen wissenschaftlichen Stand der Pharmakotherapie, Psychotherapie und anderer therapeutischer Verfahren entspricht (DGPPN et al. 2015). Unter stationären Behandlungsbedingungen erfolgt die Umsetzung – wie auch bei der Behandlung anderer psychischer Störungen – multiprofessionell, woraus sich gleichermaßen Chancen wie auch Herausforderungen ergeben. Eine multiprofessionelle Behandlung im stationären Behandlungssetting bietet die Möglichkeit, die in den Kapiteln 10–17 beschriebenen verschiedenen Behandlungsangebote fachkundig durch verschiedene Berufsgruppen zu vertreten und diese sowohl auf interventionsspezifische als auch aufeinander abgestimmte übergreifende Therapieziele auszurichten.

◘ Abb. 28.1 illustriert die Beziehung zwischen der Altersdepression und somatischen Komorbiditäten bzw. Beschwerden (u. a.► Kap. 2) sowie altersspezifischen psychosozialen Bedingungen (z. B. Tod des Partners bzw. allgemein reduziertes soziales Netzwerk), wobei diese durchaus von bidirektionalem Charakter sein kann und damit einen Circulus vitiosus zwischen diesen Faktoren begünstigt. So kann die Altersdepression – beispielsweise vermittelt über eine unzureichende Therapieadhärenz (z. B. überfordernde Stoffwechselkontrolle mit Ablehnung der Insulintherapie bei Diabetes mellitus, ► Kap. 19) oder andere depressionsassoziierte Verhaltensweisen (Bewegungsarmut, Fehlernährung) – den Verlauf und die Folgen der komorbiden somatischen Erkrankung ungünstig beeinflussen, was wiederum auf die depressive Störung negativ rückwirken kann. In ähnlicher Weise vermag die Altersdepression selbst – z. B. infolge sozialen Rückzugs oder kognitiver Störungen – zur Verschärfung der psychosozialen Umstände (Einsamkeit, Überforderung mit der Haushaltsführung oder finanziellen Angelegenheiten) beizutragen und kann dadurch Insuffizienz- oder Hilflosigkeitserleben seitens des Patienten verstärken. Insofern ist eine multiprofessionelle Behandlung auf die individuellen Besonderheiten dieser wechselseitigen Beziehungen anzupassen, ggf. sind auch weitere – z. B. auf die somatische Komorbidität ausgerichtete – Behandlungsangebote (z. B. Ernährungsberatung) einzubeziehen. Hiermit sind Anforderungen an das multiprofessionelle Behandlungsteam verbunden, die neben der fachkompetenten Umsetzung der spezifischen Interventionen insbesondere einer interdisziplinären Transparenz in Bezug auf Therapieziele und konkreter Maßnahmen bedürfen.

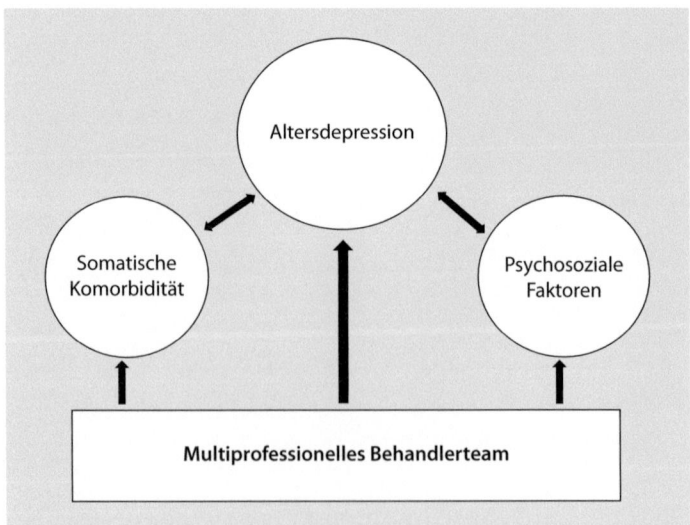

◘ Abb. 28.1 Multiprofessionelle Behandlung der Altersdepression

28.2 Entwicklung eines multiprofessionellen Therapieprogramms

Die Entwicklung multiprofessioneller stationärer Therapieprogramme ist bedarfsgerecht an bestimmte Bedingungen anzupassen. Die depressive Symptomatologie (Symptomschwere) ist bei stationär behandelten Patienten in der Regel schwerer ausgeprägt als bei Patienten im ambulanten Behandlungssetting. Im Zuge der sinkenden Verweildauer der stationär behandelten Patienten ist umso mehr gefordert, dass eine rasche Aufnahme therapeutischer Interventionen umzusetzen ist. Hiermit ist ebenso ein erhöhter Dokumentationsaufwand der einzelnen Berufsgruppen verbunden.

Multiprofessionelles Behandlungsteam und Therapieprogramm Wesentlicher Baustein multiprofessioneller Therapieprogramme ist die Etablierung eines berufsgruppenübergreifenden Behandlungsteams. Die Zusammenarbeit von Ärzten, Psychologen, Gesundheits- und Krankenpflegern, Ergo-, Physio- und Sozialtherapeuten spielt für das Behandlungskonzept eine entscheidende Rolle, da jede Berufsgruppe entsprechend ihrem Tätigkeitsschwerpunkt die Durchführung einzelner Therapiemodule in der stationären Behandlung fachkompetent übernehmen kann.

Schwerpunktstationen Zur Behandlung depressiver Patienten im höheren Lebensalter bieten Schwerpunktstationen ein geeignetes Setting, um für diese Patientengruppe spezialisierte multiprofessionelle Therapieprogramme zu implementieren. Hiermit eröffnen sich ebenso Möglichkeiten einer stärkeren psychotherapeutischen Ausrichtung der Behandlung, die bisher in der Versorgung dieser Klientel – im Vergleich zu jüngeren depressiven Patienten – seltener zur Anwendung kommt (Godemann et al. 2015). Die Erstellung eines Behandlungsmanuals, das in modularisierter Form die spezifischen Interventionen den jeweiligen Berufsgruppen zuordnet und deren therapeutische Vorgehensweise explizit beschreibt, kann die interdisziplinäre Transparenz und somit die zielorientierte Zusammenarbeit fördern.

Fortbildungen Um eine komplexe Therapie durch mehrere Berufsgruppen umsetzen zu können, sind Fortbildungen von Mitarbeitern zum Erlernen der jeweiligen Interventionen oftmals notwendig. Teamfortbildungen dienen dazu, den berufsgruppenübergreifenden Charakter der Behandlung zu festigen und eine gemeinsame therapeutische Grundrichtung aufzubauen.

Supervision Die fallbezogene Supervision dient insbesondere der Schulung der Mitarbeiter und der Zusammenarbeit des multiprofessionellen Behandlungsteams am konkreten Fall.

Wochenplan Die multiprofessionelle Umsetzung des Therapieprogramms findet sich in der Erstellung eines Wochenplans wieder. Das Erstellen eines Wochenplans dient der Gewährleistung eines strukturierten Tagesablaufes sowie der intensiven Zusammenarbeit zwischen dem Patienten und dem Behandlungsteam. Der Wochenplan sieht als wichtige Angebote Gruppentherapien vor, die von verschiedenen Berufsgruppen geleitet und von mindestens einer anderen Berufsgruppe in Vertretung übernommen werden können. Ziel ist dabei, den Patienten eine umfassendere Sicht auf die therapeutischen Interventionen zu geben und das Ineinandergreifen der einzelnen Therapien darzustellen.

Behandlungsplanungen Regelmäßige berufsgruppenübergreifende Behandlungsplanungen dienen dazu, Informationen über jeden Patienten auszutauschen und die weitere Behandlung gemeinsam zu planen. Das multidisziplinäre Vorgehen ist dadurch charakterisiert, dass jede Berufsgruppe den Zustand des Patienten und seine Entwicklung vorstellt und die daraus resultierenden nächsten Behandlungsschritte mit erarbeitet. Die Empfehlungen der einzelnen Therapeuten müssen sich aufeinander abgestimmt in einem individuellen Behandlungsplan zusammenfügen. Unterstützt wird dies durch regelmäßige Evaluationen der Patienten durch die einzelnen Berufsgruppen. Die Ergebnisse dieser Mehrebenenevaluation werden in den Behandlungskonferenzen zusammengetragen und finden Berücksichtigung in der weiteren Therapieplanung.

Multiprofessionelles verhaltenstherapeutisches Therapieprogramm (MVT) Beispielhaft soll die Entwicklung eines multiprofessionellen verhaltenstherapeutischen Therapieprogramms (MVT) für Patienten im höheren Lebensalter dargestellt werden (◘ Abb. 28.2). Im Rahmen eines durch externe Experten begleiteten und supervidierten Prozesses wurde ein multiprofessionelles, manualisiertes und weitgehend standardisiertes verhaltenstherapeutisches Programm (MVT-Programm) entwickelt und umgesetzt. Ergänzend zu einem Therapiemanual wurden ein Patientenbegleitbuch und eine Angehörigenbroschüre erstellt. In der Entwicklungsphase des MVT-Programmes fanden regelmäßige Konzeptbesprechungen des multiprofessionellen Teams mit den Supervisoren und einem Advisory Board (externen Experten) statt. Ferner wurden berufsgruppenübergreifende Fortbildungen (euthyme Therapie und progressive Muskelentspannung) durchgeführt. Mit der Implementierung des Therapieprogramms wurde ein Wochenplan erstellt, der die berufsgruppenübergreifende Behandlung für Patienten und Mitarbeiter visualisiert. Die Mehrebenenevaluation dient vorrangig der individuellen Therapieplanung im Rahmen der Verhaltenstherapie und der Optimierung der Therapiemodule.

28.3 Die Module und ihre Umsetzung

28.3.1 Allgemeine Merkmale

Auf der Grundlage vorliegender Therapiekonzepte und Manuale (Hautzinger 2000; Petrak 2010) wurde ein multiprofessionelles verhaltenstherapeutisches Therapieprogramm (MVT) für Patienten mit depressiven Störungen im höheren Lebensalter entwickelt, das auf die Besonderheiten der stationären Behandlung (klinische Charakteristika, Verweildauer/Liegezeit der Patienten etc.) zugeschnitten ist (Müller et al., zur Veröffentlichung eingereicht). Das MVT basiert im Wesentlichen auf gruppentherapeutischen Angeboten, berücksichtigt jedoch eine enge Verzahnung mit einzeltherapeutischen Maßnahmen. Ebenso folgen die multiprofessionell vertretenen Interventionen einer strikten Orientierung an evidenzbasierten verhaltenstherapeutischen Prinzipien. Hierzu zählt insbesondere auch die Messbarkeit (Evaluation) von Zielen und Ergebnissen.

Alle an der stationären Behandlung beteiligten Berufsgruppen sind im MVT-Programm notwendig und berücksichtigt (Ärzte, Psychologen, Gesundheits- und Krankenpflege, Ergotherapie, Bewegungstherapie, Sozialtherapie). Die multiprofessionelle

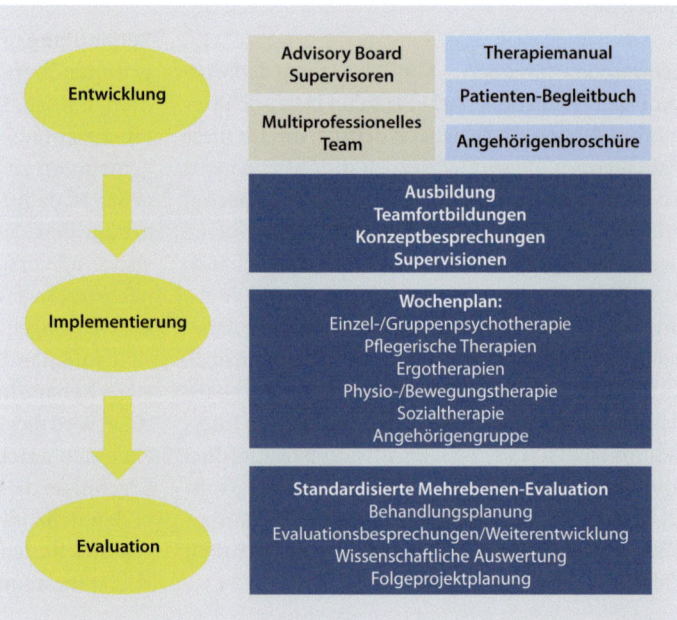

◘ Abb. 28.2 Entwicklung des MVT-Programms. (Nach Cabanel et al. 2016, S. 223, Abb. 1; mit freundl. Genehmigung des Thieme-Verlags)

28.3 · Die Module und ihre Umsetzung

Ausrichtung des Therapieprogramms ermöglicht, dass verschiedene Berufsgruppen – entsprechend ihrer Expertise und ihren Tätigkeitsschwerpunkten – die Leitung und Durchführung spezifischer Therapiemodule übernehmen können.

Die Auswahl der Behandlungsangebote sollte an der S3-Leitlinie/Nationale VersorgungsLeitlinie Unipolare Depression (DGPPN et al. 2015) orientiert sein, d. h. neben medikamentöser Therapie (▶ Kap. 11) basiert das MVT v. a. auf Psychotherapie (kognitiv-verhaltenstherapeutisch, ▶ Kap. 10) und weiteren psychosozialen Therapien wie Ergo- und Bewegungstherapie und der Angehörigenarbeit. Verschiedene ergänzende psychotherapeutische Elemente mit übendem („Training") und psychoedukativem Akzent (wie soziales Kompetenztraining, Entspannungsverfahren, achtsamkeitsbasierte Interventionen inkl. Genusstherapie, Schlafhygiene, Medikamentenstelltraining) können von – nach z. T. vorauszusetzender Schulung – den verschiedenen Berufsgruppen (Gesundheits- und Krankenpflege, Ergo-, Bewegungs-und Sozialtherapie) durchgeführt werden. ◘ Tab. 28.1 stellt beispielhaft vor, wie eine stationäre multiprofessionelle Therapie umgesetzt werden kann.

In Bezug auf die Schulung von Mitarbeitern bietet es sich an, diese für bestimmte Therapien (z. B. Genuss- oder Entspannungstraining) für mehrere Mitarbeiter einer Station und berufsgruppenübergreifend vorzunehmen, um – z. B. in Vertretungssituationen – die Fortführung des Programms aufrechterhalten zu können. Eine Manualisierung kann ebenso dazu beitragen, die Einarbeitung von neuen Mitarbeitern in die Gruppentherapien und das Gesamtkonzept zu optimieren.

Den stationären Gegebenheiten trägt das MVT insofern Rechnung, als der Einstieg in das Behandlungsprogramm zu jedem Zeitpunkt möglich ist. Dies wird dadurch gewährleistet, dass vorbereitende Einzelgespräche durch die einzelnen Berufsgruppen geführt werden. Hierbei wird der Patient über die therapeutische Gruppe informiert und auf das aktuell zu bearbeitende Modul vorbereitet. Die einzelnen Gruppentherapien sind als offene Gruppe konzipiert. Ein sequenzieller Einstieg ins Programm ist somit zu jedem Zeitpunkt möglich. Bei einer durchschnittlich angenommenen Verweildauer von 4 Wochen (vollstationäre Behandlung) ist es jedem Patienten möglich, alle Module zu durchlaufen. Die einzelnen Module folgen einem logischen Ablauf. Die

◘ **Tab. 28.1** Gruppentherapien (MVT) und multiprofessionelle Umsetzung

Gruppentherapien	Leitende Berufsgruppe	Häufigkeit/Dauer
Gruppenpsychotherapie	Psychologen/Ärzte	2× pro Woche (je 45 min)
Training sozialer und kognitiver Fertigkeiten	Psychologen/Sozialdienst	1× pro Woche (45 min)
Genusstraining	Krankenpflege/Ergotherapie	1× pro Woche (60 min)
„Hilfreiche Techniken" mit Interventionen zur Stimmungsregulation (Aromatherapie, Achtsamkeit), Schlafhygiene sowie Tages- und Wochenstrukturierung	Krankenpflege	1× pro Woche (60 min)
Alltag mit Medikamenten und Medikamentenstelltraining	Krankenpflege	1× pro Woche (45 min) und wochentags (30 min)
Bewegungstreff am Morgen bzw. Gymnastikgruppe	Krankenpflege/Bewegungstherapie	Jeden Morgen (30 min)
Bewegungsgruppe	Bewegungstherapie	1× pro Woche (45 min)
Ergotherapie	Ergotherapie	1× pro Woche (90 min)
Entspannung	Ergotherapie/Krankenpflege	2× pro Woche (45/30 min)
Mobilisation/Freizeit	Ergotherapie	1× pro Woche (2¾ h)
Angehörigengruppe (nur für Angehörige!)	Sozialdienst + Arzt + Krankenpflege	1× pro Monat (90 min)

Multiprofessionalität dieses Behandlungsprogramms spiegelt sich darin wieder, dass die einzelnen Therapieblöcke der pflegerischen Gruppe, Ergotherapie und Bewegungstherapie in Ergänzung zu den Modulen der Gruppenpsychotherapie stehen. Entsprechend der verhaltenstherapeutischen Ausrichtung des MVT wurde eine therapiebegleitende Evaluation auf verschiedenen Ebenen (Team, Mitarbeiter, Patienten und Angehörige) umgesetzt, damit Zielvorstellungen und Zielerreichung auf verschiedenen Ebenen messbar abgebildet werden können. Erste Evaluationsergebnisse verschiedener Therapiekomponenten (inklusive Angehörigengruppe) unterstreichen die hohe Akzeptanz des MVT (Cabanel et al. 2016).

Durch die Anwendbarkeit des Therapieprogramms im vollstationären und teilstationären Setting mit der Möglichkeit des Übergangs in eine ambulante Therapie ist bei verschiedenen Behandlungssektoren keine Verlängerung der Verweildauer durch Teilnahme am MVT-Programm notwendigerweise gegeben.

Zur weiteren Unterstützung kann es sich anbieten, eine – auf das Therapiemanual abgestimmte – Patientenbegleitmappe zu erstellen. Mit Hilfe des Begleitbuches können die unterschiedlichen therapeutischen Verfahren/Techniken den Patienten vorgestellt werden, Übungen und persönliche Aufzeichnungen (z. B. über die Stimmungslage in bestimmten Situationen) können direkt in die Begleitmappe übertragen werden. Informationen und Übungen während einer Therapiesitzung können nachgelesen bzw. nachgearbeitet werden, womit die Verfestigung der bearbeiteten und gelernten Informationen und Fertigkeiten gefördert wird. Diese können mit kurzen Fallvignetten (z. B. zum Zusammenhang zwischen Inaktivität und negativer Stimmung) zu psychoedukativen Zwecken sowie mit Tipps und Strategien zur Anwendung von Übungen in „therapiefreien" Zeiten (z. B. abends oder am Wochenende) angereichert werden.

Nachfolgend werden die einzel- und gruppentherapeutischen Interventionen und deren multiprofessionelle Umsetzung beschrieben. Wesentlich für das MVT-Programm ist die Verzahnung der einzelnen Therapien, fokussiert auf die berufsgruppenübergreifende verhaltenstherapeutische Grundausrichtung des Behandlungsteams.

28.3.2 Gruppenpsychotherapie

Die Gruppenpsychotherapie des MVT-Programms umfasst 6 Untermodule mit insgesamt 8 Sitzungen, deren Durchführung für ärztliche und/oder psychologische Mitarbeiter vorgesehen ist. Die Module sind weitgehend an das Vorgehen von Hautzinger (2000) angelehnt, jedoch ergänzt um den altersspezifischen Themenbereich „Bewältigung körperlicher Symptome/Krankheiten" (◘ Abb. 28.3). Die

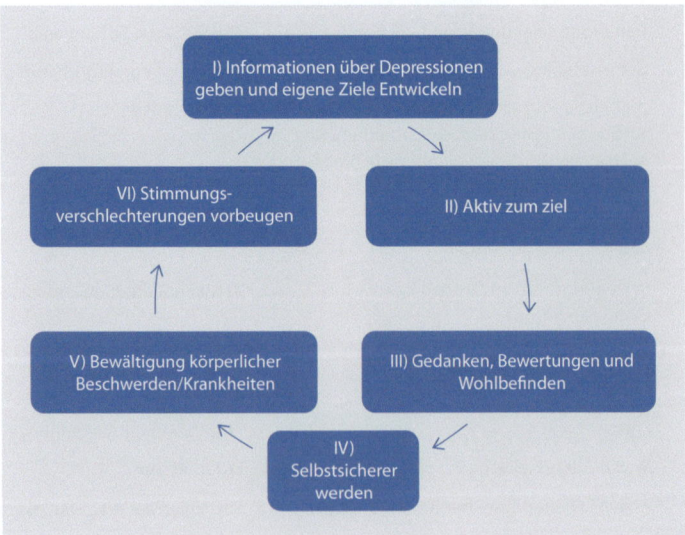

◘ Abb. 28.3 Kreismodell der Gruppenpsychotherapie mit spezifischen Untermodulen

28.3 · Die Module und ihre Umsetzung

Abfolge der Themen bleibt immer gleich (von I–VI) und erfolgt zyklisch, d. h. innerhalb von 4 Wochen werden alle Module durchlaufen. Für neu aufgenommene Patienten ist eine rasche Einschleusung in eine laufende Gruppe zu jeder Sitzung vorgesehen. Jeder Patient wird im Rahmen eines Einzelgesprächs auf das Thema „seiner" ersten Gruppentherapiesitzung (z. B. zum „Thema Bewältigung körperlicher Symptome/Krankheiten" oder „Rückfallprophylaxe") entsprechend vorbereitet. Nach Durchlaufen des Themas „Stimmungsverschlechterung vorbeugen" beginnt ein neuer 4-wöchiger Zyklus, sodass keine Themen versäumt werden. Bei längerer Verweildauer eines Patienten hat es sich bewährt, dass die Sitzungen ein zweites Mal durchlaufen werden, damit die darin erworbenen Bewältigungsstrategien sich verfestigen und sicherer im Alltag angewandt werden können.

Die Sitzungen des Programms folgen einem gleichbleibenden Ablauf:
- Zusammenfassung der letzten Sitzung: Wiederholung der Inhalte der letzten Therapiestunde mit Hilfe schriftlicher Materialien und Beantwortung von Fragen.
- Besprechung der Hausaufgabe: Besprechung der durchgeführten Aufgaben mit Hilfe von Arbeitsblättern. Wurden Hausaufgaben nicht durchgeführt, werden die Gründe exploriert und Lösungsstrategien erarbeitet.
- Therapieintervention/Ziele formulieren: Je nach Modul erfolgt die Bearbeitung eines Themas mit praktischen Übungen. Der Patient dokumentiert auf den entsprechenden Arbeitsblättern der Patientenbegleitmappe Inhalte und Ergebnisse der Sitzung.
- Hausaufgaben bis zur nächsten Sitzung: Planung der Hausaufgabe bis zur nächsten Sitzung anhand von Arbeitsblättern der Patientenbegleitmappe.

Die Sequenz der Gruppenpsychotherapie (◘ Abb. 28.3) zeichnet sich dadurch aus, dass die einzelnen Module mit den hierfür veranschlagten Sitzungen nicht mehr vollständig abgearbeitet werden, sondern auf 2 Zyklen à 4 Wochen „gesplittet" werden. So kann gewährleistet werden, dass ein Patient sehr viel wahrscheinlicher alle Module zumindest einmal durchlaufen kann. Auch ist dieser Ablauf den klinischen Gegebenheiten des stationären Settings eher angemessen, weil die Einschleusung von neuen Patienten (nach vorgelagerten Einzelgesprächen) in eine laufende Gruppe angesichts kürzerer Zyklen besser umgesetzt werden kann. Beispielhaft können Ziele, Materialien, Methoden und Ablauf einer Gruppenpsychotherapiesitzung des Untermoduls „Körperliche Symptome und Krankheiten bewältigen" der folgenden Übersicht (aus dem MVT-Manual) entnommen werden.

Gruppenpsychotherapiesitzung zu Untermodul „Bewältigung körperlicher Beschwerden/Krankheiten"
- **Ziele:**
  - Herausarbeiten eines angemessenen Verständnisses über Wechselwirkung Depression – körperliche Symptome (z. B. Schmerzen) und Umgang/Bewältigung (u. U. chronischer) körperlicher Erkrankungen (z. B. KHK, Diabetes mellitus, Osteoporose etc.) als Voraussetzung für verhaltenstherapeutisches Symptom-/Krankheitsmanagement.
- **Materialien:**
  - Flipchart und Patientenmappe: Teufelskreis „Depression und körperliche Symptome/Krankheit"
- **Methoden:**
  - Psychoedukativ: „Information als Therapie" (Einführung in das Thema)
  - Selbstbeobachtung, Vorstellungsübung, Kognitionsanalyse (basierend auf „Gedankenprotokoll, d. h. Identifizieren von Gedanken in Bezug auf körperliche Symptome/Erkrankungen)
- **Ablauf:**
  Besprechung der Übungen der letzten Sitzung, psychoedukative Einführung zum wechselseitigen Zusammenhang zwischen Depression und körperlicher Krankheit/Symptomen, Sammeln von eigenen Erfahrungen („Wie ist das bei Ihnen?", „Haben Sie da schon mal darauf geachtet?", „Haben Sie schon mal etwas

> anderes unternommen, wenn z. B. die Schmerzen so stark waren und Sie sich schlecht fühlten?", "Könnten Sie sich vorstellen, das auch mal anders anzugehen?"), Aufgabe bis zum nächsten Sitzung: Arbeitsblatt „hilfreiche Umgang (Gedanken, Verhalten) in Bezug auf körperliche Symptome/Krankheit" bearbeiten

28.3.3 „Training sozialer und kognitiver Kompetenzen"

Diese Trainingseinheit ist als zusätzliches Übungsfeld zur Stabilisierung des Moduls der Gruppenpsychotherapie „Selbstsicherer werden" gedacht. Es sollen aber auch Fertigkeiten zur Kompensation von kognitiven Störungen erworben werden. Das Training sozialer und kognitiver Kompetenzen wird berufsgruppenübergreifend durch den Sozialdienst und die psychologischen Dienste durchgeführt. Ziel ist, dass die Patienten durch Rollenspiele soziale Fertigkeiten aufbauen oder verbessern.

> „Training sozialer und kognitiver Kompetenzen"
> - **Ziele**
>   - Sicherheit gewinnen im Durchsetzen von Rechten, Einholen von Informationen, Beseitigen von Unklarheiten (im Wissen und Verhalten)
> - **Methode:**
>   - Rollenspiel und Feedback
> - **Materialien:**
>   - Patientenbegleitmappe mit Arbeitsblättern zu „Training sozialer und kognitiver Kompetenzen"
> - **Ablauf:**
>   - Sammeln von Beispielen (z. B. Visitensituationen), bei denen es uns schwer fällt, nachzufragen oder Informationen einzuholen
>   - Praktische Übung: Vorstellungsübung:
>   - Die Teilnehmer werden angeleitet zu überlegen, wie selbstsicheres Verhalten in einer „typischen" Visitensituation aussehen könnte.
>   - Darstellung der Visitensituation (Übungsmaterial)
>   - Die Teilnehmer werden nach konkreten Möglichkeiten gefragt, wie sie ihr Recht durchsetzen, Informationen einholen und Unsicherheiten beseitigen können (interaktiver Austausch)
>   - Aufgabe bis zum nächsten Mal:
>   - Arbeitsblatt in der Patientenbegleitmappe „Soziale Situationen, in denen ich unsicher war" bearbeiten:
>   - 1. Situationsbeschreibung
>   - 2. Wie habe ich mich verhalten?
>   - 3. Wie hätte ich mich gerne verhalten?

28.3.4 Verhaltenstherapeutische Gruppen der Mitarbeiter der Gesundheits- und Krankenpflege

Nach dem unten dargestellen Ablaufschema durchläuft jeder Patient im Verlauf eines Zyklus (= 4 Wochen) insgesamt 8 pflegerisch-geleitete Gruppentherapien, hierunter je 4 Sitzungen „Genusstraining" (bezogen auf die 4 unterschiedlichen Sinnesmodalitäten Schmecken, Sehen, Riechen und Tasten in Anlehnung an Lutz 2009) sowie 4 Sitzungen (benannt „Hilfreiche Techniken") mit Interventionen zur Stimmungsregulation (Aromatherapie, Achtsamkeit), Schlafhygiene sowie Tages- und Wochenstrukturierung. Neben dem Gruppenangebot „Alltag mit Medikamenten" übernehmen die Mitarbeiter der Gesundheits- und Krankenpflege ebenso einmal im Monat zusammen mit dem ärztlichem Dienst und dem Sozialdienst eine Angehörigengruppe. Die Einschleusung in die Gruppen „Genusstraining" und „Hilfreiche Techniken" erfolgt auch mittels eines einzeltherapeutischen Gesprächs mit psychoedukativem Fokus. Inhalte und Ablauf einer beispielhaften Sitzung des Moduls „Hilfreiche Techniken" sind der folgenden Übersicht zu entnehmen.

28.3 · Die Module und ihre Umsetzung

Modul „Hilfreiche Techniken" – tages-/wochenstrukturierende Maßnahmen
- **Ziele:**
  - Planung und Gestaltung des Alltags nach eigenem Tempo/eigenen Ressourcen
  - Pflege und Integration sozialer Kontakte und angenehmer Aktivitäten in den Alltag
  - Planung und Gestaltung persönlicher Freiräume
- **Material:**
  - Patientenbegleitmappe: Wochenplan
- **Ablauf:**
  - Anhand eines Wochenplanes wird beispielhaft ein Tag/eine Woche geplant (angemessener Wechsel von Ruhe und Aktivität; angenehme Tätigkeiten integrieren)
- **Aufgaben bis zur nächsten Sitzung:**
  - Erstellung eines Wochenplans (für ein Wochenende auf Station oder für die Belastungserprobung zu Hause) und entsprechende Durchführung der geplanten Aktivitäten
  - nach dem Wochenende Reflexion:
    - Was lief gut, was weniger gut?
    - Habe ich mir zu viel/zu wenig vorgenommen?
    - Wo benötige ich noch Zeit/Hilfe?

Das Gruppenangebot „Alltag mit Medikamenten" fördert den eigenverantwortlichen Umgang mit Medikamenten, auch werden für mögliche Einschränkungen im Alltag Lösungswege gesucht. Vom pflegerischen und ärztlichen Dienst werden die gruppentherapeutischen Sitzungen „Was muss ich über meine Medikamente wissen?", „Antidepressiva", „Umgang mit Schlafmedikamenten", und „Selbsthilfe bei Nebenwirkungen – Umgang mit dem Beipackzettel" umgesetzt. In einem Erstgespräch werden die Patienten über die Gruppeninhalte informiert und die Teilnahme wird im Therapieplan eingetragen. Um nicht nur „theoretisches Wissen" zu vermitteln, wird durch das tägliche Medikamentenstelltraining ein praktischer Bezug hergestellt und die Umsetzung im Alltag praktiziert.

28.3.5 Verhaltenstherapieprogramm für Mitarbeiter der Ergo- und Physiotherapie und des Sozialdienstes

Ergotherapie

Die Mitarbeiter der Ergotherapie vertreten im MVT-Programm berufsgruppenübergreifend mit dem pflegerischen und psychologischen Dienst federführend die Gruppentherapie „Progressive Muskelentspannung". Hierbei handelt es sich ebenfalls um eine „offene Gruppe". Die Gruppentherapie der Ergotherapie wurde ebenfalls modularisiert und findet in einer Sitzung pro Woche statt. Die Themen der Sitzungen umfassen „Positivtagebuch", „Interaktive Konzentrationsspiele", „Positiv-Bilderrahmen" und „Saisonale Kreativarbeiten/Aktivierung im Freien/Gesellschaftsspiele". Ferner findet einmal wöchentlich die Mobilisations- und Freizeitgruppe statt (Inhalt und Ablauf beispielhaft in folgender Übersicht).

„Mobilisations- und Freizeitgruppe"
- **Ziele:**
  - Förderung positiver Aktivitäten
  - Erarbeitung einer Freizeitgestaltung
  - Aktivitätserhalt
  - Reaktivierung alter Interesse
- **Methoden:**
  - Kompetenzzentrierte Einübung von lebenspraktischen Tätigkeiten, z. B. Einkaufen, Backen, Ausflug unternehmen etc.
- **Ablauf:**
  - Die Patienten finden sich an einem vereinbarten Treffpunkt auf Station zusammen. Von dort aus wird mit dem Klinikbus, dem Stadtbus oder zu Fuß ein Ausflugsziel in der Umgebung angesteuert. Dort können verschiedene Aktivitäten stattfinden, z. B. ein Besuch im Kino, im Museum, im Tierpark, eine Stadtführung, ein Einkaufsbummel usw.
  - Darüber hinaus können Freizeitaktivitäten auf dem Klinikgelände mit den Patienten organisiert werden (z. B. Backen).

- Zum Abschluss wird gemeinsam der nächste Termin besprochen und im Gruppengespräch werden Ideen für zukünftige Freizeitaktivitäten gesammelt.

Bewegungstherapie

Die besondere Bedeutung von körperlicher Aktivität, Sport, Fitness zur Behandlung affektiver Störungen wurde im MVT-Programm besonders berücksichtigt. In enger Verzahnung mit der Gruppenpsychotherapie wird das Ziel verfolgt, körperliche Aktivität zu steigern. Neben den Gruppentherapieangeboten werden die Patienten angehalten zu versuchen, insbesondere auch außerhalb der Bewegungstherapien körperlich aktiv zu sein. Umgesetzt wird dies durch den Einsatz von Schrittzählern zur individuellen Zielplanung und zum Besprechen der Zielerreichung. Mit Bewegungstherapeuten wird wöchtlich im Rahmen eines „Bewegungsfeedback" ein individuell angemessenes und realistisches Trainingsziel erarbeitet.

Bewegungstherapie – Schrittzähler
- Ziel: Steigerung der Aktivität bei individueller Zielsetzung
  - Am ersten Termin wird dem Patienten der Schrittzähler ausgehändigt und mit Hilfe des Patienteninfoblatts die Funktionsweise und Umgang mit dem Gerät kurz erläutert.
  - Das Schrittzähler wird eingestellt (durchschnittliche Schrittlänge; Körpergewicht) und die einwandfreie Funktion des Geräts überprüft.
- Ermittlung des Bewegungsverhaltens zu Beginn der Therapieeinheit
  - Der Patient wird bei der Ausgabe des Schrittzählers darauf hingewiesen, dass er in der ersten Woche versuchen soll, sich nicht mehr zu bewegen, als er es vorher ohne den Schrittzähler getan hat, um einen möglichst unverfälschten Ausgangswert zu erhalten.
- Trainingsziele setzen und überprüfen
  - Zum „Bewegungsfeedback" wird jeweils ein Ausdruck (Diagramme und Tabellen) zur Übersicht für den Patienten bereitgestellt, der dann gemeinsam besprochen und anschließend ausgehändigt wird.
  - Ziel ist es, den Patienten zu motivieren bzw. dazu anzuhalten, möglichst jeden Tag eine annähernd gleiche Schrittmenge zurückzulegen und diese im Laufe der Behandlung kontinuierlich zu steigern.
  - Abhängig vom Ausgangsniveau ist individuell zu entscheiden, in welchen Intervallen eine Steigerung zu vollziehen ist, da gerade im höheren Lebensalter die körperlichen Voraussetzungen sehr heterogen sind.

Sozialdienst/Sozialtherapie

Im MVT-Programm ist der Sozialdienst neben „klassischen" Tätigkeiten wie Information der Patienten über Hilfsangebote, Zusammenarbeit mit Ämtern und Krankenkassen etc. an berufsgruppenübergreifenden Gruppentherapien beteiligt. Wesentlich für die Behandlung der Altersdepression ist es, die Angehörigen der Patienten als Unterstützer der Therapie zu gewinnen. Um dem nachzukommen, wurde das Modul „Angehörigenberatung" etabliert. Im Rahmen der monatlichen Gruppensitzung werden den Angehörigen Informationen über Depressionen (Symptomatik, Genese, Behandlung) und Beratungen im Umgang mit den Betroffenen geben. Ferner lernen die Angehörigen Alarmsignale für Rückfall und Suizidalität kennen und werden über sozialdienstliche unterstützende Leistungen informiert. Die Umsetzung der inhaltlichen Schwerpunkte erfolgt anhand von vorbereiteten „Themenkarten" (z. B. medikamentöse Behandlung, Krisen inkl. Suizidalität erkennen und hierauf reagieren, soziale Themen etc.), die den Angehörigen eine Mitentscheidung über Themen ermöglichen (Auswahl eines Themas oder mehrerer Themenkarten für eine Sitzung). Die Schwerpunktthemen sind unter Rückgriff auf Informationsmaterialien inhaltlich vorbereitet.

28.4 Qualitätssicherung und Mehrebenenevaluation

Es empfiehlt sich, eine multidimensionale (d. h. verschiedene Merkmalsbereiche betreffende) und multiprofessionale Begleitevaluation der Patienten, die zur Abbildung des Verlaufs in regelmäßigen zeitlichen Abständen umgesetzt werden sollte. Aus der nachfolgenden ◘ Tab. 28.2 werden Empfehlungen im Hinblick auf das zu evaluierende Merkmal, geeignete Instrumente und die jeweils zuständige Berufsgruppe gegeben.

- **Fallbeispiel: depressives Syndrom**

Die 72-jährige Frau A. stellte sich mit einem schweren depressiven Syndrom zur Aufnahme vor. Sie beklagte neben gedrückter Stimmung, Antriebsverlust und Anhedonie ausgeprägte Schlafstörungen. Zudem seien Konzentrations- und Gedächtnisstörungen aufgetreten. Die Symptomatik hätte nach dem plötzlichen Tod ihres Ehemanns vor 9 Monaten begonnen und sich zunehmend verschlechtert. Zuvor sei sie eine lebenslustige Frau gewesen, hätte Freundschaften gepflegt, sei im Vereinsleben aktiv gewesen und sei viel gereist. Dies hätte sie nun alles aufgegeben. Sie habe sich zurückgezogen, kaum noch das Haus verlassen und auf Telefonate oder Briefe nicht mehr geantwortet. Ihre 3 Kinder habe sie, aufgrund einer räumlichen Distanz, immer schon wenig gesehen, aber sie habe die sonst regelmäßigen Besuche abgesagt. Frau A. lebt nun alleine in einem großen Eigenheim, was sie ängstige, da sie sich mit dem Garten, dem Hobby des Ehemanns, überfordert sehe. Finanzielle Sorgen bestünden nicht, jedoch waren Bank- und Behördenangelegenheiten und sämtliche Belange im Hinblick auf das Eigenheim vom Ehemann verwaltet worden. An körperlichen Erkrankungen finden sich ein Diabetes mellitus Typ II und eine arterielle Hypertonie. Den regelmäßigen Kontrolluntersuchungen beim Hausarzt sei sie nicht mehr nachgekommen.

Die Aufnahme der Patientin erfolgte störungsbezogen auf einer Station für Patienten mit Depressionen im höheren Lebensalter. Die Eingangsevaluation erbrachte einen BDI-Wert (Becks Depressionsinventar) von 40 Punkten entsprechend einem schweren depressiven Syndrom. Zu Beginn der Therapie wurden in der multiprofessionellen Behandlungsplanung die Problembereiche herausgearbeitet, Ziele definiert und Maßnahmen besprochen.

So erfolgten neben der Verordnung einer antidepressiven Medikation eine neuropsychologische Diagnostik und die zerebrale Bildgebung bei beklagten Gedächtnisstörungen. Der MoCA Test ergab keinen

◘ Tab. 28.2 Empfehlungen zur Begleitevaluation

Merkmal	Verfahren	Berufsgruppe
Kognitiver Funktionsstatus	Mini Mental Status Test Montreal Cognitive Assessment	Arzt/Psychologe
Schweregrad depressiver Symptomatologie	Hamilton Depression Rating Scale Quick Inventory of Depressive Symptomatology Geriatric Depression Scale	Arzt/Psychologe
Alltagsverhalten/-fertigkeiten	Nurses' Observation Scale for Geriatric Patients	Gesundheits- und Krankenpflege
Körperliche Aktivität	Schrittzähler	Sport- und Bewegungstherapie
Akzeptanz des Patienten gegenüber Therapien	Akzeptanzfragebogen	Alle Berufsgruppen
Akzeptanz der Angehörigengruppe	Beurteilungsbogen für Angehörige	Sozialdienst, Arzt, Gesundheits- und Krankenpflege

Hinweis auf eine demenzielle Entwicklung; auch war die zerebrale Bildgebung altersentsprechend unauffällig. Die Diagnostik der somatischen Vorerkrankungen ergab leicht erhöhte Blutdruckwerte und einen erhöhten Langzeitzuckerwert (HbA1c).

Frau A. wurde nach vorbereitenden Einzelgesprächen der jeweiligen Berufsgruppen in das multiprofessionelle verhaltenstherapeutische Therapieprogramm (MVT) zur Behandlung von Depressionen im höheren Lebensalter aufgenommen. In der Gruppenpsychotherapie lernte Frau A. neben Informationen zum Krankheitsbild der Depression den Zusammenhang zwischen Gedanken und Gefühlen, die Bedeutung von positiven Aktivitäten und Bewegung für depressive Beschwerden und den Umgang mit körperlichen Erkrankungen kennen. Unterstützt durch das Modul „Selbstsicherer werden" und das Training sozialer und kognitiver Kompetenzen gelang es Frau A., ihre eigenen Wünsche und Bedürfnisse zu erkennen und umzusetzen. Mit Unterstützung des Sozialdienstes konnte sie liegengebliebene Post bearbeiten und dringende behördliche Telefonate tätigen. Durch die Bewegungstherapeuten wurde die Patientin in den Umgang mit dem zum Therapieprogramm dazugehörenden Schrittzähler eingewiesen.

Zu Beginn der Behandlung lief Frau A. durchschnittlich 2500 Schritte am Tag, was sie in Rücksprache mit den Bewegungstherapeuten im wöchentlichen „Bewegungs-Feedback" auf 7000 Schritte steigerte. In der pflegerischen VT-Gruppe des Therapieprogramms wurden der Patientin hilfreiche Techniken vermittelt, u. a. zum Aufbau positiver Aktivitäten. Auch erlernte Frau A. praktische Hilfen zum Einsatz bei Schlafstörungen. Die Beschwerden, die zur Aufnahme geführt hatten, bildeten sich zunehmend zurück. Frau A. wurde aktiver, schaffte es, Freunde anzurufen, sich zu verabreden und um Unterstützung zu bitten. Sie erkundigte sich zusammen mit dem Sozialdienst über die Möglichkeiten, ein Ehrenamt auszuüben, um ihren Tag weiter strukturieren zu können. Frau A. lud ihre Kinder ein, an der monatlichen Angehörigengruppe teilzunehmen, um Informationen über das Krankheitsbild Depressionen erhalten zu können. Da das große Eigenheim Frau A. zunehmend belastete, besprach sie mit ihren Angehörigen, sich perspektivisch davon zu trennen. Nach 4 Wochen stationärer Therapie setzte die Patientin die Behandlung teilstationär fort, um die gelernten Fähigkeiten in ihrem Alltag weiter umzusetzen. Die Evaluation zu Ende der 6-wöchigen Behandlung ergab einen BDI-Wert von 9 Punkten. Frau A. und die Angehörigen waren mit dem Behandlungsverlauf hochgradig zufrieden; Frau A. konnte in eine ambulante fachärztliche und psychotherapeutische Weiterbehandlung entlassen werden.

Literatur

Cabanel N, Kundermann B, Hautzinger M, Hornig W, Kuhl H, Mirk C, Pankoke K, Petrak F, Schmidtner R, Müller MJ (2016) MVT – ein Multiprofessionelles Verhaltenstherapeutisches Programm zur stationären Behandlung von Depressionen im höheren Lebensalter. Psychiatr Prax 43(04):222–224

DGPPN, BÄK, KBV, AWMF, AkdÄ, BPtK, BApK, DAGSHG, DEGAM, DGPM, DGPs, DGRW (Hrsg) für die Leitliniengruppe Unipolare Depression* (2015) S3-Leitlinie/Nationale VersorgungsLeitlinie Unipolare Depression – Langfassung, 2. Aufl, Vers 2, Nov 2015. (*Organisationen, die in der Leitliniengruppe kooperierten: DGPPN, BÄK, KBV, AWMF, ACKPA, AkdÄ, BPtK, BApK, DAGSHG, DEGAM, DGPM, DGPs, DGRW, BDK, BDP, BPM, BVDN, BVDP, BVVP, CPKA, DÄVT, DFT, DGGPP, DGPT, DGVT, DPG, DPV, DPtV, DVT, GwG, Stiftung Deutsche Depressionshilfe). doi:10.6101/AZQ/000266. http://:www.depression.versorgungsleitlinien.de. Zugegriffen: 17. Feb 2017

Godemann F, Seemüller F, Schneider A, Wolff-Menzler C (2015) Die Qualität der stationären Versorgung von Menschen mit Depressionen im Alter. Psychiatr Prax 42:255–259

Hautzinger M (2000) Depression im Alter. Beltz, Weinheim

Lutz R (2009) Gesundheit und Genuss: Euthyme Grundlagen der Verhaltenstherapie. In: Margraf J, Schneider S (Hrsg) Lehrbuch der Verhaltenstherapie. Springer, Heidelberg, S 233–247

Petrak F (2010) Unveröffentlichtes Therapiemanual inkl. Begleitbuch zu einem verhaltenstherapeutischen Gruppenprogramm im Rahmen der MIND-DIA-Studie. Bochum

Serviceteil

Stichwortverzeichnis – 332

© Springer-Verlag GmbH Deutschland 2017
A. Fellgiebel, M. Hautzinger (Hrsg.), *Altersdepression*,
DOI 10.1007/978-3-662-53697-1

Stichwortverzeichnis

24-Stunden-Erreichbarkeit 294
3-Spalten-Protokoll
– Erkennung automatischer
  Gedanken 266
5-Spalten-Protokoll
– Umstrukturieren von
  Kognitionen 268

A

ABC-Protokoll
– Erkennung automatischer
  Gedanken 267
Absetzsymptom 116
Achtsamkeit 323, 326
Achtsamkeitsübung 204
ACT-Team (Assertive Community
  Treatment-Team) 294
Adaptationsfähigkeit,
  körperliche 76
Adhärenz, therapeutische 72
ADS (allgemeine Depressionsskala) 31
Affektinkontinenz nach
  Schlaganfall 222
AgeCoDe Studie 16
Agomelatin 102, 111
aktivierende Verhaltenstherapie 283
– Therapiestudien 284
– Wirksamkeit 285
Aktivierung 282, 287
Aktivität
– Anerkennung 85
– angenehme 216, 256, 263
– Aufbau bei Diabetes mellitus 215
– körperliche 75, 188, 241, 257
– niederschwellige 161
– Planung bei Demenz 242
– positive 260–261, 271
– Typ A 264
– Typ B 264
Aktivitätsniveau, ausbalanciertes 262
Akzeptanz und Commitment
  Therapie 204
Alkoholabhängigkeit
– Antidepressivatherapie 114
allgemeine Depressionsskala (ADS) 31
Alltagsaktivität, eingeschränkte 16
Alltagsfertigkeit 161
Alltagsstressor 75
Alltagstätigkeit
– negative 262
– positive 262

Altern
– entwicklungspsychologische
  Konzepte 83
– erfolgreiches 83
altersabhängige Pharmakokinetik 105
altersbedingter Rollenwechsel 286
Altersdepression
– bei Heimbewohnern 8
– besonderes Erscheinungsbild 4
– biologische Mechanismen 44
– Demenzrisiko 54
– Diagnostik 20
– diagnostische Probleme 70
– Differenzialdiagnosen 20
– direkte Krankheitskosten 9
– Einzelpsychotherapie 249
– EKT-Behandlung 146
– Epidemiologie 3
– Ergotherapie 156
– Erkrankungsbeginn 22
– funktionelle Messungen des
  Gehirns 45
– Gemeindestudien 4
– Hirnanatomie 36
– Hörbeeinträchtigung 7
– klinisches Management 70
– kognitive Defizite 41
– kognitive Störung 34
– leichte kognitive Störung 7
– Lichttherapie 150
– Magnetkonvulsionstherapie 149
– Mobilitätseinschränkung 7
– MRT-Befunde 44
– Multimorbidität 113
– multiprofessionelle
  Behandlung 320
– neuropsychologische Defizite 37
– neuropsychologische
  Untersuchung 39
– Parkinson-Krankheit 229
– Prävalenz 4
– Psychopharmakotherapie 122
– Psychotherapie 82, 249
– Rauchen 7
– repetitive transkranielle
  Magnetstimulation 148
– reversible Demenz 53
– Risikofaktoren 255
– Sehbeeinträchtigung 7
– Sport, Effekte 190
– strukturelle Veränderungen des
  Gehirns 44
– strukturierte Fragebögen 28

– und demenzielle Entwicklung 52
– und Suizidalität 61
– Unterversorgung 9
– Wachtherapie 150
Alterserkrankung, chronische 16
Alterspatient
– unerwünschte
  Arzneimittelwirkungen (UAW) 126–
  127
Alterssuizidalität
– Risikofaktoren 62
Alterstereotyp, negatives 303
Alzheimer-Demenz 52–53
– neuropsychologische
  Untersuchung 39
Alzheimer-Krankheit 238
– und Depression 239
Amitriptylin 102
Amnesie nach EKT-Behandlung 145,
149
Ampelschema 314–315
Amygdala 45
Amyloidablagerung 37
Anerkennung 85
Anerkennungsspielraum 85
Angehörigenberatung 328
Angehörigengruppe 326
– in der Ergotherapie 162
angenehme Aktivität 256, 263
Angst 22, 286, 295
– nach Schlaganfall 220
Angststörung 22
– nach Schlaganfall 222
Angstsymptom, körperliches 4
Anhedonie 239
Anpassung, erfolgreiche 83
Anpassungsstörung
– bei Demenz 240
– depressive 222
– prolongierte 240
Antidepressivadosis 116
antidepressive Pharmakotherapie 100
Antidepressivum
– Absetzsymptom 116
– atypisches 103
– Auswahlkriterien 105
– bei Komorbidität 113
– bei Parkinson-Krankheit 235
– Blutspiegel 125
– Einteilung 101
– Erhaltungstherapie 114
– Kontraindikation 112
– Langzeittherapie 115

Stichwortverzeichnis

A–D

- melatonin- und serotoninselektives 102
- multimodales 102
- Nebenwirkungen 107
- noradrenalin- und serotoninselektives 102
- serotoninselektives 102
- Sturzrisiko 126
- tetrazyklisches 102
- trizyklisches 102
- Umstellungsintervall 115
- unerwünschte Arzneimittelwirkungen (UAW) 107, 126–127
- Wirksamkeit bei Alterspatienten 126
- wissenschaftliche Evidenz 103

Antidepressivum, neueres
- Nebenwirkungen 110

Antidepressivum, serotoninselektives
- Nebenwirkungen 110

Antidepressivum, trizyklisches
- anticholinerge Aktivität 127
- Nebenwirkungen 109

Antriebslosigkeit 260
Antriebsstörung
- bei Demenz 238
- bei Depression 239

Apathie 22, 52, 282, 285
- nach Schlaganfall 222
- und hohe Sterblichkeit 22

Aphasie 223
- Musiktherapie 178

Arbeitsbündnis, therapeutisches 82
Aromatherapie 326
Arzneimittelinteraktion 130, 133
- bei Antidepressiva 112
- Identifikation 76

Arzneimittelmetabolisierung 124
Arzneistoff
- delirogenes Potenzial 128
- Verträglichkeit im Alter 126

Arzneistoffserumspiegel 125
Arzneiverbrauch im Alter 99
Assoziationskortex 37
Attributionsstil 87
atypisches Antidepressivum 103
Ausdauertraining 192
automatischer Gedanke 87, 216, 265–266, 268

B

Beck Depressions Inventar (BDI) 233
Beck's Depression Inventory (BDI-II) 23, 30

bedeutungsfokussiertes Coping
- in der Angehörigenpflege 199

Begleitevaluation,
  multidimensionale 329

Behandlungsadhärenz bei Problemlösetherapie 297

Behandlungsalgorithmus 77

Behandlungsmodell
- fototherapeutisches 169
- gestuftes 305
- kooperatives 304

Behandlungsplanung,
  berufsgruppenübergreifende 321

Behandlungsstrategie,
  multiprofessionelle 292
- Effizienz 295

Behandlungsteam,
  multiprofessionelles 321

Berliner Altersstudie 16, 61
Berliner Inventar zur Angehörigenbelastung – Demenz (BIZA-D) 201

Betätigung 156
- niederschwellige 161

Bewegungsfeedback 328
Bewegungsgruppe 323
- in der Ergotherapie 163

Bewegungstherapie 324, 328
Bewegungstherapiekonzept 193
bilaterale EKT 145
Bildgebung 44
- in der Differenzialdiagnostik 47
- Rolle bei Hirnstimulationsmethoden 48

biografieorientiertes Lied 180
biografische Arbeit 161
- in der Kunsttherapie 174
- in der Musiktherapie 185

biografische Arbeit Siehe Lebensrückblick

Blutungsrisiko
- bei SSRI 110, 113
- unter Antidepressiva 108

brain-derived neurotrophic factor (BDNF) 151

Brugada-Syndrom 110
Bupropion 102, 111

C

Canadian Model of Occupational Performance and Engagement (CMOP-E) 156

Canadian Occupational Performance Measure (COPM) 158

Care Manager (CM) 303

Case Management 77
- hausarztpraxisbasiertes 312, 314, 316
- Kosten 317
- telefonisches 317

Case Management-Kreislauf 314
Case Manager 317
Case- und Caremanager 295
Chronic Care Modell 314
Chronifizierung
- Vermeidung 304

Citalopram 102
Clearance von Arzneistoffen 123
Clinical Pathway 303
Clomipramin 102
CMOP-E (Canadian Model of Occupational Performance and Engagement) 156
Cognitive Bias Modification (CBM) 241
Collaborative Care 71, 77, 312
collaborative care model 303
Collage 173
COPM (Canadian Occupational Performance Measure) 158, 163
Cornell Depressionsskala 223
Cuff-Methode 143
Cytochrom P450-Isoenzym
- Induktoren 132
- Inhibitoren 131

Cytochrom P450-System 123, 131

D

Darmerkrankung
- Antidepressivatherapie 114

Dauerstress 256
Delir
- anticholinerges 109
- unter Medikation 127
- unter trizyklischen Antidepressiva 34

delirogenes Potenzial von Arzneistoffen 128

Demenz 53
- Alltagsaktivitäten 39
- Anpassungsstörung 240
- Antidepressivatherapie 113
- Antriebsstörung 238
- Arbeitsmaterialien für Patienten 241
- Behandlung einer Depression 240
- Depressionsdiagnostik 240
- frontotemporale 52, 238
- kognitive Stimulationstherapie 241
- komorbide 24
- Komorbidität mit 5

- leichtgradige 238
- mittelgradige 238
- neuropsychologische Untersuchung 39
- Prävalenz 238
- psychosoziale Behandlung 241
- reversible 54
- schwere 238
- und Depression 71
- Unterstützungsprogramme 241
- vaskuläre 238–239

Demenzrisiko bei Depression 54
Demenzsyndrom 22
demografischer Wandel 58
Depression bei Aphasie nach Schlaganfall – Testinstrument (DASTI) 223
Depression bei Demenz
- Behandlung 240

Depression bei Diabetes mellitus
- Therapie 212

Depression bei Diabetes mellitus und Depression
- hohe Risiken 211
- kognitive Verhaltenstherapie 213

Depression bei Parkinson-Krankheit
- Antidepressiva 235
- Behandlung 232
- Diagnostik 230
- Elektrokrampftherapie 236
- kognitive Verhaltenstherapie 236
- Prävalenz 230
- repetitive transkranielle Magnetstimulation 236
- Screeninginstrumente 232
- Suizidalität 231

Depression bei pflegenden Angehörigen 197
- Diagnostik 200
- subklinische Symptomatik 202
- Therapie 202

Depression Care Management
- bei älteren depressiven Diabetikern 213

Depression Care Manager (DCM) 296, 304, 306
Depression im Alter Skala 223
Depression in der Hausarztpraxis 302
Depression Intensity Scale Circles 223
Depression nach Schlaganfall
- Diagnostik 221
- Differenzialdiagnostik 222
- Hauptpflegeperson 225
- körperliche Aktivität 226
- Pharmakotherapie 226
- Prädiktoren 220
- Prävalenz 220
- Prävention 226

- Problemlöseansatz 226
- Rehabilitation 226
- Screeninginstrumente 222

Depression
- Altersabhängigkeit 8
- Demenzrisiko 240
- familiäre Vorbelastung 255
- Häufigkeit nach Geschlecht und Alter 5
- Lebenszeitprävalenz 6
- subsyndromale 21
- Symptomstruktur im Alter 21
- und Angst 22
- und Apathie 22
- und Demenz 71
- und Demenzsyndrom 22
- und körperliche Erkrankungen 15
- vaskuläre 211

Depression, komorbide
- neuropsychologische Untersuchung 39

Depression, reaktive
- bei Demenz 239

Depression, sekundäre
- bei Demenz 71

Depressions-Monitoring-Liste mit integriertem PHQ-D (DeMoL) 313–314
Depressionsbehandlung, telefonische 297
Depressionsdreieck 259
Depressionskreislauf 259
Depressionsmodell
- kognitives 87
- verstärkungstheoretisches 86

Depressionsrisiko
- bei Diabetes mellitus 210
- bei Komormidität 15

Depressionsspirale 258
depressive Pseudodemenz 22
depressive Störung
- Akuttherapie 104
- durch Medikamente 21
- Rezidivprophylaxe 114
- somatische Ursachen 20

Desorientiertheit 223
- nach EKT-Behandlung 145

Diabetes mellitus und Depression 210, 320
- Antidepressivatherapie 113
- Depressionstherapie 210
- Entwicklung 14
- Epidemiologie 210
- Gruppenpsychotherapie 325
- hohe Risiken 211
- Therapie 212
- vorzeitige Mortalität 211
- Zusammenhänge 211

diabetische Folgekomplikation 15
Differenzialdiagnostik der Altersdepression 20
Differenzialdiagnostik der Depression
- Bildgebung 47

Diffusion Tensor Imaging (DTI) 45
Doppelsuizid im Alter 60
dorsolateraler präfrontaler Kortex 45
Doxepin 102
Duloxetin 102, 111
dysexekutives Syndrom 22, 283
dysfunktionale Kognition 282
dysfunktionale Überzeugung 87
dysfunktionaler Gedanke 283
dysthyme Störung
- neuropsychologische Untersuchung 39

E

Einkommensschicht, untere
- therapeutische Versorgung 75

Einpersonenhaushalt 74
Einstellung, starre 257
Einzelphotonenemissions-computertomografie (SPECT) 44
Einzelpsychotherapie 249
Elektrokonvulsionstherapie (EKT) 143
- bei Parkinson-Krankheit 236
- Bestimmung der Krampfschwelle 144
- bilaterale 145
- Durchführung 143
- Erhaltungs-EKT 144
- Kontraindikationen 145
- Nebenwirkungen 145
- psychopharmakologische Medikation 145
- Sicherheit 144
- unilaterale 145
- Wirksamkeit 144

Elektrokonvulsionstherapie (EKT) bei Altersdepression
- Beeinträchtigung der Kognition 146

emotionsfokussiertes Coping
- in der Angehörigenpflege 198

Empowerment 73
Entscheidungs- und Kontrollspielraum 85
Entspannungstraining 323
Epidemiologie 3
Epilepsie
- Antidepressivatherapie 113

episodisches Gedächtnis 46
Ergotherapie 156, 324, 327
- ambulante 163
- an Krankenhäusern 160

Stichwortverzeichnis

- Angehörigengruppe 162
- aufsuchender Ansatz 165
- Bewegungsgruppe 163
- Ergebnisevaluation 165
- Heilmittelrichtlinien 163
- in der Rehabilitationsbehandlung 162
- klientenzentrierte Gesprächsführung nach Rogers 165
- kollaborativer Ansatz 165
- Methoden 159
- Wirksamkeit 165
- Ziele 159

Ergotherapie, kreative
- in der Gruppe 162

Erhaltungs-EKT 144
Erhaltungstherapie
- Antidepressiva 114
- Psychotherapie 89

erlernte Hilflosigkeit 86, 282
exekutive Funktionsstörung 282–283, 285
exekutives Defizit 36
Exzessmortalität
- bei Altersdepression 76

F

Fertigkeit
- Erwerb von Fertigkeiten 326
- instrumentelle 86
- kompensatorische 88
- schwindende 182
- soziale 85, 249, 271

Fertigkeitsdefizit 86
Fitness, körperliche 190
Fluoxetin 102, 111
Fluvoxamin 102
Fragebogen, strukturierter 28
- Vergleich der Verfahren 32

Frailty 21, 73, 130
Fremdstigmatisierung 73
Frontallappen 36
frontolimbisches Netzwerk 46
frontotemporale Demenz 52
Früherkennung 293
Frühintervention 293
- niederschwellige Zugänge 295

Funktionseinschränkung 255
Funktionsstörung, exekutive 282–283, 285

G

gatekeeper 295
GDS (Geriatrische Depressionsskala) 23, 28, 232

Gebrechen 84, 255, 257
Gebrechlichkeit Siehe Frailty
Gedächtnis 39, 238
- bei Morbus Parkinson 36
- depressiver älterer Diabetiker 211
- episodisches 46
- Hilfen für Demenzpatienten 241
- logisches 40
- prozedurales 241
- verbales 36, 53
- visuoräumliches 36

Gedächtnisambulanz 238
Gedächtnisfunktion
- explizite 36
- implizite 36

Gedächtniskonsolidierung 91
Gedächtnisstörung
- episodische 240
- nach EKT-Behandlung 145

Gedanke, automatischer 266, 268
Gedankenkontrolle 264–265
Gedankenprotokoll 216
Gedankenstopp
- in der Gedankenkontrolle 265

gemeindenahe Behandlung 312
Gemeindestudie 4
Genesungsbegleiter 74
Genussgruppe 161
Genusstraining 274, 323, 326
Geriatrische Depressionsskala (GDS) 23, 222, 232
- Sensitivität 28
- Spezifität 28

geriatrische Rehabilitation 226
GermanIMPACT
- Ablauf 307

Gerontopharmakologie 99
Gerontophobie 83
Gesundheit
- objektive 14
- subjektive 14

Gesundheitsfragebogen für Patienten (PHQ) 221, 224
Gewalt in der Pflege 205
Goal Attainment Scaling 285–287
Grundüberzeugung 265
Gruppenpsychotherapie 90, 275
- Gruppenprogramm 277
- Kontraindikationen 276
- Kreismodell 324
- offene Gruppe 276
- stationäre 323–324

Gruppenpsychotherapie, stationäre
- Sequenz 325

Gruppentherapie, pflegerisch- geleitet 326

H

Habituation 156
HADS-D (Hospital Anxiety and Depression Scale) 232
Hamilton Depression Rating Scale (HAMD) 23, 29, 232
- bei Medikamentenstudien 29

hausärztliche Versorgung 8, 73, 293, 302, 312, 317
- Suizidprävention 64

hausarztpraxisbasiertes Case Management 312
Hausarztsektor 296
Hausarztstudie, bundesweite 7
häusliche Pflege
- Alltagsprobleme 203
- Depressivität bei pflegenden Angehörigen 199
- Grenzen 205
- pflegende Angehörige 198
- Sterbebegleitung 206
- Tod 206

Häusliche Pflegeskala (HPS) 201
Heimbewohner
- Depressionsrisiko 7
- Lebensüberdruss 60
- Sporttherapie 191

Helfersystem 158
Herzinsuffizienz 15
Hilflosigkeit, erlernte 86
hilfreiche Technik 323, 326
Hippocampus 37, 45–47, 54
Hochbetagter 292
- Häufigkeit von Depressionen 6
- Lebensüberdruss 60

home-treatment 294
Hörbeeinträchtigung 7
Hospital Anxiety and Depression Scale (HADS-D) 232
hypertensive Krise 111, 145
Hyperthyreose und Depression 17
Hypothalamus-Hypophysen- Nebennierenrinden-Achse (HHNA) 37, 211

I

ICF-Core-Set für Depression (ICF) 159
IDS (Inventar depressiver Symptome) 232
Immobilität 292, 295–296
IMPACT-Studie 77
Impulspostkarte in der Kunsttherapie 170
Inaktivität 282, 286
- körperliche 190

Inaktivitätsatrophieannahme 84
Inaktivitätsspirale 190
Informationsverarbeitungs-
    geschwindigkeit 36
Informationsverarbeitungsmuster und
    depressive Affekte 87
Instrumentalimprovisation in der
    Musiktherapie 179, 182
Insult, zerebraler 15, 220
Insult, zerebraler Siehe
    Schlaganfall
Intensivbehandlung,
    stationsersetzende
    multiprofessionelle 294
Interaktionskompetenz des
    Therapeuten 250
Interaktionsspielraum 85
interpersonelle Psychotherapie
    (IPT) 89, 92
Intervention, minimale 83
Interventionsforschung 84
Inventar depressiver Symptome
    (IDS) 232

J

Joggen 192
Johanniskraut 103

K

kardiovaskuläre Nebenwirkung
– von Antidepressiva 108
– von Arzneistoffen 127
Klientenzentrierung 156, 159
klinisches Management 70
Kofaktor, somatischer 13
Kognition
– dysfunktionale 282
– negative 282
kognitive Beeinträchtigung
    22, 283
– bei Diabetes mellitus 211
kognitive Einschränkung
– Psychotherapie 93
kognitive Intervention 264
kognitive Stimulationstherapie bei
    Demenz 241
kognitive Störung 34, 320
– bei Morbus Parkinson 36
– Kompensation 326
– leichte 7
– neuropsychologische Studien 35
– Screeningverfahren 38
– therapeutische Optionen 41
– Vorkommen 34

kognitive Störung bei Depression
– Verlauf 53
kognitive Umstrukturierung 251, 264,
    266, 286
– bei Demenz 241
– Techniken 268
kognitive Verhaltenstherapie 89–90,
    282
– bei älteren depressiven
    Diabetikern 213
– bei Parkinson-Krankheit 236
– Therapiestudien 284
– Wirksamkeit 285
kognitive Verzerrung 266
kognitiver Status
– Einflussfaktoren 34
kognitives Defizit
– strukturelle Veränderungen des
    Gehirns XE Defizit, kognitives
    – strukturelle Veränderungen des
      Gehirns 46
kognitives Depressionsmodell 87
kognitives Kontrollnetzwerk 46
kognitives Training 161
– computerisiertes 41
kollaborative Versorgung 312
kollaborativer Versorgungsansatz
– Wirksamkeit 317
Kombinationsbehandlung 131
– aus Antidepressiva und
    Psychotherapie 93
komorbide Demenz 24
Komorbidität 14, 75
– Depression und Demenz 239
– Diabetes mellitus 210
– somatische 21, 24, 71, 74, 76, 312,
    320
– telemedizinische Versorgung 297
– und Gruppentherapie 276
– und
    Psychopharmakamedikation 113
Kompensation 83–84, 90, 257
Kompetenz
– Erwerben von 271
Kompetenz, fachliche
– des Therapeuten 250
Kompetenztraining, soziales 272, 323
Konsiliarteam 298
Kontaktaufbau
– Einübung 273
Kontrollnetzwerk
– frontostriatales 37
– kognitives 37, 46
kooperatives Behandlungsmodell 304
kooperatives Versorgungsmodell 306
koronare Herzkrankheit 15
– Antidepressivatherapie 113

körperliche Aktivität 188, 241
– als Präventivmaßnahme 75
körperliche Inaktivität 190
körperliche Komorbidität 24, 74, 76
– und Depression 21
körperliche Passivität 257
Kortex
– dorsolateraler präfrontaler 37, 45
– orbitofrontaler 45
– zingulärer 45, 47
kortikostriatales Netzwerk 46
Krankheitsinformation 255
Krankheitskosten, direkte 9
Kreatininclearance 124
Kreativangebot, niederschwelliges
– in der Ergotherapie 161
Kreativitätsentwicklung in der
    Kunsttherapie 169
Krebs
– Antidepressivatherapie 114
Krise
– existenziell bedrohliche 58
– hypertensive 111, 145
– psychosoziale 58
– während der Psychotherapie 253
Kunstpostkarte 170
Kunsttherapie
– biografisches Arbeiten 174
– Collage 173
– evidenzbasierte Studien 168
– Farben und Formen 170
– Methoden 169
– niederschwellige Techniken 174
– produktive Verfahren 170
– rezeptive Verfahren 170
– SOK-Modell 175
– Übermalung 172
– ungewöhnliche Effekte und
    Aussagen 173
– Wirkung 168
– Zielsetzungen 169

L

Lamotrigin 115
Late Onset Depression (LOD) 23
Lebensbilanz 91
Lebenserwartung, gestiegene 14
Lebensqualität durch
    Musiktherapie 178
Lebensrückblick 90–91
– Ziele 91
Lebensüberdruss im Alter 60, 302
Lebenszufriedenheit 14
Leipziger Langzeitstudie 6
Lewy-Körper-Demenz 238–239

Stichwortverzeichnis

Lichttherapie 149
– bei Altersdepression 150
– Durchführung 149
– Nebenwirkungen 150
– Wirksamkeit 149
Life Review Therapy 89
Liste angenehmer Tätigkeiten 241
Lithium 115

M

MADRS (Montgomery-Åsberg Depression Rating Scale) 23, 30, 232
Magnesiumssupplementation bei älteren depressiven Diabetikern 213
Magnetkonvulsionstherapie (MKT) 148
– bei Altersdepression 149
– Durchführung 148
– Kontraindikationen 149
– Nebenwirkungen 149
– Wirksamkeit 148
Magnetresonanztomografie (MRT) 44
– Befunde bei Altersdepression 44
MAOH (Monoaminoxidasehemmer) 103
– Nebenwirkungen 111
Maprotilin 102
MCI (Mild Cognitive Impairment) 30
medial vermittelte Psychotherapie 89
Medikament
– Umgang 327
Medikamentenstelltraining 327
Medikation
– Checkliste 76
– Delir 127
– pflanzliche 99
– Sturzrisiko 126
– und Depressionsrisiko 256
– und depressive Symptomatik 20–21
Medikation, antidepressive
– Wirkung 257
Medikation, inadäquate
– Vermeidung 132
Medikationsreduktion, evidenzbasierte 76
medizinische Fachangestellte in der Betreuung 316
Medizinisches Versorgungszentrum (MVZ) 304
Mehrebenenevaluation
– im multiprofessionellen verhaltenstherapeutischen Therapieprogramm (MVT) 329

melatonin- und serotoninselektives Antidepressivum 102
mentale Reserve 84
metakognitive Intervention 268
metakognitives Konzept 264
metakognitives Training für depressive Menschen (MKT-D) 161
Mianserin 102
Mild Cognitive Impairment (MCI) 30
Milnacipran 102
Mini Mental State Examination (MMSE) 24
Mini Mental Status Test (MMST) 29
minimale Intervention 83
minimale psychologische Intervention bei älteren depressiven Diabetikern 213
Mirtazapin 102, 111
Mitnahmesuizid im Alter 60
MKT (Magnetkonvulsionstherapie) 148
MKT-D (metakognitives Training für depressive Menschen) 161
MMSE (Mini Mental State Examination) 24
Mobilität 303
Mobilitätseinschränkung 7, 16
Moclobemid 103
Model of Human Occupation (MOHO) 156
Modell der erlernten Hilflosigkeit 86
Modell der Handlungsspielräume 85
MOHO (Model of Human Occupation) 156
Monoaminoxidasehemmer (MAOH) 103
Montgomery-Åsberg Depression Rating Scale (MADRS) 23, 30, 184, 223, 232
Mood Stabilizer 115
Morbidität, somatische
– und Depression 76
Morbus Parkinson Siehe Parkinson-Krankheit
Mortalität, selektive 5
Mortalitätsrisiko bei Depression 16–17
MRT (Magnetresonanztomografie) 44
MRT, T2-gewichtetes 45
multimodales Antidepressivum 102
Multimorbidität 14, 75
– und depressive Symptomatik 128
multiple Sklerose
– Antidepressivatherapie 113
multiprofessionelle Behandlungsstrategie 292, 295
multiprofessionelle stationäre Behandlung 320
multiprofessionelles Behandlungsteam 321

multiprofessionelles verhaltenstherapeutisches Therapieprogramm (MVT) 322
– Qualitätssicherung 329
– Umsetzung 322
multiprofessionelles-Therapieangebot 299
Musik 178
musikgeleitete Imagination 180
Musiktherapie 178
– bei Aphasie 178
– biografisches Arbeiten 185
– Effektivität 178
– Instrumentalimprovisation 182
– interaktive 179
– kognitive Verhaltensänderung 183
– Methoden 179
– Phasenmodell 180, 184
– regulative 179, 182
– rezeptive 179
– Trauerarbeit 185

N

negative Kognition 282
Netzwerk
– frontolimbisches 46
– kortikostriatales 46
neueres Antidepressivum
– Nebenwirkungen 110
neurokognitives Defizit 283
neuropsychiatrisches Syndrom nach Schlaganfall 222
neuropsychologische Untersuchung
– bei Altersdepression 39
– bei Demenz 39
– bei kognitiven Defiziten 38
– bei komorbider Depression 39
– Testergebnisse 39
neuropsychologisches Symptom bei strukturellen Veränderungen des Gehirns 46
Niedrigdosierung 125
niedrigschwellige
– Behandlung 312
Nierenfunktion
– altersabhängige Veränderung 124
– eingeschränkte 129
Nonadhärenz bzgl. Antidepressivaeinnahme 99
Noncompliance
– bei Depression 99
– Prävalenzrate bei Alterspatienten 122
nonverbale Ebene 178
noradrenalin- und serotoninselektives Antidepressivum (SNRI, NaSSA) 102

Noradrenalin-Dopamin-
 Wiederaufnahmehemmer,
 selektiver 102
noradrenalinselektives
 Antidepressivum (NRI, NARI) 102
Nortriptylin 102

O

objektive Gesundheit 14
Optimierung 83–84, 257
Optimierung, selektive 87
Optimierungsstrategie in der
 Versorgung 72
orbitofrontaler Kortex 45
organisch bedingte depressive
 Störung 20
Orientierung, beeinträchtigte
– bei Demenz 238
Osteoporose und Depression
– Gruppenpsychotherapie 325

P

P-Glykoprotein (Pgp) 124
Palliative Care bei Todeswunsch 59
Parkinson-Depression 111
– Antidepressivatherapie 113
Parkinson-Krankheit 229
– Depression bei 229
Parkinson-Medikation 235
Paroxetin 102
Passivität, körperliche 257
Patient Health Questionnaire (PHQ) 5
Patient Health Questionnaire (PHQ-
 9) 232, 302
Patienten-Gesundheits-Fragebogen
 (PHQ9) 302
Patientenbegleitmappe 324
Patientenpräferenz 71
Patientenzufriedenheit 71
Peer Support 73
Performanzvermögen 157
Pessimismus 257
PET (Positronenemissions-
 tomografie) 44
pflanzliche Medikation 99
Pflegebedürftiger 198
Pflegebedürftigkeit
– Vorkommen 198
Pflegebelastung 199, 201
Pflegekompetenz 203
Pflegemotivation 198
pflegender Angehöriger
– Anzahl 198
– Coping 198

– persönliche Werte 204
– Pflegekompetenz 203
– primäre Stressoren 198
– Problemlösekompetenz 203
– Psychotherapie 203
– sekundäre Stressoren 198
– Unterstützung 205
Pflegeperson von
 Schlaganfallbetroffenem 225
Pharmakodynamik
– bei Alterspatienten 125
– bei hirnorganischen
 Veränderungen 99
Pharmakokinetik
– altersabhängige 105
– bei Alterspatienten 123, 125
– bei somatischen Erkrankungen 129
Pharmakotherapie, antidepressive 100
PHQ-9 (Patient Health
 Questionnaire) 232, 302
PHQ9 (Patienten-Gesundheits-
 Fragebogen) 302
Plasmaspiegelkontrolle 105
Plastizitätsthese 84
Polymedikation 76
Polypharmazie 76–77
– Prävalenzrate 130
Positivtagebuch 327
Positronenemissionstomografie
 (PET) 44
Poststroke Depression 220
– Antidepressivatherapie 113
potenziell inadäquates Arzneimittel
 (PIM) 76, 106
Prägung 87, 265
Prävalenzrate 4
Präventionsprogramm,
 gestuftes 75
PRimary care Monitoring for depressive
 Patients Trial (PRoMPT) 313
PRISCUS-Liste 76, 106, 132
Problem Solving Therapy (PST) 74,
 269, 283
Problem Solving Treatment for Primary
 Care (PST-PC) 305
Problemanalyse in der häuslichen
 Pflege 204
problemfokussiertes Coping in der
 Angehörigenpflege 199
Problemlösen, telefongestütztes 269
Problemlösetherapie 89, 156, 283
– Behandlungsadhärenz 297
– bei Depression nach
 Schlaganfall 226
– über Videokonferenz 297
Problemlösetraining 269–270, 305,
 307
– Wirkung 41

Problemorientierung in der häuslichen
 Pflege 203
progressive Muskelentspannung nach
 Jacobson 286, 327
PRoMPT (PRimary care Monitoring for
 depressive Patients Trial) 313
PROSPECT-Studie 77
Pseudodemenz, depressive 22, 51,
 53, 71
Pseudodepression 239
PST (Problem Solving Therapy) 75
psychodynamische Psychotherapie 89
Psychoedukation 99, 156, 255, 305
Psychopharmakamedikation bei
 Komorbidität 113
psychosoziale Krise 58
psychosozialer Kontext 74
psychotherapeutische
 Ausrichtung 321
psychotherapeutisches
 Behandlungsangebot 72
Psychotherapie 82
– allgemeine Wirkfaktoren 82
– depressive Ältere 249
– Einsatz geschulten Personals 89
– Erfolgsprognose bei Älteren 82
– Grundprinzipien in der Behandlung
 Älterer 82
– in der Gruppe 275
– Metaanalysen 94
– Rückfallprophylaxe 92
– und moderne Medien 89
– Wirksamkeit 92
– Wirkung 258
– Ziele in der Behandlung Älterer 88

Q

QIDS (Quick Inventory of depressive
 Symptomatology) 30
QT-Zeit-verlängerndes Potenzial
– von Arzneistoffen 128
Quick Inventory of depressive
 Symptomatology (QIDS) 30

R

Radfahren 192
Rauchen 7
Real World-Studie 103
Reboxetin 102, 111
Rekreationstherapie 156, 162
Reminiszenztherapie 84, 89
Reminszenz 91
repetitive transkranielle
 Magnetstimulation (rTMS) 147

Stichwortverzeichnis

- bei Altersdepression 148
- bei Parkinson-Krankheit 236
- Durchführung 148
- Kontraindikationen 148
- Nebenwirkungen 148
- Wirksamkeit 148

Rollenspiel 272
Rollenwechsel, altersbedingter 286
rTMS (repetitive transkranielle Magnetstimulation) 147
Rückfallprophylaxe 274, 305
- in der Psychotherapie 92

Ruhenetzwerk 45
ruminieren 269

S

SBT (Stressbewältigungstraining für psychische kranke Menschen) 161
Schlaf-Wach-Rhythmus 102
Schlafstörung 254
Schlaganfall 220
- Rehabilitation 220

Schlaganfallpatient
- depressive Symptome 220

Schmerz
- chronischer 254
- und Depression 15, 76

Schrittzähler 216, 264, 328
Schwerpunktstation 321
Screeningverfahren
- bei eingeschränkter Kommunikationsfähigkeit 223
- Quantifizierung der Symptome 28
- zum Behandlungsergebnis 28
- zum Behandlungsverlauf 28
- zum Schweregrad 28

SDS (Zung's Self-rating Depression Scale) 232
Sehbeeinträchtigung 7
Sehfähigkeit, eingeschränkte
- und Depression 93

Selbstbeobachtung 261, 263
Selbstfürsorge in der häuslichen Pflege 204
Selbsthilfe 74
- unter Anleitung 294

Selbstmanagement 316
Selbstmedikation 103
Selbststigmatisierung 73, 303
Selbstwert 87
Selbstzweifel 257
Selektion 83–84, 90, 257
selektive Optimierung 87
selektiver Noradrenalin-Dopamin-Wiederaufnahmehemmer 102

selektiver Serotonin-Wiederaufnahmehemmer (SSRI) 102
semantische Sprachflüssigkeit 40
Sense of Competence Questionnaire (SCQ) 201
serotoninselektives Antidepressivum 102
- Nebenwirkungen 110

Sertralin 102
SIDAM 24
Singen in der Musiktherapie 180
Sinnfindung 91
Situationsanalyse 270
SOK-Modell
- gerontopsychologisches 249, 285

SOK-Modell erfolgreichen Alterns 84
sokratische Gesprächsführung 268
sokratisches Gesprächsverhalten 252
somatische Komorbidität 320
somatischer Kofaktor 13
Sozialdienst im MTV-Programm 328
soziale Fertigkeit 271
soziale Interaktion 161, 272
- Einübung 273

soziale Kompetenz
- Training 326

soziale Wahrnehmung 272
sozialer Kontakt 74, 85
sozialer Rückzug 52, 282
soziales Kompetenztraining 272
Sozialtherapie 328
SPECT (Einzelphotonenemissions-computertomografie) 44
Sport
- angepasstes Training 192
- Auswirkungen 188
- in der Depressionsbehandlung 188
- Komorbiditäten 194
- präventive Wirkung 191
- Programme zur Sturzprophylaxe 192

Sprachflüssigkeit, semantische 40
stationäre Behandlung
- multiprofessionelles verhaltenstherapeutisches Therapieprogramm 322

stationärer Aufenthalt
- mögliche Folgen 296

stationsersetzende multiprofessionelle Intensivbehandlung 294
Stepped Care 303
Stigma, gesellschaftliches 73
Stigmatisierung 73, 303
- Furcht vor 239, 241

Stimmungsprotokoll 260
Stoffwechselverschiebung durch Dauerstress 256

Stressbewältigungstraining für psychische kranke Menschen (SBT) 161
Stresshormon 256
Stressreaktion, chronische 37
strukturierter Fragebogen 28
- Vergleich der Verfahren 32

Strukturiertheit des Therapeuten 251
Sturzangst nach Schlaganfall 224
Sturzprophylaxe 192
Sturzrisiko unter Medikation 108, 113, 126
subjektive Gesundheit 14
subsyndromale Depression 21
- bei Diabetes mellitus 211
- neuropsychologische Untersuchung 39

Suizid
- Häufigkeit im Alter 17
- Ursachen 17

Suizid im Alter
- Epidemiologie 61

suizidale Handlung, latente 17
Suizidalität 58, 254
- Berliner Altersstudie 61
- Besonderheiten im Alter 59
- Definition 58
- Hauptrisikogruppe 64
- Kontinuitätsmodell 60

Suizidalität im Alter
- Risikofaktoren 62

Suizidbeihilfe 59
Suizidprävention 58–59, 63
- interdisziplinäres Team 63
- Mental Health-Ansatz 63
- Primärprävention 63
- Sekundärprävention 63
- Tertiärprävention 63

Suizidrisiko, erhöhtes 5
Suizidversuch
- Wiederholung 61

Suizidwunsch
- bei psychischer Krankheit 59
- Selbstbestimmungsfähigkeit 59

Sulpirid 103

T

T2-gewichtetes MRT 45
Tagesplan 264
Tagesplanung 262
Tagesprotokoll 260–262
Tagesstrukturierung 262
Tätigkeitsspielraum 85
Teamfortbildung 321
Teilhabe 161
Telefonmedizin 307

Telemedizin 297
tetrazyklisches Antidepressivum 102
Thalamus 44
Therapeutenverhalten
– Grundlagen 250
therapeutische Adhärenz 72
therapeutisches Drug Monitoring (TDM) 105, 107, 125, 131–132
– Durchführung 133
– therapeutische Referenzbereiche von Antidepressiva 134
therapeutisches Songwriting 180, 183
Therapiebegleiter 306–307
Therapieresistenz 114
Therapieversagen bei Unterdosierung 125
tiefe Hirnstimulation (THS) 151
tiefenpsychologische Psychotherapie 89
Todeswunsch 59
– Palliative Care 59
Torsades de pointes (TdP) 127
Training
– angepasstes körperliches 192
– kognitives 41, 161
– metakognitives 161
– von Kompetenzen 84, 326
transkranielle Gleichstromstimulation (tDCS) 151
Tranylcypromin 103, 111
Trauerarbeit 84
– in der häuslichen Pflege 204
– in der Musiktherapie 185
Trauerprozess
– des Pflegenden 206
– in der Musiktherapie 179
Trazodon 102
Trimipramin 103
trizyklisches Antidepressivum (TZA) 102
– Nebenwirkungen 109
Typ A-Aktivität 264
Typ B-Aktivität 264
Typ-2-Diabetes 210
– Therapieadhärenz 211
tyraminarme Diät 111

U

Übermalung 172
Überzeugung, unflexible 257
unerwünschte Arzneimittelwirkung (UAW) 107, 126–127
unilaterale EKT 145
Unterdosierung, Gefahr von 125
Unterversorgung depressiver Älterer 9

V

Vagusnervstimulation (VNS) 151
vaskuläre Demenz 238
vaskuläre Depression 211
VEDIA (Verhaltens-Einzelpsychotherapie für Depressionen im Alter) 282
Venlafaxin 102, 111
Veränderungsmotivation in der häuslichen Pflege 203
Vereinsamung, soziale 271
Verhaltens-Einzelpsychotherapie für Depressionen im Alter (VEDIA) 282
Verhaltensaktivierung 260, 262
– Probleme 262
Verhaltenstherapie
– aktivierende 283
– kognitive 90, 282–283
– Problemlösetherapie 89
– stationäre 322
– VEDIA 282
Verlusterfahrung 84, 86, 178, 185, 256
– in der häuslichen Pflege 204
Versorgung, hausärztliche 8
Versorgungsforschung 306
Versorgungsmodell, kooperatives 306
– Implementationsstrategie 306
– IT-Vernetzung 307
Verstärkerverlust 282
Verstärkerverlust-Modell 85
Verstärkung
– negative 86
– positive 86, 260
– Verlust von 260
Verweildauer, stationäre 321
Viloxazin 102
Visual Analog Mood Scale (VAMS-R) 223
Volition 156
Vulnerabilität, genetische 23
Vulnerabilitäts-Stress-Modell 46

W

Wachtherapie 150
– bei Altersdepression 150
– Kontraindikationen 150
– Wirksamkeit 150
Wachtherapie Siehe Schlafentzugstherapie
Wahrnehmungsschulung 161
Walking 192, 194
Wandel, demografischer 58
Warm Hand-off 307
warme Übergabe 307

watchful waiting 302
WCST (Wisconsin Card Sorting Test) 283
WHO-Five Well-being Index (WHO-5) 232
Wirkfaktoren 169
Wirklatenz 72, 99
Wirkung der Kunst 169
Wisconsin Card Sorting Test (WCST) 283
Wochenplan 264, 287, 321
– bei Demenz 242
Wochenplanung 262
Wochenprotokoll 262

Z

Zarit Burden Interview (ZBI) 201
zerebrale Reserve 37
zerebraler Insult 15
zerebraler Insult Siehe Schlaganfall
zingulärer Kortex 45, 47
Zingulum 37
Zung's Self-rating Depression Scale (SDS) 232
Zytochrom-P450-Isoenzymsystem 111